103首经方新用·白天临证 夜间读书

# 何庆勇经方治疗疑难危重症实录

何庆勇 著

全国百佳图书出版单位

中国中医药出版社

·北 京·

**图书在版编目（CIP）数据**

何庆勇经方治疗疑难危重症实录/何庆勇著.—北京：
中国中医药出版社，2023.1
ISBN 978-7-5132-7869-0

Ⅰ.①何… Ⅱ.①何… Ⅲ.①经方—临床应用
Ⅳ.① R289.2

中国版本图书馆 CIP 数据核字（2022）第 202730 号

**中国中医药出版社出版**

北京经济技术开发区科创十三街 31 号院二区 8 号楼
邮政编码　100176
传真　010-64405721
保定市西城胶印有限公司印刷
各地新华书店经销

开本 710×1000　1/16　印张 36　字数 605 千字
2023 年 1 月第 1 版　2023 年 1 月第 1 次印刷
书号　ISBN 978 - 7 - 5132 - 7869 - 0

定价　148.00 元
网址　www.cptcm.com

服 务 热 线　010-64405510
购 书 热 线　010-89535836
维 权 打 假　010-64405753

微信服务号　zgzyycbs
微商城网址　https://kdt.im/LIdUGr
官 方 微 博　http://e.weibo.com/cptcm
天猫旗舰店网址　https://zgzyycbs.tmall.com

如有印装质量问题请与本社出版部联系（010-64405510）

# 医　缘

我生癖<sup>[1]</sup>耽医，嗜经人似痴。
君问何为乐？临证心自怡。

——2011 年 10 月 3 日写于北京勤学斋

**注释：**

［1］癖：嗜好，癖好。

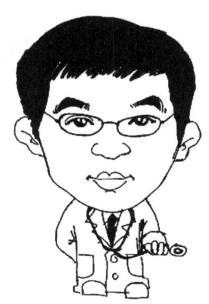

漫画：何庆勇博士、主任医师（王悦　绘）

# 著医书

一人苦幽独，十载灯明夜。

片玉阅经[1]得，碎金临证觉。

发白终不悔，鬓雪[2]仍自乐。

谁言著书易，字字皆心血。

——2011 年 9 月 10 日写于北京勤学斋

**注释：**

[1] 经：指医经，如《黄帝内经》《神农本草经》《伤寒论》等中医经典著作。

[2] 鬓雪：形容鬓发斑白如雪。唐·白居易《别行简》诗："漠漠病眼花，星星愁鬓雪。"宋·李昂英《贺新郎》词："老行要寻松竹伴，雅爱山翁鬓雪。"清·方文《曹子顾秘书见访感旧》诗："别来万事沧桑改，老去重逢鬓雪盈。"

# 作者简介

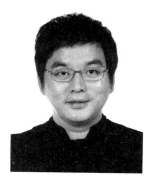

何庆勇，字鹏伟，湖北黄冈罗田人。博士，主任医师，仲景国医导师，博士研究生导师，博士后合作导师，入选国家高层次人才特殊支持计划（国家"万人计划"）——国家青年拔尖人才，中华中医药学会科学技术奖中青年创新人才，中国青年科技工作者协会理事，国家健康科普专家，北京市科技新星，中华中医药学会内科分会青年委员会常委。现工作于中国中医科学院广安门医院心内科。

长年来着迷于仲景伤寒学说，笃尊汉唐古方，临证处方药味严格遵守《黄帝内经》"多则九之，少则二之"。对运用《伤寒论》《金匮要略》《备急千金要方》等书的古方治疗临床疑难病症有较深的体会。兼任中国中医科学院研究生院伤寒论教研室主任，中国中医科学院研究生院博士班"中医经典与临床"授课老师，全国中医（西学中）优秀人才项目《伤寒论》课程负责人，针对《伤寒论》提出了"类方–方证–主证"辨证新体系，针对《金匮要略》提出了"辨病–方证–主证"辨证新体系。

先后主持或参加包括国家自然科学基金项目、"十五"国家科技攻关计划、国家"十一五"科技支撑计划、国家"973"项目等国家级课题 12 项，近年来获得包括国家科技进步二等奖 1 项、省部级一等奖 3 项等在内的国家及省部级科技进步奖 12 项。以第一作者或通讯作者发表国家级核心期刊论文 117 篇，在 *Current Problems in Cardiology*、*Oxid Med Cell Longev* 等杂志上发表 SCI 文章 35 篇，相关文章被世界顶级杂志 *PNAS*、*Trends in Pharmacological Sciences*、*Nature Reviews Cardiology* 等引用。申请国家发明专利 8 项（授权 6 项），作为主要执笔人或专家组成员制定行业标准或国际标准 6 项，培养硕士、博士、博士后 26 名。独著或主编《白天临证，夜间读书——经方治疗疑难病实录》《伤寒"类方－方证－主证"传讲录》《金匮"辨病－方证－主证"传讲录》等学术著作 18 部，部分医案被收录于国家卫生健康委员会"十三五"规划教材，近年来受邀在国内外就《伤寒论》《金匮要略》《备急千金要方》进行讲课或直播，累计听众十余万人次。

为先圣继绝学，

为黎民增康寿！

——何庆勇学医行医准则

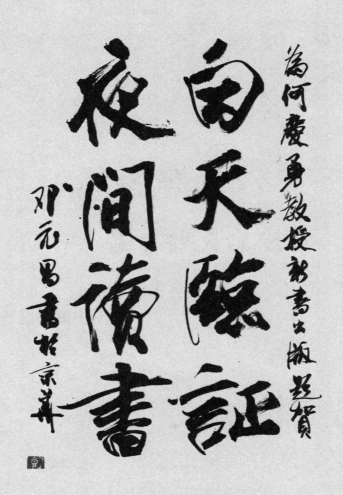

夜間讀書 白天臨証

為何慶勇教授新書出版題賀

鄧元昌書於京華

著名书画家邓元昌为本书题字

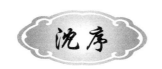

# 沈序

伟大领袖毛主席指出："中国医药学是一个伟大的宝库，应当努力发掘，加以提高。"张仲景总结汉代以前医学成就，著成《伤寒杂病论》。此书是这个宝库中最为珍贵的部分，这一巨著确立了辨证论治的原则，奠定了中医临床医学的坚实基础，一直被尊为医方之祖，经典著作。后世历代医家，从不同角度阐发经文奥义，指导应用于临床，疗效卓著。

后起之秀何庆勇博士，学贯古今，勤奋学习和探索张仲景学术思想，临证之余，笔耕不断，先后独著《白天临证，夜间读书——经方治疗疑难病实录》《金匮"辨病－方证－主证"传讲录》等学术著作多部，为弘扬仲景学说、振兴中医药事业做出了积极贡献。

喜阅《何庆勇经方治疗疑难危重症实录》一书，全书共分总论、上篇和下篇三个部分。总论是概述应用经方心悟，上篇主要展示经方治疗疑难危重症实录，下篇读书与经方随笔，实为作者学习经方的读书笔记和心得体会的总结，析微阐发了经方的实践性、科学性、创造性有无穷无尽的潜力，激励后人去发掘提高，去弘扬光大。

总之，该书理论联系实际，继承中有发扬，发扬中有继承，对学习和研究仲景学说、提高临床学术水平有很大的促进作用，是一部对临床、教学、科研很有参考价值的著作。

吾已步入耄耋之年，今夏仲景书院聘我为仲景国医大师，在仲景书院讲学时遇见何庆勇教授。何教授就该书之行将出版，索序于我，今谨以此文，表达我颂贺之忱。

沈宝藩

壬寅年夏于乌鲁木齐

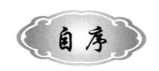

## 自序

　　昔仲圣人，勤求古训，博采众方，垂不朽之仁慈，开生民之寿域，而创经方。经方者，日月江河，万古不废，群方之祖，方术之至妙也。诚如宋·林亿谓经方曰："尝以对方证对者，施之于人，其效若神。"清·徐灵胎言："非此方不能治此病，非此药不能成此方，此乃天地之化机，圣人之妙用，与天地同不朽者也。"鄙人窃以为不读经方者，不足以为大医也！

　　吾究心经方二十余年，每晚及空余时间，未曾释卷，《伤寒》《金匮》二书未曾片刻离身，自知有益，每每感叹于经方效如桴鼓，不敢私焉，愿公于世。本书汇笔者临床运用经方治疗疑难重症实录医案 168 则以及读书与经方随笔 31 则，其中包括笔者对 103 首经方的临床新用体会，可谓字字皆吾之心血，望有益于古圣贤爱人济物之道也！

　　吾幼学之时，闻"扁鹊救愈太子，仲景预断生死"，未尝不心向之。束发之年，每阅北宋·张横渠四言——"为天地立心，为生民立命，为往圣继绝学，为万世开太平"，未尝不慨慕其心志。及至弱冠，吾奉慈父命，研习医术，谓可养生，亦可济世。遂锐志于医，探讨十年有余，愧未深造。鄙人不揣谫陋，敢就正高明，倘得片言首肯，亦稍慰夫愚者之千虑云尔。是为序。

中国中医科学院广安门医院　　何庆勇

壬寅年夏于京

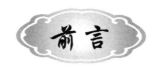

前言

经方乃医圣张仲景之方剂，被历代医家奉为圭臬，虽历经千年，用之于临床，若方证相对，仍效如桴鼓，足使黎庶尽登和煦春台。正如元·朱丹溪所说："仲景诸方，实万世医门之规矩准绳也。后之欲为方圆平直者，必于是而取则焉。"

本书分为总论、上篇和下篇三部分。总论主要介绍了笔者运用经方的体会及对某些经方方证的临床心悟。上篇"经方治疗疑难危重症实录"主要是真实地记录了笔者运用经方治疗或救治包括急性心肌梗死、顽固性心力衰竭、重症冠心病、Ⅱ型呼吸衰竭、急性脑梗死、慢性肾功能衰竭、恶性胸腔积液、肝硬化腹水、肥厚型心肌病、严重失眠、便血、二便失禁、肺癌合并卵巢癌术后等168则临床疑难危重症医案。每个医案均较详细地讲述了笔者用经方、用药的临床思路与方法。这些医案的"方证辨证"或"按语"中还包括笔者对103首经方的临床新用体会。下篇"读书与经方随笔"主要记录了笔者读书，特别是读经方相关书籍的笔记31则，多为有感而发，或经笔者自己临床验证的读书心得。本书理论性、学术性，特别是临床实用性甚佳，汇集了笔者近十年来对经方研究的临床心得和体会，可供中医药高校师生及中医药临床者参考借鉴。

本书从构思到完成，前后十载。笔者曾自吟一五言律诗《著医书》："一人苦幽独，十载灯明夜。片玉阅经得，碎金临证觉。发白终不悔，鬓雪仍自乐。谁言著书易，字字皆心血。"即是笔者撰写本书的真实写照。把笔者多年来对经方研究的临床心得和体会示于众，以供教学与临床之参考，一也；学习交流，共同提高发扬经方学术，二也。

　　本书在编写过程中，得到中国中医科学院广安门医院各级领导的关心、指导，在此表示衷心的感谢！

中国中医科学院广安门医院　何庆勇

壬寅年夏于京

# 目 录

总
论

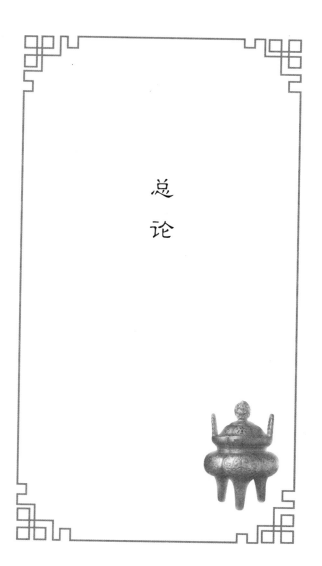

# "我得仲景平易法，方证辨证百病除"
## ——谈谈我运用经方的体会

笔者临证之余曾自吟一七言绝句——《医道》："世医皆羡神仙术，不悟仙术藏经书。我得仲景平易法，方证辨证百病除。"笔者在临床上坚持方证辨证、运用经方原方或依古法加减、用经方本源剂量、主张经方叠用、依时用经方、重视煎服法六大特点，近年来特别是近一两年来临床取效，十之八九，自觉乐在其中。故笔者曾自吟一五言绝句诗说——《医缘》："我生癖耽医，嗜经人似痴。君问何为乐？临证心自怡。"现将本人临床运用经方治疗疑难重症的经验点滴总结如下。

## 一、方证辨证

方证辨证，又称汤方辨证，是医圣张仲景《伤寒杂病论》最重要的特征之一。《伤寒杂病论》多处体现方证辨证。如《伤寒论·辨少阴病脉证并治》说："病皆与方相应者，乃服之。"《伤寒杂病论》更常以方名证，如《伤寒论·辨太阳病脉证并治中》说："太阳病，桂枝证，医反下之，利遂不止。"《伤寒论·辨太阳病脉证并治中》说："柴胡证仍在者，先与小柴胡汤。"《伤寒论·辨太阳病脉证并治下》说："病如桂枝证。"方证辨证即是按照方证对应的原则，只要患者的临床症状、体征与《伤寒杂病论》中条文描述的相符合，就可以直接用该经方，迅速而准确地确定所要用的方剂，而不必受后世所创立的各种辨证方法的限制。正如当代经方名家余国俊所说："这实际上是在重复仲景当年的临床实践过程，堪称经方运用的一条捷径。"诚然，运用方证辨证必须建立在认真探究熟悉《伤寒杂病论》每一个条文的基础上，《伤寒杂病论》的每一句话都应烂熟于心，笔者几乎每周都会抽出一段时间重新背诵《伤寒杂病论》，特别是笔者每次出诊的前一天夜晚，我都会坚持用4～6个小时复习背诵《伤寒杂病论》。

笔者在认真探究熟悉《伤寒杂病论》每一句经典原文的基础上，运用方证辨证，屡愈疑难重症，而且常常是"一剂知，二剂愈"，有的甚至是半剂而愈！如笔者 2013 年 5 月曾治一位 83 岁的高姓老人，该患者为男性，有陈旧性脑梗死、前列腺癌化疗后、胃穿孔行胃大部切除术后病史，症见反复头晕、头沉、头胀 1 年半，经常性打嗝、呃逆、纳差、全身畏寒怕冷 3 年余，曾多处求医而罔效。这与《金匮要略》中的术附子汤的条文相符合。《金匮要略·中风历节病脉证并治第五》说："《近效方》术附子汤，治风虚头重眩，苦极，不知食味，暖肌补中，益精气。白术二两，附子一枚半（炮，去皮），甘草一两（炙）。"故治疗给予术附子汤：炒白术 18g，附子 23g（先煎 1 小时），炙甘草 15g。7 剂后，患者头晕、头沉、头胀、头重脚轻、恶心欲呕均痊愈，全身畏寒基本痊愈。由此案可知方证辨证疗效之神奇！

又如笔者 2013 年 6 月 5 日曾治一位 63 岁男性冠心病不稳定型心绞痛患者，该患者的主要症状是心前区疼痛，呈紧缩样疼痛，喜用手捶打心前区方舒服，伴胸闷，每次发作持续 3～5 分钟。舌质暗红，苔黄腻，脉弦细。这与《金匮要略》旋覆花汤的条文相符，《金匮要略·五脏风寒积聚病脉证并治第十一》说："肝着，其人常欲蹈其胸上，先未苦时，但欲饮热，旋覆花汤主之。旋覆花汤方：旋覆花三两，葱十四茎，新绛少许。"故采用旋覆花汤治疗。同时考虑到患者又有胸闷，舌质暗红，苔黄腻，故合用瓜蒌薤白半夏汤。患者 7 个月的心前区疼痛竟 2 剂而愈。

## 二、用经方原方，或依古法加减

笔者从开始临床时，就规定自己在临床上必须坚持用经方原方，即使患者的病证不适合用经方，退而求其次，也会选用一个古方治疗，决不自拟方，即笔者的临床底线是坚决不开无方名之方剂！当代名医熊继柏曾一针见血地指出："古人所制定的方剂是在实践中总结出来的，可以说是古人长期实践经验的结晶，我们为什么放弃不用呢？连这些基本东西都不掌握，怎么能算一个入门的医生呢？"自从笔者临床以"用经方原方，谨慎增删或依古法加减"为原则，临床疗效大幅度提高，甚至常有奇效的发生，个别病例甚至是其效若神！使笔者越来越相信宋·林亿评价经方时所说的话："尝以对方证对者，施之于人，其效若神。"经方的疗效显著高于其他方剂或自拟方，这是毋庸置疑的！笔者经常对所带教的学生说："坚持用经方，你就有可能是站在医圣的肩膀上治病。""我们自拟方的水平，能与医圣张仲景的经方相比吗？肯定是没法相比！"

运用经方，应谨慎加减，若非要加减，须依古法加减。清·徐灵胎说："非此方不能治此病，非此药不能成此方，精微深妙，不可思议。药味不过五六品，而功用无不周。此乃天地之化机，圣人之妙用，与天地同不朽者也。"特别是其中的"非此药不能成此方，此乃天地之化机，圣人之妙用"这句话，可以说是经方大家徐灵胎明确指出了经方不宜加减：加一个药或减一个药均不能成为这个方子。经方因其方证理论的科学性，组方之严谨，配伍之合理，疗效之确切，已经被千百年的临床实践所证实。我们肆意地加减经方，常常会弄巧成拙。当代经方大家黄煌说："以前，我是认为每方必须加减，否则不能体现辨证论治的精神，后来，临床渐多，才发现很多情况下是不要加减的，原方效果更好。"民国著名经方大家陈逊斋更是直言说："经方以不加减为贵贯。"

　　笔者曾用黄连阿胶汤治疗一失眠多年的老年女性患者，该患者症状是眠差，每天仅能睡 2 ~ 3 小时，长期服用安定、力月西等安眠药物。初诊时笔者给予黄连阿胶汤，由于担心患者加用鸡子黄比较麻烦，故未要求患者使用鸡子黄，结果发现患者失眠未改善。二诊时嘱患者服用黄连阿胶汤加用鸡子黄，结果患者失眠症状大为改善，由此体会到黄连阿胶汤中的鸡子黄是不可缺之药。更有趣的是，有一段时间，由于笔者出差在外，患者找另外一医师看病开方，给患者开的不是黄连阿胶汤，患者仍自行加鸡子黄，结果患者当晚即失眠，服用力月西才能入睡。患者因此专门找到笔者，要求服用含鸡子黄的汤药（黄连阿胶汤），患者服用黄连阿胶汤（含鸡子黄）后即睡眠大为改善。患者将这个情况告诉了其他人，其他人纷纷抄写此方，以为秘方神方！可见经方最好用原方，应谨慎加减，此案仅减一鸡子黄，则疗效全无。

　　当然我不是一味反对经方加减，笔者强调的是谨慎加减或依古法加减。经方可以做加法，笔者更主张是经方加经方，即经方叠用。经方也可以做减法，但必须遵照经典原文的规矩，即清·徐灵胎所说的，必须依古方（经方）之法加减。如小柴胡汤，如"胸中烦而不呕者，去半夏、人参，加瓜蒌实一枚，若渴，去半夏，加人参，合前成四两半，瓜蒌根四两"，等等。又如太阳病用桂枝汤，若见项背强者，则用桂枝加葛根汤。喘者，则用桂枝加厚朴杏子汤。下之脉促胸满者，桂枝去芍药汤，若更恶寒者，桂枝去芍药加附子汤，若发奔豚者，为桂枝加桂汤，等等。

## 三、用经方本源剂量

　　古人曾有"中医不传之秘在于量""古方之妙，全在药量"之说，清代名医王清任明确指出："药味要紧，分量更要紧。"近代名医岳美中先生亦说："中医治病的巧处在分量上。"因此，剂量是影响临床疗效的重要因素。笔者认为经方不传之秘在于量，笔者临证之余曾自吟一五言绝句《经方之剂量》曰："经方效如神，巧在剂量深。世医不悟量，反诬经方沦。"笔者在临床强调运用医圣仲景的本源剂量，本源剂量包括绝对本源剂量和相对本源剂量。绝对本源剂量，如运用葛根汤、桂枝加葛根汤、酸枣仁汤、甘麦大枣汤，等等。这些经方的临床应用，笔者十分强调用仲圣的绝对本源剂量。如临床运用酸枣仁汤的一个核心要点是方中酸枣仁的用量。笔者临床体会到酸枣仁汤用于治疗失眠需用仲圣绝对本源剂量，其用量必须大于55g，笔者常用90～224g，量少则疗效锐减或无效。在《金匮要略》中，仲圣用的酸枣仁为二升，据学者考证，酸枣仁一升折算现代用量为112g、二升则为224g。如笔者2013年9月10日曾治一女性患者，主诉是失眠两年，加重伴持续头晕5天。该患者每晚能睡2～4小时，每每于凌晨1～2点醒来，就无法再次入睡，伴头晕，头晕严重时持续一整天。曾经反复在我院睡眠科、心理科就诊，服用中药汤剂治疗，未见效果。笔者采用酸枣仁汤合泽泻汤。开始酸枣仁笔者用120g，患者夜间能睡约5个小时，后酸枣仁改为224g，患者每晚能睡7～8个小时，并且不适症状全无。

　　笔者在临床上其实更注重运用仲圣经方的相对本源剂量，即药物剂量之间的比例。因为经方组方严谨精妙，不仅仅体现在药味的配伍有着严谨的法度，更是体现在药量和药量间的比例精微深妙上。据学者考证，经方一两折合13.75～15.6g（注：准确应该为13.8g），最符合仲景用量的原貌。这时经方所用的剂量常常超出了《中华人民共和国药典》（以下简称《药典》）的规定剂量，所以笔者在临床上更多地采用仲圣经方的相对本源剂量。如运用桂枝汤、小柴胡汤，必须严格遵循仲圣的相对本源剂量。桂枝汤中桂枝∶芍药∶甘草∶生姜的比例最好是3∶3∶2∶3，这样才能发挥桂枝汤的本来功效。对于小柴胡汤，应注重柴胡和人参的比例关系，笔者认为柴胡至少是人参的两倍，若人参的剂量大于柴胡，则小柴胡汤变成为补中益气汤，失去了疏肝泄热的作用，则离仲景本意远矣！

## 四、经方叠用

　　经方叠用是方剂应用的特殊形式，是在中医辨证论治思想指导下将两首或两首以上经方相合为用。经方叠用可以增加临床疗效，扩大治疗范围，在疾病复杂多变的境况下，经方叠用常可达到全面、准确、理想的治疗效果。经方叠用之法源于仲景，例如桂枝麻黄各半汤、桂枝二麻黄一汤、柴胡桂枝汤等。仲景叠用经方之法，为经方运用另辟蹊径，开后人无限法门。笔者认为"医之道在乎达权通变，取经方圆机活法而用之"，"经方之活法在于叠用"。笔者在临床上绝大部分时间都是采用经方叠用治疗疾病的。

如笔者 2012 年 12 月 30 日曾治一位 58 岁的女性脑梗死患者，该患者主诉是左侧肢体麻木 1 年余，加重伴头痛两个月。刻下症是左侧肢体麻木疼痛，以左手指尖、左脚大脚趾麻木疼痛为著，伴头痛，头晕，耳鸣如蝉，四肢冰凉，腰背怕冷，舌淡，苔薄白，边有齿，脉沉细。采用经方叠用——黄芪桂枝五物汤合当归四逆加吴茱萸生姜汤治疗，服药 8 剂后，患者诉左侧肢体麻木、疼痛已经好转约 70%，仅见四肢末端麻木，偶有后枕部及颠顶部跳痛，无明显耳鸣。双上肢冰凉已明显缓解。双下肢冰凉，腰背怕冷均缓解。继续服用 5 剂后患者诸症若失。

又如笔者 2013 年 4 月 12 日曾治一黄姓 78 岁的男性患者，该患者主诉是间断性胸闷喘憋 23 年，胸骨前寒冷如手掌大小 3 年余，加重半天。该患者是 23 年前出现咳嗽、咳痰、胸闷、喘憋，就诊于北京宣武医院，被诊断为慢性喘息性支气管炎，当年住院达两月余。之后于冬春之际受寒后诱发胸闷、喘憋，几乎每年发作 1 次，每次均在北京宣武医院住院治疗，每次需住院 20 天左右才缓解。患者刻下症是胸闷喘憋，上一层楼即发作憋气，活动后加重，夜间不能平卧，喜热饮，咳嗽，咳黄黏痰，盗汗，喉中水鸡声（患者说"感觉有小鸟在喉中叫"），全身畏寒，胸骨前有直径一掌大小范围寒冷尤甚（此症状持续 3 年）；纳眠可，夜尿 4～5 次，大便 1～2 日一行，成形。治疗采用经方叠用——射干麻黄汤合瓜蒌薤白半夏汤。患者服 3 剂汤药后，胸闷、喘憋均明显好转，无咳嗽咳痰，喉中水鸡声消失，畏寒明显减轻，胸骨前直径一掌大小范围寒冷症状消失。患者病情好转如此之快，令患者及其妻子感到惊讶。

## 五、依时用经方——经方时间治疗学

经方时间治疗学是在《伤寒论》六经辨证的指导下，依据疾病的发作时间而选方用药的一门学科。其思想起源于《黄帝内经》的天人合一、阴阳五行理论，即人体生命运动，病理状态具有时间周期性及节律性。正如《素问·疏五过论》说："圣人之治病也，必知天地阴阳，四时经纪。"

经方时间治疗学的理论基础主要是《伤寒论》六经中"欲解时"的相关经典条文。具体是：《伤寒论·辨太阳病脉证并治上第五》说："太阳病，欲解时，从巳至未上（9～15 点）。"《伤寒论·辨阳明病脉证并治第八》说："阳明病，欲解时，从申至戌上（15～21点）。"《伤寒论·辨少阳病脉证并治第九》说："少阳病，欲解时，从寅至辰上（3～9点）。"《伤寒论·辨太阴病脉证并治第十》说："太阴病，欲解时，从亥至丑上（21点～3点）。"《伤寒论·辨少阴病脉证并治第十一》说："少阴病，欲解时，从子至寅上（23点～5点）。"《伤寒论·辨厥阴病脉证并治第九》说："厥阴病，欲解时，从丑至卯上（1～7点）。"

经方时间治疗学建立在对"伤寒病，欲解时"正确理解的基础上。笔者认为"伤寒病，欲解时"，此处"解"字不是"缓解"，而应是"解决"之意，为欲解决问题的时候，这时正邪必有一争。如少阳经，其症状（如口苦）加重多为3～9点，"欲解时"患者的临床表现多为病情加重或发作，而不是病情减轻。笔者多次临床观察到，如少阳病，多在晨起口苦（少阳病，欲解时口苦），阳明病在15点加重，厥阴病常在后半夜发病或加重。其实，"伤寒病，欲解时"中"欲解时"患者症状到底是加重还是减轻，仲圣在《伤寒论》中早有暗示，《伤寒论·辨阳明病脉证并治第八》说："日晡所发热者，属阳明也。"日晡，指申时，即15～17点。而日晡之时正是阳明病的欲解时（从申至戌上）。可见阳明病常在其欲解时，疾病表现为出现症状或症状加重——出现发热。

下面表1是经方时间治疗学的核心内容。

表1 经方时间治疗学核心内容

| 六经 | 欲解时 | 时辰 | 具体时间 | 依据时间用经方 |
|---|---|---|---|---|
| 太阳病 | 病情多为加重 | 从巳至未上 | 从9～11点至13～15点 | 葛根汤或麻黄汤或桂枝汤 |
| 阳明病 | 病情多为加重 | 从申至戌上 | 从15～17点至19～21点 | 调胃承气汤或小承气汤 |
| 少阳病 | 病情多为加重 | 从寅至辰上 | 从3～5点至7～9点 | 小柴胡汤 |
| 太阴病 | 病情多为加重 | 从亥至丑上 | 从21～23点至1～3点 | 甘姜苓术汤 |
| 少阴病 | 病情多为加重 | 从子至寅上 | 从23点～1点至上午3～5点 | 附子汤或真武汤或炙甘草汤 |
| 厥阴病 | 病情多为加重 | 从丑至卯上 | 从1～3点至5～7点 | 乌梅丸或当归四逆汤 |

笔者2014年6月26日曾治一男性68岁的潘姓患者，该患者5年前因患直肠癌，行直肠癌手术并行腹部造瘘术，术后无明显不适，未服药物。患者3周前出现夜间2～3点突发性胃脘部胀满、憋气，发作后不能平卧，每晚均发作，曾多处求中医、西医治疗，前医先后给予栀子厚朴汤、厚朴生姜半夏甘草人参汤、枸橼酸莫沙必利片等治疗，而未见寸功。刻下症是胃脘部持续胀满、憋气，每于后半夜2～3点加重，因此夜间突发性憋醒，不能平卧，口干，头颈汗多，头颈胸部自觉热，喜袒露上半身，脾气急，纳可，眠差，每于后半夜憋气醒后即再难入睡，偶有咳痰，量少白黏痰，能咳出，二便可。舌淡暗，苔中根部黄厚腻，脉弦，按之无力。本案患者的主诉是胃脘部持续胀满、憋气，这个症状发作有一个明显的特点就是每于后半夜2～3点加重。当时笔者立即想到了《伤寒论·辨厥阴病脉证并治第九》说："厥阴病，欲解时，从丑至卯上（后半夜，1～7点）。"考虑依时用经方，故初步考虑用厥阴病的主方——乌梅丸。又患者症见口干，头颈汗多，头颈胸部自觉热，脾气急，脉弦，按之无力。更加印证了符合乌梅丸的方证，故用之以清上温下，结果患者服用乌梅丸原方半剂而愈！

## 六、重视煎服法

清·徐大椿的《医学源流论·服药法论》说："病之愈与不愈，不但方必中病……服之不得其法，则非特无功，而反有害，此不可不知也。"其在《医学源流论·煎药法论》中又说："煎药之法，最宜深讲，药之效不效，全在乎此。"由此可见煎服法与治病疗效密切相关。笔者在临床上十分重视煎服法，如笔者用于治疗"胸痹不能卧，心痛彻背者"的瓜蒌薤白半夏汤，仲景在《金匮要略》中运用"白酒一斗，同煮，取四升，温服一升，日三服"。笔者早年行医，仿照某些医家的经验，是用桂枝代替白酒，多疗效平平，后笔者在心脏重症监护病房时，治疗一急性心肌梗死患者持续胸痛不能卧的患者，该患者十分符合瓜蒌薤白半夏汤的方证，但笔者当时担心仅三味药，药轻药少而病重，故遵仲圣之大意，在煎煮时加入20～50mL白酒，结果患者服用半剂汤药后当晚即胸痛消失，能平卧，疗效甚为惊讶。可见遵循仲圣本意用方煎服法是何等重要！

重视仲圣经方的煎服法，还有很重要的一点是，切不可肆意更改经方的服药剂型，正如清·邹澍《本经疏证》说："古人服药，皆有法律，故为丸为散为汤，当各得其宜而效始著。"如麻子仁丸改为麻子仁汤，入煎剂则疗效平平，或几乎无效。如笔者 2014 年 5 月 31 日曾治一宫姓 80 岁女患者，该患者被便秘折磨约 50 年，刻下症是严重便秘，大便干结，5～6 日一行，排便不畅，每次需用 2～4 个开塞露（开塞露为 20mL1 个）才能排便 1 次，饮食如常，口唇干裂起皮，眠可，偶有反酸，夜间可睡 5 小时左右，小便频，夜尿 2～3 次。身体消瘦，面色黧黑，舌红，苔薄黄略腻，脉弦细。治疗此病，笔者采用麻子仁丸。药物由火麻仁 30g、生大黄 3g、麸炒枳实 15g、姜厚朴 15g、炒杏仁 12g、白芍 15g 组成。上述药物不煎，取回，用粉碎机打成粉末状，兑上蜂蜜 20～40mL，每次服用 1～2 勺，每天服用 1～2 次。患者诉麻子仁丸剂香味十足，十分好服用，味道似芝麻味。服用丸散剂 2 勺后，当日即大便 1 次，排便通畅，大便量多，不干不稀。之后患者坚持每天服用 1～2 勺麻子仁丸，大便 1～2 日 1 次，排便舒服通畅。随访两周，病情无复发。笔者通过多年临床体会到对于经典，如《伤寒论》中的方剂，不要随意修改，如将丸剂改为汤剂等，这些做法常常会影响临床疗效。

（2014 年 6 月 2 日）

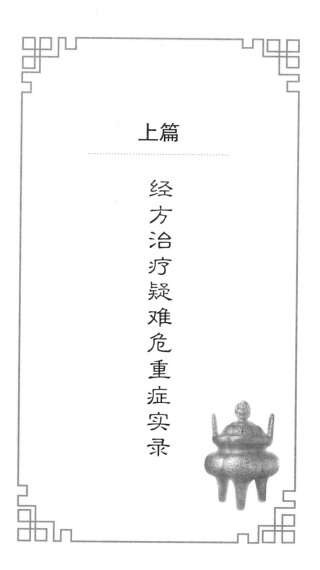

上篇

经方治疗疑难危重症实录

# 病至危险，非仲景方不能挽回耳

经方多指张仲景《伤寒杂病论》中的方剂，因其配伍严谨，历史悠久，疗效卓著，素有"众方之宗，万法之祖"之誉。清·余听鸿说："仲景之方人皆畏难不用，然病至危险，非仲景方不能挽回耳。"近代医学大家岳美中亦说："非经方无以治大病。"笔者研习经方多年，启悟良多。运用经方，需在原文上下功夫，仔细推敲，前后互参，明方证，根据方证对应的原则，有是证则用是方，还应注重守方，才能起桴鼓之效。现兹举经方为主治疗肺系疑难重症 4 则，供同道参考。

## 一、小陷胸汤合五苓散加减治疗慢性阻塞性肺病合并 Ⅱ 型呼吸衰竭

患者魏某，女，74 岁。

**初诊日期**：2011 年 11 月 15 日入院。

**主诉**：咳喘反复发作 10 年，加重两周。

**现病史**：患者 10 年前受凉后出现咳嗽、喘憋等症，就诊于北京丰台区某医院，诊断为"慢性支气管炎"，对症治疗好转后出院。近 10 年患者咳喘症状反复发作，曾间断服用西药及中药汤药治疗，但咳喘仍反复发作。

两周前患者因受凉后，咳嗽、喘息加重，自行服用头孢类消炎药及止咳化痰中成药后，病情未见缓解。

**刻下症**：咳嗽，咳少量白黏稠痰，喘息憋气，夜间能平卧。口渴，乏力，胸闷，偶有胸部隐痛，时有头晕，纳眠可，大便干，2～3 日 1 次，排尿无力，小便每次量少，夜尿 3 次 / 夜。舌红，苔黄厚腻中有裂纹，脉滑数。

> **既往史**：2 型糖尿病病史 11 年，现注射胰岛素治疗，血糖控制尚可；糖尿病视网膜病变 10 年，未予治疗。

**查体**：T 36.9℃，R 20 次 / 分，BP 180/90mmHg。双肺呼吸音粗，双下肺可闻及少量湿啰音。心率 101 次 / 分，心律齐，各瓣膜听诊区未闻及病理性杂音，双下肢轻度水肿。

**辅助检查**：动脉血气：二氧化碳分压（$PCO_2$）60.8mmHg，氧分压（$PO_2$）48.1mmHg，氧合血红蛋白（Hb）81.1%，去氧血红蛋白（HHb）15.3%，剩余碱（BE）6.3 mmol/L，细胞外剩余碱（BEec）8.5 mmol/L，缓冲碱（BB）54.4mmol/L，碳酸氢盐（$cHCO_3$）33.9mmol/L，pH 值 7.486，标准碳酸氢盐（SB）29.1mmol/L。

**西医诊断及治疗**：①慢性阻塞性肺疾病（4 级），Ⅱ型呼吸衰竭；②高血压病级（很高危组）；③2 型糖尿病，糖尿病视网膜病变。西医给予对症的消炎、降糖、降压、化痰等治疗。

**方证辨证**：本案患者偶有胸部隐痛，咳嗽，少量白黏稠痰，喘息憋气，乏力，胸闷，大便干，2 日 1 次，舌红，苔黄厚腻中有裂纹，脉滑数。《伤寒论·辨太阳病脉证并治下第七》云："小结胸病，正在心下，按之则痛，脉浮滑者，小陷胸汤主之。"结合《伤寒论》中小陷胸汤的经典条文及笔者的临床体会，**小陷胸汤的主要方证是：正在心下（胃脘或胸前），按之则痛，或伴有胸闷喘满，咳吐黄痰，苔黄腻，脉浮滑或滑**。故本案患者方证辨证当为小陷胸汤证。

那为什么此处不用《千金》苇茎汤呢？因为此案患者虽有咳嗽，咳黏稠痰，但无"肌肤甲错，舌有瘀斑瘀点"等血瘀之象，故在小陷胸汤和《千金》苇茎汤的对比中，笔者认为更应该用小陷胸汤。

《伤寒论·辨太阳病脉证并治中第六》云："若脉浮，小便不利，微热消渴者，五苓散主之。"由《伤寒论》的五苓散原文不难得出，五苓散主要方证是：小便不利，口渴，水肿。这即笔者常说的五苓散的三大主症。本案患者口渴，小便不利，双下肢轻度水肿。三大主症齐备，故此乃五苓散证也。五苓散能恢复膀胱气化功能，使之太阳经气通利，水肿得消。

**中医诊断**：喘证。小陷胸汤证，五苓散证。

**治疗**：方用小陷胸汤合五苓散加减。

清半夏 9g，瓜蒌 15g，黄连 9g，黄芪 30g，茯苓 20g，泽泻 20g，白术

10g，桂枝 10g，甘草 6g，鱼腥草 30g。水煎服，浓煎至 100mL，1 日 1 剂，分早晚 2 次服用。

上方加减服用 14 剂后，患者症状大减，偶咳嗽，无喘憋，二便调，双下肢无水肿，患者顺利出院。

出院后守方继续治疗 14 剂后，症状若失，无咳嗽，无喘憋。

随访至今，病情未见复发。

**按语：** 本案患者为老年女性，外邪犯肺，郁而化热，热炼液为痰，痰热壅闭于肺，致使肺失宣降而表现咳嗽，白黏痰，喘息憋气。这里值得一提的是辨有形痰的寒热，关键在质不在色，稀薄为寒，稠黏属热，这是笔者总结国家级名老中医陈鼎祺主任医师学到的经验（见：何庆勇，李海霞，陈鼎祺.陈鼎祺治疗肺间质纤维化经验.中国中医药报，2007 年 7 月 20 日 2767 期）。本例患者虽痰色白，但稠黏，故属热痰，患者舌黄厚腻也证实了这一点。

患者久患肺疾，损伤肺脏，日久子病及母，肺脾两虚。肺主通调水道，肺虚水液运行不畅，渐生水湿，水湿内停，故症见双下肢水肿。四诊合参，病属"喘证"范畴，证属"痰热蕴肺，水湿内停"，病性为本虚标实、虚实夹杂，病位在肺、脾、心。本案患者采用小陷胸汤合五苓散加减治疗，旨在化痰清热、化气利水，方证对应，故疗效颇佳。

## 二、枳实薤白桂枝汤合丹参饮治疗慢性阻塞性肺病合并冠心病支架术后

患者孙某，男，75 岁。2011 年 12 月 2 日入院。

**主诉：** 间断咳嗽 35 年，加重伴喘憋、胸闷 3 个月。

**现病史：** 患者于 35 年前因受寒感冒出现咳嗽，于北京建宫医院就诊，被诊断为"慢性支气管炎急性发作"，给予通宣利肺胶囊等药物治疗，患者症状好转后出院。之后患者咳嗽仍反复发作，每于寒冷咳嗽发作或加重。多次就诊于单位医务室及建宫医院。1980 年秋季，患者因夜里受凉，发热 38.9℃，咳嗽，畏寒，自诉加盖三床棉被仍觉冷，于单位医务室就诊，给予退烧药，病情未见缓解。随后就诊于北京永定路医院，被诊断为"休克性肺炎"。给予青霉素及止咳、化痰等治疗，患者症状缓解后出院。患者每于秋冬季节咳嗽发作。

3 个月前患者咳嗽症状加重，并出现喘息，憋气，胸闷，自觉有气从胁下

往上冲。

**刻下症：** 咳嗽，有少量白略带黄色痰，喘憋，咽痛，时有胸痛，胸闷，每遇情志不佳时加重，夜间时有憋醒。畏寒，腹胀，无呕吐，自觉有气从胁下往上冲，纳可，大便1日1次，夜尿2～3次。舌暗红，舌下静脉曲张，苔白腻中间略黄，脉沉弦。

**既往史：** 1987年于我院因直肠癌行根治术及人工肛门术，术后良好。1993年发现高血压病，间断服用硝苯地平缓释片治疗，血压控制尚可。2006年于我院被诊断为冠心病，2009年于朝阳医院心内科行心脏支架术，安置支架4枚。

**查体：** T 36.3℃，BP 170/85mmHg。胸廓对称，双肺呼吸音粗，可闻及少量湿啰音。心率78次/分，心律齐，各瓣膜听诊区未闻及病理性杂音。全腹饱满，右下腹一斜行切口，长6cm左右，左中下腹旁正中切口，长11cm左右，左中下腹可见人工肛门，肛门外缘可见结节，约米粒大小，色红柔软，旁可见腹壁窦道口长2cm。腹软，左下腹有散在压痛，无反跳痛，双肾区无叩击痛，下肢无水肿。

**辅助检查：** 肺功能：一秒率FEV1/FVC 66.88%，一秒量FEV1 67.4L。胸部CT示：慢性支气管炎并肺气肿，肺大泡；双肺多发陈旧性病变；纵隔及双侧肺门多发淋巴结钙化。心梗三项：正常。

**西医诊断：** ①慢性阻塞性肺病（2级）；②冠状动脉粥样硬化性心脏病，不稳定型心绞痛，冠脉支架术后；③直肠癌术后，腹壁结节及窦道；④高血压病3级（极高危组）。

**西医治疗：** 对症给予化痰、抗凝、扩冠、降压以及解痉平喘治疗。

**方证辨证：** 《金匮要略·胸痹心痛短气病脉证并治第九》云："胸痹心中痞，留气结在胸，胸满，胁下逆抢心，枳实薤白桂枝汤主之。"本案患者近3个月来自觉"有气从胁下往上冲"，自诉十分痛苦，多处就医，症状未见缓解。患者症见胸痛，胸闷，每遇情志不佳时加重。并自觉有气从胁下往上冲。舌红，苔白腻中间略黄，脉沉弦。按方证辨证，此乃典型的枳实薤白桂枝汤证。

**中医诊断**：喘证。枳实薤白桂枝汤证。

**治疗**：方用枳实薤白桂枝汤合丹参饮加减。

枳实 12g，薤白 15g，桂枝 8g，丹参 20g，檀香 4g（后下），砂仁 2g（后下），厚朴 12g，瓜蒌 15g。水煎服，日 1 剂，分早晚 2 次服用。

上方服用 15 剂后，患者已无咳嗽，偶有喘憋，无腹胀，自诉"有气从胁下往上冲"症状消失，纳可，大便日 1 次。查体胸廓对称，双肺呼吸音粗，未闻及湿啰音。患者顺利出院。

随访至今，患者病情未见复发。

**按语**：本案还需要说明的是合用丹参饮的原因，丹参饮出自《时方歌括》卷下，由丹参、檀香、砂仁 3 味药组成，主治"心痛、胃脘诸痛"。本案患者症见胸痛，舌暗红，舌下静脉曲张，脉沉弦。此乃气滞血瘀之象，故合用丹参饮。本案采用枳实薤白桂枝汤合丹参饮加减治疗，旨在行气、活血、化痰。方与证合，故取良效。

## 三、麦门冬汤合补肺汤加减治疗支气管哮喘急性加重合并支气管扩张

患者石某，女，50 岁，2011 年 12 月 20 日入院。

**主诉**：喘憋反复发作 40 余年，加重 1 周。

**现病史**：患者约 4 岁时感冒愈后时有喘促、憋气发作，间断于协和医院、儿童医院、宣武医院等多家医院就诊。自诉约 10 岁时于北京协和医院查过敏原示对花粉、粉尘、羽毛、麦芒过敏，诊断为支气管哮喘，未系统治疗。患者喘促每于受寒后发作，发作时喘憋气短、咽部发紧感、影响睡眠，服用茶碱类药物及某些中药治疗，自诉曾长期服用过某激素类药物，后因疗效下降停用。2009 年 5 月患者因咳嗽喘憋再次发作就诊于我院门诊，予中药汤药治疗 4 个月并坚持使用舒利迭，发作频次为每年 2～3 次。

1 周前患者因受凉后出现喘憋、咳嗽加重，咳痰色黄，就诊于我院门诊，给予苏子降气丸、香菊胶囊治疗。症状未见缓解。

**刻下症**：喘憋，气短，咳嗽、无痰，口干咽燥，时有汗出，无发热，无胸闷胸痛，无恶心呕吐，纳可，眠差，入睡困难、易醒，大便不成形、日一行，小便可。舌红少苔，脉细数。

**既往史：**轻度脂肪肝病史 3 年。对青霉素过敏。对花粉、粉尘、羽毛、麦芒过敏。

**查体：**T 36.2℃，R 20 次 / 分，BP 130/85mmHg。体形稍胖，神清，胸廓对称，桶状胸，双肺叩诊音清，呼吸音粗，双下肺可闻及少量哮鸣音。心率 99 次 / 分，心律齐，各瓣膜听诊区未闻及病理性杂音。

**辅助检查：**胸部 CT 示两肺慢性支气管炎，肺气肿；两肺陈旧性病变；两肺支气管扩张，细支气管炎症；双侧胸膜肥厚。动脉血气：$PO_2$ 78.9mmHg，$PCO_2$ 48.3mmHg，$cHCO_3$ 28.4mmol/L。血常规：红细胞（RBC）$4.78×10^{12}$/L，白细胞（WBC）$5.53×10^9$/L，血小板（PLT）$204×10^9$/L，血红蛋白（HGB）145g/L，淋巴细胞（L%）18.8%，嗜酸性粒细胞（EO%）：5.2%。DIC：正常。肺功能：一秒率 FEV1/FVC 50.29%，一秒量 FEV1 38.5L，通气功能中度障碍（混合，以阻塞为主），弥散功能显著减退，支气管舒张试验阴性。

**西医诊断：**①支气管哮喘急性加重；②支气管扩张；③脂肪肝。

**西医治疗：**对症给予解痉平喘、拮抗白三烯受体药物治疗。

**方证辨证：**《金匮要略·肺痿肺痈咳嗽上气病脉证治第七》云："火逆上气，咽喉不利，止逆下气者，麦门冬汤主之9。"本案患者喘憋，气短，咳嗽，口干咽燥，舌红，少苔，脉细数。故按方证辨证，此乃麦门冬汤证。

**中医诊断：**哮病。麦门冬汤证。

**治疗：**方用麦门冬汤合补肺汤加减。

麦冬 50g，清半夏 9g，炙甘草 20g，桑白皮 15g，黄芪 20g，太子参 15g，熟地黄 15g，紫菀 15g，五味子 6g，穿山龙 30g，乌梅 15g。水煎服，日 1 剂，分早晚 2 次服用。

上方服用 8 剂后，患者已无咳嗽，偶有喘憋，无腹胀，纳眠可。患者顺利出院。

出院后患者继续守方服用 14 剂后，症状消失，无咳嗽，无喘憋，二便调。

随访至今，患者病情未见复发。

**按语：**这里还值得一提的是，麦门冬汤中的麦冬的剂量需用到 8 钱（40g）以上，才能显麦门冬汤滋阴润肺、止逆下气之功效，这一点是胡希恕先生的经验（见：冯世纶.胡希恕讲伤寒杂病论.人民军医出版社，2009：255），我在临床上屡用屡验。补肺汤出自《云岐子保命集》卷下，由桑白皮、熟地黄、人参、紫菀、黄芪、五味子组成。主治肺肾两虚之劳嗽。本案采用麦门冬汤合补肺汤加减治疗，旨在养阴补肺肾，清火化痰，药证相符，故取效甚捷。

## 四、麻杏石甘汤合生脉散加减治疗支气管哮喘合并感染、Ⅱ型呼吸衰竭

患者祁某，女，57岁，2011年12月22日入院。

**主诉：**喘憋、咳嗽反复发作40余年，加重4天。

**现病史：**患者40余年前无明显诱因出现喘憋、咳嗽，就诊于某医院（具体医院不详），经治疗症状好转。后喘憋、咳嗽反复发作，多在夏季发作，发作与污染空气、烟雾有关，先后在多家医院就诊，症状未见明显缓解。2008年曾在我院呼吸科就诊，诊断为"支气管哮喘"，经抗炎、解痉、平喘等治疗后症状缓解。

4天前喘憋、咳嗽加重，于我院急诊就诊，被诊断为"支气管哮喘急性发作"，给予二羟丙茶碱注射液、痰热清、盐酸氨溴索注射液、注射用甲泼尼龙琥珀酸钠等药物治疗后症状稍有缓解。

**刻下症：**喘憋，咳嗽，咳痰色黄质黏，夜间不能平卧，咳嗽后胸前区疼痛，气短，无胸痛，时有头晕，头后枕部时有头痛，无恶心呕吐，口干，口渴，纳少，眠差，小便正常，大便1日一行，不成形，夜尿3～4次/夜。舌淡红，白腻苔，有裂纹，脉弦数。

**既往史及西医查体、检查：**血脂异常病史3年，未予治疗。有青霉素及头孢类抗生素过敏史。查体：T 36.4℃，R 23次/分，BP 190/100mmHg。精神差，查体合作，对答切题。胸廓对称，双肺呼吸音粗，两肺满布哮鸣音。心率72次/分，心律齐，各瓣膜听诊区未闻及病理性杂音。下肢不肿。辅助检查：动脉血气示 $PCO_2$ 66.4mmHg，$PO_2$ 60.9mmHg，BE 3.6mmol/L，$cHCO_3$ 32.2mmol/L，pH 7.304。

**西医诊断：**①支气管哮喘合并感染，Ⅱ型呼吸衰竭；②血脂异常；③高血压病3级（极高危组）。

**西医治疗：**对症给予消炎、化痰、解痉平喘、拮抗白三烯受体药物及降压治疗。

**方证辨证：**《伤寒论·辨太阳病脉证并治中第六》曰："发汗后，不可更行桂枝汤。汗出而喘，无大热者，可与麻黄杏仁甘草石膏汤。"本案患者症见喘憋，咳嗽，咳痰色黄质黏，夜间不能平卧，口干，口渴，脉弦数，按方证辨证，此乃麻杏石甘汤证也。

**中医诊断：**哮病。麻杏石甘汤证。

**治疗：**方用麻杏石甘汤合生脉散加减。

炙麻黄 8g，桃、杏仁各 15g，生石膏 25g，生甘草 10g，麦冬 15g，党参 12g，五味子 3g，射干 12g，款冬花 10g，紫菀 10g，桔梗 6g，金荞麦 30g，穿山龙 30g，生山楂 30g。水煎服，日 1 剂，分早晚 2 次服用。

上方服用 16 剂后，患者诉偶有喘憋，咳嗽，无痰，纳可，眠安，二便调。查体双肺呼吸音粗，两肺未闻及哮鸣音。患者顺利出院。

出院后继续守方服用 14 剂后，症状消失，无喘憋，无咳嗽，纳眠可，二便调。

随访至今，病情未见复发。

**按语：**本案还需要说明的是合用生脉散的原因。生脉散出自《医学启源》卷下方，由人参、麦门冬、五味子 3 味药组成，可"补肺中元气不足"。本案患者症见气短、舌苔有裂纹，此乃生脉散证。本案患者采用麻杏石甘汤合生脉散加减治疗，旨在化痰清热，宣肺平喘，益气养阴。方证对应，故疗效较好。

## 五、结语

经方来源于实践，证之于临床，历经两千年而不衰。若经方运用得当，不但对多种慢性病具有独特疗效，而且对某些疑难重症也有显著效果。笔者认为运用经方治疗疾病，关键在于明方证，方证对应是临床取效的关键。笔者曾自吟一七言绝句诗《医道》："世医皆羡神仙术，不悟仙术藏经书。我得仲景平易法，方证辨证百病除。"还值得一提的是运用经方，要注重"守方"，山西已故著名伤寒大家刘绍武先生"百副不更方"，即给病人看病时，常要求病人服药 100 剂（见：李赛美. 当代经方名家临床之路. 中国中医药出版社，2010：173）。笔者也认为对一些疑难重症，不是几剂汤药就能解决问题的，必须注重有方有守，只要疾病的证不变，方就可以不变，变则无效，甚至前功尽弃。我在临床上治疗疑难重症，只要方证一旦确定，常让患者服用 20～30 剂而不更方，常获奇效。

**关键词：小陷胸汤；五苓散；枳实薤白桂枝汤；麦门冬汤；麻杏石甘汤**

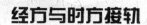

# 经方与时方接轨

## ——重剂治愈大便失禁 2 年案

患者李某，女，73 岁。

**初诊日期：** 2012 年 7 月 23 日。

**主诉：** 大便失禁 2 年。

**现病史：** 患者咳喘，每入冬则必发。2 年前出现大便失禁，每于咳嗽、小便、运动时即排出少量大便，不成形，辗转就诊于北京多家大医院，未取寸功，痛苦不堪，严重影响生活。

**刻下症：** 大便失禁，每日凌晨 4～5 点，小便时不自主排出少量大便，不成形。每次小便，咳嗽，用力，运动（如上下楼）时不自主排出大便，有时大便中可见未消化的食物。每日大便 6～7 次。畏寒怕冷，以后背为甚，咳嗽、咳痰，痰白而黏，难以咳出，喉中有声，气短，偶有气喘，动则加重，纳可，小便清少，时有饭后胃胀。喜热饮，无恶心，无反酸，不能自行憋尿。双下肢轻度浮肿。舌胖，淡暗，苔薄白，脉弦滑。

**既往史：** 患者平素多病，雁患有慢性阻塞性肺疾病，支气管扩张，冠状动脉粥样硬化性心脏病，稳定型劳力性心绞痛，心功能Ⅱ级，2 型糖尿病，糖尿病肾病，慢性肾功能不全代偿期等多种慢性疾病。

**查体：** T 36.5℃，精神萎靡，体形较胖。双侧睑结膜略苍白，胸廓对称，略呈桶状胸。双肺叩诊清音，听诊双肺呼吸音粗、可闻及哮鸣音及少量湿啰音。心界叩诊无增大，听诊心音低钝，心率 88 次/分，律齐，各瓣膜听诊区未闻及病理性杂音。腹软，无压痛及反跳痛。

**西医诊断：** ①大便失禁，原因待查；②慢性阻塞性肺疾病；③支气管扩张；④冠状动脉粥样硬化性心脏病，稳定型劳力性心绞痛，心功能Ⅱ级；⑤2 型糖尿病，糖尿病肾病，慢性肾功能不全代偿期。

**方证辨证**：《伤寒论·辨少阴病脉证并治第十一》说："少阴之为病，脉微细，但欲寐也。"陆渊雷说："少阴病者，乃全身机能衰退之病也。"当代伤寒大家刘绍武认为少阴病的主要提纲症状是：心动悸，背恶寒，短气或脉微细（见：苏庆民，李浩.三部六病医学讲稿.科学技术文献出版社，2009：125）。本案患者的典型症状是精神萎靡，畏寒怕冷，以后背为甚。故辨证当属少阴病。

阳和汤由熟地黄、麻黄、鹿角胶、白芥子、肉桂、生甘草、炮姜炭组成。笔者通过多年临床体会到阳和汤的主要方证是：少阴病，老年人，体形胖，畏寒怕冷，以后背为甚。特别是后背畏寒。中医认为后背是阳中之阳，后背发凉常常提示阳虚寒凝证存在，而阳和汤温阳散寒之力宏大。本案患者辨证为少阴病，年过七十，体形较胖，畏寒怕冷，以后背为甚，符合阳和汤的方证。

《伤寒论·辨太阳病脉证并治上第五》说："太阳病，或已发热，或未发热，必恶寒，体痛，呕逆，脉阴阳俱紧者，名为伤寒。"太阳病伤寒证的提纲症状主要是：恶寒，头身痛，骨节疼痛，无汗或咳喘、脉浮紧。本案患者症见咳嗽，咳痰，痰白而黏，气喘，动则加重，患者咳喘每入冬则必发，畏寒怕冷。辨证当属太阳伤寒证。

《金匮要略·肺痿肺痈咳嗽上气病脉证治第七》说："咳而上气，喉中水鸡声，射干麻黄汤主之。"笔者通过多年临床体会到射干麻黄汤的方证是：太阳伤寒证，咳嗽，咳声重浊，痰多，质多清稀，喉中痰鸣水鸡声，苔白腻，脉浮紧或弦紧。本案患者六经辨证为太阳伤寒证，又症见咳嗽、咳痰，痰白而黏，难以咳出，喉中有声，偶有气喘，动则加重，舌胖，淡暗，苔薄白，符合射干麻黄汤的方证。四诊合参，本案患者方证辨证为阳和汤证、射干麻黄汤证。

**中医诊断**：泄泻。少阴病合并太阳伤寒证，阳和汤证，射干麻黄汤证。

**治疗**：方用阳和汤合射干麻黄汤。

鹿角霜15g，熟地黄30g，干姜15g，肉桂8g，生麻黄30g，白芥子15g，生甘草10g，射干10g，紫菀15g，款冬花15g，细辛10g，法半夏30g，五味子10g。

水煎服，日1剂，分早晚2次服用。

患者诉中药不是苦的，呈酸味。患者服中药4剂后，能自行控制大便，大便每次较前量多，成形，2～3次/日。小便时不再自行排出大便。

继续服药3剂后，患者诉大便能自行控制，小便，咳嗽，用力，运动

（如上下楼）时不再自行排出大便，每次大便量多，成形，1～2次/日。畏寒怕冷症状减轻大半，舌胖，淡暗，苔薄白略黄，脉弦滑。

继续在原方的基础上改麻黄为10g，半夏为15g，加石膏30g，服用7剂后，患者诸症悉解。

**按语：**阳和汤系清·王洪绪拟自汉·华元化撰《治缩脚疽方》内服剂加白芥子而成，载之于《外科全生集》，原方本用来治疗一切阴疽、流注、鹤膝风等阴寒之证。纵观本方配伍，温阳与补血并用，化痰与通络相伍，扶阳气，化寒凝，益精气，通经络，温阳补血以治本，化痰通络以治标。用本方治疗阳虚寒凝之证，犹如离照当空，阴霾自散，可化阴凝而使阳和。射干麻黄汤出自《金匮要略·肺痿肺痈咳嗽上气病脉证治第七》，文云"咳而上气，喉中水鸡声，射干麻黄汤主之"，是治疗寒痰壅肺之良方。

本案患者年老体衰，加之长期罹患多种慢性疾病，阳气渐衰，阳衰感寒，寒痰壅肺，肺失宣肃，肺气上逆而咳嗽、咳痰，痰白而黏，难以咳出。肺为气之主，肾为气之根，病程日久，肺伤及肾，肾气衰惫，摄纳无权，故症见大便失禁，甚至五更泄（每日凌晨4～5点，小便时不自主排出少量大便），不能自行憋尿。肾阳虚，肾不纳气，故症见气喘，动则加重。肾阳虚弱，阳气不能温煦机体，故症见畏寒怕冷，小便清少。阳气不足，脾胃腐熟功能减退，故大便中可见未消化的食物。四诊合参，本案患者证属阳虚寒凝，痰浊内阻，投之阳和汤合射干麻黄汤以温阳散寒化痰通络。两方合用，温、补、宣三法并用，攻补兼施，故取奇效。

还有一点就是关于本案中的麻黄用量。对于麻黄，2010年版《药典》建议的安全用量为3～9g，我原本使用麻黄的量为10g，但因跟我抄方的学生粗心，写成了30g，我没有发觉。谁知第二天患者找到我，说昨天服完我的汤药后疗效奇好，其多年的大便失禁症好了大半。纵观该患者初诊时病情：精神萎靡，畏寒怕冷，应该具备麻黄体质，应用麻黄应该是对证的。正如黄煌说的："麻黄体质的基础上有2个特征。第一个：严重的恶寒感，怕冷，冷得非常厉害；第二：极度的疲劳感，非常累，话也讲不出来，无精打采。"（见：陈建国.中日韩经方论坛——经方临床带教的"现场直播".中国中医药出版社，2012：94）。通过本案的麻黄用量，我意外体会到了"重剂起沉疴"这四个字的意义。

**关键词：重剂起沉疴（麻黄30g）；少阴病合并太阳伤寒证**

# 从太阳病痉证论治发热合并下肢抽搐案

患者王某，女，50岁。

**初诊日期：** 2012年7月6日。

**主诉：** 发热、咳嗽2天，加重伴下肢反复抽搐1天。

**现病史：** 患者2天前出现发热，开始是37.9℃，并伴咳嗽，咳痰，咽痛，周身酸痛，就诊于某医院，给予感冒清热颗粒口服、痰热清静脉注射，病情反而加重，体温升至39℃，并伴咳嗽，咳少量黄稠痰，咽痛，全身乏力，周身酸痛发抖，恶风，右下肢反复抽搐，疼痛难忍。

**刻下症：** 发热（T 39.1℃），咳嗽，咳少量黄稠痰，恶风，咽痛，咽喉自觉不通，不能发音，周身酸痛，以肩背酸痛为甚，全身发抖，全身乏力，右下肢时有抽搐，诉今天上午半天右下肢已经抽搐过2次，抽搐时疼痛难忍，甚至痛苦流泪。纳差，眠差，精神萎靡，小便可，大便日1次，成形。舌质红，舌苔薄白略黄，脉沉细。

**方证辨证：**《金匮要略·痉湿暍病脉证治第二》说："太阳病，发热，脉沉而细者，名曰痉，为难治。"可见太阳病——痉证的提纲症状是：发热，脉沉细。本案患者发热仅2天，下肢反复抽搐，脉沉细。辨证当属太阳痉证。《金匮要略·痉湿暍病脉证治第二》说："太阳病，其证备，身体强，几几然，脉反沉迟，此为痉，瓜蒌桂枝汤主之。"故瓜蒌桂枝汤的主要方证是太阳病痉证，肢体痉挛拘急，伴恶风、发热、汗出。本案患者辨证为太阳病痉证，又症见下肢反复抽搐，恶风，发热，符合瓜蒌桂枝汤的方证。

银翘散出自清·吴鞠通《温病条辨》，是辛凉解表的代表方剂。其主要方证是：太阳病，发热无汗，或有汗不畅，微恶风寒，头痛口渴，咳嗽咽痛，舌尖红，苔薄白或薄黄，脉浮数。本案患者辨证为太阳病，又症见发热（T 39.1℃），恶风，咳嗽，咳少量黄稠痰，咽痛，周身酸痛，舌质红，舌苔薄白略黄，符合银翘散的方证。四诊合参，本案患者方证辨证为瓜蒌桂枝汤证、银翘散证。

**中医诊断：** 发热。太阳病痉证，瓜蒌桂枝汤证，银翘散证。

**治疗：** 方用瓜蒌桂枝汤合银翘散。

天花粉 30g，桂枝 10g，白芍 10g，生姜 30g，大枣 15g，银花 30g，连翘 15g，竹叶 10g，荆芥穗 10g，淡豆豉 10g，薄荷 9g，生甘草 10g，芦根 30g，牛蒡子 10g，葛根 15g，生麻黄 10g。

水煎服，日 2 剂，分 4 次，早、中、晚、睡前服用。

当晚患者服用中药 1 次（半剂），患者自觉中药汤药是甜的，自觉精神明显好转，服药后体温降至 37.3℃，咽痛明显缓解，能发音，咳嗽，咳痰次数明显减少，右下肢抽搐再未发生。

继续服用 2 剂后，患者无发热（T 36.5～36.6℃），诸症悉平。

**按语：** 瓜蒌桂枝汤出自《金匮要略》，由瓜蒌根（天花粉）、桂枝、白芍、甘草、生姜、大枣组成。方中君药为瓜蒌，《神农本草经》谓瓜蒌"主消渴，身热，烦满，大热，补虚安中，续绝伤"，可见瓜蒌的功效为滋润解热。瓜蒌桂枝汤是治疗太阳病肢体痉挛拘急之主方，其功效为解肌祛邪，舒缓筋脉。《金匮要略论注》谓瓜蒌桂枝汤：其原由筋素失养而湿复夹风以燥之，故以桂枝汤为风伤卫主治，加瓜蒌根以清气分之热而大润其太阳经既耗之液，则经气流通，风邪自解，湿气自行，筋不燥而痉愈矣。本案患者采用瓜蒌桂枝汤旨在解肌祛邪，舒缓筋脉。

纵观本案患者舌质红，舌苔薄白略黄，脉沉细，四诊合参，证属风热束表，热伤津液，筋脉失养。治当以疏风清热，解肌祛邪，润燥养筋、舒缓筋脉为法，瓜蒌桂枝汤合银翘散正具此功。

**关键词：瓜蒌桂枝汤合银翘散；瓜蒌桂枝汤；银翘散；太阳病痉证**

# 熔经方与时方于一炉，治愈老年肺部感染合并便秘案

患者贾某，男，88 岁。

**初诊日期**：2012 年 8 月 7 日。

**主诉**：咳嗽 3 天。

**现病史**：患者于 3 天前出现咳嗽，咳痰，胸痛，就诊于我院急诊科，查胸部 CT 示左肺舌段炎症并左侧斜裂胸膜病变；右下肺支气管感染不除外，主动脉硬化，心影增大。心电图属正常范围。诊断为"肺炎"，给予头孢唑肟注射液、痰热清注射液静滴治疗，症状未见缓解。

**刻下症**：偶有咳嗽，咳少量白黏痰，口干，胸痛，每次胸痛时间持续 1～2 分钟，无胸闷，无气短，易汗出，视物模糊，食后腹胀，时有呃逆，眠差，小便可，夜尿 1～2 次，大便 4～6 日一行。舌红，胖有齿痕，苔黄。脉沉细滑。

> **既往史**：便秘 15 年，近年来大便 4～6 日一行，间断服用麻仁润肠丸、芦荟胶囊等润肠通便药物治疗，未见明显效果。
>
> **西医查体**：T 36.5℃，面红，胸廓对称，两肺呼吸音粗，左肺有少量湿啰音。心率 70 次 / 分，心律齐，各瓣膜听诊区未闻及病理性杂音。腹膨大，腹软无压痛，无反跳痛，肠鸣音减弱。
>
> **西医诊断**：①肺部感染；②便秘。

**方证辨证**：本案患者症见偶有咳嗽，咳少量白黏痰，胸痛，每次胸痛时间持续 1～2 分钟，苔黄，脉沉细滑。《伤寒论·辨太阳病脉证并治下第七》云："小结胸病，正在心下，按之则痛，脉浮滑者，小陷胸汤主之。"结合《伤寒论》中小陷胸汤的经典条文及笔者的临床体会，小陷胸汤的主要方证是正在心下（胃脘或胸前），按之则痛，或伴有胸闷喘满，咳吐黄痰，苔黄腻，脉浮滑或滑。故本案患者方证辨证当为小陷胸汤证。

增液承气汤出自《温病条辨》，结合《温病条辨》等经典原文及笔者临床体会，增液承气汤的主要方证是：大便干结，数日一行，口干唇燥，咽干，舌苔薄黄而干，脉细数。本案患者症见大便4～6日一行，口干，舌红，胖有齿痕，脉沉细滑。按方证辨证当为增液承气汤证。

**中医诊断：**咳嗽。太阳病合并阳明病，小陷胸汤证，增液承气汤证。

**治疗：**方用小陷胸汤合增液承气汤加味。

法半夏30g，全瓜蒌30g，黄芩15g，玄参15g，麦冬15g，生地黄30g，生大黄10g，玄明粉5g（分冲），生甘草10g，胆南星30g。水煎服，分早晚2次服用。

服完3剂后，患者神清，精神可，偶有咳嗽、咳痰，较前明显好转，大便1～2次/日，成形。

继续进方3剂后，患者诸症悉平：无咳嗽，无咳痰，大便1～2次/日，成形。

**按语：**小陷胸汤出自《伤寒论》，由黄连、半夏、瓜蒌三味药组成。笔者临床体会到，运用小陷胸汤不应局限于"正在心下"部位，部位在胸上，在膈下，在脘腹处均可，只要属于痰热之证，均可应用。

增液承气汤出自《温病条辨》，用于治疗阳明腑实兼阴液亏损之证。《温病条辨·中焦篇》说："阳明温病，下之不通，其证有五……津液不足，无水舟停者，间服增液，再不下者，增液承气汤主之。"本案患者面红，咳嗽，咳少量白黏痰，少痰，口干，胸痛，易汗出，视物模糊，食后腹胀，易呃逆，眠差，大便4～6日一行。舌红，胖有齿痕，苔黄，脉沉细滑。四诊合参，证属痰热阻肺，腑实阴伤，应用小陷胸汤合增液承气汤以祛痰清热，滋阴通便，方证相符，故取效甚速。

**关键词：小陷胸汤；增液承气汤**

# 经方治愈急性期脑梗死案

## ——攻伐之剂，中病即止

患者李某，男，60岁。

**初诊日期：** 2012 年 8 月 5 日。

**主诉：** 口角歪斜伴语言謇涩 3 日。

**现病史：** 患者 3 日前由于睡觉未关窗户受风后出现口角歪斜，伴语言謇涩，右上肢手指麻木，偶有口角流涎等症状，不伴头晕头痛，无饮水呛咳。遂于昨日来我院急诊就诊，急查头颅核磁：①左侧侧脑室旁脑梗死（急－亚急期）；②脑白质变性；③左侧下鼻甲肥大；④双侧乳头炎。被诊断为"脑梗死急性期"，给予马来酸桂哌齐特注射液、血栓通、前列地尔注射液等药物静滴，患者症状未见明显缓解。

**刻下症：** 口角歪斜，语言謇涩，右上肢手指（中指、无名指、小指）麻木，偶有口角流涎，口干，口中有异味，右侧头颈僵硬，后枕部胀痛连及右肩，不伴头晕，无饮水呛咳，不发热，无汗出，纳眠可，小腹胀满，小便调，大便干，2 日未行。舌质紫暗，苔黄厚腻有裂纹，脉滑。

**既往史：** 高血压病史 20 余年，血压最高 180/110mmHg，未重视及治疗，未监测血压。脂肪肝病史 5 年，未重视及治疗。糖尿病病史 20 年，注射生物合成人胰岛素控制血糖，血糖控制尚可。

**西医查体：** T 36.8℃，R 20 次／分，BP 160/96mmHg。发育正常，营养良好，形体壮实，步入病房，查体合作。神清，精神可，面色略红，语言謇涩。头颅大小形态正常。双侧瞳孔等大等圆，对光反射存在。球结膜无水肿。口唇颜色正常，口角向左歪斜，右侧鼻唇沟变浅，伸舌居中，咽部不红，无扁桃体肿大。双肺呼吸音清，未闻及干湿啰音，心率 93 次／分，律齐，各瓣膜听诊区未闻及病理性杂音。腹软，无压痛及反跳痛，双下肢无水肿。四肢肌力、肌张力正常。生理反射存在，病理反射未引出。

**辅助检查：** 急诊生化：谷草转氨酶/谷丙转氨酶（AST/ALT）0.8，钠（Na）129mmol/L。全血细胞分析：白细胞（WBC）$5.59 \times 10^9$/L，平均红细胞血红蛋白含量（MCH）31.20pg，淋巴细胞比率（LYMPH%）17.0%，中性粒细胞比率（NEUT%）78.2%。

**西医诊断：** ①脑梗死急性期；②2型糖尿病；③高血压病3级（极高危）；④脂肪肝。

**方证辨证：**《伤寒论·辨太阳病脉证并治中第六》说："太阳病不解，热结膀胱，其人如狂，血自下，下者愈。其外不解者，尚未可攻，当先解其外；外解已，但少腹急结者，乃可攻之，宜桃核承气汤。"其中的"少腹急结者"是指自感小腹有硬结、胀满、疼痛。"急"即胀满之意，"结"即结实、硬结之意。笔者临床体会到桃核承气汤的方证是：小腹胀满、硬结或疼痛，口干，大便干，大便数日未行，舌质紫暗，或有瘀斑瘀点，苔黄厚腻，脉弦滑。本案患者症见口干，口中有异味，小腹胀满，大便干，2日未行，舌质紫暗，苔黄厚腻有裂纹，脉滑。故方证当为桃核承气汤方证。

那为何此处不用大小承气汤呢？若本案患者仅症见小腹胀满，大便干，2日未行，苔黄厚腻有裂纹，可以用大小承气汤治疗。但若还症见口角歪斜，语言謇涩，右上肢手指（中指、无名指、小指）麻木，舌质紫暗，此乃血瘀之象；患者又症见口干，口中有异味，大便干，2日未行，此乃阳明腑实有热之象。患者符合桃核承气汤的瘀热伴阳明腑实之病机特点。故采用桃核承气汤较用大小承气汤更好。

此外本案患者症见口角歪斜，语言謇涩，口中有异味，右侧头颈僵硬，后枕部胀痛连及右肩，苔黄厚腻有裂纹，脉滑，符合导痰汤的方证。

**中医诊断：** 中风，中经络。桃核承气汤证，导痰汤证。

**治疗：** 方用桃核承气汤合导痰汤。

桃仁15g，玄明粉5g（分冲），酒大黄6g，桂枝10g，甘草10g，法半夏30g，茯苓30g，青皮10g，陈皮10g，菖蒲30g，胆南星30g，红花15g，川芎30g，赤芍30g，当归15g，党参15g，生黄芪30g。水煎服，分早晚2次服用。

服用3剂后，患者症见语言謇涩，口角歪斜，右上肢仅剩小手指麻木，偶有口角流涎，口中有异味，头颈僵硬，后枕部胀痛连及右肩，纳眠可，二便调。

继续守方治疗 10 剂后，患者右上肢手指麻木症状已愈，右侧头颈僵硬缓解，后枕部胀痛连及右肩症状明显改善，语言稍有不利，口角歪斜已恢复正常。

**按语：** 桃核承气汤为蓄血轻证而设，方中以桃仁破血逐瘀；大黄荡涤热邪，下瘀血积聚；桂枝辛甘温通，畅和血脉；芒硝助桃仁、大黄攻下瘀血；甘草甘缓诸药，共奏泄热祛瘀之功。笔者临床体会到，无论病变在脏、在腑或在脑，只要符合瘀热伴阳明腑实这一病机特点，用桃核承气汤治之，多有效验。纵观患者四诊信息，证属痰浊瘀热内结闭窍，治疗当以活血化瘀，清热化痰，开窍为法，具体方药以桃核承气汤为基本方，配以红花、川芎、赤芍、当归以增加活血化瘀之力，加入导痰汤（法半夏、茯苓、青皮、陈皮、胆南星等）以清热化痰开窍。

这里还值得一提的是，桃核承气汤是泄热祛瘀攻伐之剂，患者体质壮实方可用之（本案患者体质壮实），同时应用桃核承气汤应中病即止，不可久用。

**关键词：桃核承气汤；中病即止**

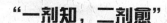

# "一剂知，二剂愈"

## ——经方治愈复发性口腔溃疡

患者何某，男，25 岁。

**初诊日期：**2011 年 3 月 19 日。

**主诉：**反复口腔溃疡，疼痛 2 年。

**现病史：**自诉近 2 年来反复口腔溃疡，痛苦不堪。近日来口腔内出现绿豆大小溃疡面 3 个，溃疡周边黏膜色红，溃疡基底部有一层白色脓苔，每因说话与进食而出现剧烈的烧灼样疼痛。脸上有多处青春痘，大便时溏，1 日 1 次，小便黄。曾自服多种抗生素及六味地黄丸，未见寸效。

**既往史：**体健。

**辅助检查：**理化检查未见异常。

**方证辨证：**《金匮要略·百合狐惑阴阳毒病脉证治第三》说："狐惑之为病，状如伤寒，默默欲眠，目不得闭，卧起不安，蚀于喉为惑，蚀于阴为狐，不欲饮食，恶闻食臭，其面目乍赤、乍黑、乍白。蚀于上部则声喝，甘草泻心汤主之。"可见甘草泻心汤最主要的方证之一是口腔反复溃疡，加之本案患者症见脸上有多处青春痘，大便时溏，1 日 1 次。故方证辨证为甘草泻心汤证。

**中医诊断：**口疮。甘草泻心汤证。

**治疗：**方用甘草泻心汤。

生甘草 12g，清半夏 12g，黄芩 9g，干姜 9g，人参 9g，黄连 3g，大枣 4 枚。

水煎服，2 剂而愈。随访 3 个月未见复发。

**按语：**甘草泻心汤出自《伤寒论·辨太阳病脉证并治下第七》，原文曰："伤寒中风，医反下之，其人下利日数十行，谷不化，腹中雷鸣，心下痞硬而满，干呕心烦不得安，医见心下痞，谓病不尽。复下之，其痞益甚。此非结热，但以胃中虚，客气上逆，故使硬也，甘草泻心汤主之。"《金匮要略·百合狐惑阴阳毒病脉证治第三》："蚀于上部则声喝，甘草泻心汤主之。"复发性口腔溃疡的病机多为脾胃虚弱，湿热壅滞，熏蒸于上而发，故用甘草泻心汤以补中虚，清热除湿。方中甘草、大枣甘温益气以补虚，黄连、黄芩苦寒降泄以除热，干姜、半夏辛温开结以散寒湿。诸药合用，甘温升补与苦寒降泄并用，具有标本兼治之功，故口腔溃疡速愈。

**关键词：复发性口腔溃疡专方；狐惑之为病**

# 从经典原文中寻找经方方证

患者马某，女，49 岁。

**初诊日期：** 2011 年 5 月 3 日。

**主诉：** 自觉喉中如有物堵半年余。

**现病史：** 半年来自觉喉中有痰，咽之不下，吐之不出，咽中如有物堵。被北京某医院诊断为更年期综合征，给予逍遥丸、更年安胶囊等多种中成药治疗，未见明显疗效。

**刻下症：** 偶有咳嗽，自觉喉中有痰，咽中如有物堵，眠差，舌苔白腻，脉弦滑。

**既往史：** 体健。

**辅助检查：** 理化检查未见异常。

**方证辨证：**《金匮要略·妇人杂病脉证并治篇》中指出："妇人咽中如有炙脔，半夏厚朴汤主之。"孙思邈《备急千金要方》记载半夏厚朴汤的症状为："治妇人胸满，心下坚，咽中帖帖，如有炙肉，吐之不出，吞之不下。"从这些经典原文中，我们不难寻找出半夏厚朴汤的方证。本案患者症见半年来自觉喉中有痰，咽之不下，吐之不出，咽中如有物堵。这与《金匮要略·妇人杂病脉证并治篇》《备急千金要方》的半夏厚朴汤方证非常相似，故方证辨证为半夏厚朴汤证。

**中医诊断：** 梅核气。半夏厚朴汤证。

**西医诊断：** 更年期综合征。

**治疗：** 方用半夏厚朴汤。

半夏 12g，厚朴 9g，茯苓 12g，生姜 15g，苏叶 6g。水煎服，日 1 剂，分早晚 2 次服用。

3 剂而愈。随访半年，未见复发。

**按语：** 半夏厚朴汤出自张仲景《金匮要略》，由半夏、厚朴、茯苓、苏叶、生姜组成，具有解郁散结、降逆祛痰的功效。梅核气作为病名首见于宋代《南阳活人书》。梅核气，以其发如梅核窒碍咽喉故名。《赤水玄珠》卷三有载："生生子曰：梅核气者，喉中介介如梗状，又曰痰结块在喉间，吐之不出，咽之不下是也。"本案患者症见咽中如有物堵，符合半夏厚朴汤的方证，方证相应，故取佳效。

值得注意的是，半夏厚朴汤中多为辛温苦燥之品，适用于痰气郁结而无热者，笔者认为热毒蕴结者不可用之，舌红少苔之阴虚者亦不可用之，切忌！

**关键词：半夏厚朴汤；梅核气**

# 古贤治水肿四大法：开鬼门、洁净府、实脾土、温肾阳

## ——经方治疗慢性肾功能衰竭案

患者张某，男，68岁。

**初诊日期：** 2012年9月3日。

**主诉：** 反复喘憋、胸闷1月余，加重伴下肢水肿3天。

**现病史：** 患者约1个月前开始出现喘憋、胸闷，未予重视及治疗。3天前患者出现喘憋、胸闷加重，不能平卧，并伴下肢水肿，遂由家人送至我院急诊，予以单硝酸异山梨酯注射液、头孢克肟等治疗后症状未见改善。

**刻下症：** 喘憋，胸闷，气短，乏力，夜间能平卧，无夜间憋醒，无胸痛，咳嗽有痰，易咳出，色白质黏，面部浮肿，以双眼睑水肿为甚，时有痛苦流泪，急躁易怒，视物模糊，喜凉饮，易激动，偶有口干口渴，身沉重，双下肢重度水肿，左下肢活动不利，饮水呛咳，纳差，眠差，尿频，点滴而出，夜尿3～4次，大便调。面色㿠白，舌暗淡，苔白滑，脉细缓。

**既往史：** 高血压病史20余年，最高血压230/120mmHg，口服苯磺酸左旋氨氯地平片、厄贝沙坦、非洛地平等药物治疗，血压控制尚可；2012年2月，在家中看电视时突然不能站起，左侧肢体活动不利，家人送至宣武医院，急查头颅CT示：急性脑梗死，后行支架术，经治疗（具体药物不详）患者症状好转出院，遗留左下肢活动不利，饮水呛咳；10天前无明显诱因出现发热，体温最高达42℃，在宣武医院输液3天（具体药物不详）后有所好转，但仍有咳嗽咳痰，量少色白质黏。

**西医查体：** BP 120/80mmHg，形体肥胖，神志清楚，胸廓正常，双肺呼吸音粗，双侧肺底可及湿啰音，心音正常，心率52次/分，律齐，各瓣膜听诊区未闻及病理性杂音。腹膨隆，腹软，腹部无压痛及反跳痛。

**辅助检查：** 生化：肌酐（Cr）268μmol/L。胸部CT：右下肺感染。心脏B超：左心增大，室间隔增厚，左室舒张功能减低。血气分析：二氧化碳分压31.4 mmHg，缓冲碱41.8mmol/L，氧分压65.1 mmHg，氧合血红蛋白91.4 %。C-反应蛋白44 mg/L。全血细胞分析：血红蛋白107.0g/L，红细胞压积33.1%。

**西医诊断：** ①慢性肾功能衰竭（CKD3期），肾性贫血；②冠状动脉粥样硬化性心脏病，不稳定型心绞痛，心功能Ⅲ级；③脑梗死-支架术后；④高血压3级（极高危组）；⑤右下肺感染。

**方证辨证：** 真武汤出自《伤寒论》，为温阳化饮第一方，即"益火之源，以消阴翳"。《伤寒论·辨少阴病脉证并治》曰："少阴病二三日不已，至四五日，腹痛，小便不利，四肢沉重疼痛，自下利者，此为有水气，其人或咳，或小便不利，或下利，或呕者，真武汤主之。"结合《伤寒论》真武汤相关条文及笔者临床实践，笔者体会到真武汤的方证是：面色㿠白，精神萎靡，小便不利或水肿，后背冷，目眩，心悸，身瞤动，振振欲擗地，浮肿，舌淡或舌淡胖，苔白。本案患者面色㿠白，面部浮肿，以双眼睑水肿为甚，双下肢重度水肿，喘憋，胸闷，尿频，点滴而出，夜尿3～4次，舌暗淡，苔白滑，脉细缓。真武汤方证具备，故方证辨证当为真武汤证。

《金匮要略·痉湿暍病脉证治第二》说："风湿，脉浮，身重，汗出，恶风者，防己黄芪汤主之。"《金匮要略·水气病脉证并治第十四》说："风水，脉浮身重，汗出恶风者，防己黄芪汤主之。"结合《伤寒论》防己黄芪汤相关条文及笔者临床实践，笔者体会到防己黄芪汤的方证是：水肿，身重，汗出恶风，脉浮，苔白腻。本案患者症见双下肢重度水肿，身沉重，气短，乏力，苔白滑，脉细缓。故方证辨证为防己黄芪汤证。

此外，本案患者时有痛苦流泪，急躁易怒，易激动，纳差。符合《丹溪心法》越鞠丸的方证（笔者谓：越鞠丸，诸郁并治，重在理气）。

**中医诊断：** 水肿。真武汤证，防己黄芪汤证，越鞠丸证。

**治疗：** 真武汤合防己黄芪汤合越鞠丸。

附子6g（先煎），白术9g，茯苓30g，白芍15g，赤芍15g，防己12g，黄芪15g，生甘草6g，生姜6g，香附10g，川芎6g，栀子10g，苍术9g，神曲 10g。水煎服，日 1 剂，分早晚 2 次服用。

服用 7 剂后，患者面部浮肿，喘憋，胸闷，气短症状均痊愈，唯诉失眠，夜间入睡困难，容易醒，纳差，不思进食，偶有咳痰，下肢轻度水肿，二便调。舌红，苔少，有裂纹，脉象滑。生化：肌酐（Cr）202μmol/L。

**治疗：** 方用黄连温胆汤合猪苓汤加减。

黄连 15g，茯苓 30g，竹茹 15g，半夏 30g，陈皮 12g，生甘草 6g，枳实 15g，猪苓 30g，阿胶珠 10g，泽泻 30g，滑石粉 3g。

水煎服，患者服用 2 剂后，诉饮食大为改善，睡眠亦改善。

继续服用 5 剂后，患者水肿、喘憋、胸闷、气短、纳差、眠差症状均消失而顺利出院。

**按语：** 本案患者中医诊断属于"水肿"，古贤谓治疗水肿有四大法。第一，开鬼门，即宣肺行水。《景岳全书》曰"验之病情，则惟在水、气二字，足以尽之"，"然水气本为同类，故治水者当先兼理气，益气则水自化也"。即"肺主气""通调水道"之意。常用越婢加术汤。第二，洁净府。"净府"是指膀胱，"洁净府"即是利小便的意思，常用苓桂术甘汤、五苓散等。第三，实脾土，即温阳健脾，行气利水，方选实脾饮（《重订严氏济生方》）。第四，温肾阳。《诸病源候论·水肿病诸候》曰"水病者，由肾脾俱虚故也"，"风水病者由脾肾气弱所为也"，"夫水肿病者，皆由荣卫否涩，脾肾虚弱所为"。常用真武汤。

这里还多提一点，笔者在临床上治疗慢性肾功能衰竭，喜配伍玉米须、金银花、黄芪等，这些特定药物对于改善肾间质病变、降尿蛋白有一定的疗效，这点经验可供大家参考使用。

> **笔者体会到防己黄芪汤的方证是：双下肢水肿，身重，汗出恶风，脉浮，苔白腻。**

**关键词：** 真武汤；防己黄芪汤；益火之源，以消阴翳

# 旷世经方的治验

## ——脑梗死头晕、头痛案

患者刁某，女，72 岁。

**初诊日期：**2012 年 9 月 11 日。

**主诉：**头晕、头痛反复发作 10 年，加重 1 个月。

**现病史：**患者 10 年前出现头晕头痛，无恶心呕吐，无视物旋转，就诊于沈阳某医院，头部 CT 示腔隙性脑梗死，予以金钠多注射液等药物治疗，症状缓解后出院。之后头晕头痛间断发作，一直服药（具体不详）治疗至今。

1 个月前患者出现头晕头痛加重。

**刻下症：**头晕，头痛，以右侧为主，无恶心呕吐，无视物旋转，右下肢无力，右大趾麻木，口角左歪，自汗，时有口干口渴，时有胸闷气短，纳可，眠差，容易早醒，夜尿每晚一次，大便调。

**查体：**形体肥胖，面色㿠白，舌暗红，胖大有齿痕，苔薄白，脉沉。

**辅助检查：**头颅 CT 平扫示：①双侧多发腔隙性脑梗死；②脑白质变性；③脑萎缩；④中线区及右侧脑室小脂肪瘤。

**方证辨证：**《金匮要略·中风历节病脉证并治第五》的附方说："《古今录验》续命汤 治中风痱，身体不能自收持，口不能言，冒昧不知痛处或拘急不得转侧。"《灵枢·热病》曰："痱之为病也，身无痛者，四肢不收，智乱不甚……"《医学纲目》曰："痱，废也。……以其手足废而不收，故名痱。"本案患者诊为中风，症见右下肢无力（身体不能自收持），右大趾麻木（冒昧不知痛处），口角左歪，形体肥胖，面色㿠白，舌暗红，胖大有齿痕，苔薄白，脉沉。与《古今录验》续命汤的描述十分相似，故本案患者方证辨证为《古今录验》续命汤证。

**中医诊断：**中风，中经络。《古今录验》续命汤证。

**西医诊断：**① 多发腔隙性脑梗死；②高血压 2 级（极高危组）；③血脂异常；④脂肪肝；⑤右侧脑室小脂肪瘤。

**治疗：**方用《古今验录》续命汤。

生麻黄 10g，桂枝 12g，杏仁 6g，生甘草 6g，生石膏 15g，干姜 12g，当归 15g，党参 15g，川芎 10g。6 剂，水煎服，日 1 剂，分早晚 2 次服用。

**二诊：**患者头晕明显减轻，头痛已愈，右下肢仍无力，右大趾麻木较前好转，口角左歪，汗出减少，时有口干口渴，时有胸闷气短，纳可，眠差，二便调。

**治疗：**效不改方，继续予续命汤 8 剂，水煎服，分早晚 2 次服用。

**三诊：**患者神清，精神好，头晕症状消失，胸闷、气短、口干、口渴症状均消失，仍右下肢无力，右大趾麻木较前明显好转，口角左歪，纳可，眠可，二便调。

**治疗：**前方加全蝎 9g，牛膝 15g，杜仲 15g。水煎服，分早晚 2 次服用。

患者继续服药 7 剂后诉头晕症状消失，胸闷、气短、口干、口渴症状均消失，右下肢无力改善，右大趾麻木较前明显好转，口角左歪，纳可，眠可，二便调。患者恢复正常生活。

随访 2 个月，头晕、头痛症状未见复发。

**按语：**续命汤为《金匮要略·中风历节病脉证并治》的附方，是林亿等重新整理《金匮玉函要略方》时，采集的散在于《古今录验》中的方剂。本案患者症见头晕，头痛，以右侧为主，右下肢无力，右大趾麻木，口角左歪，自汗，时有口干口渴，时有胸闷气短，纳可，眠差，容易早醒，形体肥胖，面色㿠白，舌暗红，胖大有齿痕，苔薄白，脉沉。辨证属气虚，血瘀，络阻，治疗当以益气活血、温经通络为法，《古今验录》续命汤正具此功，故用之。

另外，笔者运用续命汤治疗中风的经验是：若兼语言不利者加石菖蒲、天南星、远志；若兼口眼歪斜者合用牵正散（白附子、白僵蚕、全蝎）；若兼腿软无力加川断、牛膝、杜仲；若兼心悸、失眠者加生龙骨、生牡蛎、丹参、远志、酸枣仁。

**关键词：**《古今录验》续命汤；多发腔隙性脑梗死案；头晕；头痛

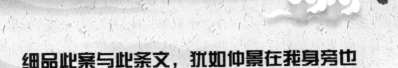

## 细品此案与此条文，犹如仲景在我身旁也

患者赵某，女，69 岁。

**初诊日期**：2012 年 9 月 12 日。

**主诉**：胸闷、胸痛反复发作 8 年。

**现病史**：患者 8 年前出现胸闷、胸痛，未重视及治疗，此后反复发作，间断在当地医院给予丹红注射液、丹参酮注射液等治疗，症状无明显改善。

**刻下症**：胸闷，胸中有堵塞感，胸痛，每次持续 3～5 分钟，伴视物旋转，头晕，头沉，气短，乏力，自汗，纳可，时有反酸，恶心干呕，口干，喜饮温水，眠可，大便日 1 次，质稀，夜尿 2 次，色黄，舌暗，苔白腻，脉弦沉。

> **既往史**：高血压病史 40 年，血压最高达 210/120mmHg，口服复方降压片、硝苯地平缓释片控制血压。血脂异常病史 3 年，未重视及治疗。
>
> **西医查体**：P 72 次 / 分，R 18 次 / 分，BP 140/70mmHg。
>
> **辅助检查**：心电图：窦性心律，ST-T 改变。头颅 CT：双侧基底节区可见多个小的低密度灶，脑沟不深，双侧侧脑室未见明显扩大，中线结构无移位，骨质结构无异常。大脑纵裂多发小条状脂肪密度影，最大约 6mm×2mm。提示：①左侧基底节区多发腔隙性脑梗死；②大脑纵裂多发小脂肪瘤。
>
> **西医诊断**：①冠状动脉粥样硬化性心脏病，不稳定型心绞痛，心功能Ⅲ级；②高血压病 3 级（很高危组）；③血脂异常；④多发腔隙性脑梗死；⑤大脑纵裂多发小脂肪瘤。

**方证辨证**：《金匮要略·胸痹心痛短气病脉证并治第九》说："胸痹，胸中气塞，短气，茯苓杏仁甘草汤主之，橘枳姜汤亦主之。"《医宗金鉴》亦曰："胸痹，胸中急痛，胸痛之重者也；胸中气塞，胸痹之轻者也。胸为气海，一有其隙若阳邪干之则化火，火性气开不大病痹也。若阴邪干之则化水，水性气阖，故令胸中气塞短气，不足以息，则为胸痹也。水盛气者，则息促，主以茯苓杏仁甘草汤，以利其水，水利则气顺矣。"笔者临床体会到茯苓杏仁甘草汤、橘枳姜汤的主要方证是胸闷，胸中气塞，短气。本案患者症见胸闷，胸中有堵塞感（胸中气塞），胸痛，每次持续 3 ～ 5 分钟，气短，完全符合苓杏仁甘草汤、橘枳姜汤的方证。故本案患者方证辨证为茯苓杏仁甘草汤证和橘枳姜汤证。

此外，本案患者症见胸痛，舌暗，符合《时方歌括》丹参饮的方证，故本案患者方证辨证还有丹参饮证。

**中医诊断：**胸痹。茯苓杏仁甘草汤证，橘枳姜汤证，丹参饮证。

**治疗：**方用茯苓杏仁甘草汤合橘枳姜汤合丹参饮。

茯苓 30g，杏仁 10g，炙甘草 30g，枳壳 15g，橘皮 15g，生姜 6g，丹参 30g，砂仁 5g，檀香 5g。水煎服，日 1 剂，分早晚 2 次服用，6 剂。

**二诊：**患者胸中堵塞感已愈，仍有活动后气短，头后枕部胀痛，纳可，眠可，小便黄，大便 1 次，不干不稀。舌质淡暗，苔薄白，根部薄黄。脉滑沉。

**治疗：**继续方用茯苓杏仁甘草汤合橘枳姜汤合丹参饮加减。

原方加川芎 12g，土鳖虫 10g，九香虫 10g。水煎服，日 1 剂，分早晚 2 次服用。

患者服用 7 剂后，诸症消失，恢复正常生活。

随访 6 个月，患者胸闷、胸痛症状未见复发。

**按语：**本案患者症见胸闷，胸中有堵塞感（胸中气塞），胸痛，每次持续 3 ～ 5 分钟，气短，这与《金匮要略·胸痹心痛短气病脉证并治》所说"胸痹，胸中气塞，短气，茯苓杏仁甘草汤主之，橘枳姜汤亦主之"惊人相似。细味此案与此条文，犹如仲景在我身旁也。

四诊合参，本案患者证属气滞血瘀，治疗当以理气活血为法，茯苓杏仁甘草汤合橘枳姜汤合丹参饮正具此功。这里值得一提的是，笔者治疗脑梗死常用的角药有：川芎－土鳖虫－九香虫。

**关键词：茯苓杏仁甘草汤；橘枳姜汤；胸闷；胸痛**

# 用经方守住中医急诊阵地

## ——老年慢性支气管炎急性发作案

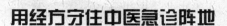

患者肖某，女，79岁。

**初诊日期**：2012 年 7 月 27 日。

**主诉**：喘憋反复发作 1 年，加重 1 周。

**现病史**：患者 1 年前受凉后出现喘憋，伴发热 39℃，自服退热药物后体温未下降，遂于 2011 年 11 月 23 日就诊于我院。急查血常规：白细胞（WBC）：$13.93 \times 10^9$/L，中性粒细胞（N）：81.7%，淋巴细胞（L）：11.1%，红细胞（RBC）：$4.27 \times 10^{12}$/L，血红蛋白（HGB）：136.0g/L，血小板（PLT）：$155.0 \times 10^9$/L。胸部 X 线片：①结合病史考虑右肺术后状态，右肺门区软组织影，血管影？术后改变；②右下肺部分支气管轻度扩张可能，两肺陈旧病变；③主动脉及冠状动脉钙化。诊断为肺部感染，入院予羧甲司坦口服溶液等药物治疗，中医给予中药汤药治疗（具体不详），病情好转后出院。出院后于我院门诊长期口服中药汤药治疗，病情控制尚可。

患者 1 周前受凉后出现喘憋加重，伴胸闷气短、咳嗽咳痰。

**刻下症**：喘憋伴胸闷气短，咳嗽有白痰，痰黏能咳出，烦躁，夜间睡觉可平卧，偶有憋醒，自觉嗓子痒，胸口至胃部灼热，每天发作 4～5 次；时有头晕、头痛，伴视物模糊、耳鸣；自汗，白天及活动后加重；恶寒，食欲可，无腹胀、恶心、呕吐，无胸痛，眠差，小便频，5～6 次 / 晚，大便 1 日 1 次，不成形，自觉无力大便，舌胖，有齿痕，色暗，苔薄白，脉弦。

**既往史**：高血压病史 2 年余，血压最高达 160/70mmHg，间断口服降压 0 号、缬纱坦片控制血压，未监测血压。冠心病病史 5 年，2010 年于我科住院期间诊断为"急性非 ST 抬高心肌梗死"，出院后间断服中药治疗。19 年前在友谊医院因疑似肺占位行右肺叶切除术。10 年前因胆囊炎行胆囊切除术。

**西医查体**：T 36.5℃，BP 118/74mmHg。体形中等，神清，精神可，胸廓对称，双肺呼吸音粗，右肺底呼吸音消失，双肺未闻及明显干湿啰音。心率 72 次 / 分，心律齐，各瓣膜听诊区未闻及病理性杂音。腹平软，无压痛、反跳痛，右肋下可见一条长约 3cm 手术疤痕，右下腹可见一 10cm 手术疤痕，双下肢无水肿。

**辅助检查**：胸部 CT：结合病史考虑右肺术后状态，右肺门区软组织影同前，右肺中叶炎症并部分节段性肺不张；右下肺部分支气管轻度扩张；两肺陈旧病变；双侧胸膜局部增厚。

**西医诊断**：①慢性支气管炎急性发作，支气管扩张；②冠状动脉粥样硬化性心脏病，不稳定型心绞痛，陈旧性心肌梗死；③高血压病 2 级（很高危组）；④右肺下叶切除术后；⑤胆囊切除术后。

**方证辨证**：《金匮要略·肺痿肺痈咳嗽上气病脉证治第七》说："肺胀，咳而上气，烦躁而喘，脉浮者，心下有水，小青龙加石膏汤主之。"小青龙加石膏汤的主要方证是喘憋、咳嗽、烦躁。本案患者症见喘憋，咳嗽有白痰，痰黏能咳出，烦躁，完全符合小青龙加石膏汤的方证。故本案患者方证辨证为小青龙加石膏汤证。

**中医诊断**：喘证。小青龙加石膏汤证。

**治疗**：治以温阳，宣肺化痰饮，兼散郁热，方用小青龙加石膏汤加味。

炙麻黄 10g，桂枝 12g，细辛 10g，生甘草 10g，白芍 10g，清半夏 30g，干姜 15g，生石膏 30g，黄连 6g，吴茱萸 4g，五味子 10g。水煎服，日 1 剂，分早晚 2 次服用。

服药 2 剂后，患者喘憋、咳嗽较前好转 50%，夜间能平卧，嗓子痒症状明显减轻；胸口至胃部发热症状明显减轻；烦躁、出汗症状亦减轻，恶寒，食欲可。查体：口唇轻度紫绀，咽部不红，咽干，胸廓对称，双肺呼吸音粗，右肺底呼吸音消失，双肺未闻及明显干湿啰音。

服药 7 剂后，患者诉仅偶有喘憋、咳嗽，痰白量少，痰能自行咳出，咽痒缓解；胸口至胃部发热症状次数明显减轻，范围减小，无头晕，纳眠可。二便调。查体：面黄而暗，胸廓对称，双肺呼吸音粗，双肺未闻及明显干湿啰音。心率 80 次 / 分，心律齐，各瓣膜听诊区未闻及明显病理性杂音。舌暗红，苔薄白，脉沉细。

**治疗**：方用小青龙加石膏汤合丹参饮加味。

炙麻黄 10g，桂枝 12g，细辛 10g，生甘草 10g，白芍 10g，清半夏 30g，干姜 15g，生石膏 30g，黄连 6g，吴茱萸 4g，五味子 10g，丹参 30g，砂仁 10g，檀香 10g。

继续进方 7 剂，患者诸症悉平。

随访 3 个月，患者喘憋未见复发。

**按语**：小青龙加石膏汤出自《金匮要略》，小青龙加石膏汤是治疗以喘憋、咳嗽、烦躁为临床特征的急、慢性肺系疾病的主要方剂。小青龙加石膏汤主治外感风寒，内有痰饮郁热。本案患者因受凉（受寒）后出现病情加重，又症见喘憋伴胸闷气短、咳嗽有白痰，烦躁，夜间睡觉偶有憋醒，恶寒，大便 1 日 1 次，不成形，自觉无力大便。舌胖，有齿痕，色暗，苔薄白，脉弦。符合小青龙加石膏汤的方证，故用之。

笔者临床上运用小青龙加石膏汤的经验是：若痰多合用三子养亲汤；若下肢水肿明显合用苓桂术甘汤；若血瘀明显合用丹参饮；若偏肾阳虚，则合用金匮肾气丸（改汤剂）。

这里要强调的是：临床应用小青龙加石膏汤只要符合痰饮阻肺化热病机即可，即使患者无表寒证亦可用之。因为小青龙加石膏汤中的药对——麻黄－桂枝，有表寒证时，可发汗解表散寒，无表寒证者可宣肺平喘、通阳化饮。根据名医施今墨的经验，若麻黄－桂枝用之发散风寒，麻、桂二药以等量（各 6～10g）为宜，麻黄取其生品；欲平喘者，桂枝大于麻黄，麻黄宜蜜炙（见：吕景山.施今墨药对.4 版.北京：人民军医出版社，2010：3）。

还值得注意的是，小青龙加石膏汤中的药物偏温燥，不可久服，应中病即止，多服必致伤正（耗阴动血），特别是老年患者更应注意这一点。

**关键词：小青龙加石膏汤；喘憋；中病即止；施今墨**

# "治重病大症，要用仲景经方"
## ——肥厚型心肌病合并心力衰竭案

患者袁某，男，78岁。

**初诊日期：**2012年9月25日。

**主诉：**胸闷气短间断发作20余年，加重3天。

**现病史：**患者于1992年出现胸痛，胸闷气短，于中国医学科学院阜外医院就诊，诊断为"肥厚型心肌病"，病情平稳后出院（具体治疗不详）。之后患者胸闷气短症状间断发作，多次于北医三院就诊。

3天前，患者出现胸闷气短症状加重，伴有咳嗽咳痰，色白，质黏，夜间不能平卧，双下肢水肿，遂就诊于我处。

**刻下症：**胸闷气短，咳嗽咳痰，色白，质黏，夜间不能平卧，时有憋醒，无心前区疼痛，无恶心呕吐，无反酸烧心，双下肢中度水肿，纳差、眠差，脾气急，乏力，大便可，小便少。

**查体：**面色㿠白，精神萎靡，舌暗，苔白腻，脉沉。

**既往史：**2型糖尿病史15年，糖尿病肾病，慢性肾功能不全病史9年，口服药物控制，病情平稳。

**辅助检查：**全血细胞分析：血红蛋白113.0 g/L，淋巴细胞比率16.9 %，红细胞压积34.10 %，单核细胞比率11.1%，生化：肌酸激酶357 U/L，血肌酐150μmol/L，高敏C-反应蛋白5.28 mg/L，血尿素氮10.24 mmol/L，球蛋白21.10g/L，血糖7.98mmol/L，总蛋白61.0g/L。心脏超声：节段性室壁运动异常；左心增大；二尖瓣反流（轻度）；左心功能减低。

**西医诊断：**①肥厚型心肌病，慢性心力衰竭，心功能Ⅳ级；②2型糖尿病，糖尿病肾病，慢性肾功能不全。

**方证辨证：**《伤寒论·辨少阴病脉证并治》曰："少阴病二三日不已，至四五日，腹痛，小便不利，四肢沉重疼痛，自下利者，此为有水气，其人或咳，或小便不利，或下利，或呕者，真武汤主之。"关于真武汤，按《备急千金要方》《千金翼方》称作玄武汤，以守北方之玄武命方名，附子色黑，司肾水。又玄武乃北方阴精之宿，专司水神，用其治水故名之。结合《伤寒论》真武汤相关条文及笔者临床实践，**笔者体会到真武汤的方证是：面色㿠白，精神萎靡，小便不利或水肿，后背冷，目眩，心悸，身瞤动，振振欲擗地，浮肿，舌淡或舌淡胖，苔白。**本案患者症见面色㿠白，精神萎靡，夜间时有憋醒，双下肢中度水肿，苔白腻，脉沉。故本案患者方证辨证为真武汤证。

本案患者舌暗，结合《金匮要略》云"血不利则为水"这一重要论点，故本案患者还符合桂枝茯苓丸方证。

**中医诊断：**胸痹，水肿。真武汤证，桂枝茯苓丸证。

**治疗：**方用真武汤合桂枝茯苓丸。

茯苓 30g，白术 15g，赤芍 15g，白芍 15g，附子 10g（先煎 1 小时），生姜 6g，桂枝 15g，桃仁 10g，牡丹皮 12g。6 剂，水煎服，日 1 剂，分早晚 2 次服用。

**二诊：**患者胸闷气短较前明显好转，咳嗽咳痰次数明显减少，夜间可平卧，双下肢轻度水肿，纳可，眠差，脾气急，乏力，二便可。查体：P 72 次 / 分，BP 142/78mmHg，双侧呼吸音清，双侧未闻及干湿啰音，律齐，各瓣膜听诊区未闻及病理性杂音。

**治疗：**方用真武汤合桂枝茯苓丸合酸枣仁汤。

茯苓 30g，白术 15g，赤芍 15g，白芍 15g，生姜 6g，附子 10g（先煎 1 小时），桂枝 15g，桃仁 10g，牡丹皮 12g，酸枣仁 30g，川芎 15g，知母 12g，炙甘草 6g。水煎服，日 1 剂，分早晚 2 次服用。

7 剂后，患者诸症消失而顺利出院。

随访 2 个月，患者胸闷、气短、下肢水肿症状未见复发。

**按语：**肥厚型心肌病是心肌原发性病变，表现为心肌异常肥厚，左心室不能舒张。心肌肥厚最常累及室间隔（非对称性室间隔肥厚），并有左室流出道阻塞。部分肥厚型心肌病患者可进展为心力衰竭。本案患者西医诊断当属肥厚型心肌病合并心力衰竭。笔者的体会是运用经方治疗疾病，不应局限于疾病的西医诊断，而应该注重方证辨证。

桂枝茯苓丸出自《金匮要略》，又称夺命丹（见《妇人良方》），是张仲景辨治"妇人宿有癥病"的著名方。笔者体会到辨证使用桂枝茯苓丸既能治疗妇科疾病，又能治疗非妇科疾病，关键是要把握"瘀"这一基本病机。本案患者舌暗，提示有血瘀，加之《金匮要略》云"血不利则为水"，故合用活血化瘀之桂枝茯苓丸（改作汤剂）。总之，四诊合参，患者证属阳虚水停，血瘀阻络，采用真武汤合桂枝茯苓丸治疗，方证合拍，故取佳效。

**关键词：真武汤；桂枝茯苓丸；酸枣仁汤；水肿**

# 苓桂术甘汤合大柴胡汤治愈腔隙性脑梗死头晕案

患者王某，男，81 岁。

**初诊日期：** 2012 年 10 月 16 日。

**主诉：** 阵发性头晕 2 年余，加重 6 天。

**现病史：** 患者 2 年前出现头晕，无恶心呕吐，无视物旋转，于首都医科大学宣武医院就诊，诊断为腔隙性脑梗死，长期服用阿司匹林肠溶片、银杏叶片等药物治疗，仍头晕反复发作。

6 天前患者出现头晕症状加重，并伴全身乏力。

**刻下症：** 头晕，闭目或改变体位后加重，无视物旋转，无胸闷，偶有心悸，无后背疼痛，夜间可平卧，无夜间憋醒，全身乏力，喜冷饮，晨起口苦，纳眠可，大便干，3～4 日一次，小便正常，眠可。

**查体：** 舌胖大，舌质淡，苔白厚腻，脉滑弦。

**既往史：** 支气管哮喘病史 40 年，于隆福医院治疗（具体用药不详），好转后出院，出院后长期服用海珠喘息定治疗，病情控制良好，近 20 年未发作。冠心病病史 6 年，间断服用心元胶囊等药物治疗。

**西医查体：** 神志清楚，体形肥胖，面微红，左下肺呼吸音低，右下肺散在湿啰音，心律齐，各瓣膜听诊区未闻及病理性杂音。

**辅助检查：** 头颅 CT：①两侧侧脑室前角旁多发腔隙性脑梗死；②脑白质变性；③脑萎缩；④左侧椎动脉硬化。

**西医诊断：** ①腔隙性脑梗死；②冠状动脉粥样硬化性心脏病，慢性心力衰竭，心功能Ⅲ级；③支气管哮喘；④血脂异常。

**方证辨证：**《伤寒论·辨太阳病脉证并治中第六》说："伤寒若吐、若下后，心下逆满，气上冲胸，**起则头眩**，脉沉紧，发汗则动经，身为振振摇者，茯苓桂枝白术甘草汤主之。"《金匮要略·痰饮咳嗽病脉证并治》又云："心下有痰饮，胸胁支满，目眩，苓桂术甘汤主之。""夫短气有微饮，当从小便去之，苓桂术甘汤主之。"本案患者主诉就是头晕，**闭目或改变体位后加重（起则头眩）**，加之本案患者症见舌胖大，舌质淡，苔白厚腻，脉滑弦。四诊合参，故本案患者方证辨证为苓桂术甘汤证。

《伤寒论·辨太阳病脉证并治中第六》说："太阳病，过经十余日，反二三下之，后四五日，柴胡证仍在者，先与小柴胡。呕不止，心下急，郁郁微烦者，为未解也，与大柴胡汤，下之则愈。"《伤寒论·辨太阳病脉证并治下第七》说："伤寒十余日，热结在里，复往来寒热者，与大柴胡汤。"《金匮要略·腹满寒疝宿食病脉证治第十》说："按之心下满痛者，此为实也，当下之，宜大柴胡汤。"大柴胡汤主治少阳、阳明合并病。**笔者临床体会到大柴胡汤的方证是：面色偏红，往来寒热，胸胁苦满，口苦，心烦喜呕，胸腹胀硬，按之心下满痛，大便干结，苔黄，脉弦而有力。大柴胡汤最主要的方证是口苦，大便干或按之心下满痛者。**本案患者体形肥胖，面微红，喜冷饮，晨起口苦，大便干，3～4日一次，脉滑弦。特别是症见晨起口苦，大便干。故方证辨证为大柴胡汤证。

**中医诊断：**眩晕。苓桂术甘汤证，大柴胡汤证。

**治疗：**方用苓桂术甘汤合大柴胡汤。

茯苓 30g，生白术 30g，桂枝 15g，生甘草 15g，泽泻 30g，穿山龙 15g，柴胡 15g，酒大黄 6g，枳实 10g，黄芩 15g，赤芍 15g，白芍 15g，大枣 6g，生姜 6g，清半夏 15g。水煎服，日 1 剂，分早晚 2 次服用，8 剂。

**二诊：**患者头晕明显减轻，心悸已愈，无视物旋转，无胸闷，夜间可平卧，无憋醒，大便干，1 日 1 次，小便正常，眠可。查体：BP 134/70mmHg，舌胖大，舌质淡，苔白腻，脉沉。

**治疗：**原方加柏子仁 15g，天麻 12g，淫羊藿 15g。水煎服，日 1 剂，分早晚 2 次服用。

服药 7 剂后，患者诸症消失。

随访 3 个月，患者头晕症状未见复发。

**按语：**苓桂术甘汤出自《伤寒论》《金匮要略》。苓桂术甘汤是苓桂剂之首，是仲景针对脾阳受损，气不化水，聚湿成饮之痰饮证而设，主治心下逆满，心悸，头晕，气上冲胸，咳喘诸症。苓桂术甘汤，药性温和，药味少而简，集治气、痰、饮、水于一方。本方以茯苓为君，健脾渗湿，祛痰化饮；

以桂枝为臣，温阳化气利水，且兼平冲降逆。佐以白术健脾燥湿，助脾运化，水湿自除；使以甘草益气和中。共起饮去脾和、湿不复聚之功。本案患者中医诊断当属眩晕，金·张子和云："夫头风眩晕……在上谓之停饮。"朱丹溪谓："无痰不作眩。"《金匮要略》说："病痰饮者，当以温药和之。"本案患者症见头晕，闭目或改变体位后加重，心悸，全身乏力，舌胖大，舌质淡，苔白厚腻，脉滑弦。符合苓桂术甘汤的方证，治疗当温阳化饮，采用苓桂术甘汤。

这里想多提一句的是：经方的方证需细辨，苓桂术甘汤和泽泻汤均是治疗水气病所致头晕，二者的区别是，前者头晕与体位有关，后者头晕与体位无关。

苓桂术甘汤的方证可总结为：动则头晕（头晕与体位变换有关），动则心悸，气上冲胸，胸满，心悸，短气，面色黧黑或有水斑，苔水滑（欲滴）。

大柴胡汤的方证：面色偏红，往来寒热，胸胁苦满，口苦，心烦喜呕，胸腹胀硬，按之心下满痛，大便干结，苔黄，脉弦而有力。

关键词：苓桂术甘汤；大柴胡汤；头晕；苓桂术甘汤与泽泻汤的区别

# 瓜蒌薤白半夏汤合炙甘草汤治疗冠心病稳定型心绞痛案

患者刘某，女，57岁。

**初诊日期：** 2012年10月17日。

**主诉：** 阵发性胸前区疼痛2年余，加重1个月。

**现病史：** 患者2年前出现胸前区疼痛，未予系统治疗，此后反复出现胸前区疼痛；1年前因胸前区疼痛就诊于首都医科大学宣武医院，诊断为冠状动脉粥样硬化性心脏病，并予药物治疗，长期服用滋心阴胶囊、冠脉宁片、乐脉颗粒等治疗，仍反复出现胸前区疼痛。

1个月前患者出现阵发性胸前区疼痛加重。

**刻下症：** 阵发性胸前区疼痛，有时痛及后背部，放射至左肩臂，活动后加重，每次持续2～3分钟后缓解，含服速效救心丸可缓解症状，无头晕头痛，无咳嗽咳痰，腹部胀满，双下肢无力，自觉走路不稳，纳差，眠差，大便可，小便频，舌淡暗，苔少，舌苔有剥脱，脉沉细。

**既往史：** 高血压病史9年，最高血压160/100mmHg，于丰台医院门诊治疗，长期服用利血平0.25mg，日1次，口服，苯磺酸氨氯地平片5mg，日1次，口服等治疗，血压控制较好；左眼眼底出血病史10年，于同仁医院治疗，具体用药不详，现遗留左眼失明。

**辅助检查：** 冠状动脉造影示：冠状动脉供血右优势型，左主干未见狭窄，前降支内膜近中段不光滑，前向血流TIMI 3级，回旋支中段、近第一钝缘支开口处90%狭窄，前向血流TIMI 3级；右冠状动脉中段10%～20%狭窄，前向血流TIMI 3级。结论：冠状动脉粥样硬化性心脏病，主要累及回旋支。

**西医诊断：** ①冠状动脉粥样硬化性心脏病，稳定型心绞痛，心功能Ⅱ级；②高血压病2级（极高危组）；③左眼失明。

**方证辨证：**《金匮要略·胸痹心痛短气病脉证治第九》说："胸痹不得卧，心痛彻背者，瓜蒌薤白半夏汤主之。"本案患者症见阵发性胸前区疼痛，有时痛及后背部，放射至左肩臂（心痛彻背者）。与仲圣《金匮要略》中瓜蒌薤白半夏汤的方证描述一致，故本案患者方证辨证为瓜蒌薤白半夏汤证。

**病机辨证：**清·叶天士说："凡元气有伤，当与甘药之例，阴虚者用复脉汤（炙甘草汤）。"本案患者症见阵发性胸前区疼痛，双下肢无力，行路不稳，纳差，眠差，大便可，小便频，舌淡暗，苔少，舌苔有剥脱，脉沉细。四诊合参，病机辨证当属阴血不足，气虚血弱证。故用炙甘草汤以益气养阴。

**中医诊断：**胸痹。瓜蒌薤白半夏汤证，炙甘草汤证（阴血不足，气虚血弱证）。

**治疗：**方药以瓜蒌薤白半夏汤合炙甘草汤，辅以丹参饮。

瓜蒌 15g，薤白 15g，法半夏 30g，炙甘草 30g，生地黄 15g，党参 20g，桂枝 15g，阿胶珠 10g，麦冬 15g，火麻仁 10g，大枣 6g，丹参 30g，檀香 10g，砂仁 6g。7 剂，水煎服，日 1 剂，分早晚 2 次服用。

**二诊：**患者诉已无胸前区疼痛，仍纳差，偶有恶心，胁痛，胃脘部胀满，上腹部有散在压痛，眠差，小便黄，乏力，舌淡，苔少，有剥脱，脉沉细。

**治疗：**以原方合左金丸合四磨汤。

瓜蒌 15g，薤白 15g，法半夏 30g，炙甘草 30g，生地黄 10g，党参 20g，桂枝 15g，阿胶珠 10g，麦冬 15g，火麻仁 10g，大枣 6g，黄连 2g，吴茱萸 12g，乌药 6g，沉香粉 6g，槟榔 6g。水煎服，日 1 剂，分早晚 2 次服用。

5 剂后患者诸症消失。

**按语：**瓜蒌薤白半夏汤原有白酒，因白酒对心脏有一定的刺激作用，笔者在临床上常用桂枝取代白酒以温通血脉，调畅气机，桂枝常用量为 3～15g（**说明：这是笔者早期的临床经验，现在笔者运用瓜蒌薤白半夏汤则一律加白酒，不用桂枝代替白酒，这样疗效更佳。还有白酒不会对心脏有刺激，因为白酒的沸点较水低，白酒在煮沸的过程中已经挥发，在煮好的汤药中几乎无白酒，而且加白酒煎煮的瓜蒌薤白半夏汤，汤药味道甘美微苦，几乎无酒味，患者均说很好喝**）。笔者在运用瓜蒌薤白半夏汤治疗冠心病心绞痛喜佐丹参饮（丹参、檀香、砂仁）以活血化瘀或失笑散（蒲黄、五灵脂）以活血化瘀止痛。

炙甘草汤出自《伤寒论》，又名复脉汤。原文说："伤寒，心动悸，脉结代，炙甘草汤主之。"清·叶天士说："凡元气有伤，当与甘药之例，阴虚者用复脉汤。""津液被劫，阴不上承，心下温温液液，用炙甘草汤。""……则知理阳气，当推建中；顾阴液，须投复脉。乃邪少虚多之治法。""观仲景论中，邪少虚多，阴液阳津并涸者，复脉汤主之。"清·曹颖甫《经方实验录》曰："盖本方（炙甘草汤）有七分阴药，三分阳药，阴药为体，阳药为用。"炙甘草汤中炙甘草能通经脉，补气血；人参补气生脉；桂枝通阳；生地黄、阿胶、麦冬、麻仁能养阴补血；姜枣调和营卫。观本案患者四诊信息，辨证当属阴血不足，气虚血弱。故采用炙甘草汤。

**关键词：瓜蒌薤白半夏汤；炙甘草汤；白酒与桂枝**

# 经方之圆机在于叠用

## ——治愈恶性胸腔积液案

患者张某，男，50岁。

**初诊日期：** 2012年10月23日。

**主诉：** 心慌、胸闷、胸前及两胁胀痛2月余。

**现病史：** 患者2011年9月于北京肿瘤医院诊断为肝癌、肺不张，在首都医科大学北京佑安医院进行介入、射频、消融治疗，间期因胸腔积液，于北京佑安医院抽过2次胸水，每次只能抽出少量胸水约10mL。

2个月前患者出现心慌，胸闷，胸前及两胁胀痛，如有物顶着。查胸腔B超示右胸腔积液。右侧胸腔第7、8肋间可见游离液性暗区，前后径4.5cm，上下径2.5cm，内可见分隔及光带漂浮。左侧胸腔未见游离液性暗区。拟行胸腔积液抽吸术，但发现积液成网格状（分隔），不能行胸水抽吸术。为求治疗，就诊于我处。

**刻下症：** 心慌、胸闷，气短，胸前及两胁胀痛，如有物顶着，喘憋，乏力，时有偏头痛，畏寒怕冷，无恶心、呕吐，无视物旋转。口舌干燥，口苦，喜冷饮，纳可，眠可，易惊醒。小便频数，大便偏干，1日1次。

**查体：** 体形偏胖，腹部胀满，面色黧黑，舌暗，苔白，脉沉数。

**方证辨证：**《金匮要略·肺痿肺痈咳嗽上气病脉证治第七》说："肺痈，喘不得卧，葶苈大枣泻肺汤主之。"本案患者为右胸腔积液（悬饮），喘憋（喘不得卧），面色黧黑。故方证辨证为葶苈大枣泻肺汤证。

《金匮要略·痰饮咳嗽病脉证并治第十二》说："腹满，口舌干燥，此肠间有水气，己椒苈黄丸主之。"本案患者症见腹部胀满（腹满），口舌干燥，口苦，喜冷饮，大便偏干，面色黧黑，舌暗，苔白，脉沉数，还有右胸腔积液。故方证辨证为防己椒目葶苈大黄丸证。

**中医诊断：** 悬饮，心悸。葶苈大枣泻肺汤证，防己椒目葶苈大黄丸证。

**西医诊断：** ①恶性胸腔积液（肝癌 介入术后）；②心律失常；③窦性心动过速。

**治疗：** 方用葶苈大枣泻肺汤合防己椒目葶苈大黄丸加味。

葶苈子 30g，大枣 9g，桑白皮 30g，生黄芪 30g，防己 12g，椒目 10g，酒大黄 6g，白花蛇舌草 15g。6 剂，水煎服，日 1 剂，分早晚 2 次服用。

**二诊：** 患者诉胸闷、气短、胸前及两胁胀痛症状均痊愈，偶有心慌，仍时有乏力，查胸腔 B 超：双侧胸腔未见积液（双胸腔未见游离液体）。

**治疗：** 原方加郁金 15g，琥珀粉 5g（交患者，冲服），桂枝 10g，水煎服，日 1 剂，分早晚 2 次服用。

7 剂后患者诸症消失。

随访 3 个月，患者心慌、胸闷未见复发。

**按语：** 恶性胸腔积液是中晚期恶性肿瘤患者的常见并发症，治疗颇为棘手。胸腔积液属中医学"悬饮"范畴，多责之正气亏虚，邪毒蕴结，肺失宣肃，脾失健运，水饮内停，结于胸胁。葶苈大枣泻肺汤出自《金匮要略》，由葶苈子、大枣组成，功效泻肺逐饮利水，下气平喘。本方为泻肺峻剂，方中葶苈子，《神农本草经》谓其"主癥瘕积聚结气，饮食寒热，破坚逐邪，通利水道"，《开宝本草》说其"疗肺痈上气咳嗽，定喘促，除胸中痰饮"。葶苈子泻肺逐饮利水，取"导水必自高源"之意，以去肺气壅滞，使水道通调。又恐其（葶苈子）猛泻而伤正气，故以大枣之甘温安中而缓和药性，使泻不伤正。

另外，关于葶苈大枣泻肺汤，笔者的经验是葶苈子的用量为 30～50g，用量不可少，否则不足以泻肺逐饮。具体临床运用时可配以桑白皮、黄芪、白芥子等药，效果更佳。

己椒苈黄丸出自《金匮要略》方，由防己、椒目、葶苈子、大黄组成，具有泻肺利尿、祛瘀通腑之功。本案患者症见心慌、胸闷，气短，胸前及两胁胀痛，如有物顶着，喘憋，乏力，时有偏头痛，畏寒怕冷，呕吐，口舌干燥，口苦，喜冷饮。纳可，眠可，易惊醒。小便频数，大便偏干，1 日 1 次，体形偏胖，腹部胀满，面色黧黑，舌暗，苔白，脉沉数。四诊合参，证属水饮内停，瘀血阻络，治疗当以泻肺逐饮利水化瘀为法，葶苈大枣泻肺汤合己椒苈黄丸正具此功。

另外，这里强调一下关于对"面色黧黑"的认识，笔者认为"面色黧黑"多属于以下三种：第一，饮久停于胸膈，如《金匮要略·痰饮咳嗽病脉证并治》曰："膈间支饮，其人喘满，心下痞坚，面色黧黑，其脉沉紧。"第二，血瘀阻络，如《灵枢·经脉》篇谓："血不流则髦色不泽，故其面黑如漆柴者。"

《难经·二十四难》谓："脉不通则血不流，血不流则色泽去，故面黑如黧，此血先死。"第三，肾虚水枯津竭，如《医学纲目》所言："肾外证，面黑。"纵观本案患者的四诊信息，本案的面色黧黑当属于前两者。

**关键词：导水必自高源；"面色黧黑"三论**

# 方证辨证，至平至易

## ——经方治愈头痛案

患者刘某，女，49 岁。

**初诊日期**：2012 年 10 月 19 日。

**主诉**：头痛反复发作 4 年余，加重 10 天。

**现病史**：患者 4 年前出现头痛，无恶心、呕吐，无头晕，于北京丰台医院就诊，诊断为"高血压病"，血压最高达 180/120mmHg 左右，病情好转后出院（具体治疗不详）。之后患者间断服用多种西药、中药，但头痛仍反复发作，多次于丰台医院、广安门医院就诊，予硝苯地平控释片、富马酸比索洛尔片、牛黄降压片治疗后，病情好转后出院，血压控制在 140/90mmHg 左右。

10 天前患者出现头痛加重，恶心，无呕吐，无头晕，为求治疗，就诊于我处。

**刻下症**：头痛，恶心，双眼胀痛，后项及背部僵痛发紧，恶风，局部无汗，无头晕，时有干呕，口干，口苦，喜热饮，不欲饮食，四肢尤其以双下肢发凉为著，双膝关节、双踝关节轻度疼痛，局部轻度肿胀，纳差，眠可，小便可，大便日 3～4 次，便溏。舌淡，苔薄白，脉细弦。

**既往史**：腔隙性脑梗死史半年。

**查体**：BP 140/90mmHg。精神差，体形偏瘦，面色略白。

**方证辨证**：《伤寒论·辨厥阴病脉证并治第十二》说："干呕，吐涎沫，头痛者，吴茱萸汤主之。"本案患者的主诉是头痛，并症见时有干呕。故方证辨证为吴茱萸汤证。

《伤寒论·辨太阳病脉证并治中第六》说："太阳病，项背强几几，无汗恶风，葛根汤主之。"结合《伤寒论》葛根汤的条文及笔者的临床实践，**笔者认为葛根汤的方证是：项背发紧，恶风恶寒，局部无汗**。本案患者症见后项及背部僵痛发紧，恶风，局部无汗。完全符合葛根汤的方证，故方证辨证为葛根汤证。

**中医诊断**：头痛。吴茱萸汤证，葛根汤证。

**西医诊断**：①高血压病 3 级（极高危组）；②腔隙性脑梗死。

**治疗**：方用吴茱萸汤合葛根汤加味。

葛根 30g，麻黄 6g，桂枝 15g，赤芍 10g，白芍 10g，吴茱萸 9g，党参 15g，生姜 9g，大枣 6g，甘草 6g，丹参 30g，砂仁 6g，檀香 6g。7 剂，水煎服，日 1 剂，分早晚 2 次服用。

**二诊**：患者头痛、恶心、后项及背部僵痛发紧症状基本痊愈，四肢仍发凉，以双下肢发凉为著，偶有双踝轻度疼痛，略有肿胀，纳眠可，小便可，大便每日 3 次，舌淡红，苔薄白，脉沉紧。

**治疗**：原方合桂枝芍药知母汤。

葛根 30g，麻黄 10g，桂枝 15g，赤芍 10g，白芍 10g，吴茱萸 9g，党参 15g，知母 15g，甘草 6g，生姜 15g，白术 15g，附子 6g（先煎 1 小时），防风 12g。水煎服，日 1 剂，分早晚 2 次服用。

7 剂后患者诸症消失。

随访半年，患者头痛、后项及背部僵痛发紧症状未见复发。

**按语**：吴茱萸汤出自《伤寒论》，原文说："干呕，吐涎沫，头痛者，吴茱萸汤主之。"当代伤寒大家李培生谓此条病机为：厥阴肝胃虚寒，浊阴上逆。肝寒犯胃，胃失和降，其气上逆则干呕；胃阳不布，产生涎沫，随浊气上逆而吐出；肝经寒邪循经脉上冲则头痛，故用温降肝胃、泄浊通阳之吴茱萸汤。吴茱萸汤中君药吴茱萸，《神农本草经》谓其"温中下气，止痛"。笔者临床体会到：吴茱萸汤的核心病机为"虚""寒""逆"三个字，临床运用时只要符合这三个字的病机，多效如桴鼓。本案患者症见头痛，时有干呕，恶心，双眼胀痛，喜热饮，不欲饮食，四肢尤其以双下肢发凉为著，双膝关节、双踝时有轻度疼痛，局部轻度肿胀，大便日 3～4 次，便溏。辨证当属厥阴肝胃虚寒，浊阴上逆。故用吴茱萸汤以温降肝胃，泄浊降逆。

本案患者还症见后项及背部僵痛发紧，恶风，局部无汗，符合《伤寒论》31 条："太阳病，项背强几几，无汗恶风，葛根汤主之。"故合用葛根汤以发汗散寒，治疗太阳表实之经腧不利证。

桂枝芍药知母汤出自《金匮要略》，原文说："诸肢节疼痛，身体尪羸，脚肿如脱，头眩短气，温温欲吐，桂枝芍药知母汤主之。"本案患者症见四肢发凉，以双下肢发凉为著，双踝轻度疼痛，略有肿胀，故用桂枝芍药知母汤以温经通阳、祛风除湿、和营止痛。

**关键词**：吴茱萸汤；葛根汤；桂枝芍药知母汤；"虚""寒""逆"

# 柴胡加龙骨牡蛎汤治疗冠心病心绞痛伴频发室早案

患者安某，女，55岁。

**初诊日期：** 2012年10月29日。

**主诉：** 反复心慌伴胸骨后疼痛、喘憋半年，加重2月余。

**现病史：** 患者半年前出现心慌，常于夜间发作，并伴胸骨后疼痛，喘憋，疼痛有时可放射至左侧肋下，背部发沉，每次可持续10分钟左右，自行舌下含服速效救心丸可缓解。

近2月自觉上述症状加重，尤以夜间症状较明显，夜间可平卧，无憋醒。

**刻下症：** 心慌，每于夜间发作，严重时自觉心跳欲出，胸骨后疼痛，喘憋，胸闷，气短，时有烘热汗出，偶有头晕，视物旋转，反酸烧心，胃脘部时有疼痛，口苦、口干，心烦，急躁易怒，咳嗽，咳痰，痰色青黑，质黏稠，双手拇指及双足踇指小关节疼痛，食欲尚可，眠差，常常需服用安定方能入睡，大便调，小便频。

**查体：** 体形偏胖，舌尖及两边红，苔薄白，脉弦。

**既往史：** 高血压病史2年，最高血压210/110mmHg，口服苯磺酸左旋氨氯地平1片，日1次，中度脂肪肝病史2年，脑动脉硬化2年，子宫肌瘤2年，小腹疼痛，均未系统治疗。

**辅助检查：** 冠状动脉造影：冠状动脉供血右优势型，左主干未见狭窄，前降支未见明显狭窄，前向血流TIMI 3级，回旋支中段50%节段性狭窄，前向血流TIMI3级；右冠状动脉中段50%节段性狭窄，前向血流TIMI3级。冠状动脉造影结论：冠状动脉粥样硬化性心脏病，累及回旋支，右冠脉。动态心电图：窦性心律，ST-T改变，频发房早、频发室早。

**西医诊断：**①冠状动脉粥样硬化性心脏病，不稳定型心绞痛，心功能Ⅱ级，频发房早，频发室早；②高血压3级（高危组）；③中度脂肪肝；④脑动脉硬化；⑤子宫肌瘤。

**方证辨证：**《伤寒论·辨少阳病脉证并治第九》说："少阳之为病，口苦、咽干、目眩也。"可见少阳病的提纲症状是口苦、咽干、目眩。本案患者症见口苦，口干，偶有头晕，脉弦。故本案患者六经辨证为少阳病。

《伤寒论·辨太阳病脉证并治中第六》说："伤寒八九日，下之，胸满烦惊，小便不利，谵语，一身尽重，不可转侧者，柴胡加龙骨牡蛎汤主之。"这里需要注意的是"胸满"，这个"满"读 mèn；"烦惊"为惊之甚，怕惊，易惊，很容易惊怖不安之意。结合《伤寒论》柴胡加龙骨牡蛎汤的条文及笔者临床实践，**笔者认为柴胡加龙骨牡蛎汤的方证是：胸胁苦满或胸闷，口苦，易惊，心悸亢进，夜梦多，易醒，身动乏力，腹胀，便秘，脉弦或细数。**本案患者症见胸闷、口苦、心慌，每于夜间发作，严重时自觉心跳欲出（胸满烦惊），心烦，急躁易怒，舌尖及两边红，苔薄白，脉弦。符合柴胡加龙骨牡蛎汤的方证，故本案患者方证辨证为柴胡加龙骨牡蛎汤证。

**中医诊断：**心悸。少阳病，柴胡加龙骨牡蛎汤证。

**治疗：**方用柴胡加龙骨牡蛎汤加味。

柴胡 12g，黄芩 15g，煅龙骨 15g，煅牡蛎 15g，生姜 6g，党参 15g，桂枝 12g，茯苓 30g，半夏 15g，大枣 6g，酒大黄 3g，郁金 15g，琥珀粉 1.5g（分冲）。水煎服，日 1 剂，分早晚 2 次服用，7 剂。

**二诊：**患者诉心悸、胸骨后疼痛已愈；喘憋、胸闷、气短、心慌均已愈；头晕、视物旋转已愈；反酸烧心、胃脘部疼痛已愈；偶有头胀痛，后背至颈部轻微发沉，咳嗽，咽痒，咳嗽有痰，白痰，痰黏质稠，量少，偶有双手指及足趾小关节疼痛，阴天加重，心烦，急躁易怒，易汗出，纳眠可，二便调。

**治疗：**原方加葛根 30g，百部 15g，浙贝母 15g，生石膏 30g，炒栀子 10g，丹参 30g，淡豆豉 15g。水煎服，日 1 剂，分早晚 2 次服用。

5 剂后，患者诉心悸、胸骨后疼痛、喘憋、胸闷、气短、心慌、咳嗽、咳痰、咽痒等症均痊愈，唯遗留双手拇指及双足踇指小关节疼痛。

随访 6 个月，患者心悸、胸骨后疼痛、喘憋症状未见复发。

**按语：**柴胡加龙骨牡蛎汤出自《伤寒论》，由柴胡、半夏、党参、龙骨、牡蛎、桂枝、大黄、铅丹（现多不用）、茯苓、黄芩、生姜、大枣12味中药组成。用以治疗"伤寒八九日，下之，胸满烦惊，小便不利，谵语，一身尽重，不可转侧者"等症。柴胡加龙骨牡蛎汤由小柴胡汤加减而成，功效为和解少阳，通阳泄热，重镇安神。笔者临床体会到凡是符合肝胆郁热、痰热内扰，又有心神浮越、虚实寒热交织的患者用之，多有效验。本患者邪郁少阳枢机不利，内扰心神故见心悸、心烦，甚至胸骨后疼痛。邪热于少阳半表半里以致枢机不利，胆火上炎灼伤津液故见口苦、口干，手足少阳经脉起于目锐眦，且肝与胆合，肝开窍于目，邪循经上扰则头晕，视物旋转。胆火内郁，胃失和降，故见反酸烧心，胃脘部时有疼痛。肝气怫滞，胆气不宁，故易急躁易怒。肝胆内寄之相火妄升，心神受扰，魂不守舍，神不安宅，故眠差。肝失疏泄，脾失健运，水湿不化，湿被郁火煎熬而成痰，痰浊上犯心肺，故喘憋，胸闷，气短，咳嗽，咳痰。四诊合参，患者辨证当属邪郁少阳，热邪扰心，故用柴胡加龙骨牡蛎汤。

另外，笔者在临床上喜欢用药对"郁金-琥珀粉"治疗心悸。郁金，味辛、苦，性寒，归心、肝、胆经，有活血止痛、行气解郁、清心凉血的功效。《本草备要》云其"行气，解郁；泄血，破瘀；凉心热，散肝郁"。琥珀，性甘、平，无毒，能镇静安神，活血化瘀，通经散结，利水通淋。二药合用，旨在行气活血，镇静安神，用于心悸的治疗，每每获佳效。

**关键词：邪郁少阳，热邪扰心；心悸药对**

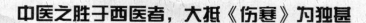

# 中医之胜于西医者，大抵《伤寒》为独甚

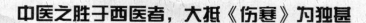

患者郭某，女，75岁。

**初诊日期：** 2012年10月17日。

**主诉：** 阵发性胸前区闷痛20余年，加重伴面部浮肿1周。

**现病史：** 患者20年前自觉胸前区闷痛，活动后加重，休息减轻，于当地医院诊断为冠心病心绞痛，发作时服用速效救心丸即缓解，未予其他治疗。

患者1周前自觉胸前区闷痛加重，并出现憋喘，休息减轻，咳嗽，咳痰，痰黄稠，口唇紫绀，口干，口苦，就诊于我院急诊，诊断为"冠心病，高血压病"。予阿司匹林肠溶片、复方丹参滴丸、苯磺酸氨氯地平片、富马酸比索洛尔片、硝酸异山梨酯注射液等药物治疗，未见好转，为求治疗，就诊于我处。

**刻下症：** 胸前区闷痛，憋喘，气短，活动后加重，休息减轻，体倦乏力，无头晕、头痛，夜间可平卧，夜间偶有憋醒，咳嗽，咳痰，痰黄稠，面部浮肿，以眼睑部为主，口干欲饮，口苦，自汗，以上半身汗多，恶风，无腹胀，无反酸，腰痛，右下肢稍有活动不利，纳眠差，大便1日2次，大便成形。

**查体：** 体形肥胖，腹部膨隆，口唇紫绀，小便频数，舌红，苔黄厚腻，脉沉滑。

> **既往史：** 高血压病史20年，血压最高190/100mmHg，长期服用苯磺酸氨氯地平等治疗，血压控制尚可。
>
> **辅助检查：** N端前脑钠素（NT-proBNP）1972pg/mL。冠状动脉CTA：①冠状动脉中度钙化；②右冠状动脉近段非钙化斑块，轻度狭窄；③左旋支近段钙化斑块、混合斑块，管腔轻度狭窄。心电图：窦性心律，ST-T改变。
>
> **西医诊断：** ①冠状动脉粥样硬化性心脏病，慢性心力衰竭，心功能Ⅲ级；②高血压病3级（极高危组）。
>
> **西医治疗：** 继续给予阿司匹林肠溶片、苯磺酸氨氯地平片、富马酸比索洛尔片、硝酸异山梨酯注射液药物治疗。

**方证辨证**：《金匮要略·肺痿肺痈咳嗽上气病脉证治第七》说："肺痈，喘不得卧，葶苈大枣泻肺汤主之。"本案患者面部浮肿，以眼睑部为主，憋喘，气短，活动后加重，脉沉滑。符合葶苈大枣泻肺汤的方证，故方证辨证为葶苈大枣泻肺汤证。

《伤寒论·辨太阳病脉证并治下第七》说："小结胸病，正在心下，按之则痛，脉浮滑者，小陷胸汤主之。"本案患者症见胸前区闷痛，咳嗽，痰黄稠，体形肥胖，腹部膨隆，舌红，苔黄厚腻，脉沉滑。故方证辨证为小陷胸汤证。

《金匮要略·痉湿暍病脉证治第二》说："风湿，脉浮，身重，汗出，恶风者，防己黄芪汤主之。"《金匮要略·水气病脉证并治第十四》说："风水，脉浮身重，汗出恶风者，防己黄芪汤主之。"结合《伤寒论》防己黄芪汤相关条文及笔者临床实践，**笔者体会到防己黄芪汤的方证是：水肿，身重，汗出恶风，脉浮，苔白腻。**本案患者面部浮肿，以眼睑部为主，体倦乏力（身重），自汗，以上半身汗多，恶风，苔腻。故方证辨证为防己黄芪汤证。

**中医诊断**：胸痹。葶苈大枣泻肺汤证，小陷胸汤证，防己黄芪汤证。

**治疗**：方用葶苈大枣泻肺汤合小陷胸汤合防己黄芪汤。

葶苈子 30g，大枣 6g，法半夏 30g，瓜蒌 15g，黄连 15g，防己 15g，生白术 35g，黄芪 20g，生姜 6g。水煎服，日 1 剂，分早晚 2 次服用。9 剂。

**二诊**：患者偶有胸闷，咳嗽咳痰减轻，痰少，眼睑部浮肿明显减轻，口苦，上半身热，但头汗出，汗出多，常常汗出湿透头发，夜间有盗汗，全身乏力，气短，纳眠可，大便 1 日 2 次，略偏溏，小便可。

**治疗**：方用柴胡桂枝干姜汤。

柴胡 24g，桂枝 9g，天花粉 12g，干姜 9g，黄芩 9g，牡蛎 6g，生甘草 6g。水煎服，日 1 剂，分早晚 2 次服用。

5 剂后患者诸症消失。

随访 3 个月，患者胸前区闷痛、面部浮肿未见复发。

**按语**：本案患者开始采用纯西医治疗 1 周而罔效，之后加用经方治疗 14 天后，就诸症消失，其中可见中医经方的疗效——效如桴鼓。同时也印证了章太炎说的话："中医之胜于西医者，大抵《伤寒》为独甚。"

葶苈大枣泻肺汤出自《金匮要略》，由葶苈子、大枣组成，功效泻肺逐饮利水，下气平喘。本案患者符合葶苈大枣泻肺汤的水饮内停的病机，故用之。此外，本案患者符合小陷胸汤的"小结胸病，正在心下，按之则痛，脉浮滑者，小陷胸汤主之"的方证，故用小陷胸汤以清热化痰。

防己黄芪汤出自《金匮要略》，用来治疗湿邪在表，而表虚所表现出"风湿脉浮、身重，汗出恶风者"。笔者临床体会只要患者症见汗出，恶风，水肿（多头面部先肿），气短，体倦乏力，苔偏厚，即可采用本方加减治疗。本案患者初诊时症见气短，体倦乏力，面部浮肿，以眼睑部为主，自汗，以上半身汗多，恶风，纳眠差，大便1日2次，大便成形，小便频数，苔黄厚腻，脉沉滑。故表虚湿胜证具备，方用防己黄芪汤治之。

柴胡桂枝干姜汤是医圣仲景为少阳病兼气化失常而设，功效为和解少阳，化气生津。《伤寒论·辨太阳病脉证并治下》第147条说："伤寒五六日，已发汗复下之，胸胁满，微结，小便不利，渴而不呕，但头汗出，往来寒热，心烦者，此为未解也，柴胡桂枝干姜汤主之。"近代著名伤寒大家刘渡舟对于柴胡桂枝干姜汤的应用颇有心得，刘老指出，本方"治胆热脾寒，气化不利，津液不滋所致腹胀、大便溏泄、小便不利、口渴、心烦、或胁痛控背、手指发麻、脉弦而缓、舌淡苔白等症"。（刘渡舟《伤寒论十四讲》）临床具体应用柴胡桂枝干姜汤时则应以口苦、便溏为主证。本案患者二诊时，患者症见口苦，上半身热，但头汗出，汗出多，大便1日2次，略偏溏。柴胡桂枝干姜汤方证具备，故用之。另外，柴胡桂枝干姜汤与大柴胡汤都是笔者临床最常用的方剂之一，现将其临床应用要点比较如下表（表2）。

表2 大柴胡汤与柴胡桂枝干姜汤临床应用要点比较

| 经方名 | 病机 | 共同症状 | 特异症状 |
| --- | --- | --- | --- |
| 大柴胡汤 | 肝胃郁热（肝胆郁热，胃热：少阳病，阳明胃家热） | 肝胆郁热：口苦，口渴，心烦，胁痛 | 胃热：大便秘结或大便干 |
| 柴胡桂枝干姜汤 | 胆热脾寒（少阳病，太阴脾家寒） | 肝胆郁热：口苦，口渴，心烦，胁痛 | 脾寒：便溏或大便软，腹胀 |

**关键词：经方叠用；柴胡桂枝干姜汤主证**

# 用经方挑战"名医不治喘"

患者孟某，男，68 岁。

**初诊日期**：2012 年 10 月 31 日。

**主诉**：咳喘反复发作 5 年，加重 1 周。

**现病史**：患者 5 年前出现咳喘，咳痰，痰色白，质粘，不易咳出，未予系统治疗，其后间断出现咳嗽、喘憋，未予重视，2010 年于我院呼吸科诊断为"慢性阻塞性肺疾病"。

1 周前因受凉后上述症状加重。

**刻下症**：咳嗽，咳痰，痰白质黏稠，量多，不易咳出，喘憋，喉中有声，胸部满闷，无心慌，无汗出，无头晕、头痛，无口干，无恶心、呕吐，心烦，急躁易怒，纳食尚可，夜眠安，大便 1～2 日一行，大便干，小便调。舌红，苔黄厚腻，脉滑数。

**既往史**：高血压病史 30 余年，最高 250/110mmHg，现口服硝苯地平控释片 30mg 日 1 次，血压控制在 140/90mmHg 左右。过敏性鼻炎病史 10 年，未系统治疗。脑出血病史 9 年，脑梗死病史 5 年，现右侧肢体稍有活动不利，一直口服尼麦角林片 1 片日 2 次治疗。2003 年在急诊住院时发现血脂异常，现口服辛伐他汀分散片 20mg 治疗。2 型糖尿病病史 4 年，血糖控制良好。2008 年于我院住院期间诊断为"冠状动脉粥样硬化性心脏病"。

**辅助检查**：生化：血糖 8.22mmol/L（餐后），乳酸脱氢酶 173 U/L，肌酸激酶同工酶 17U/L，肌酸激酶 85U/L，血肌酐 84μmol/L，血尿素氮 7.99mmol/L，尿酸 342μmol/L。快速血气分析（微电极）：pH 值 7.388，氧分压 74.2mmHg，二氧化碳分压 43.3mmHg，碳氧血红蛋白 3.0%。

**查体：**体形肥胖，面色偏红，双下肢近足踝部有对称性成片紫红色色斑。

**西医诊断：**①慢性阻塞性肺疾病（2级）；②脑出血后遗症期；③脑梗死后遗症期；④高血压病3级（极高危组）；⑤冠状动脉粥样硬化性心脏病，稳定型心绞痛，心功能Ⅱ级；⑥血脂异常；⑦过敏性鼻炎；⑧2型糖尿病。

**方证辨证：**《伤寒论·辨太阳病脉证并治中第六》说："太阳病，过经十余日，反二三下之，后四五日，柴胡证仍在者，先与小柴胡。呕不止，心下急，郁郁微烦者，为未解也，与大柴胡汤，下之则愈。"《伤寒论·辨太阳病脉证并治下第七》说："伤寒十余日，热结在里，复往来寒热者，与大柴胡汤。"《金匮要略·腹满寒疝宿食病脉证治第十》说："按之心下满痛者，此为实也，当下之，宜大柴胡汤。"**笔者临床体会到大柴胡汤的方证是：面色偏红，往来寒热，胸胁苦满，口苦，心烦喜呕，胸腹胀硬，按之心下满痛，大便干结，苔黄，脉弦而有力。大柴胡汤最主要的方证是口苦，大便干或按之心下满痛者。**本案患者体形肥胖，面色偏红，心烦，急躁易怒，大便1～2日一行，大便干，舌红，苔黄厚腻，脉滑数。完全符合大柴胡汤的方证，故方证辨证为大柴胡汤证。

《金匮要略·肺痿肺痈咳嗽上气病脉证治第七》说："咳而脉浮者，厚朴麻黄汤主之。"《备急千金要方·咳嗽门》曰："咳而大逆上气，胸满，喉中不利，如水鸡声，其脉浮者，厚朴麻黄汤方。"**笔者临床体会到厚朴麻黄汤的方证是：咳喘，咳黏痰，喉中水鸡声（哮鸣音），口干咽痒，烦躁，发热，恶寒，汗出，苔薄白，脉浮滑或浮弦。**本案患者症见咳嗽，咳痰，痰白质黏稠，量多，不易咳出，喘憋，喉中有声，心烦，急躁易怒，舌红，苔黄厚腻，脉滑数。故方证辨证为厚朴麻黄汤证。

**中医诊断：**喘证。大柴胡汤证，厚朴麻黄汤证。

**治疗：**方用大柴胡汤合厚朴麻黄汤。

柴胡15g，酒大黄3g，黄芩15g，枳壳15g，清半夏30g，赤芍15g，大枣6g，生姜6g，厚朴10g，生麻黄6g，杏仁9g，干姜10g，细辛3g，浮小麦9g，五味子6g，生石膏30g。6剂，水煎服，日1剂，分早晚2次服用。

**二诊：**患者诉咳嗽咳痰较前明显好转，胸部满闷、喘憋基本已愈，双下肢近足踝部对称性成片紫红色色斑亦明显减轻，无心烦，纳眠可，小便可，大便日1次，质可。舌红，苔黄厚腻，脉滑数。查体：P 72次/分，BP 163/99mmHg。

**治疗：**继续用大柴胡汤合厚朴麻黄汤加减。

柴胡15g，酒大黄3g，黄芩15g，清半夏40g，赤芍15g，白芍15g，大枣6g，厚朴15g，细辛3g，白鲜皮15g。水煎服，日1剂，分早晚2次服用。

8剂后，患者诸症消失。

**按语：**大柴胡汤出自《伤寒论》，是医圣仲景为肝胃郁热证而设，主治肝胆郁热（症见口苦，口渴，心烦，胁痛）和胃热（症见大便秘结或大便干）并见者。《医宗金鉴·删补名医方论》谓此方："柴胡得生姜之倍，解半表之功捷；枳芍得大黄之少，攻半里之效徐，虽云下之，亦下中之和剂也。"本案患者症见体形肥胖，面色偏红，心烦，急躁易怒，大便1～2日一行，大便干等，符合大柴胡汤的方证。

厚朴麻黄汤（厚朴、麻黄、石膏、杏仁、半夏、干姜、细辛、小麦、五味子）出自《金匮要略》，笔者临床体会到厚朴麻黄汤主要用来治疗咳嗽，咳痰，喘逆，胸部满闷，烦躁等寒饮郁肺夹热证。方中以厚朴开胸中郁结之气，麻黄、杏仁、厚朴相配以宣肺平喘；厚朴与半夏配伍以降逆化痰；麻黄与石膏相配发越饮邪，石膏兼能清郁热，干姜、细辛、五味子温化痰饮；浮小麦收逆散之肺气。四诊合参，本案患者符合厚朴麻黄汤之寒饮郁肺夹热证。

**关键词：**大柴胡汤；肝胃郁热；厚朴麻黄汤；寒饮郁肺夹热

# 历验不爽，唯识者赏之
## ——陈旧性心肌梗死支架术后案

患者朱某，男，63 岁。

**初诊日期**：2012 年 10 月 30 日。

**主诉**：发作性胸痛、胸闷 9 年，加重 3 天。

**现病史**：患者 9 年前因疲劳过度出现胸痛、胸闷，就诊于首都医科大学宣武医院，被诊断为"冠状动脉粥样硬化性心脏病"，行 PCI 术放置支架 1 枚，放置位置不明，术后服用硫酸氢氯吡格雷、阿司匹林等抗凝药 1 年，术后仍反复出现胸痛、胸闷。之后患者自行停服硫酸氢氯吡格雷、阿司匹林。2012 年 6 月，因"胸痛、胸闷"以"急性心梗"就诊于解放军 307 医院，于同一位置放置支架 1 枚，服用阿司匹林、硫酸氢氯吡格雷至今，服药后易出现皮下出血。

3 天前患者出现胸痛、胸闷加重，并伴头晕乏力，就诊于解放军 307 医院心内科，诊断为头晕乏力待查，考虑为冠心病引起，给予阿司匹林、酒石酸美托洛尔等治疗，未见好转，故转入我处治疗。

**刻下症**：胸痛，胸闷，头晕，乏力，汗出较多，后背部左肩胛区不适，含服硝酸甘油、吸氧均不能缓解，无饮水呛咳，无憋气，无烧心，偶有心悸，夜间可平卧，夜间偶有憋醒，醒后背部疼痛，偶有反酸，眩晕伴呕吐，呕吐物为胃内容物。腰膝酸软无力，以双下肢酸软为甚，站起时有头晕，四肢发凉。偶有干咳。大便日 2 次，黑便 2 天，夜尿 3 次。纳可，眠可。舌淡红，边有齿印，苔薄黄，脉弦，沉取无力。

**既往史**：脑梗死病史 4 个月，未系统治疗。

**查体**：精神欠佳，体形偏瘦，面色苍白。

**辅助检查**：动态心电图：窦性心律；发房早，短阵房速；偶发室早。

**西医诊断**：①冠状动脉粥样硬化性心脏病，不稳定型心绞痛，陈旧性心肌梗死，支架术后，心功能Ⅲ级；②腔隙性脑梗死；③反流性食管炎；④上消化道出血，贫血；⑤血脂异常。

**方证辨证**：《金匮要略·胸痹心痛短气病脉证治第九》说："胸痹不得卧，心痛彻背者，瓜蒌薤白半夏汤主之。"**笔者临床体会到瓜蒌薤白半夏汤的主要方证是胸痹之胸闷**。本案患者诊断为胸痹，并且主诉之一为发作性胸闷9年，加重3天。故本案患者方证辨证为瓜蒌薤白半夏汤证。

首乌延寿丹出自清·陆九芝《世补斋医书》，结合《世补斋医书》中关于首乌延寿丹的原文及笔者临床实践，**笔者认为首乌延寿丹的主要方证是：老年人，易疲劳，腰膝酸软，健忘，失眠，口角流涎，四肢筋骨不舒，小便频数，舌红少苔，尺脉无力**。本案患者症见精神欠佳，体形偏瘦，面色苍白，腰膝酸软无力，以双下肢酸软为甚，站起时有头晕，舌淡红，脉弦沉取无力。符合首乌延寿丹的方证，故本案患者方证辨证为首乌延寿丹证。

**中医诊断**：胸痹。瓜蒌薤白半夏汤证，首乌延寿丹证。

**治疗**：方药以瓜蒌薤白半夏汤合首乌延寿丹加减。

瓜蒌15g，薤白12g，半夏9g，杏仁9g，何首乌15g，桑椹15g，茯苓15g，三七3g，枳壳15g。水煎服，日1剂，分早晚2次服用，5剂。

**二诊**：患者诉胸痛、胸闷症状已愈，头晕、乏力症状亦减轻，偶有胃部隐痛，黑便次数减少，小便可，睡眠轻，易醒。

**治疗**：继续以瓜蒌薤白半夏汤合首乌延寿丹加减。

瓜蒌15g，薤白12g，半夏9g，杏仁9g，何首乌15g，桑椹15g，茯苓15g，三七3g，枳壳15g，仙鹤草15g，血余炭15g。水煎服，日1剂，分早晚2次服用，7剂。

**三诊**：患者诉胃部隐痛、头晕、乏力症状均已愈，纳可，眠佳，大便日1次，大便干，小便可。查体：BP 110/70mmHg，T 36.2℃，P 72次/分，R 17次/分。胸廓对称，双侧呼吸运动对称，双下肺呼吸音清，未闻及明显干湿性啰音。心尖搏动不明显，心界叩诊偏大，心律齐，各瓣膜听诊区未闻及病理性杂音。舌淡红苔薄白，脉弦缓，沉取无力。

**辅助检查**：便常规＋潜血：阴性。

**治疗**：继续以瓜蒌薤白半夏汤合首乌延寿丹加减。

瓜蒌 15g，薤白 12g，半夏 9g，杏仁 9g，何首乌 15g，桑椹 15g，茯苓 15g，三七 3g，枳壳 15g，仙鹤草 15g，血余炭 15g，玄参 15g，桔梗 15g，生地黄 20g，肉苁蓉 6g。

7 剂后，患者诸症若失。

随访 3 个月，患者胸痛、胸闷症状未见复发。

**按语：** 本案患者初诊时所用方药（冠心病爽合剂：瓜蒌、薤白、半夏、杏仁、何首乌、桑椹、茯苓、三七、枳壳）为我院（中国中医科学院广安门医院）国医大师刘志明治疗冠心病的一个经验方，笔者多次将此方用于治疗肾精亏耗，胸阳不振，气血不和之老年冠心病，疗效甚佳。

首乌延寿丹（何首乌、豨莶草、菟丝子、杜仲、牛膝、女贞子、桑叶、忍冬藤、生地黄、桑椹、黑芝麻、金樱子、旱莲草）出自清·陆九芝《世补斋医书》。据该书的作者陆九芝说，此方是经董文敏实践，并手录全方传于后人的。其后的苏州谢氏《良方集掖》中也有收录。本方为滋肾精养血之剂，特别适宜于老年人肝肾阴虚、精血衰少、腰脚酸软者服用。《黄帝内经》说："五八肾气衰，发堕齿槁；六八阳气衰竭于上，面焦，发鬓斑白；七八肝气衰，筋不能动；八八天癸竭，精少，肾藏衰，形体皆极。则齿发去。"本案患者为老年男性，年老体弱，肾精亏耗，肾阴不足则精气不能上承，致心失所养，胸阳不振，气血运行不畅，气血失和，心脉阻滞，而发为胸痹。患者上焦胸阳不振，故症见胸痛，胸闷，头晕，乏力，汗出较多，后背部左肩胛区不适，偶有心悸，夜间偶有憋醒，醒后背部疼痛。患者肾精亏耗，故症见腰膝酸软无力，头晕，精神欠佳。患者舌淡红，边有齿印，苔薄黄，脉弦，沉取无力，亦为肾精亏耗，胸阳不振，气血不和之象。故治疗当以滋肾通阳、理气活血为法，方药以瓜蒌薤白半夏汤合首乌延寿丹加减。

**关键词：经方与时方接轨；国医大师刘志明经验方**

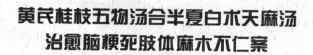

# 黄芪桂枝五物汤合半夏白术天麻汤治愈脑梗死肢体麻木不仁案

患者郗某，男，76岁。

**初诊日期**：2012年11月5日。

**主诉**：发作性头晕3月余，加重伴左上肢麻木不仁1周。

**现病史**：2012年7月患者因劳累后出现发作性头晕，无头痛，无恶心呕吐，未予诊治，症状可自行缓解。

1周前患者出现头晕加重，并伴左上肢麻木不仁，于首都医科大学宣武医院就诊（2012年10月31日），查头颅CT示：①右侧基底节区及双侧放射冠多发腔隙性脑梗死；②脑白质变性；③左侧上颌窦炎，诊断为"多发腔隙性脑梗死"。现为求进一步治疗，就诊于我处。

**刻下症**：头晕，头沉，无头痛，无恶心呕吐，全身乏力，伴焦虑，偶有心悸，无胸闷憋气，无胸痛。左上肢及下肢麻木不仁，以左手小指及环指麻木为著，纳眠可，大便干，2日1次，小便清长。舌淡，苔白厚腻，脉沉细。

> **既往史**：2004年于中国医学科学院阜外医院诊断为高血压病，血压最高160/90mmHg，现口服苯磺酸左旋氨氯地平片2.5mg，日1次，血压控制在135/85mmHg左右。2004年于北京六院诊断为"轻度焦虑症"，现口服盐酸帕罗西汀片20mg，日1次。2012年于我院诊断为"前列腺增生"。
>
> **辅助检查**：动态心电图：窦性心律；频发房早，房早成对，房早二联律，三联律，短阵房速；频发多源室早，室早成对，室早二联律（2012年9月12日于广安门医院）。颈动脉B超：双侧颈动脉硬化伴斑块形成，右侧颈内动脉狭窄。

**查体**：BP 130/70mmHg，精神差，体形中等，面色苍白。

**西医诊断**：①多发腔隙性脑梗死；②心律失常，频发房早，频发室早；③高血压病2级（高危组）；④轻度焦虑症；⑤前列腺增生；⑥双侧颈动脉硬化伴斑块形成，右侧颈内动脉狭窄。

**方证辨证**：《金匮要略·血痹虚劳病脉证并治篇第五》中有云："血痹，阴阳俱微，寸口关上微，尺中小紧，外证身体不仁，如风痹状，黄芪桂枝五物汤主之。"**笔者临床体会到黄芪桂枝五物汤的主要方证是：局部肌肤麻木不仁。**本案患者的主诉之一是左上肢麻木不仁1周。故本案患者方证辨证为黄芪桂枝五物汤证。

半夏白术天麻汤出自清代《医学心悟》，**其主要方证是：头晕（动则眩晕），头痛，咳痰多，舌苔白腻，脉弦滑。**本案患者症见头晕，头沉，苔白厚腻，符合半夏白术天麻汤的方证，故方证辨证为半夏白术天麻汤证。

**中医诊断**：眩晕。黄芪桂枝五物汤证，半夏白术天麻汤证。

**治疗**：方用黄芪桂枝五物汤合半夏白术天麻汤加减。

生黄芪30g，桂枝15g，赤芍10g，白芍10g，大枣8g，生姜6g，法半夏30g，天麻15g，炒白术15g，茯苓30g，橘红15g，炙甘草20g，菊花15g。8剂，水煎服，日1剂，分早晚2次服用。

**二诊**：患者诉头晕偶尔发作，全身乏力症状减轻，心悸偶尔发作，左上肢及下肢麻木不仁症状明显好转，左手小指及环指麻木基本已愈。纳眠可，大便1日1次，大便干，小便调，舌淡，苔黄厚腻，脉沉细。

**治疗**：原方加黄连15g，枳实15g，陈皮10g，竹茹10g。水煎服，日1剂，分早晚2次服用。

服药7剂后，患者诉头晕、左上肢及下肢麻木不仁、左手小指及环指麻木均痊愈。

随访半年，患者头晕及肢体麻木症状未见复发。

**按语**：黄芪桂枝五物汤出自《金匮要略》。《素问·痹论》有云："营气虚，则不仁。"黄芪桂枝五物汤是由桂枝汤加减化裁而来，主治血痹之身体不仁。本案患者的主诉之一为"左上肢及下肢麻木不仁"，又见"全身乏力，面色苍白，舌淡，脉沉细"，当属于中医之血痹。故治疗当用黄芪桂枝五物汤以益气温经，和血通痹。

还有，黄芪桂枝五物汤中的黄芪为主药，黄芪应当用30g以上（这是笔者早期的临床经验，现在笔者认为运用黄芪桂枝五物汤的关键是大剂量的生姜，生姜原方是用六两，即80～90g，当生姜用至60～90g时，用黄芪桂枝五物汤治疗麻木常能达到"一剂知，二剂愈"的疗效）。

半夏白术天麻汤出自清代《医学心悟》。《医学心悟》认为本方的主治"痰厥头痛，胸膈多痰，动则眩晕"（即头晕、头痛、咳痰多）。《黄帝内经》有云："诸风掉眩，皆属于肝。"元·朱震亨的《丹溪心法》说："无痰不作眩。"本案患者的四诊信息符合半夏白术天麻汤的方证，故用之。

另外，关于天麻，《神农本草经》称为"赤箭"，天麻又称为定风草、独摇、神草。有药谚云："赤箭钻天，有风不动能定风，无风自动可驱风。"天麻用于治疗头晕多有效验，故笔者临床但见头晕一症，恒用天麻。

> 黄芪桂枝五物汤临床使用的最重要的指征为：局部肌肤麻木不仁。

**关键词：黄芪桂枝五物汤；血痹；身体不仁；定风草**

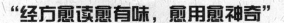

## "经方愈读愈有味，愈用愈神奇"

### ——不稳定型心绞痛合并房颤案

患者张某，男，80岁。

**初诊日期：**2012年11月7日。

**主诉：**发作性胸闷喘憋伴心慌2年，加重4天。

**现病史：**2010年7月患者因劳累后出现胸闷、喘憋伴心慌，就诊于首都医科大学宣武医院，查心电图示：心房纤颤，心肌缺血，诊断为"心房纤颤，冠心病"，予以药物治疗（具体不详），患者症状稍有好转。此后患者胸闷、喘憋、心慌症状间断发作。

4天前患者因外感风寒后出现胸闷喘憋、心慌加重，伴有咳嗽、咽部不适，自行服用甲磺酸左氧氟沙星片、感冒清热冲剂等药物治疗，症状未缓解，遂就诊于我院急诊，诊断为"胸闷待查"，予以抗感染、化痰、平喘、扩冠治疗，症状未见缓解，现患者为求进一步治疗，转入我科。

**刻下症：**间断胸闷、喘憋、心慌，全身乏力，无胸痛，夜间可平卧，夜间无憋醒，咳嗽，咳少量白黏痰，不易咳出，头晕，无头痛，多汗，以肩背部为主，夜间尤甚，腰酸畏寒，口干、口渴，喜饮水，偶有饮水呛咳，纳眠可，小便可，夜尿1～2次，大便1日1次。舌红，少苔，舌根部有少许薄白苔，脉结代。

**既往史：**1990年诊断为"肺结核"，已愈。1992年因头部外伤就诊于宣武医院，住院治疗，未留后遗症。2006年诊断为"慢性前列腺炎"，未系统治疗；2007年于宣武医院诊断为"慢性支气管炎"，长期服用中药治疗，控制尚可。

**辅助检查：**胸部正侧位：主动脉硬化，左心室肥大，肺部感染。心脏超声：射血分数（EF）59%，左房增大，二尖瓣反流（轻度），三尖瓣反流（轻度）（2012年11月5日于我院急诊）。快速血气分析：二氧化碳的总浓度20.6mmol/L，氧分压69.7mmHg，氧合血红蛋白 92.7%，pH 值 7.422，二氧化碳分压 36.2mmHg。心电图：心房纤颤。心梗三项：肌酸激酶同工酶（CK-MB）2.75ng/mL，肌红蛋白（MYO）67.1ng/mL，全血肌钙蛋白 I（cTNI）0.003ng/mL。

**查体：**形体偏瘦，精神可，面色暗黄。

**西医诊断：**①冠状动脉粥样硬化性心脏病，不稳定型心绞痛，心功能Ⅱ级；②心律失常，心房纤颤；③慢性支气管炎合并肺部感染；④慢性前列腺炎。

**西医治疗：**继续予以抗感染、化痰、平喘、扩冠治疗。

**方证辨证：**《伤寒论·辨太阳病脉证并治下第七》说："伤寒脉结代，心动悸，炙甘草汤主之。"笔者临床体会到炙甘草的方证是：**心悸亢进，精神萎靡，体质虚弱（偏瘦），口干，皮肤枯燥，大便干燥。**本案患者症见心慌（2年，加重 4 天），形体偏瘦，口干，口渴，舌红，少苔，舌根部有少许薄白苔，脉结代。完全符合炙甘草汤的方证，故本案方证辨证为炙甘草汤证。

按：左归丸出自《景岳全书》，结合《景岳全书》中左归丸的相关条文及笔者临床经验，**笔者认为左归丸的主要方证是：腰酸腿软，头晕眼花，耳聋失眠，遗精滑泄，自汗盗汗，口燥舌干，舌红少苔，脉细。**本案为高龄患者，症见头晕，多汗，腰酸畏寒，口干，口渴，喜饮水，舌红，少苔，舌根部有少许薄白苔，脉结代。故方证辨证为左归丸证。

**中医诊断：**胸痹，心悸。炙甘草汤证，左归丸证。

**治疗：**方用炙甘草汤合左归丸。

炙甘草 20g，火麻仁 10g，麦冬 15g，生地黄 40g，桂枝 10g，生姜 6g，党参 15g，阿胶珠 10g（烊化），大枣 8g，山药 15g，山茱萸 15g，枸杞子 12g，牛膝 12g，菟丝子 15g，龟甲胶 10g（烊化），鹿角胶 8g。水煎服，日 1 剂，分早晚 2 次服用，7 剂。

**二诊：**患者诉胸闷、喘憋均痊愈，偶有心慌，乏力，仍咳嗽，咳少量黄白痰，不易咳出，多汗，腰酸，口干喜饮水，纳眠可，二便调。舌红，舌前部苔少，后根部苔黄腻。

**治疗：**原方合小陷胸汤：原方加半夏 30g，瓜蒌 30g，黄连 15g。8 剂，水煎服，日 1 剂，分早晚 2 次服用。

**三诊：**患者诉已无胸闷、喘憋，偶有心慌，自觉心率快，烦躁，咳嗽、咳痰较前明显好转，偶有咳痰，白稠痰，仍夜间汗多，但较前好转，口干，大便可，小便黄赤。舌红，少苔，脉数。

**治疗：** 二诊方药的基础上合百合地黄汤。

炙甘草30g，火麻仁10g，麦冬30g，生地黄40g，桂枝10g，生姜6g，党参15g，阿胶珠10g（烊化），大枣8g，山药15g，山茱萸15g，枸杞子12g，牛膝12g，菟丝子15g，龟甲胶10g（烊化），鹿角胶8g（烊化），百合30g。水煎服，日1剂，分早晚2次服用。

7剂。患者诉诸症消失而出院。

出院后仍以左归丸治疗，随访3个月，患者病情未见复发。

**按语：** 本案患者开始采用纯西医（抗感染、化痰、平喘、扩血管）治疗4天，而未获寸功，加服中药（炙甘草汤合左归丸）治疗，7剂后患者胸闷、喘憋症状就均痊愈。可见中医的疗效，特别是经方的疗效非同一般。清·陈修园说："经方愈读愈有味，愈用愈神奇。"通过本案，笔者信矣，经方经常会有神奇的疗效！

炙甘草汤出自《伤寒论》，又名复脉汤。原文说："伤寒，脉结代，心动悸，炙甘草汤主之。"功擅滋阴益气血。左归丸出自明代·张景岳的《景岳全书》，由熟地黄、山药、枸杞子、山茱萸、牛膝、鹿角胶、龟甲胶、菟丝子组成。《景岳全书》原文谓左归丸说："治真阴肾水不足，不能滋养营卫，渐至衰弱，或虚热往来，自汗盗汗……或口燥舌干，或腰酸腿软。凡精髓内亏，津液枯涸等证，俱速宜壮水之主，以培左肾之元阴，而精血自充矣。宜此方主之。"可见左归丸是张景岳为真阴不足、精髓内亏证而设，功效为滋肾填精。综观本案患者的四诊信息，辨证当属真阴不足，气血虚弱。治疗当补肾填阴，益气血，炙甘草汤合左归丸正具此功。

百合地黄汤出自《金匮要略·百合狐惑阴阳毒病脉证并治第三》，由百合、生地黄组成。原文说："百合病者，百脉一宗，悉致其病也。意欲食复不能食，常默默。欲卧不能卧，欲行不能行，饮食或有美时，或有不用闻食臭时，如寒无寒，如热无热，口苦小便赤，诸药不能治，得药则剧吐利，如有神灵者，身形如和，其脉微数。"关于百合病，清·王旭高指出："百合病唯口苦、小便赤、脉微数为定证。"百合地黄汤主治百合病心肺阴虚内热证，其方证是：精神恍惚，默默不语，忧郁喜静，坐卧不安，烦躁，饥不欲食，口苦舌干，小便黄赤，苔薄黄，脉数。百合地黄汤中百合为主药，《神农本草经》谓其"味甘，平。主治邪气腹胀，心痛，利大、小便，补中益气"。《本草经疏》云："百合，主邪气腹胀，……解利心家之邪热则心痛自瘥，肾主二便，肾大肠二经有热则不通利，清二经之邪热，则大小便自利。"笔者临床运用百合地黄汤，百合至少用30g。患者三诊时，症见心慌，自觉心率快，烦躁。夜间汗多，口干，小便黄赤。舌红，脉数，故当合用百合地黄以滋阴清热，养心安神。

> **百合地黄汤的方证是：精神恍惚，默默不语，忧郁喜静，坐卧不安，烦躁，饥不欲食，口苦舌干，小便黄赤，苔薄黄，脉数。**

关键词：炙甘草汤；左归丸；百合地黄汤；百合病定证

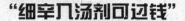

# "细辛几汤剂可过钱"
## ——治疗病态窦房结综合征案

患者翟某，女，76岁。

**初诊日期：** 2012年11月20日。

**主诉：** 间断胸闷、心慌10年。

**现病史：** 患者10年前因劳累后出现心慌、胸闷，自服速效救心丸，不能缓解，就诊于北京军区总医院（现为中国人民解放军总医院第七医学中心），被诊断为"病态窦房结综合征"，建议安装起搏器，但患者因惧怕手术拒绝安装。近10年来患者长期自觉胸闷，"如有物堵在胸口，胸口不舒畅"（患者语）。反复就诊于多家西医院，并在我院曾经住院治疗过4次，2010年12月21日查24小时动态心电图示：总心搏71337次（24小时），窦性停搏最长2.3秒。窦性心律，最高90次/分，最低41次/分，平均52次/分，偶发室性早搏。

近10年来患者长期服用阿司匹林肠溶片、硝酸异山梨酯片、苯磺酸氨氯地平片、厄贝沙坦氢氯噻嗪片。住院期间反复应用丹参酮ⅡA磺酸钠注射液、丹红注射液等药物治疗，而心悸，特别是胸闷症状10年来未见缓解，患者痛苦不堪。

**刻下症：** 发作性胸闷、胸痛，伴气短，动则喘甚，夜间可平卧，偶有心慌，无头痛头晕，无恶心呕吐，全身乏力，头部汗出，腰酸畏寒，四肢发凉，耳鸣如蝉，听力下降，健忘，反应迟钝，纳少，眠可，大便略干，2天1次，小便调。

**查体：** 面色㿠白，体形中等，舌暗，边有瘀斑，苔薄白，脉沉细。

**既往史：** 1990年于我院诊断为"2型糖尿病"，现注射诺和灵30早18IU，晚15IU，餐前15分钟皮下注射，血糖控制良好。2005年于我院诊断为"高血压病"，现口服苯磺酸氨氯地平片5mg日1次，厄贝沙坦氢氯噻嗪片 150mg 日 1 次，血压控制在 140/75mmHg。2007 年 4 月因"排尿困难"就诊于我院，诊断为"右肾盂积水，输尿管狭窄，输尿管恶性肿瘤"，并行手术治疗，术后状况良好，但会反复出现泌尿系统感染。2009 年 3 月于我院住院期间被诊断为"脑梗死，2 型糖尿病，糖尿病周围神经病变，糖尿病周围血管病变"。

**西医诊断：**①病态窦房结综合征；②高血压病 3 级（极高危组）；③2 型糖尿病，糖尿病周围神经病变，糖尿病周围血管病；④脑梗死后遗症；⑤输尿管恶性肿瘤术后。

**西医治疗：**治疗方案同以往不改变（阿司匹林肠溶片、硝酸异山梨酯片、苯磺酸氨氯地平片、厄贝沙坦氢氯噻嗪片、丹红注射液）。

**方证辨证：**《伤寒论·辨少阴病脉证并治第十一》说："少阴病，脉微细，但欲寐也。"本案患者面色㿠白，反应迟钝，纳少，腰酸畏寒，四肢发凉，脉沉细。符合少阴病的提纲症状，故本案患者六经辨证为少阴病。

《伤寒论·辨少阴病脉证并治第十一》说："少阴病，始得之，反发热，脉沉者，麻黄细辛附子汤主之。"说明麻黄细辛附子汤是治太少两感的代表方。日本汉方学家矢数道明的《临床应用汉方处方解说》谓麻黄附子细辛汤的方证为：恶寒，微热，脉沉细，全身倦怠，乏力，嗜卧，颜面苍白，贫血貌，身体沉重，手足冷，咳嗽，背部头部恶寒，吐稀薄样痰，尿清长量多，或浮肿小便不利。本案患者症见发作性胸闷、胸痛，伴气短，动则喘甚，腰酸畏寒，四肢发凉，耳鸣如蝉，听力下降，偶有心慌，全身乏力，健忘，反应迟钝，面色㿠白，舌苔薄白，脉沉细。加之六经辨证为少阴病，故本案患者方证辨证为少阴病，麻黄附子细辛汤证。

**中医诊断：**胸痹，少阴病。麻黄附子细辛汤证，阳和汤证，丹参饮证。

**治疗：**方用麻黄附子细辛汤合阳和汤合丹参饮。

麻黄 10g，附子 10g（先煎 1 小时），细辛 6g，丹参 30g，檀香 6g，砂仁 6g，熟地黄 10g，鹿角胶 10g，干姜 10g，肉桂 3g，白芥子 10g。水煎服，日 1 剂，分早晚 2 次服用。

**二诊：**患者诉服完 3 剂中药后，胸闷、心悸症状，特别是胸闷症状明显改善。服完 6 剂后，患者自觉"胸前开阔舒坦，如胸前搬开了一物体，这种舒服感觉 10 年间未曾有过"（患者语）。

效不改方，继续服用原方 3 剂后，患者诸症消失，复查 24 小时动态心电图：总心搏数 88173 次 / 分，窦性停搏（＞2 秒）0 次，窦性心律，最高心率 94 次 / 分，最低心率 44 次 / 分，平均 60 次 / 分；房性早搏，部分成对，可见短阵房速；偶发室早。

患者高兴出院。

**按语：**阳和汤出自《外科全生集》，原本为中医外科著名方剂，主治一切阴疽。本方具有温阳补血、散寒通滞之功。笔者临床常用其治疗阳虚寒凝之内科疾病，取得了较好的临床疗效。

本案患者还症见发作性胸痛、舌暗，边有瘀斑，此乃血瘀之象，故合用丹参饮（丹参、檀香、砂仁）以活血。

另外，关于细辛的用量，有"细辛不过钱（3g）"的说法，但笔者通过临床体会这一观点纯属谬传。笔者在临床中细辛常用 6 ～ 10g，而患者未见任何不良反应，正如当代医生刘沛然医师曾自服细辛五钱（15g），而未觉不适，可见细辛单用是可以超过 3g 的（详见《疑难病证倚细辛》，刘沛然著）。近代大家张锡纯在《医学衷中参西录》中说："细辛二钱非不可用。"近代名家印会河说："《伤寒论》约 14 方中用了细辛，其中少则一两，多则三两。关于汉代一两折合现在约一钱，或 3g，或多一点，临床可用至 10g，是不会出什么事故的。"（《随印会河侍诊记》，韩仲成著）。关于"细辛不过钱"的说法出自宋·陈承《本草别说》："细辛，若单用末，不可过半钱匕，多即气闷塞不通者死，虽死无伤可验。"分析张仲景《伤寒论》中的细辛用量，最大用量三两，其中，小青龙汤、当归四逆汤等皆用细辛三两，麻黄附子细辛汤中用二两。当前的《方剂学》按照《本草纲目》所记载的，认为汉之一两为 3g。而《中国度量衡史》则记载，东汉制一两折合现代 13.92g。可见仲景用细辛已达 9g（过钱），或者更多。还有《神农本草经》将细辛列为上品，所谓上品可以久服，可以延年益寿。其原文说：（细辛）"气味辛温无毒，主咳逆上气，头痛脑冻，百节拘挛，风湿痹痛、死肌。久服明目利九窍，轻身长年"。

**关键词：麻黄附子细辛汤；阳和汤；"细辛不过钱"纯属谬传**

<h1>"肺与大肠相表里"</h1>

——经方治肺系重症举隅

笔者在"读经典、做临床"的学习中，根据《黄帝内经》的"肺与大肠相表里"理论，尝试采用肺病治肠法运用经方叠用治疗肺系重症，收到令人满意的临床疗效，现举例二则，以供同道参考。

## 一、麻杏石甘汤合小陷胸汤合大承气汤治疗支气管哮喘合并 I 型呼吸衰竭

患者毕某，女，42岁。

**初诊日期：**2012年6月28日。

**主诉：**间断喘憋30余年，加重两天。

**现病史：**患者自幼（约30年前）诊断为支气管哮喘，具体发病不详，喘憋间断发作，诉长期服用氨茶碱、甘草合剂等药物，否认服用激素制剂。

2天前，患者因受寒出现喘憋加重，伴咳嗽，咳吐黄黏痰。于北京丰台医院就诊，予茶碱缓释片、抗生素等对症治疗，症状未见缓解。

**刻下症：**喘憋，咳嗽，气急，喉中痰鸣，咳吐黄黏痰，量少难咳出，发热，夜间不能平卧，胸胁痛，头痛，无心悸，纳可，眠差，小便黄，大便干，大便3～4日1次。舌红，苔黄腻，脉弦数。

**既往史：**5年前于我院诊断"2型糖尿病"，现皮下注射诺和灵30R早10IU、晚10IU控制血糖，未监测血糖。

**查体：**T 37.7℃，BP 135/85mmHg。神清，精神可，面色红，满月脸，发育正常，体形肥胖，言语流利，胸廓对称，双肺呼吸音粗，可闻及大量哮鸣音。心率96次/分，心律齐，各瓣膜听诊区未闻及病理性杂音。双下肢轻度可见凹陷性水肿。

**辅助检查：** 血常规：白细胞 $11.80×10^9/L$，中性粒细胞比例 92.5%，淋巴细胞比例 3.9%；血气分析：pH 值 7.42，二氧化碳分压 40mmHg，氧分压 44.5mmHg；生化：血糖 8.99mmol/L。肺部 CT：两肺炎症改变。

**西医诊断：** ①支气管哮喘合并感染，Ⅰ型呼吸衰竭；②2型糖尿病。

**西医治疗：** 给予抗感染、解痉平喘、胰岛素药物治疗。

**方证辨证：**《伤寒论·辨太阳病脉证并治中第六》说："发汗后，不可更行桂枝汤，汗出而喘，无大热者，可与麻黄杏仁甘草石膏汤。" **麻杏石甘汤的方证是：汗出而喘、咳嗽，或发热，烦渴、舌红，脉滑数者。** 本患者病情加重由受寒而起，症见咳嗽，气急，发热，大便干，舌红，苔黄腻。此乃风寒郁而化热，热壅于肺证，麻杏石甘汤方证具备，故方证辨证为麻杏石甘汤证。

《伤寒论·辨太阳病脉证并治下第七》云："小结胸病，正在心下，按之则痛，脉浮滑者，小陷胸汤主之。" 结合《伤寒论》中小陷胸汤的经典条文及笔者的临床体会，**小陷胸汤的主要方证是：正在心下（胃脘或胸前），按之则痛，或伴有胸闷喘满，咳吐黄痰，苔黄腻，脉浮滑或滑。** 本案患者面红，形体肥胖，咳吐黄黏痰，量少难咳，舌苔黄腻。小陷胸汤方证具备，故本案患者方证辨证为小陷胸汤证。

《伤寒论·辨阳明病脉证并治第八》说："阳明病，脉迟，虽汗出不恶寒者，其身必重，短气，腹满而喘，有潮热者，此外欲解，可攻里也。手足濈然汗出者，此大便已硬也，大承气汤主之。"《伤寒论·辨发汗后病脉证并治第十七》说："发汗后不解，腹满痛者，急下之，宜大承气汤。" **笔者临床体会到大承气汤的主要方证是：腹满，或腹痛，或喘憋，大便干，数日不行，舌苔黄厚腻，脉滑数或弦数。** 本案患者症见喘憋，大便干，3～4日1次。舌红，苔黄腻，脉弦数。符合大承气汤的方证，故方证辨证为大承气汤证。

**中医诊断：** 哮病。麻杏石甘汤证，小陷胸汤证，大承气汤证。

**治疗：** 方用麻杏石甘汤合小陷胸汤合大承气汤加减。

炙麻黄 9g，杏仁 10g，生石膏 30g，生甘草 9g，黄连 15g，清半夏 30g，全瓜蒌 30g，酒大黄 9g，枳实 12g，厚朴 12g，赤芍 30g，玄明粉 5g（冲服）。

水煎服，日1剂，分早晚2次服用。

服中药3剂后，患者喘憋缓解，时有咳嗽，咳少量黄黏痰，仍发热（T 37.2℃），纳可，眠差，小便黄，大便干。

**治疗：** 效不改方，继续服用原方。

5剂后，患者偶有咳嗽，少量白黏痰，无发热（T 36.5℃），纳眠可，小便黄，大便日1次。患者好转出院。

出院带药以原方改酒大黄为5g，去玄明粉。7剂，水煎服。服药后电话告知，患者诸症消失，门诊继续麻杏石甘汤合小陷胸汤加减治疗，患者现已经恢复正常工作。

随访3个月，病情未见复发。

**按语：** 根据《黄帝内经》的"肺与大肠相表里"理论：大便干或秘结，大肠实热便秘，腑气不通，可影响肺气肃降而咳喘胸满。正如《黄帝内经灵枢集注》所说："大肠为肺之腑而主大便，邪痹于大肠，故上则为气喘争……故大肠之病，亦能上逆而反遗于肺。"本案患者喘憋，咳嗽，满红，形体肥胖，大便干，大便3～4日1次。故采用大承气汤泄热通腑，大肠实热泄，腑气通，则肺之宣肃功能自然恢复，咳喘自止。麻杏石甘汤、小陷胸汤、大承气汤3方叠用，旨在疏风散寒，清热化痰通腑，方证相符，故取佳效。

## 二、麻杏石甘汤合小陷胸汤合千金苇茎汤治疗慢性阻塞性肺疾病急性发作

患者常某，男，83岁。

**初诊日期：** 2012年8月20日。

**主诉：** 喘憋反复发作10余年，加重4日。

**现病史：** 患者10余年前因喘憋在北京回民医院诊断为慢性阻塞性肺疾病，经治疗后缓解，之后每年冬春天气变冷时发作一次，未规律服药。2011年4月19日因喘憋、痰多就诊于回民医院，查胸片提示：左下肺感染。给予抗感染等治疗（具体用药不详）后症状好转后出院。2011年5月、11月及2012年2月先后因慢性阻塞性肺疾病急性发作于我院住院治疗，诊断为"慢性阻塞性肺疾病急性发作期；肺间质病变"，给予对症治疗（具体用药不详）后好转出院。

4日前患者因再次受凉后出现喘憋加重，就诊于我院急诊，给予头孢唑肟钠、盐酸氨溴索注射液、喘定、痰热清治疗，症状未见缓解。

刻下症：喘憋，夜间不能平卧、时有憋醒，咳嗽，咳白色稠痰，量多，口干，口渴，偶有胸闷，心慌、心烦，无发热恶寒，无胸痛，纳可，眠差，大便3日一行，大便成形，干结，小便日7～8次，夜尿4～5次。

既往史：高血压病史20年，血压最高达170/100mmHg，现口服苯磺酸氨氯地平片，血压控制尚可。冠心病稳定型心绞痛病史10年，服阿司匹林肠溶片，余治疗不详。前列腺增生病病史5年，现服盐酸特拉唑嗪片、非那雄安片。

查体：T 36.8℃，R 18次/分，Bp 135/75mmHg。口唇轻度发绀，咽部不红，无扁桃体肿大。桶状胸，双肺呼吸音低，双肺布满湿啰音。心音低钝，心率109次/分，心律不齐。腹软无压痛，无反跳痛，左侧膝部疼痛，舌暗红，苔根部黄腻，脉弦滑。

辅助检查：生化：碳酸氢盐21.4mmol/L，直接胆红素3.8μmol/L，乳酸2.30mmol/L，二氧化碳分压33.7mmHg，氧分压59.3mmHg，氧合血红蛋白91.0%，去氧血红蛋白6.8%，二氧化碳的总浓度18.8mmol/L，白细胞$12.62×10^9$/L，平均血红蛋白量31.40pg，淋巴细胞比率7.8%，中性粒细胞比率84.2%，中性粒细胞数量$10.64×10^9$/L。

西医诊断：①慢性阻塞性肺疾病急性发作；②肺间质纤维化；③冠状动脉粥样硬化性心脏病，稳定型心绞痛，心功能Ⅱ级；④高血压病2级（极高危组）；⑤前列腺增生。

**方证辨证**：《伤寒论·辨太阳病脉证并治中第六》说："发汗后，不可更行桂枝汤，汗出而喘，无大热者，可与麻黄杏仁甘草石膏汤。"麻杏石甘汤的方证是：汗出而喘、咳嗽，或发热，烦渴，舌红，脉滑数者。本案患者因受凉而发病，刻下症又见喘憋，咳嗽，咳痰，痰稠，量多，口干，口渴，大便3日一行，大便成形，干结，苔根部黄腻，脉弦滑。麻杏石甘汤方证具备，故方证辨证为麻杏石甘汤证。

《伤寒论·辨太阳病脉证并治下第七》云："小结胸病，正在心下，按之则痛，脉浮滑者，小陷胸汤主之。"结合《伤寒论》中小陷胸汤的经典条文及笔者的临床体会，小陷胸汤的主要方证是：正在心下（胃脘或胸前），按之则痛，或伴有胸闷喘满，咳吐黄痰，苔黄腻，脉浮滑或滑。本案患者症见胸闷，心慌、心烦，咯痰，痰稠，大便干结，脉弦滑，小陷胸汤方证具备。故本案患者方证辨证为小陷胸汤证。

**病机辨证：**《千金》苇茎汤出自《金匮要略·肺痿肺痈咳嗽上气病脉证治第七》的附方，原文说："《千金》苇茎汤治咳有微热，烦满，胸中甲错，是为肺痈。"《千金》苇茎汤系仲圣为痰浊血瘀证而设，本案患者咳痰，痰稠，舌暗红，此乃痰浊血瘀之象，符合《千金》苇茎汤的病机，故用之。

**中医诊断：**喘证。麻杏石甘汤证，小陷胸汤证，《千金》苇茎汤证（痰热阻肺，瘀血内停）。

**治疗：**方用麻杏石甘汤合小陷胸汤合《千金》苇茎汤加减。

生麻黄10g，杏仁10g，生石膏30g，炙甘草8g，全瓜蒌30g，清半夏15g，黄芩15g，黄连10g，熟大黄5g，芦根30g，冬瓜仁15g，薏苡仁30g，桃仁10g，细辛3g，生姜10g。水煎服，日1剂，分早晚2次服药。

7剂后，患者自诉症状减轻近90%：喘憋较前明显改善，眠可，咳嗽，咳痰次数较前明显减少，口干、口渴、心烦、心慌已愈。大便日1次，成形，夜尿频。舌暗红，脉缓滑。

**治疗：**方用枳实薤白桂枝汤合丹参饮合水陆二仙丹治疗。

枳壳15g，薤白15g，厚朴10g，瓜蒌30g，桂枝10g，丹参30g，檀香10g，砂仁10g，芡实30g，金樱子15g，穿山甲10g（注：2020年《药典》未将穿山甲收入，建议可以用猪蹄甲替代，下同），茯苓30g。进7剂后，余症悉平。

随访至今，患者病情平稳，未见复发。

**按语：**《千金》苇茎汤由苇茎、薏苡仁、桃仁、冬瓜仁组成，具有清肺化痰、逐瘀排脓的功效。原方用于主治肺痈，组方药少效专。本案患者咳痰，痰稠，舌暗红，此乃痰浊血瘀之象，故用《千金》苇茎汤以清肺化痰活血。四诊合参，本案患者证属痰热阻肺，瘀血内停，治疗当以清热化痰、活血化瘀为法，麻杏石甘汤合小陷胸汤合《千金》苇茎汤正具此功。

## 三、小结

笔者在临床中用麻杏石甘汤合小陷胸汤治疗证属痰热蕴肺型肺系重症，每每获得较好的临床疗效。但应注意辨证加减：若患者还兼有腑实证，则可再合用大承气汤；若患者兼有血瘀证，可合用《千金》苇茎汤；若兼有阴伤，可合用麦门冬汤；等等。

还值得一提的是，临床治疗肺系疑难重症，应考虑到"肺与大肠相表里"。孙思邈注《华佗神方》说："肺与大肠相表里，肺疾则大肠之力不足，故便不畅，或便后失力。上无感，下不应也。若大肠过疾，则肺之鼓动力受阻，故气常不舒，或增咳嗽。干不强，枝亦弱也。"肠病可及肺，肺病可治肠。笔者在临床上治疗肺系疑难重症，主张"肺病治肠法"，只要患者辨证为痰热兼见大便干，大便难，必合以通腑之法，方多用大承气汤、厚朴大黄汤、宣白承气汤、增液承气汤等，药用大黄、玄明粉、火麻仁、瓜蒌仁、杏仁、厚朴、枳实等，常能取得较好的临床疗效。

关键词：肺病治肠法；麻杏石甘汤；小陷胸汤；大承气汤；《千金》苇茎汤

# 黄连阿胶汤中鸡子黄不可缺

## ——经方治愈脑梗死之头晕、失眠案

患者吉某，女，76岁。

**初诊日期：** 2012年11月30日。

**主诉：** 头晕反复发作3年，加重1年。

**现病史：** 患者于2009年因摔倒后出现头晕，偶有视物旋转，左侧肢体活动不利，就诊于我院，诊断为"脑梗死急性期"，经治疗好转后出院（具体治疗不详）。出院后头晕仍反复发作，2010年3月患者因"头晕伴左侧下肢活动不利3月余"于我院住院治疗，被诊断为"再发脑梗死恢复期"。给予阿司匹林肠溶片、尼麦角林胶囊、银丹心脑通软胶囊、注射用奥扎格雷钠、马来酸桂哌齐特注射液等治疗，症状好转后出院。

1年前患者因劳累后头晕较前加重，头晕时伴视物旋转，左侧肢体活动不利，就诊于我处。

**刻下症：** 持续头晕，视物旋转，无恶心呕吐，头晕与体位无关，休息后可缓解，双下肢无力，以左侧肢体为甚，无咳嗽咳痰，胃部隐痛，偶有烧心，心烦易怒，无口干口苦，饮食可，眠差，每天仅能睡2～3小时，长期服用地西泮片、马来酸咪达唑仑片等安眠药物，大便正常，每日1～2次，小便正常。

**查体：** 精神萎靡，舌暗红，苔薄白，脉沉弦。

**既往史：** 高血压病史7年，最高可达210/100mmHg，口服厄贝沙坦氢氯噻嗪片、硝苯地平控释片治疗，未监测血压。2010年3月于我院住院治疗期间被诊断为：①高血压病3级（极高危组）；②高脂血症；③2型糖尿病；④颈动脉硬化伴斑块形成；⑤双下肢动脉硬化伴多发斑块形成；⑥双侧胫前动脉局部狭窄。

**辅助检查：**CT 头颅平扫：双侧多发腔隙性脑梗死，脑萎缩，脑白质变性。

**西医诊断：**①陈旧性脑梗死；②高血压病 3 级（极高危组）；③高脂血症；④2 型糖尿病；⑤颈动脉硬化伴斑块形成；⑥双下肢动脉硬化伴多发斑块形成；⑦双侧胫前动脉局部狭窄；⑧严重失眠。

**方证辨证：**天麻钩藤饮出自《杂病证治新义》。**天麻钩藤饮的主要方证是：头晕，头重（头胀痛）脚轻（下肢无力），头热足凉；失眠。**本案患者症见持续头晕，双下肢无力，眠差，舌暗红，苔薄白，脉沉弦。天麻钩藤饮方证完全具备，故本案患者方证辨证为天麻钩藤饮证。

《伤寒论·辨少阴病脉证并治第十一》说："少阴病，得之二三日以上，心中烦，不得卧，黄连阿胶汤主之。"**笔者临床体会到黄连阿胶汤的主要方证是：精神萎靡，心中烦，失眠，舌红少苔。**本案患者精神萎靡，心烦易怒，眠差，每天仅能睡 2～3 小时，完全符合黄连阿胶汤的方证，故方证辨证为黄连阿胶汤证。

**中医诊断：**眩晕。天麻钩藤饮证，黄连阿胶汤证。

**治疗：**方用天麻钩藤饮合黄连阿胶汤加味。

天麻 18g，钩藤 20g，石决明 10g，炒栀子 15g，黄芩 15g，牛膝 15g，桑寄生 15g，夜交藤 15g，茯苓 15g，益母草 15g，黄连 15g，赤芍 15g，阿胶珠 15g，菊花 10g。水煎服，日 1 剂，分早晚 2 次服用，4 剂。

**二诊：**患者诉头晕稍有减轻，但仍头晕，视物旋转，纳食可，眠差，仍间断服用西药安定或力月西，能睡 3 小时左右，大便正常，日 1～2 次，小便正常。舌暗，苔薄白，苔少。脉弦细。

**治疗：**天麻 60g，钩藤 20g，石决明（生）10g，炒栀子 15g，黄芩 15g，牛膝 15g，桑寄生 15g，夜交藤 15g，茯苓 15g，益母草 15g，黄连 15g，赤芍 15g，阿胶珠 15g，菊花 10g，当归 30g，鸡子黄 2 枚。日 1 剂，水煎服，分早晚 2 次服用。

**三诊：**服用 3 剂后，患者即感觉头晕明显减轻，原先头晕是持续性，现在是偶尔头晕，双下肢感觉比以前有力（"以前走步总感觉要向前倒，似有人从背后推，走路不稳，现在没有这种感觉"——患者言）。睡眠大为改善，每晚不服用安定或力月西，能睡 5～6 小时。

**治疗：** 效不改方，继续服药 7 剂后，患者头晕症状消失，自觉双下肢较前明显有力，每晚不服用安定或力月西，能睡 6 小时左右。继续予天麻钩藤饮合黄连阿胶汤加减治疗。

随访 6 个月，患者头晕未见复发。

**按语：** 关于眩晕，《素问·至真要大论》说："诸风掉眩，皆属于肝。"肝为刚脏，肝气易升、易动，易达头颠。忧郁恼怒，肝失疏泄，郁而化火，暗耗肝阴，或年老肾阴亏虚，水不涵木，肝阳上亢，风阳升动，循经上扰清窍，发为眩晕。天麻钩藤饮出自《杂病证治新义》，是为肝阳上亢、肝风上扰之证而设，具有平肝息风、清热活血、补益肝肾之功效。当代已故名医印会河认为天麻钩藤饮的主证为：头晕，头重（头胀痛）脚轻（下肢无力），头热足凉，失眠（《印会河抓主症经验方解读》，侯振民、王世民主编）。笔者通过临床体会到印老总结得十分精辟到位，笔者临床按此应用之，多获佳效。综观本案患者的四诊信息，天麻钩藤饮方证具备，故用之。

另外，还值得一提的是，在二诊时笔者用了重剂天麻（60g），因为天麻是笔者治疗头晕的专药，果然用了重剂天麻后患者感觉头晕症状明显好转，并且未见不良反应。

笔者关于本案患者使用黄连阿胶汤有一点深刻的体会是：初诊时给予患者黄连阿胶汤，由于担心患者加用鸡子黄比较麻烦，故未用鸡子黄，结果发现患者失眠未改善。二诊时嘱患者服用黄连阿胶汤加用鸡子黄，结果患者失眠症状大为改善，由此体会到黄连阿胶汤中的鸡子黄是不可缺之药。更有趣的是，有一段时间，由于笔者出差在外，患者找另外一副主任医师看病开方，给患者开的不是黄连阿胶汤，结果患者当晚即失眠，服用马来酸咪达唑仑片才能入睡。患者因此专门找到笔者，要求服用含鸡子黄的汤药（黄连阿胶汤）。患者服用黄连阿胶汤（含鸡子黄）后即睡眠大为改善。患者将这个情况告诉了其他人，其他人纷纷抄写此方，以为秘方神方！可见经方黄连阿胶汤治疗失眠疗效甚佳。

> **黄连阿胶汤的方证是：精神萎靡，心中烦，失眠，舌红少苔。**

**关键词：** 头晕；天麻钩藤饮方证；重剂天麻；黄连阿胶汤中鸡子黄不可缺

# 泻青丸合小半夏汤治愈头晕、流涎案

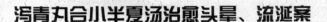

患者金某，男，80 岁。

**初诊日期**：2012 年 12 月 22 日。

**主诉**：间断性头晕 1 年，加重伴常流涎 2 个月。

**现病史**：患者 1 年前于北京世纪坛医院体检时发现血压偏高，血压 156/93mmHg，患者未予重视，后间断性出现头晕，患者定期监测血压，最高达 160/96mmHg。

2 个月前，患者因劳累后出现头晕加重，偶有头痛，服用马来酸左旋氨氯地平 5mg，日 1 次，血压控制良好，但仍头晕，遂就诊于我处。

**刻下症**：间断性头晕，头晕与体位变化无关。偶有头痛，无视物旋转，无耳鸣、胸闷，偶有胸部紧缩样疼痛，咽痒，偶有咳嗽，痰少，质白而黏，无恶寒。心烦，口干不欲饮水、腹胀，干呕，嘴角常流涎，几乎说每句话时都会流涎，纳眠可，右上肢麻木、疼痛，大便平素干，1 ～ 2 日 1 次，呈羊粪粒状，夜尿频，每晚 2 ～ 3 次。

**既往史**：冠心病病史 1 年，长期服用阿司匹林肠溶片、血滞通胶囊治疗。

**辅助检查**：头颅 CT 示：双侧多发腔隙性脑梗死；脑白质变性；脑萎缩。

**查体**：体形偏瘦，面偏红，舌淡暗，舌两边红，中有裂纹，苔黄厚腻，脉沉弦。

**西医诊断**：①双侧多发腔隙性脑梗死；②高血压病 2 级（很高危组）；③冠状动脉粥样硬化性心脏病，稳定型心绞痛，心功能 Ⅱ级。

**方证辨证**：泻青丸是宋代著名儿科学家钱乙所创制的一首方剂，出自

《小儿药证直诀》。原书主治证为"治肝热搐搦，脉洪实"。明代医圣万密斋在其著作《幼科发挥》中说："诸风搐搦，牵引歪斜，皆肝之病也，宜泻青丸主之。"近代名医印会河谓泻青丸的主要方证是：头晕、头痛、便秘。本案患者症见头晕，头痛，心烦，口干，大便平素干，1～2日1次，呈羊粪粒状，体形偏瘦，面偏红，舌淡暗，舌两边红，中有裂纹，苔黄厚腻，脉沉弦。符合泻青丸的方证，故方证辨证为泻青丸证。

《金匮要略·痰饮咳嗽病脉证并治第十二》说："呕家本渴，渴者为欲解，今反不渴，心下有支饮故也，小半夏汤主之。"本案患者症见嘴角常流涎，几乎说每句话时都会流涎，咳痰，质白而黏，口干不欲饮水、干呕。小半夏汤方证具备，故方证辨证为小半夏汤证。

**中医诊断：**眩晕。泻青丸证，小半夏汤证。

**治疗：**方用泻青丸合小半夏汤。

龙胆草 10g，当归 15g，川芎 10g，炒栀子 10g，酒大黄 6g，羌活 10g，防风 10g，法半夏 30g，生姜 30g。水煎服，日 1 剂，分早晚 2 次服用，3 剂。

**二诊：**患者诉头晕、头痛缓解，胸闷减轻，偶有胸痛，口角无流涎，右上肢麻木、疼痛减轻，咽痒，咳痰，痰量少，质白而黏，腹胀，纳眠可，大便干，夜尿频，每晚 2～3 次。

**治疗：**原方加槟榔 10g，乌药 10g，党参 10g，沉香粉 3g。水煎服，日 1 剂，分早晚 2 次服用，8 剂。

服药后患者诸症消失。

随访 3 个月，患者头晕、流涎症状未见复发。

**按语：**小半夏汤出自《金匮要略》，具有消痰化饮、和胃降逆的功效，主治痰饮内停、心下痞闷、呕吐不渴、胃寒呕吐、痰饮咳嗽等病证。小半夏汤中半夏为主药，燥湿化饮，降逆止呕，佐以生姜，温中和胃，降逆止呕，既可与半夏相须为用，以助药力，又可解半夏之小毒，二者相合，温燥化饮，即《金匮要略》所说"病痰饮者，当以温药和之"，以治饮之本；降逆和胃止呕，以除饮之标，从而标本兼顾。综观本案患者的四诊信息，小半夏汤方证具备。故用之以消痰化饮，降逆止呕。

**关键词：泻青丸；钱乙；小半夏汤；流涎**

# 夫心下有留饮，其人背寒冷如掌大

## ——经方治疗肺系重症案

患者刘某，女，64岁。

**初诊日期：** 2012年12月14日。

**主诉：** 咳喘反复发作10年，加重伴心悸、胸闷20天。

**现病史：** 患者10年前感冒后出现咳嗽、咳痰、喘憋症状，当时在我院诊断为"肺炎"，经治疗后好转。之后反复出现咳喘症状，2004年患者因咳喘症状发作在我院治疗，诊断为"支气管哮喘急性发作，支气管扩张"，经解痉平喘等治疗后好转出院。之后患者多次由于上述症状反复发作而住院治疗。2007年患者因咳嗽、咳痰、喘憋症状加重，在我科住院治疗，行肺功能检查提示：轻度阻塞性通气功能障碍，支气管舒张试验（+），诊断为"支气管哮喘，肺气肿，支气管扩张"，给予舒利迭、爱全乐、痰热清、喘定等治疗后好转。2010年8月患者因"咳喘症状加重"在北京朝阳医院住院治疗，诊断为"支气管哮喘，肺气肿，支气管扩张，肺部真菌感染"，经抗感染、抗真菌、解痉平喘、化痰等治疗后好转。出院后患者未规范吸入舒利迭、思力华，间断口服西药及中药治疗，病情控制尚可。

患者20天前因受凉后咳喘症状加重于北京友谊医院住院治疗，诊为"慢性阻塞性肺疾病（中度），支气管哮喘，支气管扩张合并感染"，经抗感染、解痉平喘等治疗16天后咳嗽好转，但喘憋未见缓解，仍夜间频繁发作。故来我院住院治疗。

**刻下症：** 咳嗽、喘憋，喘憋每晚发作3～4次，咳痰量多色黄，质稠黏，喉中可闻及哮鸣音，伴胸闷、心悸，动则加重，夜间为著，自诉后背有巴掌大的寒冷地方，烦躁，恶寒，无汗，口苦，纳呆，眠差，大便2～3次/日，不成形，小便频数，夜尿2～3次/夜，色黄，舌红绛无苔有裂纹，脉弦数。

既往史：干燥性鼻炎病史 4 年余，未治疗。

辅助检查：全血细胞分析：嗜酸性粒细胞计数 $0.64 \times 10^9$/L，嗜酸性粒细胞百分数 7.7%。

查体：心率 $110 \sim 130$ 次 / 分，面色苍白，面颊潮红，形体消瘦，神清，神色衰惫，双下肢无水肿。

西医诊断：①慢性阻塞性肺疾病急性发作（3 级）；②支气管哮喘合并感染；③慢性鼻炎；④心律失常，窦性心动过速，房性早搏。

西医治疗：保持原先治疗方案不变。

方证辨证：大青龙汤出自《伤寒论·辨太阳病脉证并治中第六》，原文第 38 条说："太阳中风，脉浮紧，发热恶寒，身疼痛，不汗出而烦躁者，大青龙汤主之。若脉微弱，汗出恶风者，不可服之，服之则厥逆，筋惕肉瞤，此为逆也。"第 39 条说："伤寒脉浮缓，身不疼，但重，乍有轻时，无少阴证者，大青龙汤发之。"**大青龙汤的最主要方证为：无汗而喘，烦躁。**初诊时本案患者症见舌红绛，脉弦数，咳嗽、喘憋，喘憋每晚发作 $3 \sim 4$ 次，咳痰量多色黄，质稠黏，烦躁，恶寒，无汗。故大青龙汤方证具备，本案患者方证辨证为大青龙汤。

《金匮要略·百合狐惑阴阳毒病脉证治第三》说："百合病不经吐、下、发汗，病形如初者，百合地黄汤主之。"笔者临床体会到百合地黄汤的方证是：精神恍惚，默默不语，忧郁喜静，坐卧不安，烦躁，饥不欲食，口苦舌干，小便黄赤，苔薄黄，脉数。**百合地黄汤的核心方证是：口苦，小便黄赤，脉数。**本案患者口苦，小便频数，夜尿每晚 $2 \sim 3$ 次，色黄，舌红绛无苔有裂纹，脉弦数，符合百合地黄汤的方证。

中医诊断：喘证。大青龙汤证，百合地黄汤证。

治疗：方用百合地黄汤合大青龙汤。

生麻黄 10g，桂枝 6g，杏仁 6g，炙甘草 18g，生石膏 20g，生姜 9g，大枣 8g，百合 30g，生地黄 30g，知母 10g。水煎服，日 1 剂，分早晚 2 次服用，3 剂。

二诊：患者仍有咳喘、咳痰，痰多，痰色黄白相间，质稠，无汗，偶有心悸，心率 80 ~ 90 次 / 分，胸闷憋气，动则喘甚，喘憋每晚发作 1 ~ 2 次，喉间可闻及哮鸣音，口苦，纳差，大便每日 1 次，质干，小便频数，舌暗红，无苔，脉弦数。

**治疗：**方用小柴胡汤合炙甘草汤合桂枝茯苓丸。

柴胡 15g，党参 15g，黄芩 15g，法半夏 15g，生姜 6g，大枣 8g，炙甘草 30g，阿胶珠 10g，麦冬 15g，生地黄 15g，桂枝 15g，火麻仁 10g，茯苓 15g，桃仁 10g，牡丹皮 10g。水煎服，分早晚 2 次服用，7 剂。

**三诊：**患者诉咳嗽明显改善，喘憋近 3 天来夜间无发作，偶有咳痰，量多，色白，质黏，呈泡沫样，口干，不欲饮水，无口苦，无汗，自觉后背发凉，如手掌大小，胃部发凉，双腿发凉，体重较前明显增加，纳可，饭后即大便，不成形，小便可，夜尿 2 ~ 3 次 / 晚，面色苍白略黄，舌嫩暗无苔水滑，脉沉数。

**治疗：**方用苓甘五味姜辛汤合桂枝加厚朴杏子汤加味。

茯苓 15g，炙甘草 15g，五味子 12g，干姜 15g，细辛 10g，桂枝 15g，白芍 15g，生姜 20g，杏仁 15g，厚朴 15g，半夏 15g。水煎服，分早晚 2 次服用。

11 剂后诸症消失，患者十分高兴而出院。

出院后一直以大青龙汤、苓甘五味姜辛汤等出入治疗，随访 4 个月，患者咳喘症状未见复发。

**按语：**本案患者经西医治疗 16 天，仅仅是咳嗽好转，而喘憋未见缓解，仍夜间频繁发作，患者痛苦不堪，加用中医经方治疗 3 天后，患者喘憋症状即减轻，治疗 10 天后，患者夜间即不发作喘憋。治疗 21 天后患者即诸症消失，可见经方的疗效甚佳。

本案患者的一个典型症状是"后背有巴掌大的寒冷地方"。《金匮要略·痰饮咳嗽病脉证并治第十二》说："夫心下有留饮，其人背寒冷如掌大。"也就是说若症见背寒如掌大，可作为辨水饮证的依据之一。《金匮要略·痰饮咳嗽病脉证并治第十二》又说："病痰饮者，当以温药和之。"即是说痰饮乃阴邪为患，心胸阳气不足，水液凝聚所致。若得阳气温化，则寒散饮化。故只要是痰饮内停，都应该强调用"温药"。如用苓甘五味姜辛汤等以温化水饮。

二诊时患者症见口苦，纳差，脉弦数，符合小柴胡汤的方证。患者心悸，舌暗红，无苔，脉弦数符合炙甘草的方证，故用之（说明：此为笔者早期的医案，实际上，运用炙甘草汤治疗心悸，若生地黄用至 48g 以上，疗效更佳）。患者舌偏暗，故合用桂枝茯苓丸以活血。

三诊时，患者症见咳痰，量多，色白，质黏，呈泡沫样，自觉后背发凉，如手掌大小，胃部发凉，双腿发凉，饭后即大便，不成形，面色苍白略黄，舌嫩暗无苔水滑，脉沉数无力。此乃寒饮内停，故用苓甘五味姜辛汤以温化寒饮，并合用桂枝加厚朴杏子汤以加强温化寒饮、降逆平喘、祛痰止咳之功。

**关键词：大青龙汤方证；苓甘五味姜辛汤；桂枝加厚朴杏子汤；小柴胡汤**

# 黄芪桂枝五物汤合逍遥散合枳实薤白桂枝汤治疗腔隙性脑梗死

患者熊某，女，60 岁。

**初诊日期**：2012 年 12 月 19 日。

**主诉**：双侧肢体活动不利 3 年，右侧肢体不利加重 3 天。

**现病史**：2009 年患者因生气后，出现双侧肢体活动不利，仍能正常生活及自主行走，患者未予重视及诊治。

3 天前患者因受情志刺激后，突发右侧肢体活动不利加重，右上肢及右下肢均不能抬离床面，于我院急诊就诊，查头颅 CT：①双侧侧脑室旁、放射区腔隙性脑梗死；②脑萎缩；③脑白质变性；④右颞叶钙化灶。心电图：窦性心动过速。生化：血糖 11.3mmol/L。诊断为"腔隙性脑梗死，2 型糖尿病"，予舒血宁注射液、马来酸桂哌齐特注射液治疗，症状较前稍缓解，现为求诊治，就诊于我处。

**刻下症**：右侧肢体活动不利，右上肢及右下肢均不能抬离床面，右侧肢体麻木尤其以肢端麻木为甚，言语謇涩，偶有头晕、头痛，全身乏力，发作性胸闷气短，伴胁下窜痛，疼痛放射至左侧背部，无心慌。口苦，口干欲饮水，盗汗，纳眠可，大便 1 次 / 日，质略干，小便黄，夜尿 4～5 次 / 晚。舌体自觉僵硬，舌质暗，苔薄白，脉弦细数。

> **既往史**：2 型糖尿病病史半年，予胰岛素治疗，血糖控制尚可。
>
> **查体**：患者由轮椅推入诊室，不能自行行走，体形偏瘦，神清，面色苍白，右上肢肌力 2 级，右下肢肌力 2 级，左侧肌力正常。右侧 Babinski 征（＋），左侧 Babinski 征（－）。
>
> **西医诊断**：①腔隙性脑梗死；②脑萎缩；③2 型糖尿病。

**方证辨证**：《金匮要略·血痹虚劳病脉证并治第六》篇中说："血痹，阴阳俱微，寸口关上微，尺中小紧，外证身体不仁，如风痹状，黄芪桂枝五物汤主之。"**笔者临床体会到黄芪桂枝五物汤的主要方证是：局部肌肤麻木不仁。**本案患者症见右侧肢体麻木，尤其以肢端麻木为甚，故本案患者方证辨证为黄芪桂枝五物汤证。

逍遥散出自《太平惠民和剂局方》，原文说："治血虚劳倦，五心烦热，肢体疼痛，头目昏重，心忪颊赤，口燥咽干，发热盗汗，减食嗜卧，及血热相搏，月水不调，脐腹胀痛，寒热如疟。又疗室女血弱阴虚，荣卫不和，痰嗽潮热，肌体羸瘦，渐成骨蒸。"**笔者临床体会到逍遥散的主要方证是：两胁作痛，口燥咽干，头目昏重，神疲纳少，舌淡，脉弦而虚。**本案患者症见胁下窜痛，头晕、头痛，口苦，口干欲饮水，大便略干，小便黄，舌苔薄白腻，质暗，脉弦细数。故方证辨证为逍遥散证。

《金匮要略·胸痹心痛短气病脉证并治第九》说："胸痹心中痞，留气结在胸，胸满，胁下逆抢心，枳实薤白桂枝汤主之。"患者由情志刺激发病，又症见发作性胸闷气短，伴胁下窜痛，放射左侧背部。符合枳实薤白桂枝汤的方证，故方证辨证为枳实薤白桂枝汤证。

**中医诊断：**中风（中经络）。黄芪桂枝五物汤证，逍遥散证，枳实薤白桂枝汤证。

**治疗：**方用黄芪桂枝五物汤合逍遥散合枳实薤白桂枝汤。

生黄芪 30g，桂枝 15g，生白芍 15g，大枣 8g，生姜 6g，柴胡 15g，当归60g，赤芍 15g，茯苓 15g，白术 15g，炙甘草 20g，薄荷 10g，枳实 15g，薤白 15g，瓜蒌 20g，厚朴 15g。水煎服，日 1 剂，分早晚 2 次服用，5 剂。

**二诊：**患者诉右侧肢体活动不利及麻木较前缓解约一半，肢体知觉恢复，可借拐杖缓慢行走，舌体僵硬缓解，言语较前流利，胸闷气短，胁下痛改善，纳可，眠安，大便 2 日未行，便干，小便调。舌体瘦小，舌暗，苔薄白，脉沉数无力。

**治疗：**方用黄芪桂枝五物汤合逍遥散合枳实薤白桂枝汤加味。

生黄芪 30g，桂枝 15g，生白芍 15g，大枣 8g，生姜 6g，柴胡 15g，当归90g，赤芍 15g，茯苓 15g，白术 15g，炙甘草 20g，薄荷 10g，枳实 20g，薤白 15g，瓜蒌 20g，厚朴 15g，玄参 15g，酒大黄 6g。水煎服，日 1 剂，分早晚 2 次服用，8 剂。

**三诊：**患者诉右侧肢体活动不利明显改善，右上肢已经能自主抬离床面，右下肢亦能抬离床面，麻木较前明显缓解，言语较前流利，手指脚趾麻木较前明显缓解，胸闷气短，胁下痛较前亦明显缓解，纳眠可，大便3日未解，小便调。查体：右上肢肌力3级，右下肢肌力3级。

**治疗：** 方用黄芪桂枝五物汤合逍遥散合大承气汤。

生黄芪40g，桂枝15g，白芍15g，大枣8g，生姜6g，当归90g，赤芍15g，柴胡15g，茯苓15g，白术15g，炙甘草20g，薄荷10g，酒大黄9g，枳实15g，玄明粉6g，厚朴15g。水煎服，日1剂，分早晚2次服用。

7剂后患者右侧肢体活动明显恢复，右上肢及下肢肌力4级，已能自行行走，诸症若失。

**按语：** 黄芪桂枝五物汤出自《金匮要略·血痹虚劳病脉证并治第六》："血痹，阴阳俱微，寸口关上微，尺中小紧，外证身体不仁，如风痹状，黄芪桂枝五物汤主之。"清·陈修园说："此（黄芪桂枝五物汤）即桂枝汤去草之缓，加黄芪之强有力者，于气分中调其血，更妙倍用生姜以宣发其气。气行则血不滞而痹除。"本方乃仲景为血痹而设，是益气活血法的祖方，凡阳气不足、血行瘀滞所引起的病证，皆可用之。

逍遥散出自《太平惠民和剂局方》，由柴胡、当归、白芍、茯苓、白术、甘草、生姜、薄荷组成，具有疏肝解郁、养血健脾之功，主治肝郁血虚脾弱之证。清·张秉成的《成方便读》说："夫肝属木，乃生气所寓，为藏血之地；其性刚介，而喜条达，必须水以涵之，土以培之，然后得遂其生长之意。若七情内伤，或六淫外束，犯之则木郁而病变多矣。此方（逍遥散）以当归、白芍之养血，以涵其肝；苓、术、草之补土，以培其土；柴胡、薄荷、煨生姜俱系辛散气升之物，以顺肝之性，而使之不郁。"本案患者2次发病均是由情志刺激所致，与肝郁密切相关。加之综观患者四诊信息，逍遥散方证具备，故用之以疏肝理气，健脾养血。

**关键词：黄芪桂枝五物汤；逍遥散；枳实薤白桂枝汤；右侧肢体瘫痪**

# 麻木第一方

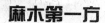

## ——经方治疗脑梗死案

患者乔某，女，58 岁。

**初诊日期：** 2012 年 12 月 30 日。

**主诉：** 左侧肢体麻木 1 年余，加重伴头痛 2 个月。

**现病史：** 患者 1 年前出现左侧肢体麻木疼痛，以左手指尖、左脚大踇趾麻木疼痛为著，休息后可缓解，遂未予重视。

2 个月前患者出现上述症状加重，左侧肢体麻木疼痛，以左手指尖、左脚大踇趾麻木疼痛为著，休息后未见缓解，伴头痛，头晕。偶有心慌，胸口隐隐作痛，疼痛时间持续 3～5 分钟，放射至后背。遂前往我院就诊，查头颅 CT：①右侧内囊及右侧脑室旁腔隙灶；②轻度脑萎缩。为求进一步诊治，就诊于我处。

**刻下症：** 左侧肢体麻木疼痛，以左手指尖、左脚大踇趾麻木疼痛为著，伴头痛，头晕，耳鸣如蝉，无视物旋转，无一过性昏蒙，无恶心呕吐，无饮水呛咳；偶有心悸，胸口隐隐作痛，疼痛时间持续 3～5 分钟，放射至后背，夜间可平卧，无夜间憋醒，偶有咳嗽，咳色白质稀痰，四肢冰凉，以双膝、双肘关节以下凉为甚，腰背怕冷；无腹胀烧心、反酸；口干喜饮水；睡眠可，纳食可，大小便正常。

**查体：** 体形中等，面色淡白，舌淡，苔薄白，边有齿痕，脉沉细。

**既往史：** 14 年前患者于友谊医院诊断为"预激综合征"，于朝阳医院行射频消融术。肺间质病变 8 年，间断口服苏子降气丸、百合固金口服液等。血脂异常病史 1 年，未服药物。

**辅助检查：** 颈动脉超声：双颈动脉内中膜增厚。

**西医诊断：** ①脑梗死，右侧内囊及右侧脑室旁脑梗死；②高脂血症；③肺间质病变；④预激综合征，射频消融术后。

**方证辨证：**《金匮要略·血痹虚劳病脉证并治第六》原文说："血痹，阴阳俱微，寸口关上微，尺中小紧，外证身体不仁，如风痹状，黄芪桂枝五物汤主之。"**笔者临床体会到黄芪桂枝五物汤的主要方证是：局部肌肤麻木不仁。**本案患者主诉之一是左侧肢体麻木1年余，加重2个月，故本案患者方证辨证为黄芪桂枝五物汤证。

《伤寒论·辨厥阴病脉证并治第十二》说"手足厥寒，脉细欲绝者，当归四逆汤主之"，又说"若其人内有久寒者，宜当归四逆加吴茱萸生姜汤"。其中"久寒"属沉寒痼疾之类，唐代《备急千金要方》谓："当归四逆加吴茱萸生姜汤，治阳邪陷阴，手足厥冷，脉细欲绝方，即本方。"明代《医学入门》说："当归四逆汤治厥阴病气弱，手足厥逆、小腹疼痛，或呕哕，或囊缩，血虚则脉细欲绝，亦阴毒要药也。……如素有寒气加吴萸，倍生姜。"**笔者临床体会到当归四逆加吴茱萸生姜汤的方证是：手足厥寒，腹中（或其他部位）冷痛，呕吐，头痛，脉细。**本案患者长期四肢冰凉，以双膝、双肘关节以下凉为甚，左侧肢体麻木疼痛，以左手指尖、左脚大踇趾麻木疼痛为著，伴头痛，头晕，耳鸣如蝉，腰背怕冷，脉沉细。符合当归四逆加吴茱萸生姜汤的方证，故方证辨证为当归四逆加吴茱萸生姜汤证。

**中医诊断：**中风。黄芪桂枝五物汤证，当归四逆加吴茱萸生姜汤证。

**治疗：**方用黄芪桂枝五物汤合当归四逆加吴茱萸生姜汤加味。

生黄芪15g，桂枝10g，生白芍15g，赤芍15g，大枣8g，生姜8g，当归60g，细辛10g，炙甘草15g，通草10g，吴茱萸10g，天麻60g，钩藤15g，菊花15g。水煎服，8剂，日1剂，分早晚2次服用。

**二诊：**患者诉左侧肢体麻木、疼痛已经好转约70%，现仅见四肢末端麻木，偶有后枕部及颠顶部跳痛，无明显耳鸣症状。心悸、胸口隐痛已愈，偶有咳嗽，咳色白质稀痰、咯吐不畅；双上肢冰凉已明显缓解。双下肢冰凉，以双膝关节以下凉为甚；口干较前缓解；睡眠可，纳食可，二便调。舌淡，苔白，脉沉细。

**治疗：**方用黄芪桂枝五物汤合当归四逆加吴茱萸生姜汤加味。

生黄芪30g，桂枝30g，生白芍15g，赤芍15g，大枣8g，生姜8g，当归80g，细辛10g，炙甘草15g，通草15g，吴茱萸15g，天麻60g，白芥子15g，白芷15g，川芎15g，全蝎9g，鸡血藤30g。水煎服，日1剂，分早晚2次服用。

5剂后患者诸症若失。

随访 3 个月，患者病情未见复发。

**按语：**黄芪桂枝五物汤，即桂枝汤去甘草倍生姜，加入黄芪为主药。方中黄芪甘温益气，倍生姜助桂枝以通阳行痹，芍药和营理血，生姜、大枣调和营卫，共奏益气温经、和血通痹之效。黄芪桂枝五物汤临床使用最重要的指征为：局部肌肤麻木不仁。笔者认为黄芪桂枝五物汤为治麻木第一方，针对肢体麻木一症，屡用屡效。笔者多用黄芪桂枝五物汤治疗糖尿病周围神经病变、中风后遗症等，对于黄芪桂枝五物汤中的黄芪，笔者常用量为 15 ～ 90g。（这是笔者早期的临床经验，实际上，黄芪桂枝五物汤的关键是生姜必须用大剂量，当生姜用至 60 ～ 90g 时，疗效甚佳！）本案患者的一个主症为"左侧肢体麻木 1 年余"，故用黄芪桂枝五物汤以益气温经通痹。

当归四逆加吴茱萸生姜汤出自张仲景《伤寒论》，是仲景为血虚寒盛、脉络不通之证而设。综观本案患者的四诊信息，符合当归四逆加吴茱萸生姜汤的方证，故用之以养血通脉，温经散寒。

> **当归四逆加吴茱萸生姜汤的方证是：手足厥寒，腹中（或其他部位）冷痛，呕吐，头痛，脉细。**

**关键词：肢体麻木 1 年；双膝、双肘关节以下凉为甚**

# 猪苓汤合金匮肾气丸治疗顽固性心力衰竭案

患者郭某，女，78岁。

**初诊日期**：2012年12月28日。

**主诉**：反复心前区憋闷疼痛3年，加重伴全身重度水肿1周。

**现病史**：3年前患者因劳累出现心前区憋闷、疼痛，间断在社区医院和北京大学第三医院治疗，具体治疗不详。

1周前患者受凉后出现全身重度浮肿，心前区憋闷、疼痛加重，就诊于北京大学第三医院。查超声心电图示：左房增大，三尖瓣反流，肺动脉收缩压（PASP）34mmHg，左室舒张功能减退，B型尿钠肽（BNP）1200 pg/mL；动态心电图示：心房颤动，室性早搏。被诊断为冠心病、慢性心力衰竭、心功能Ⅳ级，予地高辛强心，硝酸异山梨酯注射液扩冠，托拉塞米注射液利尿以减轻心脏负荷，盐酸氨溴索注射液、注射用多索茶碱化痰止咳平喘，盐酸莫西沙星注射液抗感染治疗，症状未见明显缓解，为进一步治疗收入我科。

**刻下症**：心前区或胸胁部或后背部憋闷疼痛频繁发作，放射至左肩背，每次憋闷痛持续2～3分钟，自觉有气从脐下往上冲至咽喉部，气短，心慌，下地行走3～5米即胸闷憋气大作，口唇紫绀，不能站立，全身抽动，夜间不能平卧。全身乏力，纳少，偶有反酸、烧心，咳嗽咳痰，痰为黄稠痰，口淡，口干，喜热饮，饮凉水后胃部不适。每天尤其是晚上上半身热，常大汗出，经常湿透衣领，下半身怕冷，特别以双膝冷甚，腰酸怕冷，头痛，无头晕。舌体右侧有一约1cm×2cm的溃疡，溃疡面呈白色（已有2个月），疮面局部痛苦不堪。眠差，在北京大学第三医院住院期间连续6天基本没有睡觉（因喘憋所致），大便日1行，小便少。舌红，无苔，脉沉滑结。

　　**既往史**：高血压病史 10 余年，血压最高可达 210/90mmHg，规律服用富马酸比索洛尔片，现血压控制在 120/60mmHg；2 型糖尿病病史 16 年；子宫内膜腺癌术后 8 年；慢性萎缩性胃炎、反流性食管炎病史 40 余年；胃溃疡病史 10 余年；胆囊切除术后 3 年；慢性咽炎病史 50 余年；脂肪肝病史 10 余年；脑梗死病史 3 余年。

　　**辅助检查**：C 反应蛋白 15mg/L，全血细胞分析：血红蛋白 102.0g/L，中性粒细胞 $8.98×10^9$/L，红细胞 $3.47×10^{12}$/L，中性粒细胞比例 78.5%，平均红细胞体积 3.40fL。血气分析：碱剩余 8.9mmol/L，细胞外剩余碱 10.0mmol/L，二氧化碳分压 48.8mmHg，全血缓冲碱 54.7mmol/L，酸碱度 7.459，标准 pH 值 7.525。

　　**查体**：由 120 急救车送至病房，长期卧床，不能平卧，面部重度水肿，体形偏胖，面色㿠白，痛苦面容，双下肢重度水肿。

　　**西医诊断**：①冠心病慢性心力衰竭，心功能Ⅳ级，心律失常，永久性房颤；②肺部感染；③高血压病 3 级（很高危组）；④2 型糖尿病；⑤慢性萎缩性胃炎；⑥反流性食管炎；⑦胃溃疡；⑧子宫内膜腺癌术后；⑨胆囊切除术后；⑩脂肪肝；⑪陈旧性脑梗死。

　　**西医治疗**：保持原先治疗方案不变。

　　**方证辨证**：《伤寒论·辨阳明病脉证并治第八》说："若脉浮发热，渴欲饮水，小便不利者，猪苓汤主之。"《伤寒论·辨少阴病脉证并治第十一》又说："少阴病，下利六七日，咳而呕渴，心烦，不得眠，猪苓汤主之。"**可见猪苓汤的方证是：渴欲饮水，小便不利，发热，面部或下肢水肿，心烦，不得眠，舌红，少苔或无苔。**本案患者症见小便少，面部及双下肢重度水肿，心前区或胸胁部或后背部憋闷疼痛频繁发作，放射至左肩背，每次憋闷痛持续 2～3 分钟，眠差，舌红，无苔，脉沉滑。故符合猪苓汤的方证，方证辨证为猪苓汤证。

　　**病机辨证**：《金匮要略·血痹虚劳病脉证并治第六》说："虚劳腰痛，小腹拘急，小便不利者，八味肾气丸主之。"八味肾气丸又名金匮肾气丸，笔者临床体会到金匮肾气丸主要针对的病机是：水寒不藏龙，逼真火浮游于上，致成火不归原之证。本案患者症见每天尤其是晚上上半身热，常大汗出，下半身怕冷，特别以双膝冷甚，腰酸怕冷，头痛，舌体右侧有一溃疡，溃疡面呈白色。符合金匮肾气丸之水寒不藏龙，逼真火浮游于上，致火不归原之证。

**中医诊断：**喘证。猪苓汤证，金匮肾气丸证（火不归原证）。

**治疗：**方用猪苓汤合金匮肾气丸。

猪苓 30g，茯苓 30g，泽泻 30g，阿胶 15g，滑石块 15g，肉桂 3g，黑顺片 10g（先煎 1 小时），熟地黄 30g，山茱萸 30g，山药 30g，牡丹皮 30g。水煎服，日 1 剂，7 剂。嘱患者中药汤药少量频服。

**二诊：**患者诉心前区或胸胁部或后背部憋闷疼痛、自觉有气从脐下往上冲至咽喉部症状均基本已愈，近 3 天憋闷疼痛仅发作 2 次，每次憋闷疼痛发作持续 1 分钟左右。气短、心悸症状均已愈。现患者能下地行走 50 米而不发作胸闷、憋气。面部浮肿明显减轻，仍觉全身尤其是双下肢沉重，纳少，已无咳嗽，无咳痰，仍口干，喜饮温水，入院后患者最初 2 天，每天特别是晚上上半身大汗出，现上半身出汗明显减轻，下半身仍怕冷，仍腰酸怕冷，头痛已愈。入院时最初 2 天基本没有睡觉，现患者能夜间睡 5 ～ 6 小时，但常做噩梦，舌体右侧溃疡面无明显变化，疮面局部痛苦不堪，舌暗红，无苔，脉沉细结。

**治疗：**方用猪苓汤合金匮肾气丸合封髓丹。

猪苓 30g，茯苓 30g，泽泻 30g，阿胶 15g（烊化），滑石块 15g，肉桂 3g，黑顺片 15g（先煎 1 小时），熟地黄 30g，山药 30g，牡丹皮 30g，酸枣仁 30g，白芍 30g，砂仁 10g（后下），黄柏 15g，炙甘草 15g。水煎服，日 1 剂，5 剂，少量频服。

**漱口方：**生蒲黄 12g，五倍子 9g，生甘草 9g。7 剂，水煎服，放凉后漱口。

**三诊：**患者诉心前区或胸胁部或后背部憋闷疼痛近 3 天未发作，现患者能自行在病区外过道来回走动一次（约 80 米），而不发作胸闷、憋气。面部水肿及下肢水肿均已愈，仍觉全身尤其是双下肢沉重。仍纳少，上半身出汗大为减少，下半身仍怕冷，仍腰酸怕冷，患者能夜间睡 6 小时左右，但常做噩梦。舌体右侧溃疡，患者诉用完漱口方后，已经无局部痛苦感觉。舌暗红，无苔，脉沉结。

**治疗：**方用猪苓汤合金匮肾气丸合封髓丹合酸枣仁汤。

猪苓 30g，茯苓 30g，泽泻 30g，阿胶 15g（烊化），滑石块 15g，肉桂 3g，黑顺片 15g（先煎 1 小时），熟地黄 30g，山药 30g，牡丹皮 30g，酸枣仁

30g，白芍 30g，砂仁 10g（后下），黄柏 15g，川芎 15g，知母 12g，炙甘草 15g。水煎服，日 1 剂，少量频服。

7 剂后，患者诸症若失。

**按语：**本案患者经西医强心、利尿、扩冠、抗感染等规范治疗 1 周后，症状未见明显缓解，故患者为顽固性心力衰竭或难治性心力衰竭。加用经方治疗 7 天后，患者症状即大减，加用经方治疗 17 天，即诸症若失，可见中医经方效如桴鼓。

金匮肾气丸，又名"八味肾气丸"，是仲景《金匮要略·血痹虚劳病脉证并治第六》中的方剂。原方由干地黄八两，山药四两，山茱萸四两，泽泻三两，茯苓二两，牡丹皮三两，桂枝、附子（炮）各一两组成。笔者常将金匮肾气丸中的桂枝改为肉桂 3g，并改为用汤剂（即《医宗金鉴》中的桂附地黄汤），用于治疗虚阳上越（火不归原）之证，屡屡获佳效。关于引火归原，是指用温药治疗虚阳上越（或称龙火上燔）的一种方法，属于从治法。"引火归原"一词，最早见于明代《景岳全书》："阴根于阳，阳根于阴，凡病有不可正治者，当从阳以引阴，从阴以引阳，各求其属而衰之，……引火归原，纳气归肾，从阴以引阳也，此即水中取火，火中取水之义。"又说："虚火病源有二，一曰阴虚则发热，此以真阴亏损，水不制火也。二曰阳虚亦能发热，此以元阳败竭，火不归原也。""若认阳虚发热，则宜益火，益火之法，只宜温热，大忌清凉。"当代名老中医李可认为火不归原分为两个基本证候：一是水浅不养龙，阴虚于下，则火失其制而离位上奔，方可以用明末清初医家傅青主的引火汤（熟地黄 90g，巴戟天、天麦冬各 30g，茯苓 15g，五味子 6g）；二是水寒不藏龙，逼真火浮游于上，致火不归原之证，其主症是双膝冷甚（孙其新《李可临证要旨》）。笔者临床上治疗水寒不藏龙之火不归原证常用金匮肾气丸（改桂枝为肉桂）、骨碎补、附子等。本案患者症见每天尤其是晚上上半身热，常大汗出，下半身怕冷，特别以双膝冷甚，腰酸怕冷，头痛，舌体右侧有一约 1cm×2cm 的溃疡，溃疡面呈白色（已 2 个月），辨证当属水寒不藏龙，逼真火浮游于上，致火不归原之证，故用金匮肾气丸（含肉桂、附子）以温肾阳，引火归原。

另外，本案中笔者用到的漱口方（生蒲黄 12g，五倍子 9g，生甘草 9g），是用于口腔溃疡的经验方，十分效验。漱口方全方具有敛疮、解毒、消肿之功效，特别是方中生蒲黄能减轻溃疡面水肿，并且能瞬间消肿，减低疮面处水肿所致的过高的张力，故能迅速缓解局部疼痛。

　　猪苓汤方证：渴欲饮水，小便不利，发热，面部或下肢水肿，心烦，不得眠，舌红，少苔或无苔。

　　火不归原证：一是水浅不养龙，阴虚于下，火失其制而离位上奔，用引火汤；二是水寒不藏龙，逼真火浮游于上，用金匮肾气丸（改桂枝为肉桂）、骨碎补、附子等。

关键词：胸闷痛喘憋欲死，西医治疗枉费时；滋阴利水火归原，诸症若失经方奇

# 经方治愈怪病

## ——头左侧一过性发凉疼痛如泼冰水1年余

患者张某，女，74岁。

**初诊日期**：2013年1月7日。

**主诉**：间断心悸2年余，头左侧一过性发凉疼痛如泼冰水1年余。

**现病史**：2年前患者出现心悸，伴胸闷、憋气，就诊于首都医科大学安贞医院，行冠状动脉造影术示冠状动脉狭窄60%（具体不详），诊为"冠心病，高血压病"，予硝酸异山梨酯缓释片60mg日1次，富马酸比索洛尔5mg日1次，苯磺酸氨氯地平20mg日1次等药物口服治疗，症状有所缓解。后长期服用上述药物，其间因出现血压过低，曾停用苯磺酸氨氯地平1年。

1年前开始出现左侧一过性发凉疼痛如泼冰水，近2个月此症状加重，每次持续5～6分钟，痛苦不堪，已有多家医院医生和患者告知患者，此症状（疼痛如泼冰水）不易治好。3天前，因情绪波动出现心前区憋闷，范围约手掌大小，放射至左臂，心悸亢进、恶心，头胀，测血压170/48mmHg，自行吸氧、含服速效救心丸15粒后，约30分钟症状有所缓解。为求诊治，就诊于我处。

**刻下症**：心悸亢进，均夜间发病，平均1～2天发作1次，服用速效救心后30分钟后能缓解，偶有胸闷、憋气，善太息，偶有咳嗽，咳痰，痰量少，色白易咯出，头部左侧一过性发凉疼痛，如灌冰水，从前头维穴开始沿头侧面，至后颈部，每次发病持续5～6分钟，每天发作5～6次，均为白天发病，患者因此痛苦不堪，头左侧麻木，左侧手掌心麻木，口干，喜热饮，无口苦；纳可，眠稍差，大便偏稀，1日1行，小便调。

**查体**：体形中等，精神萎靡，面色淡白，舌体胖大，舌淡红，苔薄白，有裂纹，脉沉细。

**既往史：** 高血压病史 7 年余，最高达 210/100mmHg，现服富马酸比索洛尔、苯磺酸氨氯地平，血压控制在 150/80mmHg 左右；2 型糖尿病史 10 年余，长期服用参芪降糖颗粒治疗，餐前血糖控制在 6.0～7.0mmol/L。曾有阵发性房颤病史，具体不详；有陈旧性肺结核病史，已治愈。

**辅助检查：** 24 小时动态心电图（2013 年 1 月 8 日于本院）：记录时间 23 小时 41 分 5 秒，房性早搏总数 571 次（0.7%），单个房早 535 次（0.6%），室性早搏总数 372 次（0.4%），单个室早 372 次（0.4%）。诊断：窦性心律，房早，可见成对，联律、短阵房速，室性早搏。头部 CT（2012 年 11 月 30 日于北京医院）：右侧基底节腔隙性梗塞灶；大脑镰旁钙化灶，不除外小脑膜瘤可能。

**西医诊断：** ①冠状动脉粥样硬化性心脏病，不稳定型心绞痛，房早（成对），联律、短阵房速，室性早搏，心功能Ⅱ级；②腔隙性脑梗死；③高血压病 3 级（很高危组）；④2 型糖尿病。

**方证辨证：**《伤寒论·辨太阳病脉证并治下第七》说："伤寒，脉结代，心动悸，炙甘草汤主之。"炙甘草汤又名复脉汤。日本著名汉方学家矢数道明认为炙甘草的方证是：营养不良，躁甚，皮肤枯燥，易疲劳，手足烦热，口干，大便秘结，呼吸热，心悸亢进，或脉结滞，不整脉（心律不齐），呼吸困难等，属虚证者为目标（《临床应用汉方处方解说》，矢数道明 著）。**笔者临床体会到炙甘草的方证是：心悸亢进，精神萎靡，体质虚弱（偏瘦），口干，皮肤枯燥，大便干燥。** 本案患者症见心悸亢进，均夜间发病，平均 1～2 天发作 1 次，服用速效救心丸后 30 分钟能缓解，口干，精神萎靡，舌体胖大，舌红，苔薄白，有裂纹，脉沉细。符合炙甘草汤的方证，故本案方证辨证为炙甘草汤证。

《伤寒论·辨厥阴病脉证并治第十二》说："干呕，吐涎沫，头痛者，吴茱萸汤主之。"本案患者的主诉是头痛（头左侧一过性发凉疼痛如泼冰水 1 年余），头左侧麻木，口干，喜热饮，大便偏稀，日 1 行，小便调。符合吴茱萸汤的方证，故方证辨证为吴茱萸汤证。

**中医诊断：** 胸痹。炙甘草汤证，吴茱萸汤证，川芎茶调散证。

**治疗：** 方用炙甘草汤合吴茱萸汤合川芎茶调散。

炙甘草 30g，阿胶珠 10g，麦冬 15g，生地黄 30g，桂枝 10g，大枣 8g，党参 15g，火麻仁 10g，吴茱萸 6g，川芎 12g，荆芥 12g，白芷 9g，羌活 9g，细辛 12g，防风 6g，薄荷 8g，红景天 30g。水煎服，日 1 剂，分早晚 2 次服用，5 剂。

**二诊：**患者诉心悸症状明显减轻：心悸亢进，均夜间发病，现平均 3 天发作 1 次，服用速效救心丸后 10 分钟即可缓解。无胸闷，仍有头痛，现在头左侧一过性发凉疼痛，如灌水（水不像先前那么凉，患者语），并且每次发病持续时间明显减少，为 1～2 分钟，每天发病 4～5 次，局部麻木。舌质红，舌体胖大，苔薄白，脉象弦滑。

**治疗：**效不改方，原方细辛改为 15g。水煎服，日 1 剂，分早晚 2 次服用，3 剂。

**三诊：**患者喜悦露于言表，诉心悸症状已经 4 天未发作，头左侧一过性发凉疼痛未发作，头左侧麻木，舌淡红，舌体胖大，舌中后部苔白罩黄，前部无苔，舌边有瘀斑，脉缓。

**治疗：**中药以益气养阴、温经散寒为原则，方选炙甘草汤合川芎茶调散合吴茱萸汤为加减，原方加土鳖虫 9g，全蝎 9g，丹参 30g。水煎服，日 1 剂，分早晚 2 次服用。

7 剂后患者诸症若失。

**按语：**川芎茶调散出自宋代《太平惠民和剂局方》，原文说："治丈夫、妇人诸风上攻，头目昏重，偏正头疼，鼻塞声重；伤风壮热，肢体烦疼，肌肉蠕动，膈热痰盛，妇人血风攻注，太阳穴疼，但是感风气，悉皆治之。"川芎茶调散由川芎、薄荷、荆芥、羌活、白芷、防风、甘草、细辛、茶叶组成（川芎茶调荆芥防，辛芷薄荷甘草羌，目昏头痛风攻上，正偏头痛皆能尝），主要用于治疗外感风寒头痛。清代汪昂《医方集解》谓川芎茶调散："此足三阳药也，羌活治太阳头痛，川芎治少阳头痛，白芷治阳明头痛，细辛治少阴头痛，防风为风药卒徒，皆能解表散寒，以风热在上，宜于外散也。头痛必用风药者，以颠顶之上，唯风药可到也。薄荷、荆芥并能消散风热，清利头目故为君。用诸药上行，以升清阳，加甘草以缓中也。用茶调者，茶能上清头目也。"由此可见川芎茶调散可以用于治疗多种头痛。

吴茱萸汤出自《伤寒论》，原文说："干呕，吐涎沫，头痛者，吴茱萸汤主之。"笔者临床体会到：吴茱萸汤的核心病机为"虚""寒""逆"三个字。本案患者的一个典型主诉是：头部左侧一过性发凉疼痛，如灌冰水，从前头维穴开始沿头侧面，至后颈部，每次发病持续 5～6 分钟，每天发作 5～6 次，均为白天发病，头左侧麻木，口干，喜热饮，大便偏稀，日 1 行，小便调。辨证当属寒凝头顶，故治疗当以温经散寒为法，川芎茶调散合吴茱萸汤正具此功。

> **炙甘草汤的方证：心悸亢进，精神萎靡，体质虚弱（偏瘦），口干，皮肤枯燥，大便干燥。**

关键词：头左侧一过性发凉疼痛如泼冰水 1 年；川芎茶调散；吴茱萸汤

# 经方叠用治疗疑难危症 1 则

患者陈某，女，67 岁，回族。

**初诊日期：** 2012 年 11 月 13 日。

**主诉：** 间断胸闷憋气 28 余年，加重伴腹部持续胀气 2 个月。

**现病史：** 患者于 1984 年开始反复因劳累过度出现胸闷、憋气伴全身浮肿，多次就诊于首都医科大学宣武医院，明确诊断为"风湿性心脏瓣膜病，二尖瓣狭窄，慢性心力衰竭"，经利尿、强心等治疗后症状可缓解。1984 年患者于中国医学科学院阜外医院行二尖瓣生物瓣置换术，其间输血 1 次。1994 年于阜外心血管医院行机械瓣瓣膜置换术，出院后口服华法林抗凝。2010 年 4 月患者无明显诱因出现喘憋症状加重，动则喘甚，伴全身浮肿，双下肢肿甚，其后反复发作，多次于宣武医院住院治疗，经强心、利尿等治疗好转后出院。近 2 年来患者几乎长期在医院住院治疗，每次出院回家不会超过 3 天，即病情加重（"以医院为家"——患者家属语）。

2 个月前患者因室内活动后（劳累后），出现胸闷憋气加重，不能平卧，腹部重度膨隆，腹部持续胀气，全身浮肿，以双下肢、面部为甚，伴胸闷憋气，不能下地行走，就诊于首都医科大学宣武医院，给予西医强心、利尿、纠正贫血、化痰、抗凝治疗，喘憋稍缓解，但腹部胀气未见缓解，遂转入我院进一步治疗。

**刻下症：** 胸闷憋气，夜间不能平卧，夜间时有憋醒，无胸痛，全身浮肿，以双下肢、面部水肿为甚，头晕，视物旋转，偶有恶心，呕吐，无头痛，无烧心、反酸，晨起后偶有咳嗽，咳少量黏痰，口干渴，无口苦，喜热饮，畏寒，腹部重度膨隆，腹部持续胀气，纳呆，眠差，大便偏稀，小便黄，夜尿 2～3 次，小便量少。

**既往史：** 高血压病史 30 余年，血压最高 210/100mmHg，规律服用卡维地洛片，血压控制在 120～130/50～60mmHg。1984 年于北京阜外心血管医院因输血感染"丙肝"，2009 年于宣武医院诊断为"充血性肝硬化"，规律服用复方鳖甲软肝片、水飞蓟宾葡甲胺等药治疗。3 年前于宣武医院检查尿酸偏高，未给予治疗。10 余年前因白内障眼底出血致右眼失明。患者曾于 1984 年、1994 年输血，用量不详。

**辅助检查：**血常规：血小板 $50.0×10^9/L$，血红蛋白 61.2g/L，白细胞 $2.19×10^9/L$。生化＋全血肌钙蛋白 I 测定：血肌酐 100μmol/L，尿酸 659μmol/L，血尿素氮 9.05 mmol/L，血糖 8.07mmol/L，白蛋白 34.4g/L。DIC 初筛试验：D– 二聚体定量 1.88mg/L，活化部分凝血活酶时间 43.8 秒，纤维蛋白原 1.35g/L，抗凝血酶Ⅲ活性 57.1%。快速血气分析：血红蛋白 5.8g/dL，氧分压 73.5mmHg，氧合血红蛋白 94.2%。网织红细胞计数：未成熟网织红细胞指数 3.20%，中荧光强度 2.90%，低荧光强度 96.80%。CT 腹部增强（2012 年 11 月 13 日我院急查）：肝硬化、脾大，食道周围静脉曲张，腹水；肝右叶钙化灶；右肾囊肿。

**查体：**面色萎黄，全身浮肿，以双下肢、面部为甚，体形消瘦，营养欠佳，神清，痛苦面容，皮肤黏膜轻度黄染，巩膜黄染，右眼失明，口唇紫绀，伸舌居中，颈静脉怒张，肝颈静脉回流征阳性，双侧呼吸音粗，两肺底可闻及少量湿啰音。心界增大，心率 78 次 / 分，律齐，二尖瓣听诊区可闻及钟表样滴答音。腹部重度膨隆，肋下可触及肝脏，肋下三指，质硬、边缘模糊，肋下可触及脾脏，肋下三指，质韧，边缘模糊。腹部叩诊下腹部浊音，移动性浊音（－）。双下肢重度凹陷性水肿。舌暗红，舌尖偏红，苔薄白，苔少干，脉涩紧。

**方证辨证：**《金匮要略·疟病脉证并治》说："病疟以月一日发，当以十五日愈，设不差，当月尽解；如其不差，当云何？师曰：此结为癥，名曰疟母，急治之者，宜鳖甲煎丸。"**笔者临床体会到鳖甲煎丸的主要方证是：肝脾肿大（慢性肝炎、疟疾、肝硬化等），舌暗，或有瘀斑瘀点。**本案患者初诊时的典型症状体征是：腹部持续胀气，腹部重度膨隆，肋下可触及肝脏，肋下三指，口唇紫绀，舌暗红。符合鳖甲煎丸的方证，故方证辨证为鳖甲煎丸证。

《伤寒论·辨太阳病脉证并治中第六》说："太阳病，发汗后，大汗出，胃中干，烦躁不得眠，欲得饮水者，少少与饮之，令胃气和则愈。若脉浮，小便不利，微热消渴者，五苓散主之。"又说："发汗已，脉浮数烦渴者，五苓散主之。""伤寒，汗出而渴者，五苓散主之。"《伤寒论·辨可发汗病脉证并治第十六》说："脉浮，小便不利，微热消渴者，与五苓散，利小便，发汗。"**笔者认为五苓散的方证是：口渴，小便不利（浮肿倾向），上冲（头痛、眩晕），呕吐（饮水即吐），心下动悸。**本案患者症见口干渴，全身浮肿，小便量少，以双下肢水肿、面部为甚，头晕，视物旋转，偶有恶心，呕吐。符合五苓散的方证，故方证辨证为五苓散证。

**中医诊断：**喘证。鳖甲煎丸证，五苓散证。

**西医诊断：**①风湿性心脏病，二尖瓣狭窄置换术后，心功能Ⅳ级，心源性肝硬化，脾功能亢进，全血细胞减少症（严重贫血；低血小板症；低白细胞血症），腹水，心律失常，永久性心房纤颤；②丙型病毒性肝炎，肝功能异常；③高尿酸血症；④右眼白内障，右眼失明；⑤低钾血症。

**治疗：**告之患者家属病情危重，随时有生命危险，患者家属表示理解，说已有多家医院告知患者病情危重。

**西医治疗：**继续原先方案不变。

**中医治疗：**方用鳖甲煎丸合五苓散加减。

鳖甲 10g，黄芩 10g，柴胡 15g，干姜 15g，酒大黄 3g，赤芍 15g，桂枝 10g，葶苈子 40g，石韦 10g，厚朴 10g，牡丹皮 10g，瞿麦 10g，法半夏 10g，党参 15g，阿胶珠 10g，桃仁 10g，茯苓 60g，猪苓 60g，生白术 30g。7 剂，日 1 剂，少量频服。

**二诊：**患者诉双下肢水肿、面部浮肿减轻，晨起腹胀，夜间加重，腹胀明显，憋气。心慌、烦躁改善，晨起易咳嗽，咳白黏痰，痰量减少，口干口渴，晨起口苦，食少，不欲饮食，饭后无腹胀，偶有恶心，无呕吐，眠可，大便不干，日 3～4 次，小便黄，尿量偏少，舌暗，舌尖红，苔白，苔少干。

考虑到患者面色萎黄，体形消瘦，营养欠佳，腹胀，不欲饮食，舌暗，符合《金匮要略·血痹虚劳病脉证并治第六》"五劳虚极羸瘦，腹满不能饮食，食伤、忧伤、饮伤、房室伤、饥伤、劳伤、经络荣卫气伤，内有干血，肌肤甲错，两目暗黑，缓中补虚，大黄䗪虫丸主之"的条文，故合用大黄䗪虫丸。

**治疗：**方用小柴胡汤合大黄䗪虫丸合四磨汤加减。

柴胡 15g，法半夏 10g，党参 25g，黄芩 10g，大枣 8g，生姜 6g，酒大黄 2g，制水蛭 6g，桃仁 10g，炒杏仁 9g，土鳖虫 10g，赤芍 15g，甘草 6g，生地黄 15g，沉香粉 9g，生槟榔 9g，乌药 9g，茯苓 60g。7 剂，日 1 剂，浓煎至 100mL，少量频服。

**三诊：**患者诉无明显胸闷喘憋，咳嗽咳痰较前好转，无汗出，怕冷，口苦，腹部胀气明显减轻，纳眠可，小便调，大便日 2～3 次，大便质稀，为污浊偏暗之物。舌红少苔，脉涩紧。患者女儿言患者病情近 1 年未曾如此改善明显过。

**治疗**：效不改方，继续用小柴胡汤合大黄䗪虫丸合四磨汤加减。

柴胡 15g，法半夏 10g，党参 25g，黄芩 10g，大枣 8g，生姜 6g，酒大黄 2g，制水蛭 6g，桃仁 10g，炒杏仁 9g，土鳖虫 10g，赤芍 15g，甘草 6g，生地黄 15g，沉香粉 9g，生槟榔 9g，乌药 9g，茯苓 60g，猪苓 60g，生白术 30g，阿胶珠 10g。日 1 剂，水煎服，频服，浓煎至 100mL。

7 剂后患者诸症若失，顺利出院。出院后患者继续以鳖甲煎丸、五苓散、大黄䗪虫合方加减调治。

随访 1 个月，患者胸闷、憋气、腹部胀气未见复发，患者女儿给我院党办送感谢信一封。

2014 年 9 月 30 日笔者遇见患者及家属，患者及家属诉已经近 2 年未住院治疗，对笔者的感激之情溢于言表。

**按语**：本案患者经西医治疗 2 个月，而喘憋，特别是腹部胀气未见明显缓解。而加用中医经方（鳖甲煎丸、五苓散、小柴胡汤、大黄䗪虫等）治疗 14 天后，胸闷、喘憋、腹部胀气症状即大减，治疗 21 天后即诸症若失，可见中医经方效如桴鼓。

鳖甲煎丸出自《金匮要略·疟病脉证并治》，该方由鳖甲胶、阿胶、蜂房（炒）、鼠妇虫、土鳖虫（炒）、蜣螂、硝石（精制）、柴胡、黄芩、半夏（制）、党参、干姜、厚朴（姜制）、桂枝、白芍（炒）、射干、桃仁、牡丹皮、大黄、凌霄花、葶苈子、石韦、瞿麦组成。该方具有气血同治、寒热并用、升降结合、攻补兼施的特点，是治疗"疟母"的名方。鳖甲煎丸主要用于胁下痞块，现多用于治疗肝炎、肝硬化、肝癌等疾病。本案患者初诊时的典型症状体征是：腹部持续胀气，腹部重度膨隆，胁下可触及肝脏，胁下三指。口唇紫绀，舌暗红。符合鳖甲煎丸的方证，故用鳖甲煎丸以活血化瘀，软坚散结。笔者的临床体会是：鳖甲、桃仁是治疗肝硬化的特异性药物（源自《伤寒论》的鳖甲煎丸），用之必效。其中鳖甲一般用 10～20g，桃仁一般用 10～15g。

> **五苓散的方证是**：口渴，小便不利（浮肿），上冲（头痛、眩晕），呕吐（饮水即吐），心下动悸。
> **鳖甲、桃仁是治疗肝硬化的特异性药物，用之必效。**

**关键词**：心力衰竭；肝硬化腹水；全血细胞减少症；鳖甲煎丸；大黄䗪虫丸

# 血府逐瘀汤合甘麦大枣汤
## 治疗心脏 X 综合征合并甲状腺功能减退症

患者张某，女，50 岁。

**初诊日期：** 2013 年 1 月 22 日。

**主诉：** 胸闷、憋气反复发作 3 年，加重伴常悲伤欲哭 2 个月。

**现病史：** 患者于 3 年前出现胸闷、憋气、胸痛、心慌症状，于北京医院就诊，行冠脉造影术，未见明显异常，具体用药不详，出院后未服用药物。2012 年 11 月，患者再次出现胸闷、憋气、胸痛、心慌症状，就诊于朝阳医院，测 BP 150/100mmHg，24 小时动态血压监测：白天平均＞ 130/85mmHg；夜间平均＞ 125/80mmHg，具体用药不详。

2012 年 12 月 19 日下午，患者在静息状态下突发胸闷、憋气伴胸痛，疼痛向背部放射，有濒死感，无晕厥，遂就诊于解放军总医院急诊科，测 BP 115/70mmHg，P 79 次 / 分，R 18 次 / 分。血常规、生化，血气，心梗三项，凝血基本正常，具体用药不详。后患者胸闷、憋气等症状频发，每持续 3 ～ 4 分钟后自行缓解，3 ～ 4 次 / 天，同时伴有胸痛，疼痛向背部放射，喜悲伤欲哭症状。

1 周前，患者出现胸闷、憋气加重，伴胸痛、疼痛向背部放射，有濒死感，同时伴有头晕、头痛，咽喉部紧压感，服用丹参滴丸及速效救心丸症状能稍缓解，后来我院门诊就诊，查动态心电图示：窦性心律；偶发房性早搏，短阵房性心动过速；部分 ST 段压低。诊断为"心律失常，房性早搏，冠心病心绞痛"，予静滴丹红注射液等药物治疗，患者症状未见缓解。故就诊于我处。

**刻下症：** 胸闷、憋气、心慌、胸痛，性质为灼痛或刺痛，疼痛向背部放射，有濒死感，每次发病持续 3 ～ 4 分钟后自行缓解，多夜间发病，发病时必须坐起，每天发病 3 ～ 4 次，同时伴有头晕、头痛，咽喉部紧压感，腹胀，时有恶心、呕吐，呕吐为少量胃内容物，口干，口苦，常悲伤欲哭。全身乏力，常烘热汗出，汗少，四肢凉，手脚心热，纳少，眠差，夜梦多，大便干，小便可。

**查体**：体形偏瘦，面色晦暗，舌暗，苔薄白，脉弦。

> **既往史**：12年前于北京中医医院诊断为高血压病，血压最高160/100mmHg，目前未服用降压药，血压稳定在136/75mmHg。10年前于石景山医院诊断为子宫内膜异位症。2010年因子宫肌瘤行子宫全切术。15年前行左侧甲状腺结节切除术，2009年行右侧甲状腺结节切除术，一直服用左甲状腺素钠治疗。
>
> **西医诊断**：①心脏X综合征，心律失常，偶发房性早搏，短阵房性心动过速，心功能Ⅱ级；②高血压病2级（很高危组）；③子宫全切术后；④甲状腺结节切除术后；⑤血脂异常。

**方证辨证**：《金匮要略·妇人杂病脉证并治第二十二》说："妇人脏躁，喜悲伤欲哭，象如神灵所作，数欠伸，甘麦大枣汤主之。"清代朱光被的《金匮正义》谓甘麦大枣汤说："此即所谓成有忧惨、悲伤、多嗔也。脏，谓心脏也。积冷结气，郁久不开，变为火化，故脏器为之燥也。"**笔者认为甘麦大枣汤的方证是：脏躁（更年期，不限男、女、儿童），喜悲伤欲哭，容易紧张。**本案患者的一个主诉症状就是常悲伤欲哭。故方证辨证为甘麦大枣汤证。

《医林改错·上卷》说："血府逐瘀所治之症目……胸痛。胸痛在前面，用木金散可愈；后通背亦痛，用瓜蒌薤白白酒汤可愈；在伤寒，用瓜蒌、陷胸、柴胡等皆可愈。有忽然胸痛，前方皆不应，用此方一付，痛立止。"本案患者症见胸痛，性质为灼痛或刺痛，口干，口苦，舌暗，脉弦。符合血瘀逐瘀汤的方证，故用之。

**中医诊断**：胸痹。甘麦大枣汤证，血瘀逐瘀汤证。

**治疗**：方用血瘀逐瘀汤合甘麦大枣汤。

炙甘草30g，浮小麦90g，大枣30g，生地黄15g，桃仁12g，红花12g，当归30g，桔梗15g，柴胡15g，川芎15g，牛膝15g，赤芍20g，枳壳15g。5剂，日1剂，水煎服，分早晚2次服用。

**二诊**：患者诉偶有夜间发作性胸闷、憋气、心慌、胸痛，胸痛性质为隐痛。胸闷、憋气、胸痛可耐受（原先不能耐受），无放射痛，无濒死感。患者自觉心情较前舒畅（"心里豁亮一些"，患者语），无悲伤欲哭感觉，乏力缓解，四肢凉症状好转，手脚心热明显缓解，烘热汗出无明显改善。无口干，仍腹胀，纳食较前增多，眠差，但较前改善。

**中医辨证：** 气滞血瘀，心神不宁，热郁胸膈。

**治疗：** 方用血瘀逐瘀汤合甘麦大枣汤合栀子厚朴汤合黄芪赤风汤。

生地黄 15g，桃仁 12g，红花 12g，当归 40g，牛膝 15g，赤芍 30g，枳壳 15g，浮小麦 90g，炙甘草 30g，桔梗 15g，柴胡 15g，川芎 15g，大枣 30g，炒栀子 15g，生黄芪 30g，防风 15g，厚朴 15g。日 1 剂，水煎服，分早晚 2 次服用。

8 剂后患者诸症消失。

**按语：** 心脏 X 综合征患者的胸痛是由小的阻力冠状动脉血管（＜500μm）功能障碍所致的心肌缺血引起，又称为微血管性心绞痛。心脏 X 综合征是指具有典型劳累性心绞痛、心电图或运动平板实验阳性，而冠状动脉造影正常，并可排除冠状动脉痉挛的一组临床症候群。心脏 X 综合征发病与雌激素低落或缺乏存在相关性及可能的因果关系，60%～70% 的心脏 X 综合征患者为女性，其中绝经前女性大约占 40%，绝经后女性约 60%。本案患者西医诊断当属心脏 X 综合征。

甘麦大枣汤出自《金匮要略》，原方由甘草三两、小麦一升、大枣十枚组成。观本案患者的主诉有常悲伤欲哭，符合甘麦大枣汤的方证，故用之以养心安神，和中缓急。笔者的临床体会是浮小麦至少应用 60g。

栀子厚朴汤出自《伤寒论》，其原文第 81 条指出，"伤寒下后，心烦腹满，卧起不安者，栀子厚朴汤主之"，是仲景为热郁胸膈证而设。笔者临床体会到凡符合热郁胸膈之病机皆可运用。本案患者症见腹胀，眠差，烘热汗出，胸闷、憋气、心慌，符合栀子厚朴汤方证，故用之以清胸膈郁热。

> **甘麦大枣汤的方证是：** 脏躁（更年期，不限男、女、儿童），喜悲伤欲哭，容易紧张。
>
> **栀子厚朴汤的方证是：** 心烦腹满，卧起不安。

**关键词：** 舌暗；常悲伤欲哭；浮小麦；栀子厚朴汤

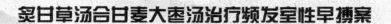

# 炙甘草汤合甘麦大枣汤治疗频发室性早搏案

患者史某，女，56岁。

**初诊日期：**2013年1月15日。

**主诉：**心慌反复发作5年，加重1个月。

**现病史：**患者5年前出现发作性心慌，至北京友谊医院就诊，心电图示窦性心律，偶发室早，超声心动图示二、三尖瓣轻度反流，诊断为"心律失常"，给予参松养心胶囊治疗，此后仍反复发作心慌。2009年12月患者于北京博爱医院就诊，查心电图运动负荷试验可疑阳性。后至中国医学科学院阜外医院就诊，查冠脉CTA示冠状动脉未见钙化灶，冠状动脉呈右优势型，各支冠状动脉未见有意义狭窄。给予阿司匹林、欣康、银丹心脑通软胶囊治疗后病情缓解。

2011年5月患者心慌再次发作，活动后加重，伴胸前区隐痛，服速效救心丸约2小时后缓解，至宣武医院就诊，查动态心电图示：窦性心律，窦性心动过速，偶发室上性早搏，频发室性早搏，部分二联律、三联律，部分ST段改变。诊断为"心律失常，频发室早"，后来我院就诊，负荷心肌断层扫描示：前壁可见放射性分布稀疏区，左心室心功能尚可，射血分数71%。诊断为"心律失常，频发室早，偶发室上性早搏，心脏神经官能症"，给予阿司匹林肠溶片、富马酸比索洛尔等治疗，后患者症状好转出院。

1个月前患者出现心慌症状加重，口服富马酸比索洛尔后出现心率慢，故停药，并有胸闷，偶有胸痛，烦躁，喜悲伤欲哭。遂就诊于我处。

**刻下症：**经常心慌持续一整天，特别是晚上7～8点安静时感觉明显（自觉心跳有间歇），每次心慌发病时感觉咽喉部发紧，后背肩胛骨区发紧，按揉后缓解，心前区不适疼痛，喜按，胸闷，夜间可平卧，无夜间憋醒，偶有头晕，患者因长期心慌症状不能缓解，常悲伤欲哭，心烦，大哭后诸症缓解。自觉头顶冒热气；偶有咳嗽、咽痒，无咳痰，夜间盗汗明显，无畏寒，偶有耳鸣。纳可，眠差，小便可，大便可，日1次，不成形。

**既往史：**17 年前于北大医院诊断为"腔隙性脑梗死"，予血塞通注射液治疗后缓解，无后遗症；2010 年于北京友谊医院发现"多发性子宫肌瘤"，未治疗。

**查体：**体形中等，精神萎靡，面色淡白，舌体胖大，色淡红，苔薄白，有裂纹，脉细结。

**方证辨证：**《伤寒论·辨太阳病脉证并治下第七》说："伤寒脉结代，心动悸，炙甘草汤主之。"《千金翼方》谓炙甘草汤："治虚劳不足，汗出而闷，脉结心悸，行动如常，不出百日，危急者，十一日死。"**笔者临床体会到炙甘草的方证是：心悸亢进，精神萎靡，体质虚弱（偏瘦），口干，皮肤枯燥，大便干燥。**本案患者症见经常心慌持续一整天，每次心慌发病时感觉咽喉部发紧，后背肩胛骨区发紧，按揉后缓解，心前区不适疼痛，喜按，精神萎靡，面色淡白，舌体胖大，色淡红，苔薄白，有裂纹，脉细结。符合炙甘草汤的方证，故本案方证辨证为炙甘草汤证。

《金匮要略·妇人杂病脉证并治第二十二》说："妇人脏躁，喜悲伤欲哭，象如神灵所作，数欠伸，甘麦大枣汤主之。"**笔者认为甘麦大枣汤的方证是：脏躁（更年期，不限男、女、儿童），喜悲伤欲哭，容易紧张。**本案患者因长期心慌症状不能缓解，常悲伤欲哭，心烦，大哭后诸症缓解。这是典型的甘麦大枣汤证。

**中医诊断：**心悸。炙甘草汤证，甘麦大枣汤证。

**西医诊断：**①心律失常，频发室性早搏，偶发室上性早搏；②腔隙性脑梗死；③多发性子宫肌瘤。

**治疗：**方用炙甘草汤合甘麦大枣汤。

炙甘草 30g，阿胶珠 10g，火麻仁 5g，麦冬 18g，生地黄 30g，桂枝 10g，大枣 30g，党参 15g，生姜 6g，浮小麦 90g，郁金 15g，琥珀粉 3g。8 剂，日1 剂，分早晚 2 次服用。

**二诊：**近 4 日患者心慌仅发作 1 次，即前天晚上 8 点时发作心慌，心慌时"咽喉部发紧，后背肩胛骨区发紧"症状减轻约 50%，心前区不适疼痛已愈。入院时因长期心慌症状不能缓解，常悲伤欲哭，心烦，大哭后缓解，近 4天来无此感觉。头顶冒热气感觉已愈。仍盗汗，眠差，二便调。

**治疗：**方用炙甘草汤合甘麦大枣汤合郁金琥珀散合酸枣仁汤。

炙甘草 30g，阿胶珠 12g，火麻仁 5g，麦冬 20g，生地黄 30g，桂枝 10g，大枣 30g，党参 20g，生姜 6g，浮小麦 90g，郁金 15g，琥珀粉 3g，酸枣仁

30g，川芎 9g，知母 10g，茯苓 15g。日 1 剂，分早晚 2 次服用。

8 剂后患者心慌症状基本痊愈，无悲伤欲哭感觉。

患者门诊一直坚持汤药治疗，随访半年，患者症状若失，恢复正常工作。

**按语：**《金匮要略·妇人杂病脉证并治第二十二》说："妇人脏躁，喜悲伤欲哭，象如神灵所作，数欠伸，甘麦大枣汤主之。甘草小麦大枣汤方：甘草三两，小麦一升，大枣十枚。上三味，以水六升，煮取三升，温分三服。亦补脾气。"《医宗金鉴》说："脏，心脏也，心静则神藏，若为七情所伤，则心不得静，而神躁扰不宁也，故喜悲伤欲哭，是神不能主情也。象如神灵所凭，是心不能神明也。即今之失志、癫狂病也。数欠伸，喝欠也，喝欠顿闷，肝之病也，母能令子实，故证及也。"综观本案患者的四诊信息，符合甘麦大枣汤的方证，故用之以养心安神，缓急止燥。

另外，笔者临床运用甘麦大枣汤时常合用酸枣仁汤、百合地黄汤，可明显提高临床疗效。

**关键词：心慌；喜悲伤欲哭；甘麦大枣汤**

# 真武汤治疗顽固性心力衰竭采撷

顽固性心力衰竭是指经常规治疗而无效，甚至还有加重的患者，又称"难治性心力衰竭"。笔者在"读经典，做临床"的学习中，尝试采用《伤寒论》真武汤治疗老年顽固性心力衰竭，取得了令人满意的临床疗效，现举医案二则以供同道参考。

## 一、真武汤合升陷汤加减治疗风心病心力衰竭

患者秦某，女，72岁。

**初诊日期：** 2012年11月7日。

**主诉：** 间断喘憋30年，加重伴全身乏力半个月。

**现病史：** 患者30年前因劳累后出现喘憋，于当地（新疆）某医院就诊，被诊断为风湿性心脏病，未予重视及治疗。9年前因"喘憋"就诊于北京医院，被诊断为风湿性心脏病、二尖瓣狭窄、窦性停搏，给予安装心脏起搏器。2009年10月9日至2009年11月2日，住院期间行冠脉造影术，冠脉未见异常。于2009年10月15日在全麻低温体外循环下行二尖瓣置换＋三尖瓣成形术，置换27号进口二尖瓣生物瓣，手术顺利，出院诊断：风湿性瓣膜病，二尖瓣重度狭窄，二尖瓣轻度关闭不全，三尖瓣中度关闭不全，心脏扩大，心房颤动，起搏心律，永久起搏器植入术后，心功能Ⅱ～Ⅲ级。出院后服用华法林、地高辛、卡托普利、酰胺心安等治疗。现一直服用阿替洛尔片12.5mg，日2次，华法林1.5mg，每晚1次。2010年查B超：左房内径仍大，左室不大。室间隔及左室游离壁厚度正常。二尖瓣位生物瓣瓣架固定，瓣叶回声纤细，启闭正常，未见明确异常回声附着。余瓣膜形态、启闭未见异常。右心腔内探及起搏器电极导线回声。心包腔内未探及明显液性暗区。二尖瓣位生物瓣舒张期峰值流速正常，跨瓣平均压约8mmHg，未见瓣周漏。三尖瓣微量反流。超声印象：二尖瓣位生物瓣置换术后，生物瓣未见异常。

半个月前，患者由于劳累，出现喘憋加重，全身乏力，为求治疗，收入

我科。

刻下症：喘憋，动则气喘，上一层楼即气喘大发作，全身乏力，偶有头晕，无头痛，夜间时有心慌，几乎每夜发作1次，口干口渴，喜饮水，无口苦，无咳嗽，晨起偶有咳痰，色灰白质稠，少汗，纳可，食后无腹胀，眠安，大便干，1～2日1行，小便可。舌暗红，舌体胖有齿印，苔薄白，脉沉，双下肢无水肿。

**西医查体：**精神萎靡，面色㿠白，体形中等，双侧颈静脉怒张。

**辅助检查：**N端前脑钠素（NT-proBNP）531pg/mL。

**西医诊断：**① 风湿性心脏病，二尖瓣狭窄置换术后，心律失常，永久性房颤，起搏器置入术后，慢性心力衰竭，心功能Ⅲ级；②2型糖尿病；③胆囊结石。

**西医治疗：**继续原先治疗方案不变。

**方证辨证：**《伤寒论·辨少阴病脉证并治第十一》说："少阴病，二三日不已，至四五日，腹痛，小便不利，四肢沉重疼痛，自下利者，此为有水气，其人或咳，或小便不利。或下利，或呕者，真武汤主之。"近代大医岳美中谓真武汤的方证为：一般生机不足，代谢功能低下，"水气"停滞下腹部，目眩心悸，手足易冷，下泻水样便（见：岳美中.岳美中医学文集.北京：中国中医药出版社，2007：316）。**笔者结合临床体会到真武汤的方证是：面色㿠白，精神萎靡，小便不利或水肿，后背冷，目眩，心悸，身瞤动，振振欲擗地，浮肿，舌淡或舌淡胖，苔白。**特别是对于心力衰竭患者见上述症状者，用之较佳。本案患者为老年女性，精神萎靡，面色㿠白，头晕，心慌，舌体胖有齿印，苔薄白，脉沉，故真武汤方证具备。

此外，本案患者症见"喘憋，动则气喘，全身乏力"，符合"气短不足以息。或努力呼吸，有似乎喘。或气息将停，危在顷刻"之《医学衷中参西录》升陷汤方证。

**病机辨证：**本案患者舌暗红，大便干，1～2日1行。辨证当属血瘀热蕴，故采用栀子大黄汤加味方（由栀子、酒大黄、枳壳、丹参等组成。栀子大黄汤加味方是笔者治疗冠心病的基本方剂之一，书中后文会有专门论述）。

**中医诊断：**喘证。真武汤证，升陷汤证，栀子大黄汤证。

**治疗：**方用真武汤合升陷汤合栀子大黄汤加减。

附子 10g（先煎 1 小时），茯苓 60g，生白术 30g，白芍 10g，生姜 6g，生黄芪 30g，知母 10g，柴胡 15g，桔梗 15g，升麻 10g，栀子 10g，酒大黄 3g，枳壳 15g，丹参 30g。水煎服，日 1 剂，分早晚 2 次服用，7 剂。

**二诊：**患者诉喘憋症状已愈，自觉上两层楼后亦无喘憋，全身乏力症状好转，头晕症状已愈，依旧口干喜饮水，晨起咳痰症状已愈，少汗，纳可，眠尚可，夜间心慌明显好转，近 7 天来夜间仅发作 1 次，无胸痛，无憋气，可平卧。

**治疗：**方用真武汤合升陷汤合栀子大黄汤合炙甘草汤。

附子 10g（先煎 1 小时），茯苓 60g，生白术 30g，白芍 10g，生姜 6g，生黄芪 30g，知母 10g，柴胡 15g，桔梗 15g，升麻 10g，栀子 10g，酒大黄 2g，枳壳 15g，丹参 30g，麦冬 10g，生地黄 10g，炙甘草 30g。水煎服，日 1 剂，分早晚 2 次服用。

8 剂后，患者诸症消失。

出院后患者仍以真武汤合升陷汤加减治疗，随访 2 个月，患者喘憋未见复发。

## 二、真武汤合附子理中丸加减治疗冠心病心力衰竭

**患者李某，女，69 岁。**

**初诊日期：**2012 年 10 月 15 日。

**主诉：**间断胸闷痛、喘憋、心慌 5 年，加重 21 天。

**现病史：**患者 2007 年因左侧股骨骨折于我院骨科行手术治疗，术后出现高热冷汗伴有胸闷痛、喘憋、心慌入住我院急诊重症监护病房（EICU），诊断为"冠心病，心律失常，心房纤颤"，经治疗后好转出院。后患者常因劳累后出现胸闷痛、喘憋、心慌，可放射至肩背部，每次持续 3～5 分钟。患者因上述症状反复入院治疗。18 天前患者因"胸闷痛、喘憋、心慌"加重，来我院急诊病房，诊为"①冠心病，不稳定型心绞痛；②慢性心力衰竭；③心律失常，房颤；④肺部感染；⑤高血压病；⑥2 型糖尿病合并视网膜病变，眼底出血"，予强心、扩冠、降压、利尿、抗感染等治疗。患者治疗 18 天后仍胸闷痛、喘憋、心慌。现为进一步治疗，收入我科。

**刻下症：**间断胸闷痛、喘憋、心慌气短，胸痛可放射至肩背部，喜按，为刺痛，持续 3～5 分钟，含服速效救心丸可缓解，夜间时有憋醒，不能平卧，咳嗽，无咳痰，头晕，双侧太阳穴痛，喜按揉，按揉后减轻。自觉胃中

寒如冰，喜热敷，热敷后缓解，口干喜热饮，别人感觉很烫的水，患者服用仍感觉凉，以致舌部经常烫伤。汗少，腹胀，纳差，眠欠安，大便 2～3 日 1 行，大便成形，小便频。舌体胖大，舌暗红，苔白厚腻，脉沉细结代。

**既往史**：2 型糖尿病病史 9 年，诺和灵 50R 皮下注射，早 8IU，晚 10IU，目前空腹血糖控制在 6～9mmol/L，餐后血糖控制在 8～13mmol/L；糖尿病视网膜病变，眼底出血病史 4 年，现无眼底出血。高血压病史 3 年，最高血压 180/130mmHg，口服降压零号、牛黄降压片、酒石酸美托洛尔片，血压控制在 130/60mmHg 左右。2005 年因 2 型糖尿病坏疽行右足第四趾截除；2007 年左侧大腿骨折修复手术，术中输血小板 100mL；2008 年左眼白内障行超声乳化加人工晶体植入术。

**查体**：精神萎靡，面色㿠白，体形中等，腹部留有长约 2cm 的因热敷导致的烫伤疤痕，右上腹脐周可触及鸡蛋大小硬结，边缘光滑。

**辅助检查**：N 端前脑钠素（NT-proBNP）：5974pg/mL。

**西医诊断**：①冠心病，慢性心力衰竭，心功能Ⅲ级，心律失常，永久性房颤；②2 型糖尿病，糖尿病视网膜病变，双眼失明；③高血压病 3 级（很高危组）；④肺部感染；⑤I 型呼衰。

**西医治疗**：继续以前治疗方案不变。

**方证辨证**：**笔者临床体会到真武汤的方证是：面色㿠白，精神萎靡，小便不利或水肿，后背冷，目眩，心悸，身𥆧动，振振欲擗地，浮肿，舌淡或舌淡胖，苔白。**

本案患者为老年女性，精神萎靡，面色㿠白，头晕，心慌，舌体胖大，苔白厚腻，脉沉细结代。故真武汤方证具备。

**病机辨证**：本案患者症见自觉胃中寒如冰，喜热敷，热敷后缓解（患者经常热敷胃部，甚至因热敷，腹部留有长约 2cm 的烫伤疤痕），口干喜热饮，别人感觉很热的水，患者服用至胃中仍感觉凉。符合中焦虚寒的病机，故合用附子理中汤以温中散寒。

此外，考虑到患者胸痛为刺痛，持续 3～5 分钟，舌暗红，上腹脐周可触及鸡蛋大小硬结。病机辨证当属血瘀。故合用丹参饮以活血化瘀。

**中医诊断**：喘证。真武汤证，附子理中丸证，丹参饮证。

**治疗**：方用真武汤合附子理中丸合丹参饮。

附子 10g（先煎 1 小时），茯苓 60g，生白术 30g，白芍 15g，生姜 6g，干姜 6g，党参 20g，甘草 10g，赤芍 15g，丹参 30g，檀香 6g，砂仁 6g。水煎服，日 1 剂，每次少量频服，5 剂。

**二诊**：患者自觉整体状态较前好转，诉胸闷痛、喘憋、心慌较前明显好转，夜间可平卧，无咳嗽，头晕，双侧太阳穴痛，喜按揉，口干不欲饮，鼻腔有血痂，无活动性出血，汗少，腹胀较前明显好转，右上腹脐周硬结块较前减少约 80%，现只有蚕豆大小的硬结块，自觉胃中寒较前缓解，食欲较前明显改善，眠安，大便昨日 2 行，大便稀，成形，小便可。

**治疗**：真武汤合附子理中丸合丹参饮加减。

附子 15g（先煎 1 小时），茯苓 60g，生白术 30g，白芍 15g，生姜 6g，干姜 6g，党参 30g，甘草 10g，赤芍 15g，丹参 10g，檀香 6g，砂仁 6g，红景天 20g。水煎服，日 1 剂，分早晚 2 次服用。

7 剂后患者诸症若失，右上腹脐周硬结块消失。

出院后患者仍以真武汤合附子理中丸加减治疗，随访 3 个月，患者病情未见复发。

## 三、结语

顽固性心力衰竭属于中医"喘证""水肿""心水""心痹""心悸"等范畴，属于中医急危重症，其病情进展快，预后极差，古代医家多有重视。古代文献中对心力衰竭症状的描述最早见于春秋战国时期的《素问》。《素问·痹论》篇说："心痹者，脉不通，烦则心下鼓，暴上气而喘，嗌干善噫，厥气上逆则恐。"东汉张仲景在《金匮要略·水气病脉证并治第十四》中亦说："心水者，其身重而少气，不得卧，烦而躁，其人阴肿。"宋代的《圣济总录》更是对心力衰竭的症状、进展及预后进行了较全面的论述，其原文说："若患此疾，肿亦不常定，或先手足面目浮肿，或先腰肋微肿，或先手足小肿，其候或消或甚，三五日稍愈，或三五日再发，亦以小便通涩为候，积渐变成洪肿……此由肺胀甚，即喘如牛吼，坐卧行立不得，或中夜后气攻胸心，重者一年、二年方死，有一月、两月死者。"

上述 2 例患者均是先经纯西医治疗一段时间后效果不明显，而加用经方（真武汤等）治疗一周左右，即症状大减，其中可见经方效如桴鼓。笔者认为临床运用经方，关键在于辨方证。笔者结合临床体会到真武汤的方证是：面色㿠白，精神萎靡，小便不利或水肿，后背冷，目眩，心悸，身𥆧动，振振欲擗地，浮肿，舌淡或舌淡胖，苔白。特别是对于心力衰竭患者见上述症状者，用之较佳。文中2例患者均为老年女性，精神萎靡，面色㿠白，头晕，心慌，舌体胖大或有齿痕，苔白，脉沉。故真武汤方证具备。对于真武汤治疗顽固性心力衰竭，笔者的临床心悟是：附子至少用10g以上（久煎），茯苓用60～120g，白术应用生白术，而且至少应用30g，因为炒白术15g以下健脾，生白术30g以上才能利水。

对于案1，患者除了有真武汤方证以外，还症见"喘憋，动则气喘，全身乏力"。对于"动则气喘"一症，笔者喜用张锡纯《医学衷中参西录》中的升陷汤，原文谓升陷汤治疗大气下陷之"气短不足以息。或努力呼吸，有似乎喘。或气息将停，危在顷刻"。笔者临床体会对于风心病心力衰竭的患者，若症见喘憋，动则气喘，全身乏力，合用升陷汤以益气升阳，疗效较好。

**关键词：经方；顽固性心力衰竭；真武汤方证；附子理中丸；升陷汤**

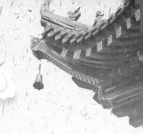

# "重症思经方"

## ——治疗再发脑梗死急性期案

患者滕某，男，76岁。

**初诊日期：** 2013年1月18日。

**主诉：** 右侧肢体活动不利伴言语謇涩8天，加重2天。

**现病史：** 患者8天前晨起后出现右侧肢体活动不利伴言语謇涩，就诊于北京普仁医院，查头颅CT：双侧腔隙性脑梗死，部分脑组织软化；皮层下动脉硬化性脑病（2013年1月11日）。诊为脑梗死，予奥扎格雷钠氯化钠注射液80mg静滴，日1次，注射用盐酸川芎嗪120mg静滴，日1次，血塞通胶囊、培元通脑胶囊、华佗再造丸等药物治疗后，未见好转。

2天前出现右侧肢体活动不利加重，不能持筷，无法进行精细活动，行走困难，右下肢抬起困难，伴言语謇涩，口角歪斜，饮水呛咳，咳嗽、咳痰，痰色白、量少、质稀、易咯出，无一过性晕厥，无胸闷、憋气，无头晕、头痛，纳可，眠可，大便干，小便调。为求治疗，转入我科。

**刻下症：** 右侧肢体活动不利，不能持筷，行走困难，伴右侧肢体麻木、冰凉感，以肢端为著，右侧肩部疼痛，言语謇涩，口角歪斜，咳嗽、咳痰，痰色白、量少、质稀、易咯出，口苦、口干，喜凉饮，全身怕热，伴汗出，以头部及躯干为著，经常性饮水呛咳，每次发生呛咳时满脸通红，十分痛苦。

**查体：** 体形中等，面微红，右侧上肢肌力3级，右侧下肢肌力2级，舌暗紫，舌边有瘀点，舌根部苔黄厚腻，脉细滑。

**既往史：** 2型糖尿病史3年，平素用诺和灵50R，分早餐前30分钟18IU皮下注射、晚餐前30分钟10IU皮下注射以降血糖，血糖控制不佳，空腹血糖波动在8.0～9.0mmol/L。

**辅助检查：** 脑血流图示脑动脉硬化：左侧大脑中动脉、左侧颈内动脉终末段血流速度增高明显（狭窄）；右侧大脑中动脉、右侧颈内动脉终末段、左侧椎动脉血流速度增高。

**西医诊断：**①再发脑梗死，急性期；②2型糖尿病，糖尿病周围神经病变；③慢性支气管炎，肺部感染。

**西医治疗：**继续给予奥扎格雷钠氯化钠注射液等治疗方案不变。

**方证辨证：**《金匮要略·血痹虚劳病脉证并治第六》说："血痹，阴阳俱微，寸口关上微，尺中小紧，外证身体不仁，如风痹状，黄芪桂枝五物汤主之。"**笔者认为黄芪桂枝五物汤临床使用最重要的指征为：局部肌肤麻木不仁。**本案患者的一个典型症状是右侧肢体麻木、冰凉感，以肢端为著，符合黄芪桂枝五物汤的方证。

**病机辨证：**《伤寒论·辨太阳病脉证并治下第七》说："小结胸病，正在心下，按之则痛，脉浮滑者，小陷胸汤主之。"笔者临床体会到只要属于痰热之证，均可应用小陷胸汤。本案患者症见右侧肢体活动不利，不能持筷，行走困难，咳嗽、咳痰、口苦、口干、喜凉饮，全身怕热，伴汗出，面微红，舌根部苔黄厚腻，脉细滑。辨证当属痰热之证，故用小陷胸汤以清热化痰，并同时合用黄连温胆汤以增强清热化痰之力。

**中医诊断：**中风，中经络。小陷胸汤证，黄芪桂枝五物证，黄连温胆汤证。

**治疗：**方用小陷胸汤合黄芪桂枝五物汤合黄连温胆汤。

法半夏18g，瓜蒌15g，黄连15g，生黄芪60g，桂枝12g，赤芍15g，大枣8g，生姜6g，鸡血藤30g，茯苓15g，生甘草15g，枳壳15g，陈皮15g，竹茹12g，胆南星12g。水煎服，日1剂，频服，每次少量，5剂。

**针灸：**治则——活血化痰通络。穴位——肩髃、臂臑、曲池、手三里、合谷、中渚、后溪、腕骨、足三里、丰隆、太冲、足临泣（均双侧）。每次针刺留针30分钟，手法为平补平泻。日1次。

**二诊：**患者诉仍有右侧肢体活动不利，但较前减轻，仍行走困难。肢体麻木、冰凉感明显缓解，仅以肢端麻木为主，右侧肩部疼痛有所好转；右侧髋部疼痛，仍言语謇涩，口角歪斜，饮水呛咳次数明显减少，咳嗽、痰少、色白、质稀，易咯出，口苦、口干，喜凉饮，全身怕热，汗出明显减轻，夜间可平卧，睡眠可，小便可，大便2日未解。

**治疗：**方用柴陷汤合黄芪桂枝五物汤合泻青丸。

柴胡 15g，黄芩 12g，法半夏 15g，党参 12g，甘草 6g，瓜蒌 30g，黄连 12g，黄芪 60g，桂枝 10g，赤芍 15g，大枣 8g，生姜 6g，龙胆草 12g，酒大黄 9g，川芎 15g，防风 12g，羌活 9g。水煎服，日 1 剂，分早晚 2 次服用。

14 剂后，患者右侧肢体活动不利基本痊愈，能缓慢自行行走，右手借助毛巾缠手能持筷。"仍言语謇涩，较前明显减轻"（家属言），无明显饮水呛咳，口苦好转、口干，睡眠可，小便可，大便正常。

患者现一直在门诊中药、针灸治疗，病情平稳，生活基本能自理。

**按语：**本案患者经西医治疗 8 天而症状未见缓解，所以患者及家属强烈要求中医治疗，遂转入我处治疗。患者加用经方及针灸治疗后，5 天即症状大减，19 天后即基本痊愈，患者家属喜悦露于言表。

小陷胸汤出自《伤寒论》："小结胸病，正在心下，按之则痛，脉浮滑者。"方由黄连、半夏、瓜蒌三味组成。清代的《成方便读》谓小陷胸汤："此则因痰热互结，未成胃实。观其脉浮滑，知其邪在上焦，故但以半夏之辛温散结豁痰，瓜蒌之甘寒润燥涤垢，黄连之苦寒降火泄热。此方以之治伤寒亦可，以之治杂病亦可，即表未解而里有痰热者，皆可兼而用之。"笔者临床体会到只要属于痰热之证，均可应用小陷胸汤。综观本案患者的四诊信息，辨证当属痰热之证，故用小陷胸汤以清热化痰，并同时合用黄连温胆汤以增强清热化痰之力。

**关键词：小陷胸汤；黄芪桂枝五物汤；肢体活动不利；肢体麻木**

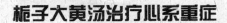

# 栀子大黄汤治疗心系重症

近年来，随着人们饮食结构的改变，临床上热蕴血瘀型心系疾病（如冠心病）患者越来越常见，笔者在"读经典，做临床"的学习中，尝试采用《金匮要略》的栀子大黄汤加味治疗心系重症（冠心病心力衰竭、冠心病不稳定型心绞痛），取得了令人满意的临床疗效，现举医案二则以供同道参考。

## 一、栀子大黄汤加味治疗冠心病心力衰竭

患者刘某，女，79岁。

2012年7月11日入院。

**主诉：**胸闷、憋气反复发作12年，加重2天。

**现病史：**患者于12年前出现胸闷，憋气，到北京广外医院就诊，诊断为冠心病，经抗血小板聚集、扩冠等治疗后病情好转出院。之后反复发作胸闷，憋气，休息数分钟后缓解。2009年10月患者因胸闷、憋气、头晕于北京广外医院就诊，心电图示：窦性心律，心率38次/分，Ⅲ度房室传导阻滞，交界性逸搏，完全性右束支传导阻滞，ST-T改变，诊断为"冠心病、心律失常、Ⅲ度房室传导阻滞、完全性右束支传导阻滞"，建议到上级医院安装起搏器。患者遂于我院就诊，并于2009年10月12日行永久性双腔起搏器植入术，2009年10月15日出现起搏器心室电极感知起搏不良，结合胸片透视，明确起搏器电极移位，考虑心室电极穿孔，于当日行起搏器复位术。其后予扩冠、调脂等治疗后病情好转出院。患者出院后坚持服药治疗，病情控制一般。

2012年7月9日患者胸闷、憋气加重，双下肢轻度水肿。

**刻下症：**胸闷，憋气，背部疼痛，咽干，口苦，头晕，夜间不能平卧，夜间时有憋醒，偶有咳嗽，咳少量白黏痰，时有腹胀，纳可，眠差，小便黄赤，夜尿频，大便干，日1～2次。舌暗红，有瘀斑，苔黄腻，脉细数。

**既往史**：慢性支气管炎病史 18 年；高血压病史 8 年，血压最高可达 190/80mmHg，现服硝苯地平控释片 30mg 日 1 次，血压控制不佳；右乳腺癌术后 5 年。

**查体**：BP 150/72mmHg。神清，体形偏胖，口唇紫绀，右侧乳房缺如，右侧胸廓有一约 20cm 的手术瘢痕，愈合良好，双肺可闻及少量湿啰音，心率 92 次 / 分，心音低钝，心律齐，心尖部可闻及 3/6 级收缩期吹风样杂音。双下肢轻度凹陷性水肿。

**西医诊断**：①冠心病心力衰竭，陈旧性前壁心肌梗死，心律失常，Ⅲ度房室传导阻滞，完全性右束支传导阻滞，永久性双腔起搏器植入术后，心功能Ⅲ级；②高血压病 3 级（很高危组）；③慢性支气管炎；④肺部感染；⑤乳腺癌术后。

**西医治疗**：给予对症的抗感染、降压、扩冠等治疗。

**方证辨证**：《金匮要略·黄疸病脉证并治第十五》说："酒黄疸，心中懊恼，或热痛，栀子大黄汤主之。栀子大黄汤方：栀子十四枚、大黄一两、枳实五枚、豉一升。上四味，以水六升，煮取三升，分温三服。"栀子大黄汤加味方（栀子、淡豆豉、大黄、枳壳、桔梗、茜草、红花）是笔者临床上治疗冠心病的基本方剂之一。**笔者临床体会到栀子大黄汤加味方的方证是：胸痛或后背心疼痛，以刺痛为主，口干，口苦，咽干，小便黄赤，大便干结，舌暗红，有瘀斑，苔黄腻，脉细数。**本案患者症见胸闷，憋气，背部疼痛，咽干，口苦，小便黄赤，夜尿频，大便干，舌暗红，有瘀斑，苔黄腻，脉细数。故符合栀子大黄汤的方证。

**中医诊断**：胸痹。栀子大黄汤加味方证。

**中医治疗**：方用栀子大黄汤加减。

栀子 10g，淡豆豉 10g，枳壳 10g，酒大黄 4g，桔梗 10g，红花 15g，瓜蒌 30g，茜草 15g，厚朴 10g，薤白 15g。水煎服，日 1 剂，分早晚 2 次服用。

服用 3 剂后，患者胸闷、憋气症状缓解，但仍时有咳嗽，咳嗽时易发头晕。后背无疼痛。无口苦、咽干。尿频，大便调。

继续服用原方 6 剂后，患者已无胸闷，无憋气，无夜间憋醒，白天汗多，后背疼痛已愈。偶有咳嗽，无痰，偶有头晕，夜尿 2 ～ 3 次，大便日 2 次，成形。

效不改方，继续服用原方 5 剂后，患者诸症消失，顺利出院。

随访 3 个月，患者胸闷、憋气未见复发。

## 二、栀子大黄汤合升降散合栀子豉汤治疗冠心病不稳定型心绞痛

患者杨某，女，78 岁。

**初诊日期：** 2012 年 1 月 23 日。

**主诉：** 间断胸闷、气短伴心慌 1 年余，加重 1 周。

**现病史：** 患者 1 年前出现胸闷、气短，伴心慌，头晕，无视物旋转、与体位变化无关，先后就诊于北京世纪坛医院、北京中西医结合医院，行冠状动脉造影术，结果示冠状动脉狭窄约 50%（具体不详），诊为冠心病，予对症治疗后（用药不详），症状未见明显好转。

2013 年 1 月 16 日患者因食用油腻食物呕吐后，出现胸闷、憋气伴心慌加重，呕吐物为胃内容物，量少，头晕，汗出，自服速效救心丸半小时后，症状未见缓解，就诊于我院急诊，予硝酸异山梨酯注射液、丹参酮 ⅡA 注射液治疗后，未见好转。遂就诊于我处。

**刻下症：** 胸闷、憋气，偶有心慌，活动后加重，烦躁，全身乏力，怕热，易汗出，以头部为著；干咳，口干，口黏，纳少，食后腹胀，伴呃逆，无反酸。左侧肩背部阵发性疼痛，眠差，大便干结，3 ～ 5 日 1 行，小便色黄，夜尿 2 ～ 3 次。体形中等，舌暗红，薄黄苔，脉细弱。

**既往史：** 高血压病史 20 余年，平素服拉西地平片、盐酸贝那普利片控制血压，血压控制尚可；2 型糖尿病 3 年，口服盐酸二甲双胍片、阿卡波糖片控制血糖，血糖控制良好；血脂异常 3 年，平素服辛伐他汀片降血脂；腔隙性脑梗死病史 1 年。

**查体：** 心尖部可闻及舒张期奔马律。

**西医诊断：** ①冠状动脉粥样硬化性心脏病，不稳定型心绞痛，心律失常，窦性心动过缓，心功能Ⅱ级；②高血压病 3 级（很高危组）；③血脂异常；④2 型糖尿病，糖尿病周围神经病变；⑤腔隙性脑梗死。

**方证辨证：** 笔者临床体会到栀子大黄汤加味方的方证是：**胸痛或后背心疼痛，以刺痛为主，口干，口苦，咽干，小便黄赤，大便干结，舌暗红，有**

瘀斑，苔黄腻，脉细数。本案患者症见胸闷、憋气，偶有心慌，烦躁，全身乏力，怕热，易汗出，口干、口黏，眠差，大便干结，3～5日1行，小便色黄，夜尿2～3次。舌暗红，薄黄苔，脉细弱。故符合栀子大黄汤的方证。

《伤寒论·辨太阳病脉证并治中第六》说："发汗吐下后，虚烦不得眠，若剧者，必反复颠倒，心中懊憹，栀子豉汤主之。"《伤寒论·辨太阳病脉证并治中第六》说："发汗若下之而烦热，胸中窒者，栀子豉汤主之。"**笔者认为栀子豉汤方证可以总结为：胃中空虚嘈杂，胃脘部搅扰不宁，胸中燥热或烦热，闷塞不舒，但头汗出，舌红少苔。主要方证是胸中痞塞不通、烦热。**本案患者症见胸闷、憋气，烦躁，易汗出，以头部为著，眠差。符合栀子豉汤方证，故方证辨证为栀子豉汤证。

**病机辨证：**本案患者症见烦躁，怕热，易汗出，以头部为著，口干，口黏，大便干结，3～5日1行，体形中等，舌暗红，薄黄苔，脉细弱。四诊合参，病机辨证当属清阳不升，浊气不降。故治疗方用升降散以升清降浊，并可增强栀子大黄汤加味方之活血清热之功。

**中医诊断：**胸痹。栀子大黄汤证，升降散证，栀子豉汤证。

**治疗：**方用栀子大黄汤合升降散合栀子豉汤。

栀子15g，酒大黄6g，枳壳15g，桔梗15g，茜草15g，红景天30g，僵蚕10g，姜黄10g，蝉蜕10g，淡豆豉15g，何首乌15g。水煎服，日1剂，分早晚2次服用，6剂。

**二诊：**患者诉已无胸闷、憋气、心慌、烦躁，夜间能平卧，全身乏力、怕热缓解，仍有汗出，以头部为著，但出汗量较前减少。口干、口黏较前明显缓解，纳可，食后无腹胀、呃逆，左侧肩背部有轻微疼痛，大便日1次，成形，质不干，小便调，夜尿2次。

**治疗：**方用栀子大黄汤合升降散合栀子豉汤加减。

栀子15g，酒大黄6g，枳壳15g，桔梗15g，茜草15g，红景天30g，僵蚕10g，姜黄10g，蝉蜕10g，淡豆豉15g，何首乌15g，葛根15g。水煎服，日1剂，分早晚2次服用。

8剂后患者诸症消失。随访半年，患者胸闷、气短未见复发。

## 三、结语

栀子大黄汤出自《金匮要略》："酒黄疸，心中懊憹，或热痛，栀子大黄汤主之。栀子大黄汤方：栀子十四枚、大黄一两、枳实五枚、豉一升。上四味，以水六升，煮取三升，分温三服。"栀子大黄汤是仲景原本用来治疗酒毒湿热黄疸证。清代尤怡的《金匮要略心悟》谓栀子大黄汤："栀子、淡豆豉彻热于上，枳实、大黄除实于中，亦上下分消之法也。"当代伤寒名家李克光谓栀子大黄汤主治湿热阻滞、气机不通，热多湿少之证，其方证是：心中懊憹热痛，烦躁不眠，大便难，小便不利，身黄如橘子色等（见：李克光，张家礼.金匮要略译释.2版.上海：上海科学技术出版社，2010：437）。笔者在临床中常在栀子大黄汤的基础上，改枳实为枳壳，加桔梗、茜草、红花等用于治疗热蕴血瘀型冠心病，取得了较好的临床疗效。方中以栀子为主药，去心中客热，除烦躁，《开宝本草》谓其能治疗"……胸心、大小肠大热，心中烦闷，胃中热气"。淡豆豉透解郁热，除烦懊。《珍珠囊》谓淡豆豉"去心中懊憹，伤寒头痛，烦躁"，配大黄、枳实以泄热结，祛瘀血。以桔梗、枳壳一升一降，调畅气机，开胸散结。再配茜草、红花以活血化瘀。全方合用旨在起清热散结、活血化瘀之功。

本文案1西医诊断属于心力衰竭，心力衰竭是一种复杂的临床症状群，是各种心脏病的严重阶段，5年存活率与恶性肿瘤相仿（见：中华医学会心血管病学分会，中华心血管病杂志编辑委员会.慢性收缩性心力衰竭治疗建议.中华心血管病杂志，2002，30（1）：7-23）。笔者强调的是临床中医治病不应拘泥于疾病的西医诊断，关键是要辨方证，方证对应是临床取效的关键。案1患者症见咽干，口苦，小便黄赤，夜尿频，大便干，以及胸闷，憋气，背部疼痛。中医辨证当属热结血瘀，舌暗红、有瘀斑、苔黄腻、脉细数亦为热结血瘀之象。故投栀子大黄汤加味（栀子大黄汤基础上改枳实为枳壳，加桔梗、茜草、红花等）以清热散结活血，方证相应，故取效甚捷。本文案2西医诊断属于不稳定型心绞痛。不稳定型心绞痛是急性冠脉综合征的一种，与急性心肌梗死一样，不稳定斑块是它们共同的病理特征；而由于不稳定型斑块的存在，易出现急性血栓事件，临床上44%～72%不稳定型心绞痛可发展为急性心肌梗死（见：陈国鼎，颜民伟，邹怡，等.单硝酸异山梨酯联合低分子肝素治疗不稳定型心绞痛的疗效.中国老年学杂志，2012，32（2）：603-604）。案2中患者症见胸闷、憋气，偶有心慌，烦躁，全身乏力，怕热，易汗出，口干、口黏，眠差，大便干结，3～5日1行，小便色黄，夜尿2～3次。舌暗红，薄黄苔，脉细弱。四诊合参，患者中医辨证属郁热，血瘀。治疗当以清郁热、活血化瘀为法，栀子大黄汤合升降散合栀子豉汤正具此功。

笔者临床体会到栀子大黄汤加味方的方证是：胸痛或后背心疼痛，以刺痛为主，口干，口苦，咽干，小便黄赤，大便干结，舌暗红，有瘀斑，苔黄腻，脉细数。

笔者认为栀子豉汤方证可以总结为：胃中空虚嘈杂，胃脘部搅扰不宁，胸中燥热或烦热，闷塞不舒，但头汗出，舌红少苔。

关键词：经方；重症；栀子大黄汤加味；方证

上篇　经方治疗疑难危重症实录

# 失眠第一方与重剂半夏

患者王某，女，68岁。

**初诊日期**：2013年2月22日。

**主诉**：间断胸闷、气短2月余，加重1周。

**现病史**：患者于2012年12月受寒后出现咳嗽、咳痰，发热伴胸闷、气短，就诊于北京丰台中西医结合医院，查心电图示：窦性心律，ST-T改变（其中Ⅱ、Ⅲ、aVF的ST段下移约0.07mv，V2～V5的ST段下移约0.12mv）。诊为上呼吸道感染、冠心病，建议住院治疗。患者拒绝，遂于门诊予抗感染、扩冠，抑制血小板聚集及活血化瘀治疗，并定期复查心电图。其间，患者规律服药，自觉症状好转，但心电图"ST-T改变"未明显改善。

1周前患者出现自胸骨前缘至心尖部憋闷，气短，每次持续3～5分钟，劳累、受惊及遇寒后加重，休息后减轻。

**刻下症**：自胸骨前缘至心尖部持续性轻度憋闷，胸中如有物堵塞。气短，经常感觉气接不上来，自觉气不够用，喜努力呼吸，劳累、受惊及遇寒后加重，休息后减轻。无心慌、胸痛、后背放射痛，夜间可平卧，无夜间憋醒。少汗，偶有平卧时头晕，3分钟左右可自行缓解，无头痛，右耳持续性耳鸣。偶有咳嗽、咳少量白痰，质黏稠，难咯出。畏寒，双膝以下明显，双下肢乏力，时有腰痛，心中烦，急躁易怒。纳可，眠差，眠浅多梦，经常凌晨1～2点醒来，然后就无法入睡，每天睡眠时间为3～4小时。大便2～3次/日，黏滞不爽，成形，小便清长，夜尿1～2次。

**查体**：体形中等，面色淡白，舌体胖大，苔薄黄，脉沉滑。

**既往史**：2000年诊断2型糖尿病，现用格列美脲片2mg，1/日，口服盐酸二甲双胍片500mg，隔日1次，控制血糖，空腹血糖控制在6～10mmol/L。1年前被诊断为双侧颈动脉硬化伴斑块形成，双下肢动脉硬化伴多发斑块，感音性耳鸣耳聋。

**方证辨证**：《金匮要略·胸痹心痛短气病脉证治第九》说："胸痹不得卧，心痛彻背者，瓜蒌薤白半夏汤主之。"笔者临床体会到瓜蒌薤白半夏汤的主要方证是胸痹之胸闷。本案患者诊断为胸痹，并且主诉之一是间断胸闷2月余，加重1周。故本案患者方证辨证为瓜蒌薤白半夏汤证。

半夏秫米汤出自《黄帝内经》，专为失眠而设，为治失眠第一方。本案患者眠差，眠浅多梦，经常凌晨1～2点醒来，然后就无法入睡，大便日2～3次，黏滞不爽，成形，苔薄黄，脉沉滑。符合半夏秫米汤的方证，故方证辨证为半夏秫米汤证。

**中医诊断**：胸痹。瓜蒌薤白半夏汤证，半夏秫米汤证。

**治疗**：方用瓜蒌薤白半夏汤合半夏秫米汤加减。

瓜蒌30g，薤白15g，法半夏30g，桂枝15g，薏苡仁30g，红景天20g，黄连12g。5剂，水煎服，日1剂，分早晚2次服药。

**二诊**：患者诉胸部憋闷症状较前好转约70%，现胸中基本无物堵感觉，气短较前改善，但仍有时感觉气接不上来，喜努力呼吸，失眠症状明显改善，现患者睡眠时间可达6～7小时，特别是夜间醒来时能在半小时内再次入睡。心中烦明显好转，仍膝盖下无力，发冷，但稍有缓解，少汗，耳鸣，仍偶有咳嗽，咳痰，大便每天1～2次，双下肢无力缓解，舌胖，苔薄黄，脉沉弦。

**治疗**：瓜蒌薤白半夏汤合半夏秫米汤合升陷汤。

瓜蒌30g，薤白15g，清半夏30g，桂枝15g，薏苡仁30g，红景天30g，黄连12g，柴胡12g，升麻12g，桔梗12g，知母15g，生黄芪30g，酸枣仁50g。日1剂，水煎服，分早晚2次服药。

7剂后患者胸闷、气短、失眠症状均痊愈，唯遗留双膝盖下稍乏力、发冷、耳鸣症状。

**按语**：瓜蒌薤白半夏汤出自《金匮要略》，由瓜蒌、薤白、半夏、白酒组成。笔者的临床经验是采用桂枝代替白酒（注：直接用白酒疗效更好，前面医案中已有论述）。瓜蒌薤白半夏汤的功效是通阳散结化痰。本案患者中医诊断为胸痹，症见胸闷，胸中如有物堵塞，气短，咳嗽，咳少量白痰，质黏稠，难咯出。舌体胖大，苔薄黄，脉沉滑。符合瓜蒌薤白半夏汤的方证。

半夏秫米汤出自《黄帝内经》，为治失眠第一方。《灵枢·邪客》篇说："今厥气客于五脏六腑，则卫气独卫其外，行于阳不得入于阴，行于阳则阳气盛，阳气盛则阳跷满，不得入于阴，阴虚故目不瞑。治之奈何？曰：补其不足，泻其有余，调其虚实，以通其道，而去其邪，饮以半夏秫米汤一剂，阴阳已通，其卧立至，此所谓决渎壅塞，经络大通，阴阳得和者也。"《素问·逆调论》篇说："阳明者胃脉也，胃者六腑之海，其气亦下行，阳明逆，不得从其道，故不得卧也。下经曰'胃不和则卧不安'，此之谓也。"关于半夏秫米汤，笔者的临床经验是半夏的量应该大，为 $30 \sim 60g$，至少 $30g$，而且应该用清半夏（后注：生半夏更佳）。秫米，借鉴清代吴鞠通的经验，笔者喜用薏苡仁代替，薏苡仁一般用 $30 \sim 50g$（后注：其实直接用秫米，即高粱米疗效更佳）。综观本案患者的四诊信息，符合半夏秫米汤的方证，故用之。

升陷汤出自张锡纯《医学衷中参西录》，原文谓升陷汤治疗大气下陷之"气短不足以息。或努力呼吸，有似乎喘。或气息将停，危在顷刻"。本案患者的一个典型症状是气短，经常感觉气接不上来，自觉气不够用，喜努力呼吸。这是典型的升陷汤方证，故用之效佳。

> 关于半夏秫米汤，笔者的临床经验是半夏的量应该大，为 $30 \sim 60g$，至少 $30g$，而且应该用清半夏。秫米，借鉴清代吴鞠通的经验，笔者喜用薏苡仁代替。

**关键词：**半夏秫米汤；失眠第一方；重剂半夏（30g），"气短不足以息。或努力呼吸"（升陷汤）

# 天麻钩藤饮合泽泻汤合小陷胸汤治愈再发脑梗死急性期

患者马某，男，69岁。

**初诊日期：** 2013年2月22日。

**主诉：** 间断头胀痛4月余，加重伴左上肢活动不利3天。

**现病史：** 患者于2012年11月出现右侧头胀痛，每次持续约2分钟，就诊于首都医科大学宣武医院，查头颅CT示：双基底节多发陈旧性腔隙梗死，脑白质变性，予改善脑供血药物治疗（具体不详），患者规律服药1周余好转，后自行停药。

3天前患者出现头右侧疼痛发作，较前加重，左上肢不能抬起，就诊于我处。

**刻下症：** 偶有右侧头胀痛，每次持续约5秒，与体位无关，左上肢活动不利，不能抬起，口角歪斜，夜间睡觉时常口角流涎，伸舌居中，无饮水呛咳。无胸闷、气短，无心慌、胸痛，夜间可平卧。怕冷，双上肢发凉，双下肢踝部皮肤瘙痒，汗少，无口干、口苦，时有反酸、烧心，腰痛，双下肢乏力，纳可，眠差，多梦易醒。大便2日一行，质干，小便清长，夜尿3次。

**既往史：** 2型糖尿病病史15年，现用优泌林30R皮下注射控制血糖，血糖控制尚可。高血压病史5年，最高140/90mmHg，现口服硝苯地平控释片、酒石酸美托洛尔片以控制血压，血压控制尚可。

**辅助检查：** 头颅CT（2013年2月22日）：①双侧基底节及侧脑室旁腔隙性脑梗死，较前进展；②脑萎缩、脑白质变性。经颅多普勒血流图（2013年2月22日）：脑动脉硬化，右侧大脑前动脉、右侧椎动脉、基底动脉血流速度降低。

**查体**：BP130/77mmHg，面色偏红，体形偏胖，神清，左上肢肌力2级，左下肢肌力5级，右上肢及右下肢肌力5级。舌体肥大满口，苔黄厚腻，有裂纹，脉弦滑。

**西医诊断**：①再发脑梗死（急性期）；②2型糖尿病，糖尿病周围神经病变，糖尿病皮肤病变；③高血压病1级（很高危组）。

**方证辨证**：天麻钩藤饮出自《中医内科杂病证治新义》。**天麻钩藤汤的方证是：头晕，头重（胀痛）脚轻（双下肢无力）或头热足凉，失眠**。本案患者面色偏红，偶有右侧头胀痛，双下肢乏力，眠差，多梦易醒。完全符合天麻钩藤饮证，故方证辨证为天麻钩藤饮证。

《金匮要略·痰饮咳嗽病脉证并治第十二》说："心下有支饮，其人苦冒眩，泽泻汤主之。"已故名医刘渡舟先生谓泽泻汤："应以舌脉作为诊断依据。泽泻汤证的舌体，是特别肥大而异于寻常。它有质厚而宽，占满口腔而使人望之骇然。舌体肥大，是辨认心下支饮的一个有力根据。脉象则或弦或沉，或者沉弦共见。这是因为弦脉主饮，而沉脉主水，方与水饮病机相适应。"（刘渡舟.谈谈《金匮》的泽泻汤证.中医杂志，1980，17（657）:17–18）。因此，**笔者认为泽泻汤的方证是：舌体肥大异常，头晕，呈持续性，头晕与体位无关，大便素溏，苔水滑或白腻，脉弦沉**。本案患者症见头胀痛，舌体肥大满口，脉弦滑，符合泽泻汤方证。

**病机辨证**：本案患者面色偏红，舌苔黄厚腻，脉弦滑，病机辨证当有痰热之象，故合用小陷胸汤及胆南星以清热化痰。

**中医诊断**：中风，中经络。天麻钩藤饮证，泽泻汤证，小陷胸汤证。

**治疗**：方用天麻钩藤饮合泽泻汤合小陷胸汤加减。

天麻90g，钩藤20g，石决明（生）18g，栀子18g，黄芩15g，牛膝12g，桑寄生15g，夜交藤30g，茯苓18g，益母草20g，泽泻30g，生白术10g，法半夏9g，瓜蒌30g，黄连9g，胆南星8g。4剂，水煎服，日1剂，分早晚2次服用。

**二诊**：患者及其妻子喜形于色，对治疗效果十分满意。患者精神明显改善，右侧头胀痛已愈，左上肢原先不能抬起，肌力2级，现左上肢活动自如，肌力5级，双上肢仍发凉，双下肢皮肤瘙痒已愈，仍面色偏红，入院时双下肢乏力，走200米左右即双下肢发沉，行走缓慢，现能走400米后而下肢无发沉。纳香，睡觉明显改善，少梦，近3日未大便，平素大便少、干，夜尿3次，舌体肥大，苔黄厚腻，但较前薄，脉弦滑。

**治疗：**方用天麻钩藤饮合泽泻汤合小陷胸汤合栀子大黄汤加减。

天麻90g，钩藤20g，石决明（生）18g，栀子18g，黄芩15g，牛膝12g，桑寄生15g，夜交藤30g，茯苓18g，益母草20g，泽泻30g，生白术30g，法半夏9g，瓜蒌30g，黄连9g，胆南星8g，酒大黄6g，枳实15g，淡豆豉15g。水煎服，日1剂，分早晚2次服用。

7剂后患者诸症悉平，完全恢复正常生活。

随访两个月，患者头痛及肢体活动不利症状未见复发。

**按语：**天麻钩藤饮出自《中医内科杂病证治新义》，是为肝阳上亢、肝风上扰之证而设，具有平肝息风、清热活血、补益肝肾之功效。综观本案患者的四诊信息，符合天麻钩藤饮的方证，故用之以平肝息风，清热活血，补益肝肾。笔者在临床上喜重用天麻治疗头晕或头胀痛，一般用60～90g，少则40g，效果甚佳。

泽泻汤出自《金匮要略·痰饮咳嗽病脉证并治第十二》，原为治疗支饮眩冒而设："心下有支饮，其人苦冒眩，泽泻汤主之。"方由泽泻、白术二味药组成。方中白术补土制水，使痰不内生，泽泻入肾利水，使饮不停滞，从小便而出，是治疗无咳逆气短的支饮轻症常用方剂。综观本案患者的四诊信息，符合泽泻汤的方证，故用之以利水消饮升清阳。

此外，本案患者二诊时面色仍偏红，眠差，大便三日未行，平素大便少、干，故合用栀子大黄汤以清热除虚烦，兼缓下。

---

> **泽泻汤的方证是：舌体肥大异常，头晕，呈持续性，头晕与体位无关，大便素溏，苔水滑或白腻，脉弦沉。**

**关键词：重剂天麻（90g）；泽泻汤；刘渡舟；小陷胸汤；栀子大黄汤**

# 金匮肾气丸合泻青丸治疗
# 冠心病 6 个支架术后合并脑梗死案

患者史某，女，62 岁。

**初诊日期：** 2013 年 2 月 20 日。

**主诉：** 活动后胸闷、气短两年余，头胀满、双下肢无力 2 周。

**现病史：** 患者于 2011 年 3 月出现胸闷、气短就诊于我院，查冠状动脉造影示冠脉三支病变，累及前降支、回旋支、右冠状动脉，右冠状动脉完全闭塞。诊为冠心病、不稳定型心绞痛、心功能 Ⅱ 级，行 PCI 手术，植入 6 枚支架，术后予扩冠、抗凝治疗，患者好转后出院。出院后门诊随诊，规律服药，活动后仍胸闷、气短。

2 周前患者出现头胀满，（因头胀满）经常性双眼不能睁开，双下肢无力，患者因晕厥摔倒过 3 次（春节期间），所幸因旁边有人而无外伤，遂就诊于我处。

**刻下症：** 活动后（如上楼或说话过多）胸闷、气短，无心慌、胸痛，偶有劳累后后背痛，喜按，夜间可平卧，无夜间憋醒，每天发作性头晕，头胀满，头发热，无头痛，每次发作约 10 分钟，闭目休息后缓解。畏寒肢冷，以腰背畏寒为甚，双下肢无力并发凉，不能久站，汗少，口干，不欲饮水，口略苦；左耳持续性耳鸣，声音响亮；喉中有痰，色白质稠，难咯出；心烦，急躁易怒，记忆力下降，平素便秘，大便 3 ～ 4 日一行，大便干，纳眠可，小便多，夜尿 5 ～ 6 次。

**既往史：** 高血压病病史 40 余年，最高达 170/100mmHg，现用富马酸比索洛尔、福辛普利钠片控制血压，血压控制在 120/70mmHg 左右。2 型糖尿病病史 15 年，现用诺和灵 50R 皮下注射控制血糖，空腹血糖控制尚可。

**查体：**体形偏胖，面色淡白偏红，舌暗淡，苔薄白，脉沉弦，左尺脉无力。

**辅助检查：**头颅CT（2013年2月20日）示：①桥脑所示，腔隙性梗塞灶；②左基底节区腔隙灶，脑萎缩；③椎基底动脉硬化。

**西医诊断：**①冠状动脉粥样硬化性心脏病，不稳定型心绞痛，PCI术后，心功能Ⅱ级；②腔隙性脑梗死；③高血压病2级（很高危组）；④2型糖尿病。

**方证辨证：**《金匮要略·消渴小便不利淋病脉证并治第十三》曰："男子消渴，小便反多，以饮一斗，小便一斗，肾气丸主之。"《金匮要略·血痹虚劳病脉并治第六》说："虚劳腰痛，少腹拘急，小便不利者，八味肾气丸主之。"《金匮要略·中风历节病脉证并治第五》说："治脚气上入，少腹不仁。"**笔者临床体会到金匮肾气丸的方证是：腰膝酸软，畏寒肢冷，口渴，夜尿频，或小便少，水肿，左尺脉无力。**本案患者症见畏寒肢冷，以腰背畏寒为甚，双下肢无力并发凉，不能久站，记忆力下降，活动后（如上楼或说话过多）胸闷、气短，偶有劳累后后背痛，喜按，小便多，夜尿5～6次，左尺脉无力。金匮肾气丸方证具备，故方证辨证为金匮肾气丸证。

宋·钱乙《小儿药证直诀》谓泻青丸："治肝热搐搦，脉洪实。"明代《证治准绳·类方》谓泻青丸："治中风自汗，昏冒，发热不恶寒，不能安卧，此是风热烦躁之故也。"近代名医印会河谓**泻青丸的方证为：头晕、头痛、便秘。**本案患者头胀满，头发热，心烦，急躁易怒，平素便秘，大便3～4日一行，大便干，体形偏胖，脉沉弦，泻青丸方证具备，故方证辨证为泻青丸证。

**中医诊断：**胸痹。金匮肾气丸证，泻青丸证。

**治疗：**方用金匮肾气丸合泻青丸。

桂枝12g，附子10g，山茱萸15g，山药15g，牡丹皮15g，泽泻15g，茯苓15g，熟地黄15g，龙胆草10g，酒大黄6g，防风12g，羌活12g，姜黄12g，僵蚕12g，蝉蜕12g，天麻60g。水煎服，日1剂，分早晚2次服用，6剂。

**二诊：**患者诉胸闷、气短好转大半，头胀满好转约30%，仍头胀满，有时头发热，面色淡白偏红，睡眠质量差，多梦，大便干。

**治疗**：金匮肾气丸合泻青丸合酸枣仁汤。

即原方改龙胆草为15g，加钩藤20g，菊花15g，酸枣仁30g，川芎12g，知母12g。6剂，水煎服，日1剂，分早晚2次服用。

**三诊**：患者胸闷、气短已愈，头胀满已经好转60%，仍有头胀满，有时头重如裹，仍左耳耳鸣，睡眠佳，大便日1次，夜尿2～3次，舌暗淡，苔白腻，脉弦滑。

**治疗**：原方去酸枣仁、川芎、知母，加苍术30g，荷叶20g（合"清震汤"意）。水煎服，日1剂，分早晚2次服用。

8剂后患者胸闷、气短、头胀满症状均痊愈。

**按语**：金匮肾气丸，又名崔氏八味丸，出自《金匮要略》，该方由干地黄八两、山药四两、山茱萸四两（酒炙）、茯苓三两、牡丹皮三两、泽泻三两、桂枝一两、炮附子一枚组成，是仲景为肾阳不足之证而设。笔者临床体会到金匮肾气丸的方证是：腰膝酸软，畏寒肢冷，口渴，夜尿频，或小便少，水肿，左尺脉无力。综观本案患者的四诊信息，金匮肾气丸方证具备，故用之以温补肾阳。

> 金匮肾气丸的方证是：腰膝酸软，畏寒肢冷，口渴，夜尿频，或小便少，水肿，左尺脉无力。
>
> 泻青丸的方证为：头晕、头痛、急躁易怒、便秘。

**关键词**：金匮肾气丸（汤）；泻青丸；晕厥3次，头胀满不能睁眼

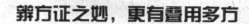

# 辨方证之妙，更有叠用多方

## ——经方治疗冠心病不稳定型心绞痛案

患者朱某，男，77 岁。

**初诊日期：** 2012 年 11 月 14 日。

**主诉：** 阵发性胸痛 5 年，加重 6 天。

**现病史：** 患者 5 年前因情绪激动后出现阵发性胸痛，发作时自行含服硝酸甘油 1 ～ 2 片，症状可缓解。

6 天前因情志不畅出现胸痛症状加重，时有夜间痛醒，遂来我院急诊就诊，心电图：窦性心律，ST 段压低。查胸片：右下肺炎。血常规：白细胞 $8.16 \times 10^9$/L，中性粒细胞比率 82.3%。予以扩冠、活血、抗感染等治疗，而效果不明显，其间因患者胸痛难忍，曾使用罂粟碱注射液止痛。为进一步诊治，收入我科。

**刻下症：** 时有胸痛，疼痛剧烈，自觉有气从胁向上冲，有沉紧感，可放射至左侧手臂内侧，无肩背部放射痛，舌下含服硝酸甘油后症状可缓解，无喘憋，双下肢麻木发凉（膝关节以下），左下肢体活动不利，偶有饮水呛咳，无咳嗽、咳痰，无口苦、口干，纳可，眠安，大便溏，日 2 ～ 3 次，小便调。

**查体：** 体形瘦，舌体胖大，有裂纹，苔白，脉弦滑。

**既往史：** 高血压病史 15 年，最高血压 160/70mmHg，现口服硝苯地平控释片 30mg，日 1 次，血压控制在 140 ～ 150mmHg/70mmHg。2 型糖尿病病史 5 年，口服拜糖平 50mg，日 3 次，血糖控制在 7 ～ 8mmol/L（餐后）。脑梗死病史 2 年，遗留左侧肢体活动不利，未服药。左膝关节骨关节炎 3 年，未治疗。

**辅助检查：** 冠状动脉造影（2012 年 11 月 16 日）示：冠状动脉供血右优势型，左主干远段 40% ～ 50% 狭窄，前降支开口 100% 闭塞，前向血流 TIMI 0 级，回旋支中段 90% 狭窄，钝缘支近段 90% 狭窄，前向血流 TIMI 3 级；右冠状动脉开口 80% 狭窄，中段 90%

狭窄，前向血流 TIMI3 级。结论：冠状动脉粥样硬化性心脏病，左主干＋三支病变。全血肌钙蛋白 I（2012 年 11 月 14 日）：0.020ng/mL。

**西医诊断：**①冠状动脉粥样硬化性心脏病，不稳定型心绞痛，心功能Ⅲ级；②高血压病 3 级（很高危组）；③2 型糖尿病；④脑梗死后遗症期；⑤左膝关节骨关节炎。

**西医治疗：**继续西医治疗方案不变。

**方证辨证：**本案患者的典型症状为"胸痛，疼痛剧烈，自觉有气从胁向上冲"。加之由"情志不畅"而发病，这与《金匮要略·胸痹心痛短气病脉证并治第九》所说"胸痹，心中痞，留气结在胸，胸满，胁下逆抢心，枳实薤白桂枝汤主之，人参汤亦主之"相似，故本案患者符合枳实薤白桂枝汤合（桂枝）人参汤的方证。

《伤寒论·辨厥阴病脉证并治第十二》说："手足厥寒，脉细欲绝者，当归四逆汤主之。"**笔者临床体会到当归四逆汤的方证是：手足发凉（膝、肘关节以下发凉），脉细涩。**本案患者症见双下肢麻木发凉（膝关节以下），故方证辨证为当归四逆汤证。

**中医诊断：**胸痹。枳实薤白桂枝汤证，桂枝人参汤证，当归四逆汤证。

**治疗：**方用枳实薤白桂枝汤合桂枝人参汤合当归四逆汤加味。

枳实 15g，薤白 10g，桂枝 10g，瓜蒌 30g，厚朴 15g，炙甘草 15g，党参 20g，炒白术 15g，干姜 15g，当归 15g，赤芍 15g，白芍 15g，细辛 5g，通草 6g，全蝎 6g，延胡索 15g，川楝子 15g。8 剂，日 1 剂，水煎服，分早晚 2 次服用。

**二诊：**患者胸痛发作次数明显减少，胸痛程度明显减轻，胸闷，心烦，口渴，纳可，眠安，大便日 1 次，偏稀，小便调。

**治疗：**方用枳实薤白桂枝汤合桂枝人参汤合百合知母汤。

枳实 15g，薤白 10g，桂枝 10g，瓜蒌 30g，炙甘草 15g，党参 20g，炒白术 15g，干姜 15g，百合 30g，知母 15g。水煎服，日 1 剂，分早晚 2 次服用。

5 剂后患者"胸痛，胸闷，自觉有气从胁向上冲，心烦，口渴"症状消失。

出院后继续以枳实薤白桂枝汤合桂枝人参汤加减治疗，随访 4 个月，患者"胸痛、自觉有气从胁向上冲"症状未见复发。

**按语：**

**（一）关于疗效：** 本案患者经西医治疗 6 天而效果不明显，加载使用经方（枳实薤白桂枝汤合桂枝人参汤）8 天后即症状大减，13 天后"胸痛，胸闷，自觉有气从胁向上冲，心烦，口渴"症状即消失，患者十分高兴。从本案中可见经方的疗效甚佳。

**（二）枳实薤白桂枝汤：**《金匮要略·胸痹心痛短气病脉证并治第九》说："胸痹，心中痞，留气结在胸，胸满，胁下逆抢心，枳实薤白桂枝汤主之，人参汤亦主之。"枳实薤白桂枝汤由枳实、厚朴、薤白、桂枝、瓜蒌组成，主治气机阻滞或阴寒凝结导致的胸中阳气不畅达的病证。方中枳实行气解郁，散结除满，善治由气机郁结引起的胸痹心痛，正如《名医别录》所谓"除心下急痞痛，逆气"；厚朴燥湿化痰，下气除满；瓜蒌涤痰散结，理气宽胸通痹；薤白能散胸中凝滞之阴寒，化上焦结聚之痰浊，宣胸中阳气以宽胸；桂枝温通心阳，降逆平冲。诸药配伍，使胸阳振，痰浊降，阴寒消，气机畅，则胸痹而气逆上冲诸症可除。

**（三）人参汤：** 人参汤方即理中汤，系医圣仲景为心阳虚衰，阴霾充塞之证而设，多数伤寒学家认为此处人参汤当为桂枝人参汤，即《伤寒论》太阳篇 163 条的桂枝人参汤（桂枝四两、炙甘草四两、白术三两、人参三两、干姜三两）。笔者通过临床实践，同意这种观点，此处治疗心阳虚衰，阴霾充塞之重证，用理中汤恐力量太小，用桂枝人参汤更合乎临床实际。笔者临床上喜采用枳实薤白桂枝汤与桂枝人参汤合用治疗胸痹心痛。本案患者的典型症状为："胸痛，疼痛剧烈，自觉有气从胁向上冲。"加之由"情志不畅"而发病，符合枳实薤白桂枝汤与桂枝人参汤的方证，故用枳实薤白桂枝汤合桂枝人参汤以温阳理气，散寒。

**（四）其他：** 患者双下肢麻木发凉（膝关节以下），故合用当归四逆汤以温经散寒通脉。二诊时患者症见心烦，口渴，《金匮要略·百合狐惑阴阳毒病脉证治第三》说："百合病发汗后者，百合知母汤主之。"故合用百合知母汤清热养阴以治疗心烦、口渴症状。考虑患者胸痛剧烈，故加全蝎、延胡索、川楝子以止痛。

**关键词：枳实薤白桂枝汤；桂枝人参汤；当归四逆汤；百合知母汤；胸痛剧烈**

# "药味要紧，分量更要紧"

## ——治愈再发脑梗死全身极度乏力案

患者任某，男，57岁，司机。

**初诊日期**：2013年2月25日。

**主诉**：左下肢活动不利10月余，加重伴全身极度乏力20天。

**现病史**：患者于2012年4月23日开出租车时出现头痛，于路边门诊买止痛药口服后开车回家。第二天出现左下肢肢体活动不利，言语謇涩，仍头痛，就诊于中国医学科学院协和医院，查头颅MRI示：右侧侧脑室及右侧丘脑旁亚急性缺血灶；右侧侧脑室旁慢性缺血灶、右侧基底节区小软化灶；右侧丘脑短 $T_1$、长 $T_2$ 信号，钙化？右侧筛窦、蝶窦及双侧上颌窦炎症。诊断为"脑梗死急性期"，给予金纳多、凯时静滴后，患者头痛好转，但左下肢活动不利、言语謇涩改善不明显。2012年6月8日因"左下肢活动不利、头晕、言语謇涩"就诊于我院针灸科，被诊断为"脑梗死恢复期"，给予对症治疗（具体不详），症状好转后出院。出院后遗留左下肢活动不利，言语謇涩。患者规律服用天通胶囊、血栓通胶囊等，病情较为平稳。

20天前患者出现左下肢活动不利明显加重，头晕、头沉重，全身乏力明显，其间在家摔倒过1次，所幸无外伤，言语謇涩较前加重，遂就诊于我处。

**刻下症**：左下肢活动不利明显，无力，左下肢不能久抬起，经常性走路不稳，走路时左下肢有踩空感觉，易摔倒；全身极度乏力，连说话都无力气，头部昏蒙，偶有头痛、头胀，均与体位无关；反应迟钝，视物模糊，无视物旋转；言语謇涩，口干，喜温水，夜间流涎，无饮水呛咳；偶有心慌、胸闷；汗少；双下肢瘙痒明显，伴有色素沉着，双足发热，无手心发热；纳可，眠差，易醒，小便可，大便可，日1次，成形。舌胖大伴有齿印，苔白、中间黄腻，脉细滑。

**既往史**：2型糖尿病病史13年，皮下注射诺和灵30R，早12IU、晚8IU，中午口服拜糖平50mg控制血糖。

查体：体形中等，面色淡白，口角向右侧歪斜。

辅助检查：CT头颅平扫（2013年2月25日）：①右侧基底节区腔隙性脑梗死；②脑萎缩；③右额叶大脑镰旁钙化影，考虑脑膜瘤钙化可能；④右侧筛窦、蝶窦黏膜囊肿。

西医诊断：①再发脑梗死恢复期；②2型糖尿病，糖尿病周围神经病变，糖尿病周围血管病变。

**方证辨证：**《金匮要略·中风历节病脉证并治第五》的附方，其原文为："《古今录验》续命汤治中风痱，身体不能自收，口不能言，冒昧不知痛处，或拘急不得转侧。"笔者临床体会到《古今录验》续命汤的方证是：**中风，肢体偏瘫，活动受限，言语謇涩或不能言，吞咽困难或呼吸困难，肢体麻木拘急，乏力。**本案患者诊为中风，症见左下肢活动不利明显，无力，左下肢不能久抬起，经常性走路不稳，走路时左下肢有踩空感觉，易摔倒；全身极度乏力，言语謇涩。符合《古今录验》续命汤方证，故方证辨证为《古今录验》续命汤证。

**病机辨证：**本案患者舌苔白，中间黄腻，脉细滑。病机辨证当属痰热互结，符合小陷汤的病机，故采用小陷胸汤以清热化痰。

**中医诊断：**中风，中经络。小陷胸汤证，《古今录验》续命汤证。

**治疗：**方用小陷胸汤合《古今录验》续命汤。

法半夏18g，瓜蒌30g，黄连15g，生麻黄9g，杏仁12g，桂枝12g，炙甘草30g，生石膏30g，干姜12g，当归30g，川芎18g，党参30g，竹茹12g，胆南星10g，菖蒲15g，天竺黄30g，生黄芪60g。4剂，日1剂，分早晚2次服用。

**二诊：**患者左下肢活动不利缓解，现走路基本无踩空感觉；全身乏力较前明显缓解，头昏蒙症状已愈，全身瘙痒明显缓解，夜间流涎症状已愈，说话口齿较前清晰，无视物模糊；口干，喜温水，双足发热已愈，纳眠可，易醒，二便调。

**治疗：**小陷胸汤合《古今录验》续命汤。

法半夏18g，瓜蒌30g，黄连15g，生麻黄9g，杏仁12g，桂枝12g，炙甘草30g，生石膏30g，干姜12g，当归30g，川芎18g，党参30g，竹茹12g，胆南星10g，菖蒲15g，天竺黄30g，生黄芪100g。日1剂，分早晚2次服用。

7剂后，患者喜悦露于言表，并说下次生病必须找笔者看。患者诉现走路如正常人，双下肢有力气，无全身乏力，言语清晰，记忆力亦较前改善，恢复正常生活。

**按语：**药味要紧，分量更要紧。关于黄芪，《神农本草经》谓其："味甘，微温。主痈疽久败疮，排脓止痛；大风癞疾；五痔鼠瘘；补虚；小儿百病。"可见黄芪主要有两种功效：一为生肌，二为补虚。笔者将黄芪用于治疗中风病气虚证的临床经验是：必须大剂量，至少60g，多则可以用120g，再者必须用生黄芪，因为只有生黄芪才不会使患者上火。例如本案患者单次使用黄芪达100g，患者气虚症状明显改善，而无任何上火的症状。关于黄芪的用法，我主要是借鉴了清代王清任《医林改错》的经验，如补阳还五汤，黄芪用四两，约144g（清代一两相当于现代约36g。后注：准确地说，清代一两相当于现代37.3g）；黄芪赤风汤，生黄芪二两，约72g；可保立苏汤，黄芪1两5钱，约54g；黄芪甘草汤，生黄芪4两，约144g。可见临床中生黄芪用100g，对于王清任用药来说是常规剂量。本案的大剂量运用生黄芪，也印证了王清任所说的话："药味要紧，分量更要紧。"

> 笔者临床体会到《古今录验》续命汤的方证是：中风，肢体偏瘫，活动受限，言语謇涩或不能言，吞咽困难或呼吸困难，肢体麻木拘急，乏力。
>
> 笔者将黄芪用于治疗中风病气虚证的临床经验是：必须大剂量，至少60g，多则可以用120g，再者必须用生黄芪，因为只有生黄芪才不会使患者上火。

**关键词：**重剂生黄芪（100g）；王清任《医林改错》

# 超大剂量猪苓汤合升陷汤救治急危重症 1 则

患者汪某，女，75 岁。

**初诊日期：** 2013 年 3 月 7 日。

**主诉：** 胸闷喘憋反复发作 10 余年，加重伴全身水肿 2 周。

**现病史：** 患者于 10 年前突发胸闷喘憋，伴胸痛，在北京广内医院以急性心梗住院，具体治疗不详，症状好转后出院，之后胸闷、憋气间断发作，服用速效救心丸后能缓解。2005 年 9 月患者因情绪刺激出现胸闷喘憋、胸痛，服用速效救心丸后，症状不缓解，于首都医科大学宣武医院住院 9 天，诊断为"急性前间壁心梗"，具体治疗不详，后症状缓解不明显。患者出院后于我院心内科住院治疗，诊断为"冠状动脉粥样硬化性心脏病、陈旧性前间壁心肌梗死、混合性心绞痛、心功能Ⅲ级、陈旧性脑梗死、右肱骨近端骨折术后、先天性异位肾、慢性喘息性支气管炎"，予扩冠、强心、活血化瘀等治疗后症状好转出院。此后患者胸闷喘憋症状经常复发，在家基本上是每天吸氧 10 小时以上，曾于中国医学科学院阜外医院、我院住院治疗 16 次。其间反复使用单硝酸异山梨酯片、拜阿司匹林、地高辛、螺内酯、托拉塞米等治疗。

两周前患者因肺部感染出现胸闷喘憋加重，全身水肿，不能平卧，夜间尤甚，心悸气短，咳嗽咳痰，就诊于我院急诊，查心脏 B 超（2013 年 2 月 21 日）示射血分数 26%，予病危通知，同时予硝酸异山梨酯注射液、头孢唑肟、二羟丙茶碱、螺内酯、托拉塞米等药物治疗，胸闷喘憋未见缓解，为求诊治收入我科。

**刻下症：** 持续性胸闷喘憋，夜间加重，彻夜不能平卧，平卧即呼吸困难加重，心悸、气短，动则加重，乏力，左侧背部阵发性胀痛，食后腹胀，时有呃逆反酸，口干，渴欲饮水，上肢麻凉疼痛，双下肢时有抽搐，无畏寒发热，汗少，夜眠极差，大便干燥，2 日 1 行，小便量少、短赤。

**查体**：P 54 次 / 分，R 17 次 / 分，BP 107/72mmHg。患者平车抬入病房，持续吸氧，面部、双手、双下肢均重度水肿，口唇发绀，体形极度消瘦，极度痛苦虚弱面容，面色晦暗，双颊紫红。双侧颈静脉充盈怒张，心界明显扩大，心尖抬举性搏动，位于第五肋间左锁骨中线外 3cm，心律不齐，心音强弱不等，心尖部闻及舒张期奔马律。肝大，肝肋下 3 指，舌质红绛干，苔大部分剥脱，脉沉弦结。

**辅助检查**：N 端前脑钠素（NT–proBNP）：8688pg/mL。心脏 B 超：升主动脉 32mm，左室 64mm，右房左右径 50mm×70mm，左房 49mm，室间隔 7mm，主肺动脉 27mm，右室前后径 26mm，左室后壁 7mm，二尖瓣流速单峰 134cm/s，射血分数 27%，左心室缩短分数 14%。提示：左心及右房增大，主动脉瓣反流（轻度），二尖瓣反流（重度），三尖瓣反流（重度），肺动脉高压（重度），肺动脉瓣反流（轻度），心功能严重减低。胸腔 B 超：双胸腔少量积液。心电图：心房颤动。

**西医诊断**：①冠心病心力衰竭急性进展期，全心扩大，陈旧性前间壁心肌梗死，心律失常，永久性心房颤动，心功能Ⅳ级，双侧胸腔积液，重度肺动脉高压；②慢性喘息性支气管炎；③陈旧性脑梗死；④双侧颈动脉硬化伴斑块形成；⑤右肱骨近段骨折术后；⑥先天性异位肾。

**方证辨证**：《金匮要略·消渴小便不利淋病脉证并治第十三》说："脉浮，发热，渴欲饮水，小便不利者，猪苓汤主之。"《伤寒论·辨少阴病脉证并治第十一》又说："少阴病，下利六七日，咳而呕渴，心烦不得眠，猪苓汤主之。"**猪苓汤的方证是：渴欲饮水，小便不利，发热，面部或下肢水肿，心烦，不得眠，舌红，少苔或无苔。**本案患者症见小便量少、短赤，口干，渴欲饮水，夜眠极差，面部、双手、双下肢均重度水肿，持续性胸闷喘憋，夜间加重，彻夜不能平卧，平卧即呼吸困难加重，心悸气短，舌质红绛干，苔大部分剥脱，脉沉弦结。完全符合猪苓汤的方证，故方证辨证为猪苓汤证。考虑到患者病情危重，10 余年痼疾，非重剂不能为之，故用重剂猪苓汤。

升陷汤出自张锡纯《医学衷中参西录》，原文谓升陷汤治疗大气下陷之

"气短不足以息；或努力呼吸，有似乎喘；或气息将停，危在顷刻"。本案患者症见气短，动则加重，乏力，符合升陷汤的方证，故方证辨证为升陷汤证。

**中医诊断：**水肿。猪苓汤证，升陷汤证。

**治疗：**给予病危通知，患者家属表示理解，并说在急诊留观期间已经多次给予了病危通知。西医治疗：保持原先治疗方案基本不变。同时加载中医治疗：方用猪苓汤合升陷汤。

猪苓120g，茯苓120g，泽泻120g，阿胶珠15g，滑石块15g，红景天30g，生黄芪60g，柴胡15g，升麻15g，桔梗15g，知母15g。水煎服，日1剂，分4次（上午2次，下午2次）服用，7剂。

**二诊：**患者胸闷喘憋基本消除，夜间可平卧，患者家属颇以为惊喜。患者左侧背部阵发性胀痛减轻，无咳嗽咳痰，偶有咽痒，汗少，食后腹胀缓解，呃逆反酸基本消除，口干，四肢特别是双下肢抽搐较前加重，眠差，大便可，小便频，每天小便近20余次。NT-proBNP：3897pg/mL。

**治疗：**方用猪苓汤合升陷汤合芍药甘草汤。

猪苓120g，茯苓120g，泽泻120g，阿胶珠15g，滑石块15g，红景天30g，生黄芪60g，柴胡15g，升麻15g，桔梗15g，知母15g，赤芍15g，白芍15g，炙甘草30g。水煎服，日1剂，分4次（上午2次，下午2次）服用。

9剂后患者诉无明显不适，自诉昨天跟孙子外出办理房屋转赠协议步行300米，而无胸闷喘憋发作。复查NT-proBNP：1126 pg/mL。

患者长期于门诊以猪苓汤合升陷汤治疗，症状基本控制，随访半年，胸闷喘憋未复发。

**按语：**心脏性猝死88%是由于心律失常导致。当射血分数（EF）降低至35%以下时发生恶性心律失常猝死的机会就大大增加。而本案患者的EF值仅为27%，所以患者病情十分危急，随时可能发生心脏性猝死。本案患者长期应用呋塞米注射液、托拉塞米注射液等强效利尿剂，患者在急诊留观期间，应用托拉塞米20mg静注，日3次，2周，仍尿少，考虑患者为利尿剂抵抗。患者经纯西医治疗2周，而未取效，考虑为顽固性心力衰竭，这时应用中医治疗特别是大剂量的经方治疗，常常能获得奇效。本案患者加载经方（大剂量猪苓汤合升陷汤）治疗7天后，胸闷喘憋基本消除，治疗15天后无明显不适，不得不使人感叹运用经方"尝以对方证对者，施之于人，其效若神"。笔者带教的一名李姓研究生对本案甚为惊讶，说患者西医治疗与原先急诊治疗时一致，原先患者小便偏少，仅加用大剂量猪苓汤 1 天后，患者即小便频，每天小便近 20 余次，症状大减，患者双手原先严重水肿，7 天后即胸闷喘憋基本消除，双手都是消肿后的皮肤褶痕，从此该学生对经方笃信不移。

另外，升陷汤出自张锡纯《医学衷中参西录》，笔者临床上多将升陷汤用于治疗肺动脉高压症，症见气短、动则发作或加重。本案患者具备升陷汤的方证，故用之以益气升陷。

二诊时，患者诸症基本消除，唯四肢特别是双下肢抽搐症状加重。芍药甘草汤出自《伤寒论》，原文为："伤寒脉浮，自汗出，小便数，心烦，微恶寒，脚挛急。……若厥愈足温者，更作芍药甘草汤与之，其脚即伸。"宋金时期的成无己《伤寒明理论》曰："脾不能为胃行其津液，以灌四旁，故挛急，用甘草生阳阴之津，芍药以和太阴之液，其脚即伸，其即用阴和阳法也。"日本汉方家吉益东洞氏认为芍药甘草汤证为"治拘挛急迫"。近代已故名医姜春华说："芍药有解痉镇痛作用，又甘草也有解痉镇痛作用，二者协同为用，则作用加强，故可治疗拘挛急迫诸证。"本案患者合用芍药甘草汤旨在化阴、舒挛急、疏络、缓急止痛。

> 　　猪苓汤的方证是：渴欲饮水，小便不利，发热，面部或下肢水肿，心烦，不得眠，舌红，少苔或无苔。
> 　　芍药甘草汤的方证：脚挛急。

**关键词：顽固性心力衰竭；2 次心梗后；持续性喘憋；重度水肿**

# 桂枝甘草龙骨牡蛎汤合越鞠丸治愈胸闷、心慌、头晕案

患者李某，男，52 岁，司机。

**初诊日期**：2013 年 3 月 6 日。

**主诉**：间断胸闷、心慌、头晕 2 年，加重 4 天。

**现病史**：患者于 2 年前出现胸闷、心慌、气短、头晕，未做系统检查，仅症状难以耐受时于我院急诊输液治疗，具体不详。2012 年 12 月 16 日因症状加重就诊于我院急诊科，查心电图：窦性心律，Ⅰ、Ⅱ、Ⅲ、aVF 导联 T 波低平，二尖瓣型 P 波，左室肥厚伴劳损。头颅核磁：两侧基底节区、侧脑室旁及额叶深部多发陈旧腔隙性脑梗死。诊断为冠心病，陈旧腔隙性脑梗死。之后患者一直口服速效救心丸、硝酸甘油、阿司匹林，但胸闷、气短、心慌仍间断发作。

4 天前患者因感冒致上述症状加重。

**刻下症**：胸闷，憋气，心慌、心跳如出，室内活动（如上厕所）后即诱发心慌，胸部隐痛，气短乏力，动则加重，夜间能平卧，无憋醒。头晕，时有视物旋转，头颠顶跳痛，烦躁易怒。偶有咳嗽，咳痰，痰稀色白。口干，喜热饮，汗少，纳呆，眠可，夜尿频，约 2 小时 1 次，大便日 1 次，成形，质黏。

**既往史**：高血压病 10 年，2 型糖尿病 6 年。

**查体**：体形中等，面色淡白，舌淡胖大，苔薄白，中部黄腻，脉滑弱。

**辅助检查**：心脏 B 超（2013 年 3 月 6 日）：节段性室壁运动异常，左室增大，二尖瓣反流（轻度），三尖瓣反流（轻度），左心功能减低。

**西医诊断**：①冠状动脉粥样硬化性心脏病，不稳定型心绞痛，心功能Ⅲ级；②陈旧腔隙性脑梗死；③高血压病 2 级；④2 型糖尿病。

**方证辨证**：《伤寒论·辨太阳病脉证并治中第六》说："火逆下之，因烧针烦躁者，桂枝甘草龙骨牡蛎汤主之。"**笔者认为桂枝甘草龙骨牡蛎汤的方证是：心悸，易惊，虚烦（烦躁），失眠，盗汗，遗精，舌淡胖（有齿痕），脉细弱。**本案患者症见心慌、心跳如出，室内活动（如上厕所）后即诱发心慌，胸部隐痛，气短乏力，动则加重，头晕，时有视物旋转，头颠顶跳痛，烦躁易怒，夜尿频，舌淡胖大，苔薄白，中部黄腻，脉滑弱。符合桂枝甘草龙骨牡蛎汤的方证，故方证辨证为桂枝甘草龙骨牡蛎汤证。

**病机辨证**：越鞠丸出自元代朱丹溪的《丹溪心法》，为行气解郁统治六郁之剂。本案患者症见烦躁易怒，纳呆。病机辨证当属气郁，食郁。符合越鞠丸的病机，故合用越鞠丸以治疗气郁、食郁。

**中医诊断**：胸痹。桂枝甘草龙骨牡蛎汤证，越鞠丸证。

**治疗**：方用桂枝甘草龙骨牡蛎汤合越鞠丸加味。

桂枝 12g，炙甘草 30g，生龙骨 30g，生牡蛎 30g，川芎 12g，石韦 12g，红景天 30g，香附 15g，苍术 20g，栀子 15g，神曲 18g，丹参 30g，檀香 6g，砂仁 6g，清半夏 12g，瓜蒌 20g，黄连 12g，柴胡 12g，黄芩 12g。7 剂，水煎服，日 1 剂，分早晚 2 次服用。

**二诊**：患者诉有轻微心慌、胸闷、气短。偶有咳嗽，少量白痰。基本上无烦躁，心情较前舒畅，饮食明显改善，仍头晕、颠顶跳痛。眠可，二便可。

**治疗**：用桂枝甘草龙骨牡蛎汤合越鞠丸。

桂枝 12g，炙甘草 15g，生龙骨 30g，生牡蛎 30g，川芎 12g，石韦 12g，红景天 30g，香附 15g，苍术 20g，栀子 15g，神曲 18g，丹参 30g，檀香 6g，砂仁 6g，磁石 30g，甘松 12g。水煎服，日 1 剂，分早晚 2 次服用。

2 剂后患者诉心慌胸闷消失，进行一般的体力活动而不出现心慌，头晕及颠顶跳痛消失，基本无咳嗽及咯痰。纳眠可，夜尿频症状消失，大便可。

效不改方，原方继续服用 4 剂后，患者诸症平。

**按语**：桂枝甘草龙骨牡蛎汤出自《伤寒论》，清·尤在泾《伤寒贯珠集》谓桂枝甘草龙骨牡蛎汤："桂枝、甘草，以复心阳之气；牡蛎、龙骨，以安烦乱之神。"笔者认为桂枝甘草龙骨牡蛎汤的方证是：心悸，易惊，虚烦（烦躁），失眠，盗汗，遗精，舌淡胖（有齿痕），脉细弱。综观本案患者的四诊信息，符合桂枝甘草龙骨牡蛎汤的方证，故用之以补心阳之气，安烦乱之神。

越鞠丸出自元代朱丹溪的《丹溪心法》，方中香附开气郁，苍术燥湿郁，川芎调血郁，神曲消食郁，栀子清火郁。明代李时珍《本草纲目》说："丹溪朱氏治六郁越鞠丸，中用越桃、鞠穷，故以命名。"越桃，为栀子之别名，源出《别录》。（山）鞠穷，为川芎之别名，源出《左传》。近代名医蒲辅周说："郁之为病，人多忽视，多以郁为虚，唯丹溪首创五郁、六郁之治，越鞠丸最好。"本案患者症见烦躁易怒，纳呆。故合用越鞠丸以治疗气郁、食郁，7剂后患者即无烦躁，心情较前舒畅，饮食明显改善，可见越鞠丸的疗效甚好。

> 桂枝甘草龙骨牡蛎汤的方证是：心悸，易惊，虚烦（烦躁），失眠，盗汗，遗精，舌淡胖（有齿痕），脉细弱。

关键词：桂枝甘草龙骨牡蛎汤方证；不稳定型心绞痛；陈旧腔隙性脑梗死

# 附子汤治愈心慌、胸闷2年，大便失禁、后背发凉半年案

患者何某，女，78岁。

**初诊日期**：2013年3月7日。

**主诉**：发作性心慌伴胸闷2年，大便失禁、后背发凉半年。

**现病史**：患者于2年前出现心慌、胸闷，伴头晕，于首都医科大学宣武医院就诊，查心电图示心房纤颤。超声心动图示双房扩大，房颤。当时血压不详。予富马酸比索洛尔等药物治疗（具体不详），症状反复，定期到门诊治疗。

半年前患者心慌、胸闷、头晕加重，伴双下肢水肿，大便失禁，即一小便时就不由自主地大便，痛苦不堪，后背发凉。于北京世纪坛医院住院，诊断"冠心病、急性左心衰竭、心界扩大，心律失常、房颤、心功能Ⅲ级"。经治疗（具体不详），唯心慌、胸闷症状好转，大便失禁、后背发凉仍未改善。随后多次于中国医学科学院阜外医院门诊治疗，仍心慌、胸闷反复发作，大便失禁、后背发凉。患者常自叹"自己命不久矣"，由家属动员就诊于我处。

**刻下症**：发作性心慌，胸闷，每天发作3～4次，以夜间为主，每次持续约1个小时，休息或服硝酸甘油可缓解，头晕，头痛，左侧太阳穴处痛，喜按，全身畏寒肢冷，后背为甚，汗少，夜间能平卧，夜间时有憋醒，无咳嗽、咳痰，无口干、口苦，双下肢轻度水肿，下午加重，右肩及左膝时有冷痛，食后腹胀，纳眠可，小便可，大便失禁（每次小便时就必定不自主大便），大便不成形，日1或2行。

**既往史**：高血压40余年，2型糖尿病8年。血脂异常半年。

**辅助检查**：NT-proBNP：2138pg/mL。

**查体**：体形肥胖，面色㿠白，舌淡伴有齿印，苔薄白略黄，脉沉细。

**方证辨证**：《伤寒论·辨少阴病脉证并治第十一》说："少阴病，得之一二日，口中和，其背恶寒者，当灸之，附子汤主之。""少阴病，身体痛，手足寒，骨节痛，脉沉者，附子汤主之。"**笔者认为附子汤的方证是：畏寒，手足**

寒甚，后背发凉，身体痛，骨节痛，脉沉。本案患者全身畏寒肢冷，后背为甚，无口干、口苦，双下肢轻度水肿，右肩及左膝时有冷痛，大便失禁（每次小便时就必定不自主大便），大便不成形，体形肥胖，面色㿠白，舌淡伴有齿印，苔薄白略黄，脉沉细。符合附子汤的方证，故方证辨证为附子汤证。

**病机辨证**：心慌、胸闷为患者的主诉之一，分析患者四诊信息：发作性心慌，胸闷，每天发作 3 ～ 4 次，以夜间为主，每次持续约 1 个小时，全身畏寒肢冷，后背为甚，右肩及左膝时有冷痛，大便失禁，面色㿠白，舌淡伴有齿印，苔薄白略黄，脉沉细。考虑为心阳虚衰所致心慌、胸闷。符合桂枝甘草龙骨牡蛎汤的病机，故合用桂枝甘草龙骨牡蛎汤以补心阳，安心神。

**中医诊断**：心悸。附子汤证，桂枝甘草龙骨牡蛎汤证。

**西医诊断**：①冠心病心力衰竭，心界扩大，永久性心房纤颤，心功能 Ⅲ 级；②高血压病 3 级（极高危组）；③陈旧性腔隙性脑梗死；④ 2 型糖尿病；⑤血脂异常。

**治疗**：方用附子汤合桂枝甘草龙骨牡蛎汤。

黑顺片 18g（先煎 1 小时），茯苓 50g，党参 20g，赤芍 15g，白芍 15g，炒白术 15g，桂枝 12g，炙甘草 30g，生龙骨 30g，生牡蛎 30g。6 剂，水煎服，日 1 剂，分早晚 2 次服用。

**二诊**：患者喜悦露于言表，"诉大便失禁已愈，现小便时已经不再不自主大便了"（患者语），现大便正常，日 1 次，成形。患者诉仍有阵发性心慌、胸闷，但较入院已有明显改善，现已无夜间憋醒，阵发头晕、头痛，两侧太阳穴疼痛，晨起甚，全身畏寒肢冷较前明显改善，后背发凉好转约 50%，汗少，双下肢轻度水肿，下午加重，左膝仍冷痛，但较前改善。舌淡伴有齿印，苔薄白略黄，脉沉。

**治疗**：方用附子汤合桂枝甘草龙骨牡蛎汤合阳和汤。

黑顺片 18g（先煎 1 小时），茯苓 50g，党参 20g，赤芍 15g，白芍 15g，炒白术 15g，桂枝 12g，炙甘草 30g，生龙骨 30g，生牡蛎 30g，麻黄 6g，白芥子 12g，熟地黄 30g，鹿角胶 15g，炮姜 12g，肉桂 3g。3 剂，水煎服，日 1 剂，分早晚 2 次服用。

**三诊**：患者诉心慌、胸闷已经 2 天未作，头晕好转，全身畏寒症状减轻大半，后背发凉已治愈，纳可，食后腹胀，下肢乏力改善，双下肢无水肿，大便量少，成形，日 1 行，小便可。查体：舌淡胖，苔白略黄，脉沉。复查 NT-proBNP：1789pg/mL。

**治疗：** 方用附子汤加减。

黑顺片 18g（先煎 1 小时），茯苓 60g，党参 20g，赤芍 15g，白芍 15g，生白术 18g，川芎 15g，石韦 15g，郁金 12g，琥珀粉 1.5g（分冲）。水煎服，日 1 剂，分早晚 2 次服用。

8 剂后，患者诸症平。

**按语：** 附子汤出自《伤寒论》，原文说："少阴病，得之一二日，口中和，其背恶寒者，当灸之，附子汤主之。""少阴病，身体痛，手足寒，骨节痛，脉沉者，附子汤主之。"原文中"口中和"是指口中无异常感觉，不苦不燥不渴。附子汤系医圣仲景为少阴虚寒证而设。清代湖北名医宝辉谓附子汤："用附子汤治阳虚，气分有寒。"日本汉方学家尾台榕堂《类聚方广义》说："附子汤治水病，遍身肿满，小便不利，心下痞硬，下利腹痛，身体痛，或麻痹，或恶风寒者。"附子汤中的核心药是附子，《伤寒论》原文是附子二枚，笔者临床应用附子汤，其中附子一般应用 15 ～ 30g，至少用 15g。笔者通过临床总结附子汤的方证是：畏寒，手足寒甚，后背发凉，身体痛，骨节痛，脉沉。综观本案患者的四诊信息，符合附子汤的方证，故用之以温阳散寒。

> **附子汤的方证是：** 畏寒，手足寒甚，后背发凉，身体痛，骨节痛，脉沉。

**关键词：** 附子汤；桂枝甘草龙骨牡蛎汤；冠心病心力衰竭

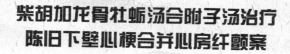

## 柴胡加龙骨牡蛎汤合附子汤治疗陈旧下壁心梗合并心房纤颤案

患者陈某，女，70岁。

**初诊日期**：2013年3月19日。

**主诉**：胸闷反复发作14年，加重3月。

**现病史**：14年前患者出现胸闷，偶有胸痛、心悸，多在活动后出现，未予重视。1999年年底因"胸闷"发作，在我院诊断为"冠心病，不稳定型心绞痛，陈旧下壁心梗，心功能Ⅲ级"，经治疗好转出院，出院后未规律服药。2006年3月、2006年9月、2008年11月、2009年3月、2010年3月、2012年4月患者因"胸闷"症状入我院治疗，经治疗好转后出院。2006年起患者自觉心悸，2009年于我院诊断为"心房纤颤"，口服盐酸胺碘酮片治疗，2012年4月因发现肺间质病变停用。2012年4月行冠脉CTA示：冠脉分布呈右冠优势型，右冠脉远侧混合斑块处狭窄60%～70%，左冠脉回旋支近段可见多个钙化及混合斑块，管腔狭窄＜50%。患者长期口服硝苯地平控释片、替米沙坦胶囊、阿司匹林肠溶片、单硝酸异山梨酯片及中药汤剂控制病情。

3个月前患者因天气寒冷，自觉胸闷加重，伴心悸、胸痛，头晕乏力，自服速效救心丸不缓解，遂就诊于我处。

**刻下症**：胸闷，心悸，多于上午8：00～11：00发作，每次持续2～3个小时，休息时亦发作，胸口如有物体压，时伴胸痛，呈阵发性、压榨性，时有左背部放射痛，两胁胀痛，头晕，活动后发作，双颞侧阵发性头痛，乏力，活动后加重，平卧休息缓解。口干，口苦，视物模糊，全身畏寒肢冷，四肢关节冷痛，无汗，食欲差，睡可，大便干，2～3日一行，常呈羊粪球样，需开塞露及便通胶囊维持，小便可。

**既往史**：24年前患甲状腺功能亢进，已治愈。高血压病史15年。2000年诊断为多发腔隙性脑梗死，未留后遗症。2型糖尿病病史11年，现皮下注射诺和灵30R控制血糖。甲状腺功能减退症病史

3年，现口服优甲乐维持。

**查体：** 体形中等，面色㿠白，舌暗胖，有齿痕，苔薄白，脉弦沉。

**辅助检查：** 心电图：心房纤颤。NT-proBNP：740pg/mL。

**西医诊断：** ①冠状动脉粥样硬化性心脏病，陈旧性下壁心肌梗死，心律失常，阵发性心房纤颤，不稳定型心绞痛，心功能Ⅲ级；②高血压病3级（极高危组）；③2型糖尿病；④陈旧性脑梗死；⑤甲状腺功能减退症；⑥肺间质病变。

**方证辨证：**《伤寒论·辨太阳病脉证并治中第六》说："伤寒八九日，下之，胸满烦惊，小便不利，谵语，一身尽重，不可转侧者，柴胡加龙骨牡蛎汤主之。"笔者临床体会到柴胡加龙骨牡蛎汤的方证是：**胸胁苦满或胸闷，口苦，易惊，心悸亢进，夜梦多，易醒，身动乏力，腹胀，便秘，脉弦或细数。**本案患者症见胸闷，心悸，两胁胀痛，口干，口苦，食欲差，大便干，2～3日一行，常呈羊粪球样，脉弦沉。柴胡加龙骨牡蛎汤方证具备，故方证辨证为柴胡加龙骨牡蛎汤证。

《伤寒论·辨少阴病脉证并治第十一》说："少阴病，身体痛，手足寒，骨节痛，脉沉者，附子汤主之。"笔者通过临床总结附子汤的方证是：**畏寒，手足寒甚，后背发凉，身体痛，骨节痛，脉沉。**本案患者症见面色㿠白，胸闷，心悸，胸口如有物体压，全身畏寒肢冷，四肢关节冷痛，舌暗胖，有齿痕，苔薄白，舌脉弦沉。故附子汤方证具备，故方证辨证为附子汤证。

《金匮要略·腹满寒疝宿食病脉证治第十》说："胁下偏痛，发热，其脉紧弦，此寒也，以温药下之，宜大黄附子汤。大黄附子汤方：大黄三两，附子三枚（炮），细辛二两。上三味，以水五升，煮取二升，分温三服；若强人煮二升半，分温三服。服后如人行四五里，进一服。"冯世纶、张长恩在《解读张仲景医学经方六经类方证》中说："本方不仅治胁下偏痛，无论哪一体部，凡偏于一侧痛者，大多数属于久寒夹瘀所致，用之均验。"**笔者临床体会到大黄附子汤的方证是：身体一侧偏痛，全身畏寒肢冷，大便干，数日一行。**本案患者症见长年便秘，大便干，2～3日一行，常呈羊粪球样，需开塞露及便通胶囊维持，全身畏寒肢冷。符合大黄附子汤的方证，故方证辨证为大黄附子汤证。

**中医诊断：** 胸痹。柴胡加龙骨牡蛎汤证，附子汤证，大黄附子汤证。

**治疗：** 柴胡加龙骨牡蛎汤合附子汤合大黄附子汤。

柴胡 15g，黄芩 15g，生龙骨 30g，生牡蛎 30g，酒大黄 9g，清半夏 9g，党参 30g，大枣 8g，茯苓 15g，桂枝 12g，附子 18g（先煎 1 小时），生姜 6g，生白术 30g，白芍 15g，细辛 12g，肉苁蓉 20g。8 剂，水煎服，日 1 剂，分早晚 2 次服用。

**二诊：** 患者诉胸闷缓解约 50%，心悸缓解约 70%，上 2 层楼后能诱发心悸，胸痛基本消除；头晕已经 2 天未发作，头痛基本消除，全身乏力缓解 30%；左侧肩背部疼痛已愈，常微汗出，腹胀缓解约 50%；食欲佳，大便干燥缓解约 50%，大便不干，成形；全身畏寒肢冷、口干口苦症状完全消除；四肢关节疼痛好转 60%，视物模糊不清如前。舌暗，苔薄黄，脉弦细。

**治疗：** 方用桂枝茯苓丸合黄芪赤风汤合柴胡加龙骨牡蛎汤。

桂枝 15g，茯苓 15g，赤芍 15g，桃仁 15g，牡丹皮 15g，生黄芪 60g，防风 12g，柴胡 12g，黄芩 12g，生龙骨 30g，生牡蛎 30g，清半夏 9g，党参 30g，生姜 6g，大枣 8g，酒大黄 9g，肉苁蓉 30g。水煎服，日 1 剂，分早晚 2 次服用。

7 剂后患者胸闷，心悸痊愈，行如常人。

**按语：** 柴胡加龙骨牡蛎汤出自《伤寒论》，柴胡加龙骨牡蛎汤由小柴胡汤加减而成。笔者临床体会到凡是符合肝胆郁热、痰热内扰，又有心神浮越，虚实寒热交织的患者用之，多有效验。柴胡加龙骨牡蛎汤中的铅丹，笔者一般不用，或用磁石 30g 替代（后注：笔者后来的临床经验认为加磁石效果更好）。因为《神农本草经》谓"铅丹，味辛，微寒"，"磁石，味辛，寒"。二者药性基本相同，可以替代。左季云的《伤寒论类方汇参》谓柴胡加龙骨牡蛎汤："是证也，本阴阳错杂之邪。是方也，亦攻补错杂之药。柴、桂解未尽之表邪，大黄攻已陷之里热，人参、姜、枣补虚而和胃，茯苓、半夏利水而降逆，龙骨、牡蛎、铅丹之涩重，镇惊收心而安神明，此以错杂之药，而治错杂之病也。"综观本案患者的四诊信息，柴胡加龙骨牡蛎汤方证具备，故用之以和解少阳，通阳泄热，重镇安神。

> 笔者临床体会到柴胡加龙骨牡蛎汤的方证是：胸胁苦满或胸闷，口苦，易惊，心悸亢进，夜梦多，易醒，身动乏力，腹胀，便秘，脉弦或细数。
>
> 笔者临床体会到大黄附子汤的方证是：身体一侧偏痛，全身畏寒肢冷，大便干，数日一行。

**关键词：** 柴胡加龙骨牡蛎汤；附子汤；大黄附子汤；胸闷；心悸

# 历节病之圣方

## ——腰痛伴右下肢麻木疼痛案

患者程某，男，69岁。

**初诊日期：** 2013年3月21日。

**主诉：** 腰痛反复发作1年，加重伴右下肢麻木疼痛11小时。

**现病史：** 患者有腰椎间盘突出症病史1年，经常性腰痛，右侧重，偶有由右侧腰骶部向右下肢放射性痛，每遇阴雨天加重，但能忍受，不影响走路。

11小时前因运动过量，导致腰痛加重并伴右下肢麻木疼痛。

**刻下症：** 腰痛，转侧困难，右侧重，右下肢麻木疼痛、发凉，右足背部局部肿胀灼热，呈青紫色，不能行走。偶有头晕，纳眠可，小便调，大便1～2次/日。舌红，苔薄黄，脉沉弦。

**方证辨证：**《金匮要略·中风历节病脉证并治第五》说："诸肢节疼痛，身体尪羸，脚肿如脱，头眩短气，温温欲吐，桂枝芍药知母汤主之。"**笔者临床体会到桂枝芍药知母汤的方证是：关节疼痛，遇寒或阴雨天加重，关节变形肿胀，头眩，恶心欲呕，体形偏瘦，脉沉紧，或沉弦。**本案患者症见腰痛，每遇阴雨天加重，右下肢麻木疼痛、发凉，右足背部局部肿胀灼热，偶有头晕，舌红，苔薄黄，脉弦沉，符合桂枝芍药知母汤的方证，故方证辨证为桂枝芍药知母汤证。

**诊断：** 痹证。桂枝芍药知母汤证。

**治疗：** 方用桂枝芍药知母汤加味。

桂枝12g，赤芍12g，白芍12g，生甘草20g，防风12g，黑顺片18g（先煎1小时），炒白术15g，麻黄10g，知母15g，生姜8g，羌活30g，全蝎9g，延胡索12g。水煎服，日1剂，分早晚2次服用。

5剂后患者腰痛及右下肢麻木疼痛消失，足背肿胀明显减轻，右下肢发凉感消失，患者可自行行走。

继续服用7剂，诸症若失。

**按语：** 桂枝芍药知母汤出自《金匮要略》，清代李彣《金匮要略广注》亦说："此一方（桂枝芍药知母汤）而数方俱焉，精义备焉，诚治历节病之圣方。"笔者临床体会到桂枝芍药知母汤的方证是：关节疼痛，遇寒或阴雨天加重，关节变形肿胀，头眩，恶心欲呕，体形偏瘦，脉沉紧，或沉弦。综观本案患者的四诊信息，具备桂枝芍药知母汤的方证，故用桂枝芍药知母汤以祛湿、祛风、散寒、清热、和营、止痛。

> 笔者临床体会到桂枝芍药知母汤的方证是：关节疼痛，遇寒或阴雨天加重，关节变形肿胀，头眩，恶心欲呕，体形偏瘦，脉沉紧，或沉弦。

关键词：此一方而数方俱焉，精义备焉；治历节病之圣方

# 医圣"临床实况"的重现

## ——治愈胸闷胸痛伴肩背部虫走感案

患者郭某，女，69岁。

**初诊日期**：2013年3月26日。

**主诉**：阵发性胸闷胸痛6年，左侧肩背部虫走感2年。

**现病史**：患者6年前出现胸闷胸痛，未治疗。于2011年因胸闷胸痛发作，就诊于北京西苑医院，查冠状动脉CTA示：冠脉单支病变，前降支近段混合斑块，管腔中、重度狭窄。诊为冠心病，予阿司匹林肠溶片、阿托伐他汀钙、苯磺酸氨氯地平治疗，症状好转后出院。

2年前开始每次发作胸闷、胸痛时，伴随左侧肩背部虫走感。1个月前患者再次出现夜间胸闷胸痛，就诊于北京市中医医院，予以拉西地平片、血栓心脉宁片、芪苈强心胶囊治疗后胸闷、胸痛症状缓解，但肩背部虫走感仍如前。近2日患者因劳累引起胸闷胸痛发作，伴肩背部虫走感，就诊于我处。

**刻下症**：每于夜晚6～8点，阵发性前胸部烧灼、刺痛，可持续约1小时，白天劳累后夜间发作尤重，夜间发作胸痛时，常伴胸闷喘憋不能平卧，左侧肩背部虫走感，枕部发胀，两眼不能睁开，后背汗出，十分痛苦。口干、口苦，耳鸣如蝉。偶有咳嗽、咯黏白痰。怕风怕冷，乏力，纳可，眠差，双膝关节疼痛怕冷。双下肢轻度水肿，夜尿3～4次，大便3～4日一行，便质干结，常年需服通便胶囊等药物。舌暗，苔黄厚，脉沉细弦。

> **既往史**：高血压病史19年。双膝骨性关节病、血脂异常病史5年。颈椎病病史2年。
>
> **辅助检查**：NT-proBNP 87.1pg/mL。
>
> **西医诊断**：①冠状动脉粥样硬化性心脏病，不稳定型心绞痛，心功能Ⅱ级；②高血压病2级（很高危组）；③颈椎病；④双膝骨性关节病；⑤血脂异常。

**方证辨证**：《金匮要略·胸痹心痛短气病脉证治第九》说："胸痹不得卧，心痛彻背者，瓜蒌薤白半夏汤主之。"**笔者临床体会到瓜蒌薤白半夏汤的主要方证是胸痹之胸闷。**本案患者诊断为胸痹，症见阵发性胸闷胸痛 6 年，夜间发作胸痛时，常伴胸闷喘憋不能平卧，苔黄厚，脉沉细弦。故本案患者方证辨证为瓜蒌薤白半夏汤证。

本案患者夜间发作胸痛时，常伴胸闷喘憋不能平卧，偶有咳嗽、咯黏白痰，双下肢轻度水肿，这与《金匮要略·肺痿肺痈咳嗽上气病脉证治第七》"肺痈，喘不得卧，葶苈大枣泻肺汤主之"的描述相似，故方证辨证为葶苈大枣泻肺汤证。

本案患者的一个典型主诉是"左侧肩背部虫走感"，《金匮要略·水气病脉证并治第十四》说："黄汗之病，两胫自冷；假令发热，此属历节。……如有物在皮中状，剧者不能食，身疼重，烦躁，小便不利，此为黄汗，桂枝加黄芪汤主之。"患者"左侧肩背部虫走感"与桂枝加黄芪汤条文中的"如有物在皮中状"相似，故本案患者方证辨证为桂枝加黄芪汤。

**中医诊断**：胸痹。瓜蒌薤白半夏汤证，葶苈大枣泻肺汤证，桂枝加黄芪汤证。

**治疗**：瓜蒌薤白半夏汤合葶苈大枣泻肺汤合桂枝加黄芪汤。

瓜蒌 30g，薤白 15g，清半夏 15g，桂枝 15g，生白芍 15g，葶苈子 40g，大枣 10g，桑白皮 30g，生甘草 6g，生姜 8g，生黄芪 30g，黑顺片 12g（先煎 1 小时），肉苁蓉 60g。水煎服，日 1 剂，分早晚 2 次服用。

3 剂后，患者夜晚阵发性胸痛时间明显缩短，约 5 分钟，左侧肩背部虫走感消失，下肢水肿减轻，耳鸣声响明显减小，患者满意喜悦露于言表。

继续服用 5 剂后，患者诉已 2 日未发作胸痛、胸闷、喘憋。口干、口苦痊愈，纳眠可，小便调，大便可，1 日 1～2 次，成形，不需要服用通便胶囊。恢复正常生活，继续以原方出入治疗。

随访 5 周，患者在家帮助照顾孙儿，诸症若失。

**按语**：本案患者的一个典型主诉是"左侧肩背部虫走感"，笔者立刻想到《金匮要略·水气病脉证并治第十四》说："黄汗之病，两胫自冷；假令发热，此属历节。……如有物在皮中状，剧者不能食，身疼重，烦躁，小便不利，此为黄汗，桂枝加黄芪汤主之。"故用桂枝加黄芪汤以益气，调和营卫。果然 3 剂而此症消。

从本案桂枝加黄芪汤、瓜蒌薤白半夏汤、葶苈大枣泻肺汤的临床运用不难看出，方证辨证实际上是在重现医圣仲景当年的治病实践过程，是医圣"临床实况"的重现，具有执简驭繁之妙！

还有，本案患者大便 3～4 日一行，便质干结，常年需服通便胶囊等药物方能大便，笔者用了肉苁蓉 60g，肉苁蓉素有"沙漠人参"之美誉。肉苁蓉性甘、咸、温，归肾、大肠经，具有补肾益精、润肠通便之功效。笔者临床体会到肉苁蓉治疗老年性便秘，多有佳效，笔者治疗老年性便秘，肉苁蓉常用 50～60g。

> 桂枝加黄芪汤的方证是：如有物在皮中状（虫走感），恶风，头痛，多汗，黄汗。
> 葶苈大枣泻肺汤的方证是：喘憋，不得卧，吐黄脓痰。

关键词：桂枝加黄芪汤（如有物在皮中状）；肉苁蓉（老年通便圣药）

# 十八反临床应用

## ——经方叠用治愈急性心肌梗死后全身畏寒、双下肢冰凉案

患者胡某，女，61岁。

**初诊日期**：2013年4月2日。

**主诉**：阵发性胸闷痛、全身畏寒，双下肢冰凉1年半，加重16天。

**现病史**：患者于2011年10月18日出现胸闷心慌，心前区隐痛，恶心，头晕，头胀痛。服硝酸甘油、速效救心丸后，症状无缓解。于我院查心电图示：窦性心律，T波改变，查全血肌钙蛋白I：0.106μg/L。心脏彩超：①主动脉瓣反流（轻度）；②左室舒张功能减低。诊为冠心病，急性非ST段抬高型心肌梗死。对症治疗，病情缓解后出院。出院后仍反复胸闷痛，并开始出现全身畏寒，双下肢冰凉。

2013年3月17日，患者因受寒引发胸闷痛加重，于我院急诊给予静滴丹红注射液10余天，病情未见缓解。遂就诊于我处。

**刻下症**：前胸部闷痛持续发作，伴压榨感，发作时则气短不足以息，心跳欲出，休息方微缓解。全身乏力，无头晕、头痛、汗出；纳尚调，口干喜凉饮、凉食；全身畏寒，双下肢及后背发凉，即使三伏天仍需穿棉裤，双下肢长年穿一件羊皮裤保暖，尤以双脚底板冷甚，若睡觉脚露于被子外面，则会被冷痛醒，眠尚可，二便可。

**既往史**：双膝骨性关节病6年。高血压病史2年。慢性乙型肝炎1年半。

**查体**：体形偏胖，面色㿠白，舌淡胖，边有齿痕，苔薄白微黄，舌下络脉怒张，脉沉细弦。

**方证辨证**：《金匮要略·胸痹心痛短气病脉证治第九》说："胸痹不得卧，心痛彻背者，瓜蒌薤白半夏汤主之。"**笔者临床体会到瓜蒌薤白半夏汤的主要方证是胸痹之胸闷。**本案患者诊断为胸痹，主诉之一是阵发性胸闷痛1年半，加重16天。符合瓜蒌薤白半夏汤的方证，故方证辨证为瓜蒌薤白半夏汤证。

本案患者症见全身畏寒，双下肢及后背发凉，即使三伏天仍需穿棉裤，符合《外科证治全生集》的阳和汤的方证。故方证辨证为阳和汤证。

《金匮要略·腹满寒疝宿食病脉证治第十》的乌头桂枝汤的条文："寒疝腹中痛，逆冷，手足不仁，若身疼痛，灸刺诸药不能治，（抵当）乌头桂枝汤主之。"本案患者症见双下肢及后背发凉，即使三伏天仍需穿棉裤，双下肢长年穿一件羊皮裤保暖，尤以双脚底板冷甚，若睡觉脚露于被子外面，则会被冷痛醒。本案患者符合乌头桂枝汤的方证，故方证辨证为乌头桂枝汤。考虑到乌头的毒性较大，笔者无较多使用乌头的临床经验，故将乌头改为较大剂量的附子（20～25g）代替，即是桂枝加附子汤。（后注：这是笔者2013年的医案，若笔者现在治疗本案患者，则会直接用乌头桂枝汤）

**中医诊断**：胸痹。瓜蒌薤白半夏汤证，阳和汤证，桂枝加附子汤证。

**西医诊断**：①冠状动脉粥样硬化性心脏病，陈旧性心肌梗死，不稳定型心绞痛，心功能Ⅱ级；②双膝骨性关节病；③慢性乙型肝炎。

**治疗**：方用瓜蒌薤白半夏汤合阳和汤合桂枝加附子汤。

瓜蒌30g，薤白20g，清半夏15g，桂枝12g，熟地黄12g，鹿角胶12g，炮姜炭9g，炙麻黄9g，白芥子6g，生甘草9g，黑顺片20g（先煎1小时），白芍12g，赤芍12g，生黄芪80g，防风12g，大枣15g。水煎服，日1剂，分早晚2次服用，5剂。

**二诊**：患者诉诸症均得缓解，喜悦露于言表。患者胸部闷痛约缓解70%，既往步行十几步则胸痛发作，现公园可步行4圈。心跳欲出感消失，全身乏力明显缓解。现双下肢及后背凉感亦明显缓解。仍喜食凉食，喜冷饮。

**治疗**：原方改黑顺片为25g，加肉桂3g。水煎服，日1剂，分早晚2次服用。

6剂后，诸症若失，生活如常人。

**按语**：本案患者的典型主诉是"自从患急性非ST段抬高型心肌梗死住院后遗留全身畏寒，双下肢及后背发凉，即使三伏天仍需穿棉裤，双下肢长年穿一件羊皮裤保暖，尤以双脚底板冷甚，若睡觉脚露于被子外面，则会被冷痛醒"。笔者首先想到的是《金匮要略》的乌头桂枝汤的条文："寒疝腹中痛，逆冷，手足不仁，若身疼痛，灸刺诸药不能治，（抵当）乌头桂枝汤主之。"考虑到乌头的毒性较大，笔者无较多使用乌头的临床经验，故将乌头改为较大剂量的附子（黑顺片20～25g）代替。同时笔者合用阳和汤以加强温阳散寒的效果。患者5剂中药汤药后即双下肢及后背凉感明显缓解，再6剂后即"双下肢及后背凉感"症状若失，可见疗效甚佳。

南北朝时期陶弘景的《本草经集注》中最早记载了乌头反半夏、瓜蒌，附子为乌头的旁生块根，故 2010 年《药典》中也有附子不宜与瓜蒌、半夏合用之说。十八反最早见于张子和《儒门事亲》，其中也提到：乌头（川乌、附子、草乌）反半夏、瓜蒌、贝母、白蔹、白及。历来禁用反药成了中医药人员临证用药共同遵守的原则。笔者认为附子和半夏可以合用，仲景就有明证，如《金匮要略·腹满寒疝宿食病脉证治第十》载："腹中寒气，雷鸣切痛，胸胁逆满，呕吐，附子粳米汤主之。"附子粳米由炮附子、半夏、甘草、大枣、粳米组成。明代李时珍在《本草纲目》附子条附方中引载："胃冷有痰，脾弱呕吐。生附子、半夏各两钱，姜十片，水两盏，煎七分，空心温服。一方：并炮热，加木香五分。"近代名医丁甘仁的《丁甘仁医案》更是数十次将半夏、附子合用。笔者在临床上经常将附子与半夏合用，患者未见任何不良反应，且每每获良效。同时，笔者在临床上将附子、半夏、瓜蒌三者合用，患者亦未见任何不良反应，三者合用治疗老年阳虚寒凝痰浊证冠心病、心力衰竭患者，疗效较好。

**关键词：十八反临床应用（半夏与附子、瓜蒌与附子）**

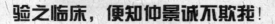

# 验之临床，便知仲景诚不欺我！

## ——治愈冠状动脉搭桥术后 10 年心慌、胸闷、畏寒肢冷案

患者邓某，男，77 岁。

**初诊日期**：2013 年 3 月 19 日。

**主诉**：阵发性心慌、胸闷 10 年，加重 1 周。

**现病史**：患者 10 年前出现阵发性心慌、胸闷，就诊于首都医科大学安贞医院，查心电图示陈旧性心肌梗死，后住院治疗，查冠脉造影示三支病变，最严重处狭窄 90%。后行冠状动脉搭桥术，术后恢复良好，出院后心慌、胸闷阵发性发作。

患者 1 周前因受寒后出现发热，体温最高 39℃，咳嗽、咳痰，心慌、胸闷加重，5 天前因食少，出现低血糖症状后晕厥 1 次，约 1 小时，遂就诊于我处。

**刻下症**：阵发性心慌、胸闷、气短，活动后加重，平卧时即有胸闷、憋气感，咳嗽、咳痰，痰白黏不易咳出，全身乏力，全身畏寒，肢冷，腹胀。头晕头胀，喜按。口干喜热饮，咽干，轻微口苦，纳差，小便频急，淋沥不尽，大便干燥，2 日一行，长年用开塞露通便。

**查体**：体形偏瘦，面色白，舌暗红，舌前部无苔，中后部黄厚腻苔，脉沉滑。

> **既往史**：2 型糖尿病史 4 年。高血压病史 1 年。前列腺增生病史 5 年。
>
> **辅助检查**：心电图示：窦性心律，频发室性早搏，右室肥厚伴劳损。NT-proBNP：1319pg/mL。
>
> **西医诊断**：①冠状动脉粥样硬化性心脏病，冠脉搭桥术后，不稳定型心绞痛，心功能Ⅱ级；②高血压病 2 级（很高危组）；③2 型糖尿病；④前列腺增生。

**方证辨证:**《伤寒论·辨少阴病脉证并治第十一》说:"少阴病,身体痛,手足寒,骨节痛,脉沉者,附子汤主之。"**笔者认为附子汤的方证是:畏寒,手足寒甚,后背发凉,身体痛,骨节痛,脉沉。**本案患者因受寒后病情加重,症见全身畏寒,肢冷(10 年),全身乏力,面色白,脉沉滑。符合附子汤方证,故方证辨证为附子汤证。

《金匮要略·妇人妊娠病脉证并治第二十》说:"妇人宿有癥病,经断未及三月,而得漏下不止,胎动在脐上者,为癥痼害。妊娠六月动者,前三月经水利时,胎也。下血者,后断三月衃也。所以血不止者,其癥不去故也,当下其癥,桂枝茯苓丸主之。"**笔者临床体会到桂枝茯苓丸的方证是:妇人癥病,或舌暗,有瘀斑、冠脉重度狭窄的冠心病或心力衰竭的患者。**本案患者症见心慌、胸闷、舌偏暗,并且冠脉严重狭窄(冠脉三支病变,最严重处狭窄 90%)。符合桂枝茯苓丸方证,故方证辨证为桂枝茯苓丸(汤)证。

**病机辨证:**本案患者症见咳嗽、咳痰,痰白黏不易咳出,中后部黄厚腻苔,脉沉滑。病机辨证当属痰热互结,符合小陷胸汤的病机,故合用小陷胸汤以宽胸清热化痰。

**中医诊断:**胸痹。附子汤证,桂枝茯苓丸证,小陷胸汤证。

**治疗:**方用附子汤合桂枝茯苓丸合小陷胸汤。

附子 18g(先煎半小时),茯苓 20g,党参 30g,生白术 30g,赤芍 15g,白芍 15g,桂枝 12g,桃仁 12g,牡丹皮 15g,清半夏 18g,瓜蒌 20g,黄连 18g,肉苁蓉 30g,白芥子 30g。7 剂,水煎服,日 1 剂,分早晚 2 次服。

**二诊:**患者诉心慌已 5 天未发作,现平卧时已无胸闷、憋气感。全身畏寒已愈,腹胀已愈。咳嗽、咳痰已基本痊愈。头晕、头胀好转约 70%。大便日 1 ~ 2 次,不成形,稀便。夜尿 2 ~ 3 次。舌暗,苔黄厚腻,脉沉。

**治疗:**方用小陷胸汤合导痰汤。

清半夏 18g,瓜蒌 20g,黄连 20g,茯苓 18g,炙甘草 20g,枳壳 12g,橘红 12g,胆南星 10g,石菖蒲 12g,天麻 40g。水煎服,日 1 剂,分早晚 2 次服。

7 剂后诸症悉除。

**按语:**桂枝茯苓丸出自《金匮要略》,桂枝茯苓丸原为医圣仲景为妇人癥病而设,功效活血化瘀消癥。笔者在临床上常将桂枝茯苓丸改成汤剂,治疗舌暗、有瘀斑、冠脉重度狭窄的冠心病或心力衰竭的患者,每每获佳效。

本案患者症见咳嗽、咳痰,痰白黏不易咳出,中后部黄厚腻苔,脉沉滑。

故合用小陷胸汤以宽胸清热化痰。这里顺便提一下，本案中有十八反的药物（附子与半夏，附子与瓜蒌），笔者临床上常将三者（附子、半夏、瓜蒌）合用，未见患者出现任何不良反应，且疗效较好。

> 笔者在临床上常将桂枝茯苓丸改成汤剂，治疗舌暗、有瘀斑、冠脉重度狭窄的冠心病或心力衰竭的患者，每每获佳效。

关键词：陈旧性心肌梗死；畏寒肢冷；桂枝茯苓丸治疗冠心病或心力衰竭

# 真武汤合桂枝茯苓丸合桂枝加葛根汤治疗肥厚型心肌病合并颈椎病

患者张某，女，63岁，本院某科主任妻子。

**初诊日期：** 2013年4月7日。

**主诉：** 胸闷胸痛反复发作20年，加重1日。

**现病史：** 患者于20年前劳累后出现心前区憋闷疼痛，就诊于中国医学科学院阜外医院，诊为肥厚型心肌病，长期服用酒石酸美托洛尔25mg，日2次，病情稳定。2011年，患者劳累后出现心前区憋闷、心悸、气短，双下肢水肿，就诊于中国医学科学院阜外医院，查NT-proBNP：1363pg/mL；动态心电图示：窦性心律，平均72次，室早402次/全程；心脏MRI示：①左室心肌弥漫性肥厚，负荷肥厚型心肌病（对称性）改变；②心包积液（少、中量）。予呋塞米20mg，隔日1次，双氢克尿噻片50mg隔日1次，螺内酯片40mg日1次。后到我科住院，改服呋塞米20mg日1次，螺内酯40mg日1次并加用盐酸曲美他嗪片20mg日3次，静滴丹红、苦碟子注射液，症状减轻后出院。

出院后患者偶于情绪激动后出现胸闷胸痛，持续十几分钟，服速效救心丸可缓解。患者昨日中午受惊吓后，出现胸痛，自服速效救心丸后不缓解。傍晚到我院急诊科就诊，予丹红注射液静滴，硝酸甘油1片即刻含服，胸痛减轻，但服用硝酸甘油后，出现短暂头部胀痛。直到今日，患者持续胸闷胸痛交替发作，遂收入我科。

**刻下症：** 心前区憋闷、闷痛、刺痛交替发作，持续全天，每次胸痛发作间隔约2分钟。动则加重，夜间不能平卧，高枕卧位，夜间无憋醒，气短、喜努力呼吸，乏力，全身畏寒，烦躁，平时颈部僵硬如柱，颈肩部及后背部发紧发沉，颈部怕风，常年围巾包裹，即使夜间睡觉时仍需戴一围巾，受风后颈部僵硬加重，左右活动受限，夜间项部汗出，起床或转头时出现头晕，偶腹胀。口干，喜温饮，无口苦，纳可，眠差，入睡困难，梦多，整夜噩梦连连，长期服用安定 2 片，小便偏少，大便需使用开塞露，1 日 1 行。

> **既往史**：2 型糖尿病史 20 年。颈椎病 1 年。44 年前行左侧甲状腺切除术，22 年前行右侧甲状腺切除术，现口服左甲状腺素片 25mg，日 2 次。24 年前行子宫全切、卵巢次全切除术。
>
> **查体**：体形中等，面色㿠白，舌暗，苔薄白，脉沉滑。
>
> **辅助检查**：NT-proBNP：905.6pg/mL，全血肌钙蛋白 I：0.115μg/L（2013 年 4 月 7 日）。颈椎 MR 平扫（2012 年 9 月 18 日）：颈椎骨关节病。C2/3 ～ C6/7 椎间盘突出；颈椎轻度骨质增生。
>
> **西医诊断**：①肥厚型心肌病（非梗阻型），心律失常，偶发室性早搏；②颈椎病；③甲状腺切除术后；④子宫全切、卵巢次全切除术后。

**方证辨证**：《伤寒论·辨少阴病脉证并治第十一》说："少阴病，二三日不已，至四五日，腹痛，小便不利，四肢沉重疼痛，自下利者，此为有水气。其人或咳，或小便利，或下利，或呕者，真武汤主之。"**笔者临床体会到真武汤的方证是：面色㿠白，精神萎靡，小便不利或水肿，后背冷，目眩，心悸，身瞤动，振振欲擗地，浮肿，舌淡或舌淡胖，苔白。**本案患者症见心前区憋闷、闷痛、刺痛交替发作，动则加重，全身畏寒，小便偏少，面色㿠白，苔薄白，脉沉滑。符合真武汤方证，故方证辨证为真武汤证。

**笔者临床体会到桂枝茯苓丸的方证是：妇人癥病，或舌暗，有瘀斑、冠脉重度狭窄的冠心病或心力衰竭的患者。**本案患者诊为肥厚型心肌病（治疗上同"心力衰竭"），舌暗，符合桂枝茯苓丸（汤）方证，故方证辨证为桂枝茯苓丸（汤）证。

《伤寒论·辨太阳病脉证并治上第五》说："太阳病，项背强几几，反汗出恶风者，桂枝加葛根汤主之。"**笔者临床体会到桂枝加葛根汤的方证是：项背发紧，恶风恶寒，局部汗出，触诊局部发凉。**本案患者颈椎病已有 1 年余，平时颈部僵硬如柱，左右活动受限，颈部怕风，常年围巾包裹，即使夜间睡觉时仍需戴一围巾，头晕，摇头即发作头晕，怕风，夜间颈部出汗。符合桂枝加葛根汤方证，故方证辨证为桂枝加葛根汤证。

**中医诊断**：胸痹。真武汤证，桂枝茯苓丸证，桂枝加葛根汤证。

**治疗**：给予病重通知。西医继续保持原先治疗方案不变：酒石酸美托洛尔片、呋塞米、螺内酯、盐酸曲美他嗪片口服，静滴丹红。中医治疗：真武汤合桂枝茯苓丸合桂枝加葛根汤。

茯苓 30g，生白术 60g，赤芍 15g，白芍 15g，黑顺片 18g（先煎半小时），生姜 6g，桂枝 15g，桃仁 12g，牡丹皮 12g，葛根 60g，炙甘草 20g，大枣 8g，白薇 12g。水煎服，5 剂，日 1 剂，分早晚 2 次服用。

**二诊：**患者诉心前区疼痛减轻，昨日发作 2 次心前区隐痛，每次持续约 2 秒钟，无"动则加重情况"。气短、乏力、烦躁均减轻。高枕卧位，颈部僵硬明显减轻，颈部自觉柔软，后背发紧发沉明显减轻。无头晕，无汗出，口唇干，纳可，昨夜睡前口服艾司唑仑片 1 片，眠可，但有噩梦，小便可，便秘较前减轻，仍需用开塞露，NT-proBNP：581.6pg/mL。

**治疗：**原方加生龙骨 30g，生牡蛎 30g。水煎服。

6 剂后患者偶有瞬间胸痛，每次发作约 1 秒钟，夜间能平卧，稍有气短，双下肢发凉已愈、全身畏寒已愈，现仍需服用安定 1 片助眠，但已经连续 2 夜未做噩梦，患者对治疗效果十分满意。

**按语：**本案西医诊断属于肥厚型心肌病（成年人肥厚型心肌病每年病死率 3%），加之 NT-proBNP 905.6pg/mL，全血肌钙蛋白 I 0.115μg/L。故病情重，有猝死的危险，给予病重通知。笔者认为中医治疗不应拘泥于疾病的西医诊断，关键是辨方证。真武汤出自《伤寒论》，原文说："少阴病，二三日不已，至四五日，腹痛，小便不利，四肢沉重疼痛，自下利者，此为有水气。其人或咳，或小便利，或下利，或呕者，真武汤主之。"本案患者症见心前区憋闷、闷痛、刺痛交替发作，动则加重，全身畏寒，小便偏少，面色㿠白，舌暗，苔薄白，脉沉滑。辨证当属真武汤合桂枝茯苓汤方证，故用之以温阳活血利水。

本案患者同时有颈椎病，入院前患者颈椎病已有 1 年余，平时颈部僵硬如柱，左右活动受限，颈部怕风，常年围巾包裹，即使夜间睡觉时仍需带一围巾，头晕，摇头即发作头晕，怕风，夜间颈部出汗。《伤寒论》说："太阳病，项背强几几，反汗出恶风者，桂枝加葛根汤主之。"本案患者显然是桂枝加葛根汤方证。治疗效果：服 2 剂汤药（桂枝加葛根汤）后，项部即自觉柔软，颈部湿润少量汗出，左右活动较前自如，平时基本无头晕，但晃动幅度大时仍会头晕，5 剂汤药后患者颈部进一步好转，柔软，大幅晃动亦无头晕，夜间颈部无汗出，好转明显。由此可以看出，桂枝加葛根汤治疗颈椎病有"项背强几几，反汗出恶风者"，可以收到"一剂知，二剂已"的佳效。这里，笔者重用了葛根 60g，其实也不是重用，只是遵照仲景原意用药而已。在《伤寒论》中，桂枝加葛根汤、葛根汤均是用四两（1 两约等于 15g，后注：1 两约等于 15g，这是笔者早期医案的换算方法，现在笔者一般按照汉代一两是 13.8g 换算，四两即约 55.2g），即 50～60g。笔者临床体会到，用桂枝加葛根汤、葛根汤治疗颈椎病，葛根最好大剂量，笔者常用 50～120g，若量小，则疗效锐减。

这里说一说白薇，其性苦、咸、寒，入胃、肝、肾经，功效清热凉血，利尿通淋，解毒疗疮。唐代《药性论》谓其"能治忽忽睡不知人，百邪鬼魅"。笔者常用白薇治疗多梦、噩梦连连，疗效较好。

关键词：危重症；"项背强几几，反汗出恶风者"；重剂葛根（60g）；"能治忽忽睡不知人，百邪鬼魅"

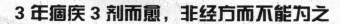

# 3 年痼疾 3 剂而愈，非经方而不能为之

## ——治愈胸闷喘憋、胸骨前寒冷如手掌大、喉中水鸡声案

患者黄某，男，78 岁。

**初诊日期：**2013 年 4 月 12 日。

**主诉：**间断性胸闷喘憋 23 年，胸骨前寒冷如手掌大小 3 年余，加重半天。

**现病史：**患者 23 年前出现咳嗽、咳痰、胸闷、喘憋，就诊于首都医科大学宣武医院，被诊断为慢性喘息性支气管炎，当年住院达 2 月余。之后于冬春之际受寒后诱发胸闷、喘憋，几乎每年发作 1 次，每次均在首都医科大学宣武医院住院治疗，每次需住院 20 天左右才缓解。

患者约 3 年前开始出现胸闷喘憋，胸痛连及后背，喉中水鸡声、胸骨前有一块寒冷如手掌大小的地方，就诊于宣武医院，诊为慢性喘息性支气管炎、冠心病、陈旧性心肌梗死，给予对症治疗。出院后胸闷喘憋好转，但胸骨前寒冷如手掌大小如前。因胸骨前寒冷，冬天需在胸骨前至少盖 2 层棉被保暖，即使在夏天，胸骨前也需盖一层棉被保暖。

今晨因受寒于饭后出现恶心，继而胸闷喘憋、胸痛连及后背胀痛加重，服药 1 小时后症状未见明显缓解，遂就诊于我处。

**刻下症：**胸闷喘憋，上一层楼即发作憋气，活动后加重，偶有胸痛连及后背，以胀痛为主，夜间不能平卧，无夜间憋醒；偶有腹胀，反酸，自服碳酸氢钠片后缓解，口略干、口略苦，喜热饮，咳嗽，咳黄黏痰，盗汗，喉中水鸡声（患者说"感觉有小鸟在喉中叫"），全身畏寒，胸骨前有直径一掌大小范围寒冷尤甚（此症状持续 3 年）；纳眠可，夜尿 4 ～ 5 次，大便 1 ～ 2 日 1 行，成形。

**既往史：**前列腺增生病史 10 年。

**查体：**面色红，双肺呼吸音粗，可闻及哮鸣音，舌淡，苔薄白略黄，脉滑。

**方证辨证：**《金匮要略·肺痿肺痈咳嗽上气病脉证治第七》曰："咳而上

上篇　经方治疗疑难危重症实录

气，喉中水鸡声，主之。"本案患者自己说"感觉有小鸟在喉中叫"，这与"喉中水鸡声"惊人相似，加之患者还症见喘憋、咳嗽。本案患者符合方证，故方证辨证为此证。

《金匮要略·胸痹心痛短气病脉证治第九》说："胸痹不得卧，心痛彻背者，瓜蒌薤白半夏汤主之。"**笔者临床体会到瓜蒌薤白半夏汤的主要方证是胸痹之胸闷。**本案患者诊断之一为胸痹，并且症见胸闷，偶有胸痛连及后背。符合瓜蒌薤白半夏汤方证，故方证辨证为瓜蒌薤白半夏汤证。

**中医诊断：**胸痹，喘证。瓜蒌薤白半夏汤证。

**西医诊断：**①慢性喘息性支气管炎，肺气肿；②冠状动脉粥样硬化性心脏病，陈旧性心肌梗死，不稳定型心绞痛，心功能Ⅲ级；③前列腺增生。

**治疗：**方用射干麻黄汤合瓜蒌薤白半夏汤。

射干 15g，麻黄 9g，细辛 12g，生姜 12g，紫菀 15g，款冬花 15g，五味子 12g，桂枝 15g，瓜蒌 20g，薤白 20g，清半夏 9g，白芥子 30g。水煎服，日 1 剂，分早晚 2 次服用。

3 剂后，患者诉胸闷、喘憋均明显好转，活动后稍有胸闷憋气，无腹胀反酸，无口干口苦，无咳嗽咳痰，喉中水鸡声消失，畏寒明显减轻，胸骨前直径一掌大小范围寒冷症状消失，纳眠可，大便可，小便频。

继续服药 2 剂，胸闷喘憋、喉中水鸡声消失，畏寒、胸骨前寒冷如手掌大小诸症均消失，就连小便频一症，也明显改善，夜尿 1～2 次。

**按语：**《金匮要略·肺痿肺痈咳嗽上气病脉证治第七》曰："咳而上气，喉中水鸡声，射干麻黄汤主之。射干麻黄汤方：射干十三枚，一法三两，麻黄四两，生姜四两，细辛、紫菀、款冬花各三两、五味子半升，大枣七枚，半夏（大者，洗）八枚，一法半升。"素有水饮内停，适感风寒外袭，内外合邪，阻塞肺窍，宣肃失宜，故"咳而上气"；寒饮不化则停聚为痰，痰阻喉间气道，随气出入，故有声似水鸡（即秧鸡）之鸣，此乃仲景为寒饮咳喘证而设。本案患者说"感觉有小鸟在喉中叫"，与"喉中水鸡声"惊人相似，笔者立刻想到射干麻黄汤，故用之以散寒宣肺，降逆化痰饮。笔者带教的肖姓研究生对此十分惊叹："经方的疗效真神奇，而且这个'喉中有小鸟叫'这一主症，患者对很多医生讲过，已往的医生都未重视，还有患者'胸骨前寒冷如手掌大'这一症状，持续 3 年，看过无数次门诊，并住院治疗过 3 次，未曾痊愈过，这次仅服用汤药（射干麻黄汤）3 剂后即此症痊愈（3 年痼疾 3 剂而愈，非经方而不能为之）。还有患者说：'以往每次发病，需要治疗 20 天左右，症状才好转，这次治疗 3 天后，诸症即基本痊愈，治疗 5 天后诸症消失。'"

此外，患者胸闷喘憋，上一层楼即发作憋气，活动后加重，偶有胸痛连及后背。舌淡，苔薄白略黄，脉滑。并且患者有冠心病、陈旧性心肌梗死、不稳定型心绞痛的病史，笔者想到《金匮要略》原文："胸痹不得卧，心痛彻背者，瓜蒌薤白半夏汤主之。"故合用瓜蒌薤白半夏汤以通阳宽胸化痰。

**关键词：射干麻黄汤合瓜蒌薤白半夏汤；3 年痼疾 3 剂而愈，非经方而不能为之；射干麻黄汤方证**

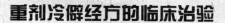

# 重剂冷僻经方的临床治验

## ——治愈头晕、头胀案

患者张某，男，57岁。

**初诊日期**：2013年4月12日。

**主诉**：阵发性头晕、头胀2月余。

**现病史**：患者2个月前出现头晕、头胀，于某医院门诊服用多种中西医药，未见缓解，患者头晕、头胀严重时伴视物旋转、不能睁眼、恶心、呕吐、大汗出。5天前曾在我院输液（舒血宁注射液和丹参酮注射液）治疗5天，未见缓解，故就诊于我处。

**刻下症**：头晕，动则加剧，颠顶及后头部胀痛，头发蒙，多于晨起时发病，每1～2天发作1次，严重时1天发作3～4次。肩胛区酸痛，偶有走路偏斜，眼眶胀痛，时感忽冷忽热，急躁易怒，两胁胀痛，纳眠可，夜尿频，1小时1次，大便日3次，成形。

**查体**：BP 170/100mmHg。舌淡暗，苔薄白，脉弦。

**方证辨证**：《金匮要略·中风历节病脉证并治第五》云："侯氏黑散：治大风四肢烦重，心中恶寒不足者。"**笔者临床体会到侯氏黑散的方证是：头晕或高血压，四肢发沉，胸中怕冷或自觉胸中空虚，喜温饮。**本案患者症见头晕，动则加剧，颠顶及后头部胀痛，头发蒙，多于晨起时发病，每1～2天发作1次，严重时1天发作3～4次，眼眶胀痛，偶有走路偏斜，BP 170/100mmHg。符合侯氏黑散的方证，故方证辨证为侯氏黑散证。

《伤寒论·辨太阳病脉证并治中第六》说："伤寒五六日，中风，往来寒热，胸胁苦满，嘿嘿不欲饮食，心烦喜呕，或胸中烦而不呕，或渴，或腹中痛，或胁下痞硬，或心下悸，小便不利，或不渴，身有微热，或咳者，小柴胡汤主之。"**笔者临床体会到小柴胡汤的方证是：往来寒热，胸胁苦满，嘿嘿不欲饮食，心烦喜呕，口苦，咽干，目眩，脉弦。**本案患者症见两胁胀痛，急躁易怒，头胀、眼眶胀痛，时感忽冷忽热，脉弦。符合小柴胡汤方证，故方证辨证为小柴胡汤证。

**中医诊断**：眩晕。侯氏黑散证，小柴胡汤证。

**西医诊断**：高血压病 2 级（很高危组）。

**治疗**：方用侯氏黑散合小柴胡汤。

菊花 80g，炒白术 15g，细辛 3g，茯苓 12g，牡蛎 20g，桔梗 16g，防风 20g，党参 8g，黄芩 10g，当归 10g，干姜 6g，川芎 18g，桂枝 6g，柴胡 15g，清半夏 9g，炙甘草 10g，生姜 6g，大枣 8g，龙胆草 15g。水煎服，日 1 剂，分早晚 2 次服用。

4 剂后头晕、头胀、头蒙基本消失，身体轻松，两胁胀痛已愈，仍有眼眶疼痛，大便日 3 次，成形。BP 150/94mmHg。

继续服用 2 剂后，患者头晕、头胀、头蒙痊愈，自觉头部清爽，无不适，BP140/92mmHg。

**按语**：侯氏黑散出自《金匮要略·中风历节病脉证并治第五》："侯氏黑散：治大风四肢烦重，心中恶寒不足者。"原方由菊花四十分，白术十分，细辛三分，茯苓三分，牡蛎三分，桔梗八分，防风十分，人参三分，矾石三分，黄芩五分，当归三分，干姜三分，川芎三分，桂枝三分，上十四味组成。原方重用菊花为君药，其菊花用量是其他药的 4～13 倍。据《本草正义》说："凡花皆主宣扬疏滞，独菊花则摄纳下降，能平肝火，熄内风，抑木气之横逆。"已故名医赵明锐谓："侯氏黑散确有降血压的作用，在某些情况下降压作用还超过了西药。"（《经方发挥》）笔者通过治疗此案，对赵老之言信矣。此外患者症见两胁胀痛，急躁易怒，头胀、眼眶胀痛，时感忽冷忽热，脉弦。故合用小柴胡汤以治少阳之气抑郁不舒。

> 笔者临床体会到侯氏黑散的方证是：头晕或高血压，四肢发沉，胸中怕冷或自觉胸中空虚，喜温饮。
>
> 笔者临床体会到小柴胡汤的方证是：往来寒热，胸胁苦满，嘿嘿不欲饮食，心烦喜呕，口苦，咽干，目眩，脉弦。

**关键词**：侯氏黑散；高血压病；重剂菊花（80g）；赵明锐

# 用古方原量，奇迹发生

## ——治愈脑梗死右下肢偏瘫案

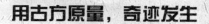

患者胡某，男，84岁。

**初诊日期：** 2013年3月15日。

**主诉：** 右下肢瘫痪4天。

**现病史：** 患者于2013年3月11日早晨5点多因情绪波动、感冒出现黑蒙后晕厥，口眼歪斜，口角流涎，大小便失禁，家属未做处理，约5分钟后症状缓解。7点多再次出现晕厥、抽搐，右下肢偏瘫不能抬起，后由120急救车送入首都医科大学宣武医院急诊科就诊，急查血常规：中性粒细胞比率83.3%，血红蛋白76g/L；生化：肌酐380μmol/L，尿酸683μmol/L。头颅MRI：①脑内多发腔隙性脑梗死；②脑白质变性；③双侧上颌窦、筛窦炎。胸片提示肺部感染。予醒脑静注射液、舒血宁注射液改善脑循环，头孢曲松钠注射液抗感染治疗，盐酸氨溴索注射液化痰后患者症状改善。11点多患者再次出现晕厥，体温38℃，予相关对症治疗后症状缓解，但患者仍右下肢偏瘫，不能抬离床面。家属遂从首都医科大学宣武医院转入我科。

**刻下症：** 右下肢瘫痪，不能抬离床面，口角流涎，自觉周身疼痛乏力，偶有头晕、视物模糊，无头痛。咳嗽，咳痰黄稠，下半身畏寒肢冷，汗少；夜间可平卧、无憋醒；眠可，食量尚可但食之无味，口干，无口苦，小便次数多，近3日未大便，平素大便干燥。

**既往史：** 痛风病史20年。

**查体：** 体形消瘦，皮包骨状，舌淡胖，苔白厚腻略黄，脉弦细。双上肢、左下肢肌力、肌张力正常，右下肢肌力2级。

**方证辨证：** 清代王清任《医林改错·下卷》说："此方（补阳还五汤）治半身不遂，口眼歪斜，语言謇涩，口角流涎，大便干燥，小便频数，遗留不禁。"本案患者症见右下肢瘫痪，不能抬离床面，口角流涎，小便次数多，近3日未大便，平素大便干燥，舌淡胖，苔白厚腻略黄，脉弦细。符合补阳还五汤的方证，故方证辨证为补阳还五汤证。

**病机辨证：**本案患者症见咳嗽，咳痰黄稠，苔略黄，平素大便干燥。病机辨证当属痰热互结证，符合小陷汤的病机，故用之以清热化痰。

**中医诊断：**中风，中经络。补阳还五汤证，小陷胸汤证。

**西医诊断：**①脑梗死（急性期）；②高血压病Ⅰ级；③高尿酸血症，痛风；④肺部感染；⑤慢性肾衰竭，肾性贫血。

**治疗：**因患者不愿服用中药汤药，仅给予西医治疗。入院治疗6天，患者仍右下肢活动不利，不能抬离床面，诸症未见明显改善。2012年3月21日，西医治疗：继续原先治疗方案不变。说服患者加用中医治疗：方用补阳还五汤合小陷胸汤。

生黄芪144g，地龙12g，桃仁12g，红花12g，川芎25g，赤芍18g，当归18g，清半夏8g，瓜蒌20g，黄连15g。水煎服，日1剂，浓煎至100mL。

患者服用1剂后，患者诉周身乏力感减轻，自觉发热，右下肢能抬离床面，右下肢肌力3级，患者的子女均十分满意。

继续服用中药汤剂12剂后，右下肢肌力3级（+），患者能借助拐杖走路，患者喜悦露于言表，顺利出院，出院后患者生活基本自理。

**按语：**对于本案，笔者主要想谈以下两点：

**（一）治疗效果：**对于本案患者的治疗，笔者带教的安姓研究生、黄姓研究生均目睹其治疗过程，均甚为惊讶，视为奇迹发生。患者服用补阳还五汤（重剂生黄芪144g）1剂后，10天都未抬离床面的右下肢居然能抬离床面了，继续服药12剂后，患者高兴出院，出院后患者生活基本能自理。

**（二）关于重剂黄芪144g：**笔者在这里运用补阳还物汤，其中生黄芪重用了144g，很多医生不理解，说药量太大，就连笔者所在医院的煎药室人员专门给我打电话，说处方中的黄芪是否开错了，是否多写了一个4字，是不是14g？我肯定地回答她说，没有开错，就是144g。这里黄芪用144g，笔者只是严格遵守王清任《医林改错》中的用量而已，补阳还五汤出自《医林改错》，原方：黄芪四两（生），归尾二钱，赤芍钱半，地龙一钱（去土），川芎一钱，桃仁一钱，红花一钱。原方黄芪是四两，清代1两约等于36g，1钱约等于3.6g。故王清任原方中的黄芪是用144g（笔者注：后来笔者考证，清代一两准确应为37.3g，所以四两为149g）。笔者此案中黄芪用的是王清任的原量（十分接近原量）。经过此案的治疗，笔者对清代王清任敬佩不已。

**关键词：四两生黄芪144g——奇迹发生；王清任本原剂量**

# 柴胡桂枝干姜汤合益气聪明汤治愈胸痛、心悸、头胀痛案

患者佛某，女，54 岁。

**初诊日期**：2013 年 4 月 18 日。

**主诉**：发作性胸痛、心悸 10 年，加重伴全头胀痛、眼皮沉重 2 天。

**现病史**：患者于 2003 年劳累后出现胸痛、心悸、咽喉部发紧，持续约 5 分钟，休息后缓解，自认为是高血压表现，未予重视。2008 年爬山过程中出现胸痛，心悸，头晕，大量冷汗出，服用硝酸甘油后缓解，后就诊于首都医科大学宣武医院，诊断冠心病、不稳定型心绞痛，具体用药不详。此后规律到门诊随诊，病情稳定。

2 天前患者劳累后再次出现胸痛、心悸，并较前严重，伴头胀、头昏、眼皮沉重，遂就诊于我处。

**刻下症**：发作性胸痛，心悸，上 2 ～ 3 层楼后即诱发胸痛、心悸、咽喉发紧，休息 5 分钟后可缓解；全头胀痛、麻木，左侧及后脑勺较重，头昏，眼皮沉重，不欲睁眼，耳鸣，全身乏力，以双下肢为甚；口苦，自觉左腿发凉，右腿发热，双膝疼痛；汗少；饭后腹胀，无反酸烧心，纳可，眠尚可，多梦，小便可，大便偏溏，内有大量未消化食物。

**查体**：体形中等，面色白微红，舌淡伴有齿印，苔薄白略黄，脉弦细。

> **既往史**：高血压病 40 年，2 型糖尿病 14 年，腔隙性脑梗死 5 年。
>
> **辅助检查**：心脏超声：左房稍大，左室舒张功能减低。头颅 CT：双侧侧脑室前角旁腔隙灶。
>
> **西医诊断**：①冠状动脉粥样硬化性心脏病，不稳定型心绞痛，心功能Ⅱ级；②高血压病 3 级（很高危组）；③腔隙性脑梗死；④2 型糖尿病。

**方证辨证**：《伤寒论·辨太阳病脉证并治下第七》说："伤寒五六日，已发

汗而复下之，胸胁满微结，小便不利，渴而不呕，但头汗出，往来寒热，心烦者，此为未解也，柴胡桂枝干姜汤主之。"**笔者临床体会到柴胡桂枝干姜汤的方证是：口苦，口干，心烦，胁痛，便溏，腹胀。主要方证是口苦，便溏。**本案患者症见口苦，大便偏溏，内有大量未消化食物，符合柴胡桂枝干姜汤的方证，故方证辨证为柴胡桂枝干姜汤证。

**病机辨证：**本案患者症见全头胀痛、麻木，头昏，眼皮沉重，不欲睁眼，全身乏力，以双下肢为甚；饭后腹胀，大便偏溏，内有大量未消化食物。符合中气不足、清阳不升之益气聪明汤的病机，故用之以补益中气，升清阳。

**中医诊断：**胸痹。柴胡桂枝干姜汤证，益气聪明汤证。

**治疗：**方用柴胡桂枝干姜汤合益气聪明汤。

柴胡 15g，桂枝 12g，黄芩 15g，干姜 12g，牡蛎 20g，天花粉 20g，生黄芪 60g，党参 20g，葛根 12g，蔓荆子（炒）12g，白芍 8g，黄柏 8g，升麻 6g，炙甘草 5g。5 剂，水煎服，日 1 剂，分早晚 2 次服用。

**二诊：**患者服药 2 剂后，头胀痛范围较前明显缩小，程度亦减轻。仅左侧及后侧头胀痛、麻木。初诊时双眼经常性不能睁开，现已无此症状。口苦已愈。患者初诊时大便偏溏，内有大量未消化食物（此症状持续 3 个月），现已经大便，日 1 次，成形，内无未消化食物。仍有腹胀。现（5 剂后）患者诉症状明显好转，左侧头胀、麻木、怕风，后项部僵直不适，汗出，恶风。上 3 层楼后仍有胸闷，但无胸痛，无喉咙发紧感，全身乏力明显缓解，耳鸣亦减轻，腹胀，纳可，眠多梦，症状"自觉左腿发凉，右腿发热"已愈，大便日 1 行，成形。

**治疗：**原方葛根加至 60g（即合"桂枝加葛根汤"）。

3 剂后，患者诸症消失，患者喜悦露于言表。

**按语：**此案可以看出，患者的口苦、大便偏溏，内有大量未消化食物（此症状持续 3 个月），服用柴胡桂枝干姜汤后 2 剂而愈，准确地说是患者服用了 3 袋中药汤药（1 剂半，4 月 19 日晚上）后，此二症即痊愈。笔者带教的杜姓研究生对此颇为惊讶，这就是经方效如桴鼓！

柴胡桂枝干姜汤是医圣仲景为少阳病兼气化失常而设。《伤寒论·辨太阳病脉证并治下》说："伤寒五六日，已发汗而复下之，胸胁满，微结，小便不利，渴而不呕，但头汗出，往来寒热，心烦者，此为未解也，柴胡桂枝干姜汤主之。"笔者学习刘渡舟的经验，认为柴胡桂枝干姜汤的主要方证是口苦、便溏。此案患者具备柴胡桂枝干姜汤的方证，故用之以和解少阳，清胆热温脾，化气生津。

益气聪明汤为金代名医李东垣所创，出自《东垣试效方》，亦见于《证治准绳》，由黄芪、人参、升麻、葛根、蔓荆子、白芍、黄柏、炙甘草组成，具有益气升阳、宣窍降浊之功。《东垣试效方》说："治饮食不节，劳役形体，脾胃不足，得内障、耳鸣或多年目昏暗，视物不能。此药能令目广大，久服无内外障，耳鸣耳聋之患，又令精神过倍，元气自益，身轻体健，耳目聪明。"清代《医方集解》谓益气聪明汤"治内障目昏，耳鸣耳聋"。综观本案患者的四诊信息，符合中气不足、清阳不升之病机，故用之。

**关键词：柴胡桂枝干姜汤方证；益气聪明汤方证；李东垣**

# 逍遥散合甘麦大枣汤治愈阵发性心慌案

患者吕某，女，61 岁。

**初诊日期**：2013 年 4 月 11 日。

**主诉**：阵发性心慌、气短 4 年，加重 7 天。

**现病史**：患者 4 年前开始出现间断心慌、气短，2012 年于北京健宫医院行冠脉造影后被诊断为冠心病，之后长期服用酒石酸美托洛尔治疗。

7 天前患者因感冒出现心慌、气短加重，服用酒石酸美托洛尔后不能缓解，遂就诊于我处。

**刻下症**：阵发性心慌、气短、乏力，且于早上和下午 3 ～ 4 点时发作厉害，近 3 天每天发作 3 次，每次约 10 分钟。自汗，汗多，食欲不佳，偶有恶心，两胁部闷痛，口干不苦，易急躁。眠差，纳可，二便调。肝郁舌（伸舌时舌体的两侧有两条白白的液线），舌胖偏暗，有裂纹，苔薄黄腻，脉左寸弱无力，右弦，结代。

**既往史**：高血压病史 7 年，最高达 160/90mmHg，间断服用缬沙坦、厄贝沙坦氢氯噻嗪片等。血脂异常病史 4 年。腔隙性脑梗死病史 4 年。

**辅助检查**：心电图：心房纤颤。

**西医诊断**：①冠状动脉粥样硬化性心脏病，稳定型心绞痛，心律失常，阵发性心房纤颤，心功能Ⅱ级；②高血压病 2 级（很高危组）；③血脂异常；④陈旧性腔隙性脑梗死。

**方证辨证**：本案患者症见肝郁舌（伸舌时舌体的两侧有两条白白的液线），单凭这一点，即可考虑患者发病与情志不畅有关，可以使用柴胡类方或逍遥散等。患者又症见两胁部闷痛，口干不苦，易急躁，眠差，食欲不佳，偶有恶心，脉左寸弱无力，右弦，结代。更符合逍遥散的方证，故方证辨证为逍遥散证。

**病机辨证：**《金匮要略·妇人杂病脉证并治第二十二》说："妇人脏躁，喜悲伤欲哭，象如神灵所作，数欠伸，甘麦大枣汤主之。甘草小麦大枣汤方：甘草三两，小麦一升，大枣十枚。上三味，以水六升，煮取三升，温分三服。亦补脾气。"关于甘麦大枣汤，清代莫枚士《经方例释》说："此为诸清心方之祖，不独脏躁宜之，凡盗汗、自汗皆可用。《素问》麦为心谷，《千金》曰麦养心气。"本案患者症见阵发性心慌、气短、乏力，自汗，汗多，食欲不佳，偶有恶心，脉左寸弱无力。符合甘麦大枣汤心神失养，脾气（阴）不足之病机，故用之以养心安神，补脾和中。

**中医诊断：**心悸。逍遥散证，甘麦大枣汤证。

**治疗：**方用逍遥散合甘麦大枣汤。

柴胡 12g，茯苓 12g，薄荷 3g，当归 15g，炒白术 15g，赤芍 10g，生白芍 10g，炙甘草 20g，生姜 8g，大枣 12g，浮小麦 60g。6 剂，水煎服，日 1 剂，分早晚 2 次服药。

**二诊：**患者诉偶发心悸（近 2 天仅发作 1 次），胃脘上口堵塞不适，喜按，活动或劳累后微恶心欲吐，纳可，眠尚调。肝郁舌，舌暗苔白，脉弱无力。

**治疗：**方用逍遥散合甘麦大枣汤合旋覆代赭汤。

柴胡 12g，茯苓 12g，薄荷 3g，当归 15g，炒白术 15g，赤芍 10g，生白芍 10g，炙甘草 20g，生姜 8g，大枣 12g，浮小麦 60g，旋覆花 20 克，党参 20g，代赭石 15g，清半夏 18g。水煎服，日 1 剂，分早晚 2 次服用。

3 剂后患者诸症若失，肝郁舌消失。

**按语：**"木郁达之"是治疗肝郁气滞证的基本原则。"木郁达之"出自《素问·六元正纪大论》。王冰注："木郁达之，谓吐令条达也。"金代李杲《内外伤辨惑论》认为是肺金抑遏肝木。木郁，指肝气郁结；达，疏泄畅达。对于"木郁达之"，笔者常用的代表方剂有逍遥散、柴胡疏肝散、越鞠丸。本案患者症见肝郁舌（伸舌时舌体的两侧有两条白白的液线），单凭这一点，即符合逍遥散的方证（也可以用小柴胡汤），加之患者还症见阵发性心慌、气短、乏力，食欲不佳，偶有恶心，两肋部闷痛，易急躁。纳可，二便调，脉右弦。更是符合逍遥散的方证，故用之以疏肝理气。

《伤寒论·辨太阳病脉证并治下第七》云："伤寒发汗，若吐若下，解后心下痞硬，噫气不除者，旋覆代赭汤主之。"旋覆代赭汤是医圣仲景为痰气作痞证而设。近代伤寒大家聂惠民谓旋覆代赭汤的病机不仅仅是脾胃不和，痰气痞塞，而且有"土虚木乘"的病机，肝木郁结太过，可以克伐脾胃，致脾胃虚弱。反之脾胃虚弱，肝木亦可侮乘，即所谓"土虚木乘"。故旋覆代赭汤的功效是调和脾胃，镇肝降逆（聂惠民《三订聂氏伤寒学》）。已故经方大家叶橘泉认为旋覆代赭汤的辨证要点是：心下痞硬，嗳气频频，吞酸嘈杂，呕吐反胃，大便秘或逆上感，病情属于慢性偏虚者。**笔者认为旋覆代赭汤的方证是：心下痞硬（痞满），喜按，嗳气或呃逆，苔白，脉弦或脉偏虚。**本案患者二诊时症见胃脘上口堵塞不适，喜按，活动或劳累后微恶心欲吐，纳可，眠尚调。肝郁舌，舌暗苔白。符合脾胃不和、土虚木乘的病机，故用之。

> **旋覆代赭石汤方证：心下痞硬（痞满），喜按，嗳气或呃逆，苔白，脉弦或脉偏虚。**

关键词：神奇的肝郁舌；木郁达之；旋覆代赭汤（痰气痞塞，土虚木乘）

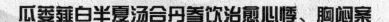

# 瓜蒌薤白半夏汤合丹参饮治愈心悸、胸闷案

患者李某，男，76岁。

**初诊日期：** 2013年4月22日。

**主诉：** 阵发性心悸、胸闷2年，加重1个月。

**现病史：** 患者2年前生气后出现心悸、胸闷，自服速效救心丸后，症状缓解，后间断发作。2012年8月，患者因心悸、胸闷、头晕于北京朝阳医院住院治疗，诊为冠心病，予抗凝、改善循环等治疗，好转后出院，出院后长期服用阿司匹林、心元胶囊控制病情。

1个月前，患者因生气后心悸、胸闷症状加重，就诊于朝阳医院，予单硝酸异山梨酯缓释片治疗，患者症状未见明显改善。

**刻下症：** 阵发性心悸、胸闷，多于白天发作，平均每天1次，多则1天2～3次，每次发作5分钟左右（此症状已有1个月）。头重脚轻感，偶有头晕，汗少，无盗汗，时有反酸，纳可，眠差，多梦，大便1～2日一次、成形，小便可。

**查体：** 面色㿠白，舌暗，苔薄黄，左寸脉弱，脉弦滑。

**既往史：** 高血压病病史20年；2型糖尿病病史16年；血脂异常、脑动脉硬化、颈动脉多发硬化斑块形成病史1年。

**西医诊断：** ①冠状动脉粥样硬化性心脏病，不稳定型心绞痛，偶发房性早搏，阵发性室上性心动过速，心功能Ⅱ级；②高血压病2级（很高危组）；③2型糖尿病；④脑动脉硬化，颈动脉多发硬化斑块形成。

**方证辨证：** 《金匮要略·胸痹心痛短气病脉证治第九》说："胸痹不得卧，心痛彻背者，瓜蒌薤白半夏汤主之。" **笔者临床体会到瓜蒌薤白半夏汤的主要方证是：胸痹之胸闷。** 本案患者诊为胸痹，主诉之一是：阵发性胸闷2年，加重 1 个月。符合瓜蒌薤白半夏汤方证，故方证辨证为瓜蒌薤白半夏汤证。

此外，本案患者舌暗，符合丹参饮的方证，故方证辨证为丹参饮证。

**中医诊断：**胸痹。胸阳不振，痰浊血瘀。

**治疗：**方用瓜蒌薤白半夏汤合丹参饮。

瓜蒌 20g，薤白 20g，清半夏 15g，桂枝 12g，川芎 18g，石韦 15g，丹参 30g，檀香 6g，砂仁 6g（后下）。6 剂，水煎服，日 1 剂，分早晚 2 次服用。

**二诊：**患者诉已经 2 天未发作心悸、胸闷。患者诉"胸口比以前任何时候都舒坦"。无头重脚轻感，唯晨起头发闷，无反酸，仍眠差，二便调。舌暗，苔薄黄，脉弦滑。

**治疗：**原方加竹茹 12g，胆南星 10g，石菖蒲 12g。水煎服，日 1 剂，分早晚 2 次服用。

4 剂后，诸症若失，患者逢人便夸吃中药汤药疗效好。

**按语：**瓜蒌薤白半夏汤出自《金匮要略》，由瓜蒌、薤白、半夏、白酒组成。瓜蒌薤白半夏汤是仲景为胸痹之胸阳不振，痰浊阻络证而设。丹参饮出自清代《时方歌括》，由丹参一两（37g），檀香、砂仁各一钱（3.7g）组成。功效活血行气止痛。本案患者症见面色㿠白，阵发心悸、胸闷，汗少，大便 1～2 日一次、成形，小便可。舌暗，苔薄黄，左寸脉弱，脉沉滑。辨证当属胸阳不振 痰浊血瘀，瓜蒌薤白半夏汤合丹参饮正具此功。

笔者治疗胸阳不振，痰浊血瘀证之冠心病，常用瓜蒌薤白半夏汤合丹参饮，每每获佳效。笔者临床上发现冠心病证属胸阳不振、痰浊血瘀的患者越来越常见，瓜蒌薤白半夏汤合丹参饮可以作为治疗冠心病的一个基本方剂，笔者称之为天丹汤（瓜蒌 20～30g，薤白 20～30g，清半夏 9～15g，桂枝 9～15g，丹参 20～40g，檀香 4～6g，砂仁 4～6g）。（注：瓜蒌又名天圆子、天瓜，方中主药是天瓜、丹参，故名天丹汤）

还有，笔者治疗心悸常用的药对是川芎和石韦，用之临床，多有效验。

**关键词：天丹汤；胸阳不振、痰浊血瘀证；心悸药对（川芎－石韦）**

# 3 味药愈 3 年之疾

## ——《近效方》术附子汤案

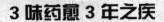

患者高某，男，83 岁。

**初诊日期**：2013 年 5 月 16 日。

**主诉**：全身畏寒怕冷 3 余年，反复头晕 1 年半，加重伴恶心、呕吐半个月。

**现病史**：患者约 3 年前开始出现全身畏寒怕冷，平素比别人多穿一倍的衣服，尤以胃部畏寒、怕风为甚，不能进凉食，进凉食则胃痛，长年用一棉背心放于胃部保暖。

1 年半前出现阵发性头晕，发作时伴视物旋转，恶心欲呕，休息后可缓解，头晕每于劳累后发作，最长持续半天才能缓解，曾服补益肝肾、活血通络中药治疗，罔效。

半个月前患者因前列腺癌静滴顺铂出现头晕加重，并伴恶心、呕吐，遂就诊于我处。

**刻下症**：头晕，间断发作，发作时伴恶心欲呕，头沉、头胀。偶有头重脚轻感，视物有重影，偶有心前区闷痛，全身畏寒怕冷，眼干涩，鼻咽部不适，口略苦，胃部畏寒甚、怕风，平素喜按。经常性打嗝，呃逆，纳差，眠可，小便调，夜尿 3 ~ 4 次，大便稀溏，日 1 ~ 2 次。舌淡红，苔微腻，脉弦长。

**既往史**：1973 年因胃穿孔行胃大部切除术。1998 年于外院诊断为肺癌，行右肺中下叶切除术。2009 年于外院诊断为前列腺癌，一直保守治疗，现间断静滴顺铂治疗。

**辅助检查**：头部 CT：右侧小脑半球、左侧基底节区、丘脑区及双侧侧脑室旁多发腔隙灶及软化灶。

**西医诊断**：①陈旧性脑梗死；②前列腺癌化疗后；③胃大部切除术后；④肺癌右侧肺中下叶切除术后。

方证辨证:《金匮要略·中风历节病脉证并治第五》说:"《近效方》术附子汤,治风虚头重眩,苦极,不知食味,暖肌补中,益精气。"**笔者临床体会到术附汤的方证是头晕、头重、纳差,全身畏寒,以胃部为甚,胃部喜按,大便溏,精神差。**本案患者症见头晕,间断发作,头沉、头胀。全身畏寒怕冷,胃部畏寒甚、怕风,平素喜按。纳差,大便稀溏,日1~2次。这些症状与术附子汤的方证惊人地相似,说明本案患者符合《近效方》术附子汤的方证,故方证辨证为术附子汤证。

**中医诊断:**眩晕。《近效方》术附子汤证。

**治疗:**方用《近效方》术附子汤。

炒白术18g,附子23g(先煎1小时),炙甘草15g。水煎服,日1剂,分早晚2次服用。

7剂后,患者头晕、头沉、头胀、头重脚轻、恶心欲呕均痊愈,全身畏寒基本痊愈,胃部畏寒怕风好转约80%,口稍苦,食欲好转,呃逆好转,眠可,二便调。

继续进3剂,诸症消失。

**按语:**《金匮要略·中风历节病脉证并治第五》说:"《近效方》术附子汤,治风虚头重眩,苦极,不知食味,暖肌补中,益精气。白术二两,附子一枚半(炮,去皮),甘草一两(炙)。"清代徐彬的《金匮要略论注》说:"肾气空虚,风邪乘之。漫无出路,风夹肾中浊阴之气,厥逆上攻,致头中眩苦之极,兼以胃气亦虚,不知食味,此非轻扬风剂可愈,故用附子暖其水脏,白术甘草,暖其土脏,水土一暖,犹之冬月井中,水土既暖,阳和之气,可以立复,而浊阴之气,不驱自下矣。"笔者临床体会到术附子汤的方证是头晕、头重、纳差,全身畏寒,以胃部为甚,胃部喜按,大便溏,精神差。本案患者与术附子汤的方证惊人地相似,故用之奇效。

笔者运用3味药治愈了患者3年之疾,可以说非仲景之方,而不能为之啊!笔者带教的王姓研究生目睹本案患者的治疗过程,亦甚为惊叹。

> **术附子汤的方证是头晕、头重、纳差,全身畏寒,以胃部为甚,胃部喜按,大便溏,精神差。**

**关键词:**陈旧性脑梗死;前列腺癌化疗后;术附子汤方证

# 治心悸的高效经方

## ——心悸治愈案

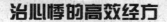

患者陈某，女，89岁。

**初诊日期**：2013年5月21日。

**主诉**：反复心悸2年，加重3天。

**现病史**：患者于2年前出现心悸，活动后加重，夜间、白天均有发作，未检查及治疗，曾在门诊间断服用阿司匹林，倍他乐克等，后仍间断发作心慌。

3天前患者出现心慌、黑蒙，持续2秒后缓解，且发病次数逐渐增加，昨日发作2次，遂就诊于我处。

**刻下症**：反复心悸亢进，夜间白天均发作，平均1～2次／日，每次持续10分钟，活动后加重，休息后能缓解，无胸闷憋气，偶有吞咽困难，口干，无口苦，全身畏寒怕冷，双膝及右脚凉甚，偶有头闷痛，头昏，腰疼，耳鸣，手指麻，纳可，夜尿4～5次，尿频尿急，大便日1～2次，色偏黑。

**查体**：体形消瘦，皮肤干燥，舌红绛无苔，尺脉弱。

> **既往史**：20年前诊为高血压病，现服用硝苯地平片5mg 日1次（其他降压药患者均不能耐受，服用后均出现低血压），血压控制在130/60mmHg左右。陈旧性脑梗死病史1年，曾于我院急诊输液后缓解，未遗留明显后遗症。
>
> **辅助检查**：心电图：窦性心律，Ⅰ度房室传导阻滞，完全性右束支传导阻滞，Ⅱ、Ⅲ、avF、V1～V2导联ST压低。
>
> **西医诊断**：①冠状动脉粥样硬化性心脏病，不稳定型心绞痛，心功能Ⅱ级，心律失常，Ⅰ度房室传导阻滞；②高血压病3级（很高危组）；③陈旧性脑梗死。

**方证辨证**：《伤寒论·辨太阳病脉证并治下第七》说："伤寒脉结代，心动悸，炙甘草汤主之。"笔者临床体会到炙甘草汤的方证是：**心悸亢进，精神萎靡，体质虚弱（偏瘦），口干，皮肤枯燥，大便干燥。**本案患者反复心悸亢进，体形消瘦，皮肤干燥，口干，舌红绛无苔。这是典型的炙甘草汤证，故方证辨证为炙甘草汤证。

《金匮要略·血痹虚劳病脉证并治第六》说："虚劳腰痛，少腹拘急，小便不利者，八味肾气丸主之。"**笔者临床体会到金匮肾气丸的方证是：腰膝酸软，畏寒肢冷，口渴，夜尿频，或小便少，水肿，左尺脉无力。**本案患者89岁，属于老年人，症见全身畏寒怕冷，双膝及右脚凉甚，腰疼，尿频尿急，尺脉弱。符合金匮肾气丸方证，故方证辨证为金匮肾气丸证。

**中医诊断：**胸痹。炙甘草汤证，金匮肾气丸证。

**治疗：**方用炙甘草汤合金匮肾气丸。

炙甘草30g，桂枝12g，生姜6g，大枣8g，阿胶珠10g，生地黄30g，麦冬15g，火麻仁5g，党参30g，黑顺片12g（先煎1小时），茯苓15g，山药15g，牡丹皮15g，泽泻15g，山茱萸15g，肉桂3g。5剂，水煎服，日1剂，分早晚2次服用。

**二诊：**患者诉已2天未发作心悸，舌头上已经长出点状薄白苔。耳鸣、手指麻均痊愈，全身畏寒怕冷、双膝及右脚凉甚症状明显好转。但从服药第3天后脘腹胀满，原先纳可，现不欲饮食，考虑为大量生地黄（30g）滋腻碍胃，患者自己在家服用吗丁啉后，脘腹胀满症状消失，纳佳。

**治疗：**效不改方，继续用原方。

3剂后，诉心悸已5天未发作，复查心电图：属于正常范围。患者唯留全身畏寒，双膝及右脚凉症状，用引火汤合炙甘草汤（熟地黄9g，巴戟天10g，天冬20g，麦冬20g，茯苓30g，五味子6g，炙甘草30g，党参30g，肉桂5g，生姜6g，生地黄30g，火麻仁5g，大枣8g）调理，诸症若失。

**按语：**炙甘草汤出自《伤寒论》，又名复脉汤。笔者临床体会到炙甘草汤是治疗心悸的高效方。已故大医岳美中先生曾说："仲景方药不传之秘，在于用量，随处可以体会得到，而此方（炙甘草汤）尤显。"（岳美中《岳美中医学文集》）关于炙甘草汤，清末民初经方大家曹颖甫认为："生地至少当用六钱（约22g），桂枝至少亦须钱半，方有效力。若疑生地为厚腻，桂枝为大热，因而不用，斯不足与谈经方矣。"（曹颖甫《经方实验录》）笔者也认为炙甘草汤的运用要点是生地黄必须30g以上，否则疗效差。本案患者采用炙甘草汤

（生地黄 30g），心慌 3 剂而痊愈，但患者增加了脘腹胀满一症，患者自服吗丁啉后而此症消失。通过向患者学习，笔者学会了处理大量生地黄导致的滋腻碍胃一症的处理方法，从此事可知，患者是最好的老师。

**关键词：炙甘草汤运用要点；生地黄滋腻碍胃对策；患者是最好的老师**

# 柴胡加龙骨牡蛎汤合甘麦大枣汤治愈心悸案

患者靳某，女，47 岁。

**初诊日期：**2013 年 4 月 22 日。

**主诉：**反复心悸 10 天，加重 3 天。

**现病史：**患者于 10 天前因外感致心悸发作，伴胸闷、冷汗出，于北京平谷区中医院予以输液治疗（抗生素及清开灵），未见缓解。

3 天前患者心悸发作加重，情绪焦虑，伴胸闷，一过性血压高，最高160/120mmHg，遂就诊于我处。

**刻下症：**心悸，每于夜间发作，眠中易惊醒，冷汗出，情志焦虑，心悸每天夜间发作 1 ～ 2 次。眠差，每晚睡眠 4 ～ 5 小时，偶有咳嗽，咯黄黏痰，手放置于前额方觉舒服。常喜悲伤欲哭。不欲凉食，身微恶寒，口干口苦，腹胀，大便平素较干，日 1 行，小便调。

**查体：**体形中等，面色偏白略红，舌淡红，苔黄中部厚腻，脉细弦。

**辅助检查：**冠脉 CTA 未见异常。

**方证辨证：**《伤寒论·辨太阳病脉并治中第六》说："伤寒八九日，下之，胸满烦惊，小便不利，谵语，一身尽重，不可转侧者，柴胡加龙骨牡蛎汤主之。"**笔者临床体会到柴胡加龙骨牡蛎汤的方证是：胸胁苦满，口苦，易惊，心悸亢进，夜梦多，易醒，身动乏力，腹胀，便秘，脉弦或细数。**本案患者症见心悸，每于夜间发作，眠中易惊醒，情志焦虑，心悸每天夜间发作 1 ～ 2次。眠差，每晚睡眠 4 ～ 5 小时，口苦，腹胀，大便平素较干，舌淡红，脉细弦。符合柴胡加龙骨牡蛎汤的方证，故方证辨证为柴胡加龙骨牡蛎汤证。

《金匮要略·妇人杂病脉证并治第二十二》说："妇人脏躁，喜悲伤欲哭，象如神灵所作，数欠伸，甘麦大枣汤主之。甘草小麦大枣汤方：甘草三两，小麦一升，大枣十枚。上三味，以水六升，煮取三升，温分三服。亦补脾气。"**笔者认为甘麦大枣汤的方证是：脏躁（更年期，不限男、女、儿童），喜悲伤欲哭，容易紧张。**本案患者的一个典型症状是常喜悲伤欲哭。符合甘麦大枣汤的方证，故方证辨证为甘麦大枣汤证。

**中医诊断：** 心悸。柴胡加龙骨牡蛎汤证，甘麦大枣汤证。

**西医诊断：** ①心脏神经官能症；②高血压病（3级）。

**治疗：** 方用柴胡加龙骨牡蛎汤合甘麦大枣汤。

柴胡15g，黄芩18g，生姜6g，磁石30g，党参30g，桂枝15g，茯苓20g，生龙骨30g，生牡蛎30g，清半夏15g，酒大黄6g，大枣15g，生甘草15g，浮小麦90g。4剂，水煎服，日1剂，分早晚2次服用。

**二诊：** 患者自诉心悸缓解约70%，偶有夜间被声音惊醒，诱发心悸，但很快就缓解。情志明显改善，喜悲伤欲哭症状消失，偶有腹胀。舌淡红，苔中部厚腻，脉细弦。

**治疗：** 方用柴胡加龙骨牡蛎汤合甘麦大枣汤合黄连温胆汤合栀子厚朴汤。

柴胡15g，黄芩18g，生姜6g，磁石30g，党参30g，桂枝15g，茯苓20g，生龙骨30g，生牡蛎30g，清半夏15g，酒大黄6g，大枣15g，生甘草15g，浮小麦90g，枳壳12g，竹茹18g，陈皮18g，厚朴15g，栀子12g。水煎服，日1剂，分早晚2次服用。

3剂后患者诸症消失。

2周后患者专门打电话给笔者，表示十分感谢，诉心悸再未发作，并且心情舒畅。

**按语：** 柴胡加龙骨牡蛎汤出自《伤寒论》，柴胡加龙骨牡蛎汤由小柴胡汤加减而成，功效为和解少阳，通阳泄热，重镇安神。本案中采用磁石30g，是笔者的临床经验——用来替代铅丹，因为铅丹在药房中无药，而磁石、铅丹二者药性基本相同，可以替代。

甘麦大枣汤出自《金匮要略》，是仲圣用来治疗脏躁的专方。本案患者的一个典型症状是常喜悲伤欲哭，符合甘麦大枣汤的方证，故合用之以养心安神，缓急止燥。


**关键词：柴胡加龙骨牡蛎汤方证；重剂浮小麦**

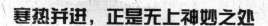

# 寒热并进，正是无上神妙之处

患者蔡某，女，81岁。

**初诊日期**：2013年4月26日。

**主诉**：阵发性胸闷、心悸6年，加重3天。

**刻下症**：患者6年前出现胸闷、心悸、气短，于我院住院治疗，诊为冠心病，予以常规治疗，出院后患者仍胸闷、心悸时作。2011年2月因阵发性胸闷、心悸于我院住院治疗，行冠脉造影示：前降支中段两处局限性狭窄80%，并于前降支及对角支各放入支架1枚。之后仍出现阵发性胸闷、心悸。

患者于3天前胸闷、心悸发作，并较前加重，遂就诊于我处。

**刻下症**：胸闷、心悸时作，发作时伴前胸、后背刺痛，严重时痛如刀割，憋气，上半身冷汗出，全身乏力，头晕，眼前黑蒙，后头项部紧痛不舒，每于饱食及饮水后发作。经常性胸闷、心悸持续20分钟至1小时。眠差，每晚睡眠约4小时。平素疲乏无力，口咽干，口苦，偶有烦躁，纳差，偶烧心、反酸，脘腹胀满。平素上半身怕热，下半身怕冷、怕风、疼痛，尤以膝盖及以下冷甚，双下肢遇冷则抽筋。咳嗽咯痰，痰色白质黏。夜尿每晚2～3行，大便干结，2～3天1行。

**查体**：体形偏瘦，面色㿠白，舌淡暗，苔白厚腻。脉弦按之无力。

> **既往史**：高血压病史10年，现服酒石酸美托洛尔片、苯磺酸左旋氨氯地平片，血压控制尚可。
>
> **辅助检查**：心电图：①窦性心律；②不完全性右束支传导阻滞；③V1、V2、V3导联T波倒置，V4、V5导联T波双向。
>
> **西医诊断**：①冠状动脉粥样硬化性心脏病，不稳定型心绞痛，PCI术后，心功能Ⅱ级；②高血压病3级（很高危组）。

**方证辨证**：《伤寒论·辨厥阴病脉证并治第十二》说："厥阴之为病，消渴，气上撞心，心中疼热，饥而不欲食，食则吐蛔，下之利不止。……蛔厥者，乌梅丸主之。又主久利。"总结前贤经验，结合笔者临床体会，笔者认为乌梅丸的方证是：脉弦按之无力，脘腹胀满或痛，或胁痛，不欲饮食，肢冷，心中疼热，烦躁，口干，上热（上半身热或胃热）下凉（下半身寒或肠寒），大便稀溏或干结。本案患者症见胸闷、心悸时作，发时伴上半身冷汗出。口咽干，口苦，纳差，偶烧心、反酸，脘腹胀满，偶有烦躁，平素上半身怕热，下半身怕冷、怕风，疼痛，尤以膝盖及以下冷甚，双下肢遇冷则抽筋，大便干结，2～3天1行，脉弦按之无力。符合乌梅丸的方证，故方证辨证为乌梅丸证。

**病机辨证**：本案患者症见纳差，偶烧心、反酸，脘腹胀满，舌苔白厚腻。符合平胃散湿滞中焦的病机，故用之以化湿健脾和味。

**中医诊断**：胸痹。乌梅丸证，平胃散证。

**治疗**：方用乌梅丸合平胃散。

乌梅 50g，细辛 10g，肉桂 5g，黄连 15g，黄柏 15g，当归 30g，党参 40g，干姜 6g，黑顺片 18g（先煎 1 小时），川椒 15g，苍术 20g，厚朴 15g，陈皮 15g，炙甘草 30g，石韦 15g。7 剂，水煎服，日 1 剂，分早晚 2 次服用。

**二诊**：患者诉胸闷、心悸症状好转约 70%，现白天发作胸闷、心慌 1～2 次，每次持续 1～2 分钟，后头项部紧痛、口苦、咳嗽、咳痰、下肢疼痛均已愈。前胸、后背疼痛、全身乏力明显缓解，纳可，仍双下肢怕冷、怕风，较前稍缓解。汗少，大便 1～2 日 1 次，大便偏干，舌暗苔薄黄，脉弦细，按之无力。

**治疗**：原方加川芎 15g（注：川芎与石韦为治疗心悸的药对），6 剂，水煎服，日 1 剂，分早晚 2 次服用。

**三诊**：患者诉已经 3 天未发作胸闷、心慌。仍有头晕，眼前黑蒙，每于饱食及饮水后发作，双下肢发凉及乏力，纳眠可，小便可，大便偏干，面色㿠白，舌淡暗苔白，脉细滑。

**治疗**：方用真武汤合苓桂术甘汤。

茯苓 30g，生白术 60g，生姜 8g，黑顺片 15g（先煎 1 小时），生白芍 10g，桂枝 12g，炙甘草 30g，赤芍 10g。水煎服，日 1 剂，分早晚 2 次服用。

9 剂后，诸症若失。

**按语**：乌梅丸是《伤寒论》厥阴病的主方，可惜多限于治疗蛔虫、下利，实际上大大缩小了乌梅丸的功效。如清代柯琴的《伤寒来苏集》所说："其人静而时烦，与躁而无暂安者迥殊矣。此与气上撞心，心中疼热，饥不能食，食即吐蛔者，互文以见意也。"又说："看厥阴诸证，与本方相符，下之利不止，与又主久利句合，则乌梅丸为厥阴主方，非只为蛔厥之剂也。"笔者也认为乌梅丸可以广泛应用于内科杂病之寒热错杂证。同时乌梅丸的组方还符合仲景提出的"夫肝之病，补用酸，助用焦苦，益用甘味之药调之"的原则。

清代余啸松《方解别录》序说："元明以来，清逐淆乱，而用药者专尚偏寒、偏热、偏攻、偏补之剂，不知寒热并进，攻补兼投，正是无上神妙之处。后世医家未解其所以然，反谓繁杂而不足取法。"当代名医李士懋也说："偶方的应用，恰似天上神妙的交响曲，阳春白雪，较之奇方，别有一番境地。"（李士懋，田淑霄《火郁发之》）笔者认为偶方、寒热并用乃中医治病的最高境界之一。笔者临床体会到，乌梅丸对很多内科杂病有意想不到的佳效。乌梅丸的方证是：脉弦按之无力，脘腹胀满或痛，或胁痛，不欲饮食，肢冷，心中疼热，烦躁，口干，上热（上半身热或胃热）下凉（下半身寒或肠寒），大便稀溏或干结。本案患者的一组症状是寒证：胸闷、心悸时作，发时伴上半身冷汗出，下半身怕冷、怕风，疼痛，尤以膝盖及以下冷甚，双下肢遇冷则抽筋。另外一组症状是热证：口咽干，口苦，偶有烦躁，平素上半身怕热，大便干结，2～3天1行。加之患者纳差，偶烧心、反酸，脘腹胀满，胸闷、心悸时作，脉弦按之无力。符合乌梅丸的方证，故用之以清上温下。

这里还需要强调的是乌梅丸中的乌梅不是用来酸敛收涩，而是用来补肝之正气虚弱，促使春生上达。正如张隐庵所说："（乌梅）主下气者，得春生肝木之味，生气上升，则逆气下降矣。""得东方之木味，放花于冬，成熟于夏，是秉冬令之水精，而得春生之上达也，后人不体经义，不穷物理，但以乌梅为酸敛收涩之药，而春生上达之义未之讲也。"

---

**乌梅丸的方证是：脉弦按之无力，脘腹胀满或痛，或胁痛，不欲饮食，肢冷，心中疼热，烦躁，口干，上热（上半身热或胃热）下凉（下半身寒或肠寒），大便稀溏或干结。**

---

**关键词：冠心病寒热错杂案；寒热并用是中医治病的最高境界之一**

# "效如桴鼓" 非虚语

## ——治愈心慌案

患者丁某，女，81 岁。

**初诊日期**：2013 年 5 月 29 日。

**主诉**：反复心慌 4 年，加重 20 天。

**现病史**：患者平素患有慢性阻塞性肺疾病、肺气肿，多次住院治疗，未规律使用解痉平喘药物。4 年前患者出现心慌、胸闷，于我院住院治疗，被诊断为慢性阻塞性肺疾病、肺源性心脏病，给予解痉平喘、扩冠治疗，好转后出院。后多次于我院、首都医科大学附属北京世纪坛医院、首都医科大学宣武医院住院，给予对症处理，治疗好转后出院，患者仍间断发作心慌、胸闷。

20 天前出现心慌加重，就诊于北京二七厂医院，给予输液治疗 2 周，未见缓解。遂就诊于我处。

**刻下症**：心慌，胸闷，动则加重，心慌时伴耳鸣，夜间平卧时偶有憋醒，平素每日心慌至少发作 2～3 次，昨日发作 4 次，心慌发作时喜用双手按心前部位，入睡困难，长期服用安眠类药物，服药后可睡眠 4～5 小时，口干口渴，不欲冷饮。偶有头晕、右侧头跳痛，周身怕冷，汗少，纳呆，食后腹胀，便秘，需用开塞露，解出如羊屎球样便，小便不利，小便灼热。

**查体**：体形偏瘦，面色淡白，舌淡红，苔少，散在点状薄白干苔，脉弦细。

> **既往史**：慢性浅表性胃炎 10 年。
>
> **辅助检查**：心电图：Ⅰ度房室传导阻滞，V1、V2 导联 T 波倒置。NT-proBNP：801pg/mL。
>
> **西医诊断**：①慢性阻塞性肺疾病，肺源性心脏病；②慢性浅表性胃炎。

**方证辨证**：《伤寒论·辨太阳病脉证并治中第六》说："发汗过多，其人叉手自冒心，心下悸，欲得按者，桂枝甘草汤主之。"**笔者临床体会到桂枝甘草汤的方证是：心悸，畏寒，欲得按者**。本案患者的主症是心慌，并且心慌发作时喜用双手按，周身怕冷，符合桂枝甘草汤的方证，故方证辨证为桂枝甘草汤证。

天王补心丹出自《校注妇人良方》，**笔者临床体会到天王补心丹的主要方证是：心悸，失眠，舌红少苔**。本案患者症见心慌，少寐，便秘（大便干结），体形偏瘦，面色淡白，舌淡红，苔少，散在点状薄白干苔，脉弦细。符合天王补心丹的方证，故方证辨证为天王补心丹证。

**中医诊断**：胸痹。桂枝甘草汤证，天王补心丹证。

**治疗**：方用桂枝甘草汤合天王补心丹。

桂枝15g，炙甘草30g，肉桂10g，柏子仁30g，炒枣仁30g，天冬20g，麦冬20g，生地黄30g，当归10g，玄参30g，党参15g，桔梗6g，丹参20g，远志15g，茯苓20g，生大黄9g，玄明粉10g（冲服）。4剂，水煎服，日1剂，分早晚2次服用。

**二诊**：患者诉已3天未发作心慌、胸闷。耳鸣明显减轻，口干渴，纳少，进食后胃脘堵闷，频繁呃逆，肠鸣，时有水声辘辘，按之无不适。寐可，小便调，大便4日未行。舌淡少苔，脉沉细。

**治疗**：方用生姜泻心汤合桂枝甘草汤。

清半夏10g，黄连6g，黄芩10g，干姜10g，炙甘草30g，大枣8g，党参15g，生姜18g，桂枝15g，肉桂10g。水煎服，日1剂，分早晚2次服用。

2剂后，患者诉服药第2天下午4：00大便1次，后胃脘堵闷、呃逆、肠鸣、水声辘辘均消失。

**按语**：桂枝甘草汤出自《伤寒论》，由桂枝四两（去皮）、甘草二两（炙）组成。清代柯琴的《伤寒来苏集》说："汗多，则心液虚，中气馁，故悸；叉手自冒，则外有所卫，得按则内有所凭，则望之而知其虚矣。桂枝为君，独任甘草为佐，……甘温相得，气血和而悸自平。"笔者临床体会到桂枝甘草汤的方证是：心悸，畏寒，欲得按者。本案患者的主症是心慌，并且心慌发作时喜用双手按，与《伤寒论·辨太阳病脉证并治中第六》的条文"发汗过多，其人叉手自冒心，心下悸，欲得按者"一致，故用之。原方中桂枝四两，即约60g，单用桂枝60g，量太大。考虑到汉朝的桂枝实际上是肉桂树的枝上皮（去掉木栓层），笔者的临床经验是桂枝12～30g、肉桂5～25g、甘草30g，用之于临床症见"其人叉手自冒心，心下悸，欲得按者"，每获良效。

《伤寒论·辨太阳病脉证并治下》说："伤寒，汗出解之后，胃中不和，心下痞硬，干噫食臭，胁下有水气，腹中雷鸣下利者，生姜泻心汤主之。生姜四两（切），甘草三两（炙），人参三两，干姜一两，黄芩三两，半夏半升（洗），黄连一两，大枣十二枚。"明代方有执的《伤寒论条辨》说："病人初瘥，脾胃尚弱，化输未强，虽无过饱，犹之过饱而然也。水气，亦谓饮也。雷鸣者，脾为阴，胃为阳，阴阳不和，薄动之声也。下利者，唯阴阳之不和，则水谷不分清，所以杂进而走注也。生姜大枣，益胃而健脾，黄芩黄连，清上而坚下，半夏干姜，蠲饮以散痞。人参甘草，益气而和中，然则泻心者，健其脾而脾输，益其胃而胃化，斯所以为泻去其心下痞硬之谓也。"**笔者认为生姜泻心汤的方证是：腹泻，胃中堵闷胀满，不欲饮食，嗳气带有食臭味，腹中肠鸣有过水声（腹中雷鸣）。**本案患者症见纳少，进食后胃脘堵闷，频繁呃逆，肠鸣，时有水声辘辘，痛苦不堪，应用生姜泻心汤合桂枝甘草汤后，患者诉整个人舒畅，2剂后诸症消失，笔者认为非经方而不能为之。笔者带教的孙姓研究生目睹整个治疗过程，以为神矣！

> 桂枝甘草汤的方证是：心悸，畏寒，欲得按者。
> 生姜泻心汤的方证是：腹泻，胃中堵闷胀满，不欲饮食，嗳气带有食臭味，腹中肠鸣有过水声（腹中雷鸣）。

关键词：桂枝甘草汤，生姜泻心汤；"胃脘堵闷，肠鸣，有水声辘辘"2剂而愈

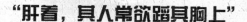

# "肝着，其人常欲蹈其胸上"

## ——经方 2 剂治愈心痛案

患者谷某，男，64 岁。

**初诊日期：** 2013 年 6 月 5 日。

**主诉：** 反复心前区疼痛 7 月余，加重 20 天。

**现病史：** 患者于 2012 年 11 月因情绪激动出现心前区紧缩样疼痛，于我院查冠脉造影示：左冠状动脉前降支近段狭窄约 80%。服用血塞通、通心络治疗，效果不明显。

20 天前患者因劳累后出现心前区疼痛加重，口服速效救心丸后缓解不明显，遂就诊于我处。

**刻下症：** 每于活动后（如快走 30 分钟后）或情绪激动后发作心前区疼痛，呈紧缩样疼痛，喜用手捶打心前区方舒服，伴胸闷，每次发作持续 3～5 分钟，能自行缓解。偶有心悸，自汗，急躁易怒，下肢发沉，纳可，眠差，多梦，大便偏干，小便调。舌体胖大，舌质暗红，苔黄腻，舌下络脉紫暗，脉弦细。

**既往史：** 2 型糖尿病 10 年，现口服盐酸二甲双胍片，血糖控制良好。

**方证辨证：**《金匮要略·五脏风寒积聚病脉证并治第十一》说："肝着，其人常欲蹈其胸上，先未苦时，但欲饮热，旋覆花汤主之。"清代叶天士用旋覆花汤治疗肝络凝瘀一证，加当归、桃仁、柏子仁，笔者在本案中主要是应用了叶氏的经验。**笔者临床体会到叶氏旋覆花汤（旋覆花、薤白、茜草、桃仁、柏子仁、当归、郁金）的方证是：脐上水分穴压痛明显，胸前区不适，喜按揉胸前区，按揉后缓解，诸症常觉休息时加重，活动后减轻，舌暗，脉沉涩或弦或弦涩。** 本案患者心前区疼痛，呈紧缩样疼痛，喜用手捶打心前区方舒服，急躁易怒，舌下络脉紫暗，脉弦细。符合叶氏旋覆花汤的方证，故方证辨证为叶氏旋覆花汤证。

《金匮要略·胸痹心痛短气病脉证治第九》说："胸痹不得卧，心痛彻背者，瓜蒌薤白半夏汤主之。"**笔者临床体会到瓜蒌薤白半夏汤的主要方证是：**

**胸痹之胸闷。**本案患者诊为（胸痹）心痛，每次心痛发作时伴胸闷，每次发作持续 3～5 分钟。符合瓜蒌薤白半夏汤方证，故方证辨证为瓜蒌薤白半夏汤证。

**中医诊断：**心痛。叶氏旋覆花汤证，瓜蒌薤白半夏汤证。

**西医诊断：**①冠状动脉粥样硬化性心脏病，不稳定型心绞痛，心功能Ⅱ级；②2 型糖尿病。

**治疗：**方用叶氏旋覆花汤合瓜蒌薤白半夏汤。

旋覆花 10g（包煎），薤白 6g，茜草 10g，桃仁 10g，柏子仁 10g，当归 10g，郁金 10g，泽兰 10g，桂枝 6g，白芍 10g，瓜蒌 10g，清半夏 10g。水煎服，日 1 剂，分早晚 2 次服用。

2 剂后患者诉活动后或情绪激动后无心前区疼痛，诸症若失。

**按语：**《金匮要略》说："肝着，其人常欲蹈其胸上，先未苦时，但欲饮热，旋覆花汤主之。旋覆花汤方：旋覆花三两，葱十四茎，新绛少许。"旋覆花汤中的葱，笔者临床上喜用薤白代替（后注：笔者后来的临床经验是直接让患者用青葱，这样疗效更好），新绛因药房无备，笔者用茜草 10～15g 代替。关于旋覆花汤，清代吴鞠通说："古人金用新绛旋覆花汤，横走络者也；后人多用逍遥散，竖走经者也，故多不见效，况久病必治络乎？"由于"肝主血，络亦主血，同类相从，顺其势而利导之，莫如宣络"，故吴鞠通认为旋覆花汤是治疗肝郁胁痛，脉络瘀阻之良方。清代叶天士称旋覆花汤为辛润通络法，并用旋覆花汤治疗肝络凝瘀一证，加当归、桃仁、柏子仁。笔者在本案中应用了叶氏的经验。本案患者心前区疼痛，呈紧缩样疼痛，喜用手捶打心前区方舒服，急躁易怒，舌下络脉紫暗，脉弦细。符合肝络凝瘀，故用叶氏旋覆花汤以行气活血通络止痛，同时合用瓜蒌薤白半夏汤以通阳散结。

**关键词：叶天士；肝着气血郁结；辛润通络法**

# 经方救治Ⅱ型呼吸衰竭危重症案
## ——清代《洄溪医案》用小青龙汤治愈素有血证之痰喘重症的启示

患者李某，女，85岁。

**初诊日期：** 2013年4月26日。

**主诉：** 间断喘憋12年，加重5天。

**现病史：** 患者平素有支气管扩张症、慢性阻塞性肺疾病病史，多于春秋发病，严重时曾1日吐血400mL，昏迷不省人事，近1年未有发作。患者近12年来间断发作喘憋。

5天前因受寒致喘憋加重，伴胸痛，入我院急诊，查：C反应蛋白（CRP）46mg/L；动脉血气分析示二氧化碳分压（$PCO_2$）50.9mmHg；心电图示室上性期前收缩，完全右束支传导阻滞。诊断为慢性阻塞性肺疾病、Ⅱ型呼吸衰竭、肺部感染、冠心病，予以病重通知，喘定、欣康、头孢唑肟钠、氨曲南等治疗，症状未见明显缓解，遂于我科住院治疗。

**刻下症：** 喘憋、胸闷，心慌，左胸部紧痛，活动后加重，夜间不能平卧，偶有夜间憋醒，夜间偶发左胸连后背部紧痛加重，持续10分钟左右，每日发作1～2次，咳嗽，有大量痰，色稍黄不稠，一坐起来就有稀痰流出，头顶及额部胀痛，全身及后背怕冷，左脚凉，右脚热，纳少，偶有恶心，呃逆，口干，大便成形，3天1次，夜尿4～5次。

**查体：** 面部有水斑，双下肢轻度水肿，舌暗绛，边瘀点，光剥苔，舌下脉络曲张，脉沉弦。

**辅助检查：** 快速血气分析：$PO_2$ 54.8mmHg，$PCO_2$ 50.3mmHg。心电图：窦性心动过速，完全右束支传导阻滞。NT-proBNP：1017 pg/mL。

**方证辨证：**《伤寒论·辨太阳病脉证并治中第六》说："伤寒表不解，心下有水气，干呕，发热而咳，或渴，或利，或噎，或小便不利、少腹满，或喘者，小青龙汤主之。" **笔者认为小青龙汤的方证是：面部有水色、水斑、水气（面部虚浮、眼睑微肿）、水苔，咳喘，咳痰清稀（落地成水），量多，后背恶寒，遇寒诱发或加重。** 本案患者的典型症状是：喘憋、咳嗽，有痰量多，色稍黄不稠，一坐起来就有稀痰流出，全身及后背怕冷，加之患者面部有水斑，因受寒而发病。此为典型的小青龙汤的方证，故方证辨证为小青龙汤证。

**病机辨证：**本案患者舌暗绛边瘀点，舌下脉络曲张，此乃血瘀内阻，符合桂枝茯苓丸的病机，故合用桂枝茯苓丸以活血化瘀。

**中医诊断：**喘证。小青龙汤证，桂枝茯苓丸证。

**西医诊断：**①慢性阻塞性肺病（4级），支气管扩张症合并感染，Ⅱ型呼吸衰竭，肺源性心脏病；②冠状动脉粥样硬化性心脏病，不稳定型心绞痛，窦性心动过速，完全性右束支传导阻滞，心功能Ⅲ级。

**西医治疗：**继续原先治疗方案不变。

**中医治疗：**方用小青龙汤合桂枝茯苓丸。

生麻黄10g（先煎，去上沫），桂枝12g，清半夏9g，干姜15g，细辛10g（先煎），五味子15g，生甘草10g，茯苓15g，桃仁15g，牡丹皮15g，白芍12g，赤芍12g。5剂，水煎服，日1剂，分早晚2次服用。

**二诊：**入院时症见喘憋、胸闷，心慌，夜间不能平卧，偶有夜间憋醒，咳嗽，有痰量多色稍黄不稠，一坐起来就稀痰流出，现以上症状均痊愈。入院时头顶及额部胀痛，全身及后背怕冷，左脚凉，右脚热，现这些症状均已消失。患者现偶有呃逆，喜按胃脘部，口干，大便可，小便黄，双下肢轻度水肿，舌红，光剥苔，脉沉弱。

**治疗：**方用猪苓汤合旋覆代赭汤。

猪苓30g，茯苓30g，泽泻30g，滑石块30g，阿胶珠10g，旋覆花30克，代赭石15g，党参30g，生甘草12g，清半夏9g，大枣8g，生姜6g。水煎服，日1剂，分早晚2次服用。

4剂后患者诸症若失，顺利出院。出院后2个月，患者家属告知患者在家能生活自理，无明显不适。

**按语：**笔者见到这个病例，首先想到的是清代徐灵胎《洄溪医案》中的一则医案："松江王孝贤夫人，素有血证，时发时止，发则微咳，又因感冒变成痰喘，不能著枕，日夜俯几而坐，竟不能支持矣。是时有常州名医法丹书，调治无效，延余至。余曰：此小青龙证也。法曰：我固知之，但弱体而素有血证，麻桂等药可用呼？余曰：急则治标，若更喘数，则立毙矣。且治其新病，愈后再治其本病可也。法曰：诚然，然病家焉能知之，治本病而死，死而无怨；如用麻桂而死，则不咎病本无治，而恨麻桂杀之矣。我乃行道之人，不能任其咎，君不以医名，我不与闻，君独任之可也。余曰：然，服之有害，我自当之，但求先生不阻之耳。遂与服。饮毕而气平就枕，终夕得安。然后以消痰润肺养阴开胃之方以次调之，体乃复旧。"笔者十分敬重徐灵胎，所以对其医案，笔者曾反复揣摩，受益匪浅。观本案患者与徐氏所治医案相似，故笔者毫不犹豫地采用小青龙汤救治。

本案患者经纯西医治疗5天而未见明显效果，加重经方（小青龙汤合桂枝茯苓丸）治疗后，患者诉2剂后喘憋即好转大半，5剂后"喘憋、胸闷，心慌，夜间不能平卧，偶有夜间憋醒，咳嗽，有痰量多色稍黄不稠，一坐起来就稀痰流出"症状均痊愈。可见经方的疗效非同一般。笔者认为运用中医经方和常规西医叠用，只要运用得当，肯定能取到1+1远大于2的效果。

《伤寒论》说："伤寒表不解，心下有水气，干呕，发热而咳，或渴，或利，或噎，或小便不利、少腹满，或喘者，小青龙汤主之。"《金匮要略》说："病溢饮者，当发其汗，大青龙汤主之；小青龙汤亦主之。""咳逆倚息不得卧，小青龙汤主之。"近代已故伤寒大家刘渡舟对小青龙汤有深刻的认识："小青龙汤为水寒射肺，心下内伏寒饮。故患者面部呈黧黑之色，称之为水色；或两目周围呈现黑圈，互相对称，称之为水环；或者在患者的头额、鼻柱、两颊、颏下的皮里肉外出现黑斑，称之为水斑。舌为水滑。"（刘渡舟《伤寒论临证指要》）笔者认为小青龙汤的方证是：面部有水色、水斑、水气（面部虚浮、眼睑微肿）、水苔，咳喘，咳痰清稀（落地成水），量多，后背恶寒，遇寒诱发或加重。本案患者的典型症状有二：一是喘憋、咳嗽，有痰量多，色稍黄不稠，一坐起来就有稀痰流出；二是全身及后背怕冷，加之患者面部有水斑，因受寒而发病。综合分析这两条，此为典型的小青龙汤的方证，故用之以外解表寒，内散水气。

还有，二诊时，患者偶有呃逆，喜按胃脘部，口干，大便可，小便黄，双下肢轻度水肿，舌红，光剥苔，脉沉弱。辨证当属阴虚水热互结，痰气痞塞上逆。故用猪苓汤合旋覆代赭汤以滋阴利水，清热降逆。

> **小青龙汤的方证是：面部有水色、水斑、水气（面部虚浮、眼睑微肿）、水苔，咳喘，咳痰清稀（落地成水），量多，后背恶寒，遇寒诱发或加重。**

**关键词：小青龙汤方证；急则治其标；徐灵胎；刘渡舟**

# 通窍活血汤合附子汤治愈头刺痛、周身畏寒、下肢疼痛案

患者韩某，女，76 岁。

**初诊日期**：2013 年 6 月 17 日。

**主诉**：反复头痛 3 个月，加重 1 个月。

**现病史**：患者有脑梗死病史，反复发作头痛，以刺痛为主，伴头晕，2013 年 5 月 2 日于我院查头颅 CT 示双侧多发腔隙性脑梗死。

1 个月前，因与老伴生气，导致头痛发作次数、程度较前明显加重，并伴头晕。遂就诊于我处。

**刻下症**：头痛频繁发作，每天发作 10 余次，刺痛发无定处，每于生气时诱发或加重，喜长出气，偶有胸闷，心慌。周身畏寒，上半身易汗出，腰痛，双下肢疼痛，以关节处为甚。纳差，易饥，眠可。矢气多，大便可，质偏软，小便正常。

**查体**：面色黄暗，体形中等，舌淡暗，苔薄黄中有裂纹，脉细沉。

**既往史**：有腰椎滑脱病史。

**方证辨证**：《伤寒论·辨少阴病脉证并治第十一》说："少阴病，得之一二日，口中和，其背恶寒者，当灸之，附子汤主之。""少阴病，身体痛，手足寒，骨节痛，脉沉者，附子汤主之。"**笔者认为附子汤的方证是：畏寒，手足寒甚，后背发凉，身体痛，骨节痛，脉沉。**本案患者症见周身畏寒，腰痛，双下肢疼痛，以关节处为甚，脉细沉。符合附子汤的方证，故方证辨证为附子汤证。

**病机辨证**：本案患者的主诉是头刺痛，辨证当属头部血瘀阻络，符合通窍活血汤的病机，故用之以通窍活血通络。

**中医诊断**：头痛。通窍活血汤证，附子汤证。

**西医诊断**：①双侧多发腔隙性脑梗死；②腰椎滑脱症。

**治疗**：方用通窍活血汤合附子汤。

九香虫 12g，桃仁 12g，红花 12g，川芎 12g，赤芍 15g，白芍 15g，柴胡

12g，香附 10g，制附片 25g（先煎 1 小时），茯苓 18g，炒白术 15g，太子参 30g，全蝎 10g。水煎服，日 1 剂，分早晚 2 次服用。

3 剂后患者诉头痛症状消失，仍喜长出气，偶有胸闷、心慌，周身畏寒明显减轻，活动或久立后腰痛，下肢已无疼痛。纳眠可，二便调。

**治疗**：原方附子改为 15g，继续服用 3 剂，患者头痛、头晕、周身畏寒、腰痛、下肢疼痛症状均消失。

**按语：**

**（一）关于《伤寒论》中的人参用什么代替的问题：** 人参因现在很多医院包括笔者所在医院的药房不备，或者不纳入医保报销的范畴，这样就产生了《伤寒论》中的人参用什么代替的问题，是党参，是太子参，还是其他？人参，梁·陶弘景《名医别录》称其"味微温。无毒，如人形者有神。生上党及辽东"。这个明确提示出《伤寒论》中的人参即是人参，肯定不是党参或太子参。清末民初张锡纯的《医学衷中参西录》说："人参之种类不一，古所用人参，方书皆谓出于上党，即今之党参也……愚临证习用党参，辅助得宜，自能挽回险证。"可见，张锡纯谓《伤寒论》中的人参为党参。陆渊雷的《伤寒论今释》说："余之经验，凡常用诸方有人参者，如小柴胡泻心理中等，代以太子参甚效，用党参则不效或反致胀满。"可见陆渊雷主张用太子参代替人参。笔者在临床上的经验是，尽量使用人参，实在无人参可用，则用党参替代，一般不用太子参。

**（二）关于通窍活血汤：** 通窍活血汤出自清代王清任的《医林改错》。原文说："（通窍活血汤）治头发脱落。伤寒、温病后头发脱落，各医书皆言伤血，不知皮里肉外，血瘀阻塞血路，新血不能养发，故发脱落。无病脱发，亦是血瘀。用药三付，发不脱，十付必长新发。"由此可见，通窍活血汤可以治头部血瘀阻塞血路。本案患者的主诉是头刺痛，辨证当属头部血瘀阻络，故用之以通窍活血通络。另外，由于现在医院药房多不备麝香，笔者临床上常用九香虫代替，疗效亦较好。

**关键词：头刺痛频作；《医林改错》；《伤寒论》中的人参**

# 镇肝熄风汤合《千金》苇茎汤治愈头晕、咳痰案

患者冯某，女，88岁。

**初诊日期**：2013年5月20日。

**主诉**：间断头晕20年，加重14天。

**现病史**：患者有双侧多发腔隙性脑梗死，多发动脉硬化症，颅内多发动脉硬化症病史。患者间断头晕20余年，但基本不影响正常生活。

14天前患者出现头晕加重，伴恶心呕吐、胸闷，在当地社区医院就诊，舌下含服硝酸甘油后症状无缓解。遂就诊于我处。

**刻下症**：头晕时作，伴视物旋转，咳痰，痰稠略黄，胸闷，心慌，口干不欲饮，纳差，食后腹胀，无明显畏寒，无汗出，眠可。周身乏力，下肢尤甚，大便3日未行，平素大便正常，夜尿4～5次。

> **既往史**：两肺部分间质性病变、双下叶肺大泡病史。
>
> **查体**：体形偏胖，舌紫暗有瘀斑，苔薄白，舌前部及中部无苔，脉弦涩。
>
> **辅助检查**：头颅CT：双侧多发腔隙性脑梗死，脑白质变性，脑萎缩，颅内多发动脉硬化症。
>
> **西医诊断**：①双侧多发腔隙性脑梗死；②多发动脉硬化症，颅内多发动脉硬化症；③两肺间质性病变，双下叶肺大泡，肺部感染。

**方证辨证**：《医学衷中参西录·治内外中风方》说："镇肝熄风汤，治内中风证，其脉弦长有力，或上盛下虚，头目时常眩晕，或脑中时常作疼发热，或目胀耳鸣，或心中烦热，或时常嗳气，或肢体渐觉不利，或口眼渐形歪斜，或面色如醉，甚或眩晕，至于颠仆，昏不知人，移时始醒，或醒后不能复原，精神短少，或肢体痿废，或成偏枯。"笔者临床体会到镇肝熄风汤的方证是：

**面色偏红，眩晕，脑中作疼发热，目胀耳鸣，下肢不利或痿废，脉弦长有力。**本案患者症见头晕，周身乏力，下肢尤甚，舌前中部无苔，脉弦涩，并且近90岁的高龄。符合镇肝熄风汤的方证，故方证辨证为镇肝熄风汤证。

《金匮要略·肺痿肺痈咳嗽上气病脉证治第七·附方》说："《千金》苇茎汤，治咳有微热，烦满，胸中甲错，是为肺痈。"**笔者临床体会到《千金》苇茎汤的方证是：咳嗽，咳吐黄稠痰或脓腥臭痰，胸满，肌肤甲错，舌有瘀斑瘀点。**本案患者症见咳痰，痰稠略黄，胸闷，心慌，口干不欲饮，纳差，食后腹胀，大便3日未行。舌紫暗有瘀斑，脉弦涩。符合《千金》苇茎汤的方证，故方证辨证为《千金》苇茎汤证。

**中医诊断：**头晕。镇肝熄风汤证，《千金》苇茎汤证。

**治疗：**方用镇肝熄风汤合《千金》苇茎汤。

怀牛膝30g，白芍15g，天冬20g，玄参20g，生牡蛎30g，茵陈10g，代赭石15g，炙龟甲15g，生麦芽30g，炙甘草10g，川楝子6g，芦根30g，桃仁10g，薏苡仁30g，冬瓜子10g。水煎服，5剂，日1剂，分早晚2次服用。

**二诊：**患者诉已无头晕，偶有头沉。胸闷、心慌已愈，咳痰，痰白略稠，口干，食欲好转，无汗出，夜间略怕热。眠可。周身乏力感及下肢乏力感大减，昨日大便1次，成形。

**治疗：**原方加石菖蒲15g。水煎服，日1剂，分早晚2次服用。

4剂后患者头晕、头沉均痊愈，偶有咳痰，量少。无口干，无周身乏力，眠可，二便调。

**按语：**

**（一）关于镇肝熄风汤：**镇肝熄风汤出自清末民初张锡纯的《医学衷中参西录》，原方由怀牛膝一两，生赭石一两，生龙骨五钱，生牡蛎五钱，生龟板五钱，生杭芍五钱，玄参五钱，天冬五钱，川楝子二钱，生麦芽二钱，茵陈二钱，甘草钱半共12味组成。笔者临床体会到运用镇肝熄风汤的关键是牛膝，必须是一两（清代1两约37.3g），至少是30g以上才能取效。正如张锡纯所说："方中重用牛膝以引血下行，此为治标之主药。"（张锡纯《医学衷中参西录》）本案患者头晕，周身乏力，下肢尤甚，舌前中部无苔，脉弦涩，并且近90岁的高龄。符合镇肝熄风汤的方证，故用以镇肝息风，滋阴潜阳。

**（二）关于《千金》苇茎汤：**《金匮要略》原文说："《千金》苇茎汤治咳有微热，烦满，胸中甲错，是为肺痈，苇茎二升，薏苡仁半升，桃仁五十枚，瓜瓣半升。"其具有清肺化痰、逐瘀排脓之功效。方中苇茎为君药，与冬瓜子相配伍，则清肺化痰排脓之力显著。桃仁功擅活血化瘀、止咳平喘、润肠通便。薏苡仁具有上清肺热而排脓、下利水湿而祛邪之效，使湿热去则不生痰，有治病求本之意，与桃仁同为佐药。全方共奏清热化痰、逐瘀排脓之功效。本案患者平素有两肺间质性病变、双下叶肺大泡病史，并症见咳痰，痰稠略黄，胸闷，心慌，口干不欲饮，纳差，食后腹胀，大便 3 日未行。舌紫暗有瘀斑，脉弦涩。符合《千金》苇茎汤的方证，故用千金苇茎汤以清肺化痰，活血化瘀。

> 笔者临床体会到《千金》苇茎汤的方证是：咳嗽，咳吐黄稠痰或脓腥臭痰，胸满，肌肤甲错，舌有瘀斑瘀点。

**关键词：镇肝熄风汤；君药牛膝（至少 30g）;《千金》苇茎汤**

# 方证相符，其效甚捷

## ——治愈反复头晕、下肢水肿案

患者杜某，男，56 岁。

**初诊日期**：2013 年 6 月 19 日。

**主诉**：反复头晕 5 年，加重 1 天。

**现病史**：患者 5 年前出现头晕，站立过久明显。2008 年就诊于首都医科大学宣武医院，诊断为多发脑动脉狭窄，左锁骨下动脉狭窄约 70%，行左锁骨下动脉支架术，术后头晕减轻。2011 年主因"头晕间断发作 4 年，加重 3 个月"于我院治疗，查颈动脉超声：双侧颈动脉硬化伴斑块形成，左侧颈内动脉狭窄（50% ～ 69%），右颈内动脉闭塞，左锁骨下动脉支架术后，再狭窄（小于 50%）。下肢超声：双下肢动脉硬化伴多发斑块形成。同年于宣武医院查头颅 CT 示右侧放射冠腔梗，后头晕时作。

患者 1 天前劳累后诱发头晕加重，伴下肢无力，遂就诊于我处。

**刻下症**：头晕，头沉，头胀，头局部麻木，每于活动后（如步行 200 米）或劳累后发作，头晕时伴下肢无力，身体瞤动以下肢为甚，走路不稳，甚至不能站立，心慌，胸闷、气短。下午或活动后双下肢水肿，四肢关节酸痛。偶有烘热。口干口渴，纳差，食后腹胀，入睡困难，多梦，易醒，每晚睡 4 ～ 5 小时。大便日 1 次，不成形，小便日 5 ～ 6 次。

**查体**：体形中等，面色黧黑，双眼下眼睑浮肿发黑，舌淡，舌体胖大，薄白苔，脉沉细。

**方证辨证**：《伤寒论·辨少阴病脉证并治》曰："少阴病二三日不已，至四五日，腹痛，小便不利，四肢沉重疼痛，自下利者，此为有水气，其人或咳，或小便不利，或下利，或呕者，真武汤主之。"结合《伤寒论》真武汤相关条文及笔者临床实践，**笔者体会到真武汤的方证是：面色㿠白，精神萎靡，小便不利或水肿，后背冷，目眩，心悸，身瞤动，振振欲擗地，浮肿，舌淡或舌淡胖，苔白。**本案患者症见头晕，头晕时伴下肢无力，身体瞤动以下肢为甚，走路不稳，甚至不能站立，下午或活动后双下肢水肿，四肢关节酸痛。

舌淡，舌体胖大，薄白苔，脉沉细。完全符合真武汤的方证，故方证辨证为真武汤证。

《伤寒论·辨太阳病脉证并治中第六》说："伤寒若吐、若下后，心下逆满，气上冲胸，起则头眩，脉沉紧，发汗则动经，身为振振摇者，茯苓桂枝白术甘草汤主之。"**笔者临床体会到茯苓桂枝白术甘草汤的方证是：动则头晕（头晕与体位变换有关），动则心悸；心悸，常晨起、夜卧、饱食后发作；有气向心胸或咽喉部上冲，胸满，短气，面色黧黑或有水斑，苔水滑（欲滴）。**本患者面色黧黑，双眼下眼睑浮肿发黑，活动后头晕，舌淡，舌体胖大，薄白苔。符合苓桂术甘汤证的方证，故方证辨证为苓桂术甘汤证。

**中医诊断：**眩晕。真武汤证，苓桂术甘汤证。

**西医诊断：**①脑梗死后遗症；②左锁骨下动脉狭窄，支架术后再狭窄；③多发脑动脉狭窄；④多发动脉硬化症，双侧颈动脉硬化伴斑块形成－右颈内动脉闭塞－左颈内动脉狭窄，双下肢动脉硬化伴多发斑块形成。

**治疗：**方用真武汤合苓桂术甘汤。

黑顺片15g（先煎1小时），茯苓50g，赤芍15g，白芍15g，生姜6g，炒白术18g，桂枝12g，炙甘草30g。水煎服，日1剂，分早晚2次服用，5剂。

**二诊：**患者自觉症状减轻约50%，今日在外面步行1000米后出现头晕、头胀、下肢无力、身体眴动，活动后未见下肢水肿，食后无腹胀，纳眠可。

**治疗：**原方黑顺片改为25g，茯苓减为30g。水煎服，日1剂，分早晚2次服用。

3剂后，患者活动后（如步行1000米）头晕、头沉、下肢无力、身体眴动症状均痊愈。患者面色亦由黑变淡。笔者带教的袁姓研究生目睹此案，深感神奇。

**按语：**遇到本案患者，笔者首先想到的是《伤寒论》："太阳病发汗，汗出不解，其人仍发热，心下悸，头眩，身眴动，振振欲擗地者，真武汤主之。""少阴病，二三日不已，至四五日，腹痛，小便不利，四肢沉重疼痛，自下利者，此为有水气，其人或咳，或小便不利。或下利，或呕者，真武汤主之。"本案患者症见头晕，头晕时伴下肢无力，身体眴动以下肢为甚，走路不稳，甚至不能站立，下午或活动后双下肢水肿，四肢关节酸痛。舌淡，舌体胖大，薄白苔，脉沉细。与真武汤方证惊人相似，符合真武汤的方证，故采用真武汤以温阳化水。

此外，本患者面色黧黑，双眼下眼睑浮肿发黑。近代伤寒大家刘渡舟曾说："水为阴邪，上凌于心，心之华在面，心阳不振，荣卫凝涩，则面必见黧黑，名曰'水色'，其甚者，或在额、颊、鼻柱、唇口、下颏等处，皮里肉外，出现类似'色素沉着'之黑斑。"（刘渡舟《刘渡舟伤寒临证指要》）加之患者每于活动后或劳累后发作头晕，符合苓桂术甘汤证的方证，故合用苓桂术甘汤以温阳化气利水。

> 笔者临床体会到茯苓桂枝白术甘草汤的方证是：动则头晕（头晕与体位变换有关），动则心悸；心悸，常晨起、夜卧、饱食后发作；有气向心胸或咽喉部上冲，胸满，短气，面色黧黑或有水斑，苔水滑（欲滴）。

关键词：真武汤方证；"心下悸，头眩，身𠕒动，振振欲擗地者，真武汤主之"；刘渡舟；面色黧黑（水色）；色素沉着（黑斑，水斑）

# 小青龙加石膏汤合桂枝加厚朴杏子汤救治Ⅱ型呼吸衰竭案

患者牛某，男，76岁。

**初诊日期：**2013年6月17日。

**主诉：**间断喘憋2年，持续喘憋8天。

**现病史：**2011年患者被诊断为慢性阻塞性肺疾病，平素喘憋、胸闷、气短间断发作，反复就诊于社区医院及北京复兴医院。

8天前患者因受寒导致持续喘憋、胸闷、气短症状加重，就诊于当地社区医院，给予吸氧、抗感染、解痉平喘药物治疗5天，症状未见缓解。遂收入我科。

**刻下症：**持续喘憋，张口呼吸，呼吸短促，不能言语，烦躁不安，胸闷，气短，头晕，头痛，口干，口苦，口黏，咳嗽，咳痰，痰稠，色黄，易咳出，全身乏力，周身怕冷，后背凉，易汗出，纳少，眠差，入睡困难，二便调。

**查体：**患者由平车推入病房，极度痛苦面容，面色苍白，羸瘦脱形，心率99～110次/分，发热，体温37.3℃，舌暗红，苔黄厚腻，脉沉弦数。

**辅助检查：**血气分析：二氧化碳分压（$PCO_2$）61.9mmHg，氧分压（$PO_2$）59.2mmHg。

**方证辨证：**《金匮要略·肺痿肺痈咳嗽上气病脉证治第七》说："肺胀，咳而上气，烦躁而喘，脉浮者，心下有水，小青龙加石膏汤主之。"**小青龙加石膏汤的方证是：喘憋、咳嗽、痰多，烦躁不安，胸胁胀满闷，发热，舌红，苔黄腻，脉浮紧或浮数。**本案患者诊断为Ⅱ型呼吸衰竭，为肺系重症，并因受寒而发病，症见持续喘憋，烦躁不安，咳嗽，咳痰，痰稠，色黄，易咳出，周身怕冷，后背凉，苔黄厚腻。符合小青龙加石膏汤的方证，故方证辨证为小青龙加石膏汤证。

此外，本案患者持续喘憋，考虑到《伤寒论·辨太阳病脉证并治上第五》中所说："喘家，作桂枝汤加厚朴杏子，佳。"故本案患者的治疗在小青龙加石膏的基础上加厚朴、杏子、大枣，取合用桂枝加厚朴杏子汤之意。

**中医诊断：**喘证。小青龙加石膏汤证，桂枝加厚朴杏子汤证。

**西医诊断：**①慢性阻塞性肺疾病（4 级），Ⅱ型呼吸衰竭；②肺气肿；③肺部感染。

**治疗：**给予病重通知。西医：继续给予吸氧、抗感染、解痉平喘药物。中医：方用小青龙加石膏汤合桂枝加厚朴杏子汤。

细辛 10g（先煎），清半夏 12g，生甘草 10g，五味子 9g，干姜 8g，桂枝 12g，生麻黄 9g（先煎），赤芍 10g，白芍 10g，生石膏 30g，厚朴 25g，杏仁 12g，大枣 8g。5 剂，水煎服，日 1 剂，分早晚 2 次服用，今日急煎 1 剂。

入院开始 2 天，患者仍持续发热，体温 37.2℃左右，喘憋未见缓解。笔者下午查房，发现患者中药汤剂 3 袋均放在床边未服，患者诉因纳差不欲服用中药汤药。

在笔者的劝说下，患者少量频服，将 3 袋中药汤药（1.5 剂）在 1 个小时内服用完，患者当天下午 6：00 左右排出大量污浊样不成形大便，并且全身黏汗出，湿透全身，当天晚上热退，喘憋减轻大半。

**二诊（2013 年 6 月 22 日）：**患者诉喘憋好转 70%～80%，胸闷、气短、咳嗽减少，咳痰好转，痰稠，色黄白相间，痰量多，易咳出，烦躁不安，全身乏力好转，周身恶寒，后背怕冷，凉汗出，纳少，眠差，入睡困难，小便少，大便偏干。查体：心率 85～90 次/分，舌红，苔黄厚浊，脉弦细。患者现已可以下地行走。患者及其儿子颇以为喜。

**治疗：**方用小青龙加石膏汤。

细辛 10g（先煎），清半夏 12g，生甘草 10g，五味子 9g，干姜 8g，桂枝 12g，生麻黄 9g（先煎），赤芍 10g，白芍 10g，生石膏 30g。水煎服，日 1 剂，分早晚 2 次服用。

3 剂后患者诸症若失。患者在门诊一直坚持中药汤剂调理，随访 2 个月喘憋未见复发。

**按语：**

**（一）关于疗效：**本案患者本来不信中医，多年来一直在北京复兴医院采用纯西医治疗。入院开始 2 天患者仍持续发热，喘憋未见缓解。在入院第 2 天下午患者 1 次性服用中药汤剂 3 袋后，当天晚上就热退，喘憋减轻大半，从此患者就对中医十分相信，患者出院后还专门让其儿子到医院来感谢笔者，夸笔者的医术高。其实笔者不敢贪功，笔者心里知道这全是医圣张仲景的功劳，是仲景的小青龙加石膏汤管用！

（二）**肺与大肠相表里**：《灵枢·本输》云："肺合大肠。"孙思邈在注《华佗神方》时说："肺与大肠相表里，肺疾则大肠之力不足，故便不畅，或便后失力。上无感，下不应也。若大肠过疾，则肺之鼓动力受阻，故气常不舒，或增咳嗽。干不强，枝亦弱也。"肠病可及肺，肺病可治肠。笔者在临床体会到很多肺系重症的患者，一旦大便通畅了，肺系症状就会好转大半。本案患者在入院第2天下午1次性服用中药汤剂3袋后，当天下午6：00左右排出大量污浊样不成形大便，当天晚上热退，喘憋减轻大半。这个病例在一定程度上佐证了《黄帝内经》"肺合大肠""肺与大肠相表里"理论的科学性。

（三）**小青龙加石膏汤方证**：小青龙加石膏汤出自《金匮要略》，笔者临床体会到小青龙加石膏汤的方证是：肺系疾病，症见喘憋、咳嗽、痰多，烦躁不安，胸胁胀满闷，发热，舌红，苔黄腻，脉浮紧或浮数。小青龙加石膏汤主治外感风寒，内有痰饮郁热。综观本案患者的四诊信息，符合小青龙加石膏汤的方证，故用之以温阳化饮，宣肺平喘，清解肺热。同时合用桂枝加厚朴杏子汤旨在加强解表降气平喘之力。

这里值得强调的是，小青龙汤、小青龙加石膏汤中的关键药物是细辛、五味子、干姜，特别是细辛，在救治肺系重症时，细辛必须在10g以上才可能有效。关于细辛的用量，笔者前文已经谈过，这里就不赘述了。

> 小青龙加石膏汤的方证是：喘憋、咳嗽、痰多，烦躁不安，胸胁胀满闷，发热，舌红，苔黄腻，脉浮紧或浮数。

**关键词**：危重症；持续喘憋；肺与大肠相表里；小青龙加石膏汤方证

# 瓜蒌薤白半夏汤合丹参饮合旋覆花汤
## 治愈反复心前区疼痛、心悸、胁肋胀痛案

患者勾某，女，86岁。

**初诊日期**：2013年6月13日。

**主诉**：反复发作心前区一过性疼痛、心悸2年。

**现病史**：患者于2011年初冬出现一过性心前区疼痛伴心悸，就诊于首都医科大学宣武医院，诊为阵发性心房纤颤，予盐酸胺碘酮治疗，患者症状缓解，后因患者心率42次/分而停药。

后患者心前区一过性疼痛反复发作，并伴心悸，曾就诊于中国医学科学院阜外医院，予对症治疗，治疗效果不佳。患者曾反复就诊于我院门诊，予倍他乐克、参松养心胶囊、稳心颗粒等治疗，症状缓解不明显，遂就诊于我处。

**刻下症**：心前区一过性疼痛反复发作，时有心悸，胁肋胀痛，咽痛，口干，口苦，口黏，咳嗽，有痰，痰色白，质稀，食后腹胀，偶有恶心，双膝盖怕冷，晨起脐周腹胀，纳可，眠差，大便稀溏，2～3次/日，小便频数。

**既往史**：2年前行胆囊结石手术，术后恢复良好。2年前行左眼青光眼术，术后左眼失明。

**查体**：腹部水分穴压痛（+），体形消瘦，舌暗，苔黄腻，脉弦细。

**辅助检查**：心电图示心房纤颤。

**西医诊断**：①心律失常，阵发性心房纤颤；②胆囊结石术后；③左眼青光眼术后，左眼失明。

**方证辨证**：《金匮要略·胸痹心痛短气病脉证治第九》说："胸痹不得卧，心痛彻背者，瓜蒌薤白半夏汤主之。"笔者临床体会到瓜蒌薤白半夏汤的主要

**方证是胸痹之胸闷。**本案患者诊为（胸痹）心痛，症见心前区一过性疼痛反复发作，时有心悸，咳嗽，有痰，痰色白，质稀，苔黄腻，脉弦细。符合瓜蒌薤白半夏汤的方证，故方证辨证为瓜蒌薤白半夏汤证。

《金匮要略·五脏风寒积聚病脉证并治第十一》说："肝着，其人常欲蹈其胸上，先未苦时，但欲饮热，旋覆花汤主之。"清代叶天士用旋覆花汤治疗肝络凝瘀一证，加当归、桃仁、柏子仁，笔者在本案中主要是应用了叶氏的经验。**笔者认为叶氏旋覆花汤（旋覆花、薤白、茜草、桃仁、柏子仁、当归、郁金）的方证是：脐上水分穴压痛明显，胸前区不适，喜按揉胸前区，按揉后缓解，诸症常觉休息时加重，活动后减轻，舌暗，脉沉涩或弦或弦涩。**本案患者心前区一过性疼痛反复发作，胁肋胀痛，咽痛，口干，口苦，腹部水分穴压痛（＋），体形消瘦，舌暗，苔黄腻，脉弦细。符合叶氏旋覆花汤的方证，故方证辨证为叶氏旋覆花汤证。

**病机辨证：**本案患者舌暗，病机辨证当属血瘀阻络，符合丹参饮的病机，故合用之以活血化瘀。

**中医诊断：**心痛。瓜蒌薤白半夏汤证，叶氏旋覆花汤证，丹参饮证。

**治疗：**方用瓜蒌薤白半夏汤合叶氏旋覆花汤合丹参饮。

瓜蒌 12g，薤白 20g，清半夏 9g，桂枝 15g，旋覆花 45 克，茜草 15g，桃仁 10g，当归 9g，柏子仁 18g，檀香 5g，丹参 36g，砂仁 5g。5 剂，水煎服，日 1 剂，分早晚 2 次服用。

**二诊：**患者诉心前区一过性疼痛已 2 天未发作，偶有心悸，胁肋胀痛感减轻，口干缓解，口黏，饥饿及饭后胃脘胀满，每于打嗝后胃脘胀闷缓解，双侧膝盖怕冷好转，纳可，眠差，大便稀溏，2～3 次／日，小便频数。舌暗有瘀斑，苔黄厚腻，脉弦细。

**治疗：**方用厚朴生姜半夏甘草人参汤合叶氏旋覆花汤。

厚朴 20g，生姜 10g，清半夏 12g，生甘草 10g，太子参 18g，旋覆花 30 克，薤白 15g，茜草 15g，桃仁 10g，柏子仁 18g，当归 15g，郁金 12g。水煎服，日 1 剂，分早晚 2 次服用。

3 剂后患者诉心前区一过性疼痛、心悸、胁肋胀痛、胃脘胀满感均痊愈，诸症若失。

**按语：**

**（一）叶氏旋覆花汤：**旋覆花汤出自《金匮要略》，由旋覆花三两、葱十四茎、新绛少许组成。清代叶天士称旋覆花汤为辛润通络法，并用旋覆花汤治疗肝络凝瘀一证，加当归、桃仁、柏子仁。笔者在本案中应用了叶氏的经验。当代老中医刘保和在《刘保和〈西溪书屋夜话录〉讲用与发挥》中说，叶氏旋覆花汤的主要使用指征是：①脐上水分穴压痛明显；②脉沉涩；③患者诸症常觉休息时加重，活动后减轻，尤以周身沉重、手足憋胀表现更为突出。笔者结合临床认为叶氏旋覆花汤（旋覆花、薤白、茜草、桃仁、柏子仁、当归、郁金）的方证是：脐上水分穴压痛明显，胸前区不适，喜按揉胸前区，按揉后缓解，诸症常觉休息时加重，活动后减轻，舌暗，脉沉涩或弦或弦涩。本案患者心前区一过性疼痛反复发作，胁肋胀痛，咽痛，口干，口苦，腹部水分穴压痛（+），体形消瘦，舌暗，苔黄腻，脉弦细。方证辨证当属叶氏旋覆花汤证，故用之以疏肝活血通络。

**（二）瓜蒌薤白半夏汤合丹参饮：** 瓜蒌薤白半夏汤合丹参饮（笔者称之为"天丹汤"）是笔者临床治疗冠心病或心系疾病的一个基本方剂，天丹汤用之临床多有效验。本案患者症见心前区一过性疼痛反复发作，时有心悸，咳嗽，有痰，痰色白，质稀，食后腹胀，偶有恶心，双膝盖怕冷，纳可，眠差，苔黄腻，脉弦细。符合天丹汤的方证，故用之以通阳宣痹化痰。

**（三）关于厚朴生姜半夏甘草人参汤：** 二诊时，患者饥饿及饭后胃脘胀满，每于打嗝后胃脘胀闷缓解，纳可，大便稀溏，2～3次/日，小便频数。笔者综合分析患者四诊信息，考虑为脾虚气滞腹胀。《伤寒论》说："发汗后，腹胀满者，厚朴生姜半夏甘草人参汤主之。"厚朴生姜半夏甘草人参汤是医圣仲景为脾虚气滞腹胀而设。清代张璐的《张氏医通》中说："厚朴生姜半夏甘草人参汤，治胃虚呕逆，痞满不食。"本案患者采用厚朴生姜半夏甘草人参汤旨在理气健脾消腹胀。

> **叶氏旋覆花汤（旋覆花、薤白、茜草、桃仁、柏子仁、当归、郁金）的方证是：脐上水分穴压痛明显，胸前区不适，喜按揉胸前区，按揉后缓解，诸症常觉休息时加重，活动后减轻，舌暗，脉沉涩或弦或弦涩。**

**关键词：** 叶天士；旋覆花汤；腹部水分穴压痛阳性；刘保和；厚朴生姜半夏甘草人参汤

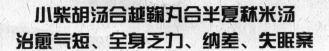

# 小柴胡汤合越鞠丸合半夏秫米汤
# 治愈气短、全身乏力、纳差、失眠案

患者王某，女，46岁，本院外勤合同工。

**初诊日期：** 2013年7月1日。

**现病史：** 1年前患者因母亲突发心脏病去世后，情志不畅，出现气短、喜长出气症状。近2周因劳累导致气短加重，伴全身乏力，喜长出气，纳差，失眠。

**刻下症：** 气短，喜叹息、长出气，全身乏力，易疲劳，双下肢发沉，纳差，无饥饿感，偶有干呕，眠差，每晚只能睡3～4小时，时有头痛，大便日1次，大便黏厕，夜尿1～2次。舌上有肝郁线（舌体的两侧有两条白白的液线），舌淡红，苔黄腻，脉弦滑。

**方证辨证：**《伤寒论·辨太阳病脉证并治中第六》说："伤寒五六日，中风，往来寒热，胸胁苦满，嘿嘿不欲饮食，心烦喜呕，或胸中烦而不呕，或渴，或腹中痛，或胁下痞硬，或心下悸，小便不利，或不渴，身有微热，或咳者，小柴胡汤主之。" **笔者临床体会到小柴胡汤的方证是：往来寒热，胸胁苦满，嘿嘿不欲饮食，心烦喜呕，口苦，咽干，目眩，脉弦。** 本案患者舌上有肝郁线，纳差，偶有干呕，脉弦滑。符合小柴胡汤的方证，故方证辨证为小柴胡汤证。

本案患者症见眠差，每晚只能睡3～4小时，大便黏厕，苔黄腻，脉弦滑。符合《黄帝内经》半夏秫米汤的方证，故方证辨证为半夏秫米汤证。

**病机辨证：** 本案患者症见舌上有肝郁线，气短，喜叹息、纳差。病机辨证当属气郁，符合《丹溪心法》越鞠丸的病机，故合用之以理气解郁。

**中医诊断：** 脏躁。小柴胡汤证，越鞠丸证，半夏秫米汤证。

**治疗：** 方用小柴胡汤合越鞠丸合半夏秫米汤。

柴胡15g，清半夏15g，党参12g，炙甘草30g，大枣8g，生姜15g，黄芩15g，香附15g，苍术20g，川芎15g，神曲15g，栀子12g，薏苡仁60g。

水煎服，日1剂，分早晚2次服用。

5剂后，患者诉气短、喜叹息、喜长出气、全身乏力、双下肢发沉、头痛、干呕均痊愈。现晚上能睡7～8小时，大便日1次，不黏厕，夜尿0～1次，但仍纳差，不欲饮食。舌上有肝郁线，舌淡红，苔薄黄，脉弦滑。

**治疗：**原方半夏减为12g，改神曲为焦三仙各18g。水煎服，日1剂，分早晚2次服用。

3剂后，患者诉诸症若失。

**按语：**小柴胡汤是经方中疗效最为显著、使用范围极为广泛的方剂之一，可谓古代奇效方。《伤寒论》说："伤寒五六日，中风，往来寒热，胸胁苦满，嘿嘿不欲饮食，心烦喜呕，或胸中烦而不呕，或渴，或腹中痛，或胁下痞硬，或心下悸，小便不利，或不渴，身有微热，或咳者，小柴胡汤主之。"其中"嘿嘿不欲饮食"，乃肝气郁结不疏，木郁乘土，脾气不振之证。"心烦喜呕"，乃肝气横逆于胃所致，实属肝脾不和、肝胃不和之证。可见小柴胡汤具有疏肝、调脾、和胃的功效。本案患者舌上有肝郁线，纳差，偶有干呕，脉弦滑。故方证辨证当属小柴胡汤证，故用小柴胡汤以疏肝、调脾、和胃。

越鞠丸出自元代朱震亨的《丹溪心法》，用于本案旨在加强理气解郁之功效。半夏秫米汤（秫米用薏苡仁代替）为《黄帝内经》十三方之一，为治失眠第一方。本案患者合用半夏秫米汤旨在化痰祛湿，调和阴阳，和胃安神。

**关键词：肝郁线；小柴胡汤可治肝气郁结、肝脾不和、肝胃不和证**

# 大柴胡汤加重剂天麻治愈腔隙性脑梗死头晕案

患者王某，女，55 岁。

**初诊日期：**2013 年 7 月 4 日。

**主诉：**头晕反复发作 2 年，加重伴视物旋转 3 天。

**现病史：**患者近 2 年来头晕反复发作，但程度较轻，未予治疗。

3 天前突发头晕加重，伴视物旋转，剧烈呕吐，呕吐物为胃内容物。昨日患者于社区医院注射胃复安后呕吐缓解，但仍头晕时作，遂就诊于我处。

**刻下症：**头晕反复发作，平躺、向左侧卧位时或起床时诱发或加重，每次头晕发作持续约 10 分钟，每天发作 3～4 次，向右侧卧位时头晕减轻。头晕时伴视物旋转，欲呕，出冷汗，偶有耳鸣。口苦明显，咽干，咽部有异物感，纳差，全身乏力，眠可，平素大便干，1～2 日 1 次，小便调。

**查体：**体形偏胖，舌暗红，苔薄黄，脉弦细。

**既往史：**4 年前于首都医科大学宣武医院诊断为胆结石，未予治疗。

**辅助检查：**头颅 CT：左侧基底节区腔隙灶。耳鼻喉科查：未见异常。

**西医诊断：**①腔隙性脑梗死；②胆结石。

**方证辨证：**《伤寒论·辨太阳病脉证并治中第六》说："太阳病，过经十余日，反二三下之，后四五日，柴胡证仍在者，先与小柴胡。呕不止，心下急，郁郁微烦者，为未解也，与大柴胡汤，下之则愈。"《伤寒论·辨太阳病脉证并治下第七》说："伤寒十余日，热结在里，复往来寒热者，与大柴胡汤。"《金匮要略·腹满寒疝宿食病脉证治第十》说："按之心下满痛者，此为实也，当下之，宜大柴胡汤。"**笔者临床体会到大柴胡汤的方证是：面色偏红，往来寒热，胸胁苦满，口苦，心烦喜呕，胸腹胀硬，按之心下满痛，大便干结，**

苔黄，脉弦而有力。**大柴胡汤最主要的方证是口苦，大便干或按之心下满痛者。**本案患者口苦明显，咽干，纳差，平素大便干，1～2日1次，小便调。体形偏胖，舌暗红，苔薄黄，脉弦细。符合大柴胡汤的方证，故方证辨证为大柴胡汤证。

**中医诊断**：眩晕。大柴胡汤证。

**治疗**：方用大柴胡汤加天麻、钩藤、菊花。

柴胡15g，黄芩15g，半夏12g，枳实6g，赤芍6g，白芍6g，生大黄3g，生姜6g，大枣8g，天麻90g，钩藤30g，菊花18g。6剂，水煎服，日1剂，分早晚2次服用。

**二诊**：患者诉全身症状已经好转约90%，现每次头晕发作持续时间1～2秒钟，近2天每天发作1次。口苦、咽干、咽部有异物感均痊愈，全身乏力、纳差明显改善，现纳佳。

**治疗**：效不改方，继续服用原方3剂后，患者诸症消失，判若常人。

**按语**：大柴胡汤出自《伤寒论》，是医圣仲景为肝胃郁热证而设，主治肝胆郁热（症见口苦，口渴，心烦，胁痛）和胃热（症见大便秘结或大便干）并见者。笔者临床体会到大柴胡汤最主要的方证是口苦、大便干或按之心下满痛者。本案患者口苦明显，咽干，咽部有异物感，纳差，平素大便干，1～2日1次，小便调，体形偏胖，舌暗红，苔薄黄，脉弦细。符合大柴胡汤的方证，故用之以清肝胃郁热。

天麻、钩藤、菊花是笔者临床治疗肝风上扰型头晕常用的角药，用之临床多有效验，其中关键是天麻，天麻90g以上治疗头晕有奇效。天麻用90g，笔者曾亲自尝试过，未见任何不适，反觉头清目明。

**关键词：大柴汤方证；重剂天麻（90g）**

## 经方叠用治疗冠心病支架、
## 搭桥术后合并肺纤维化患者胸闷、憋气案

患者董某，男，68 岁。

**初诊日期：** 2013 年 6 月 28 日。

**主诉：** 反复胸闷憋气 9 年，加重 6 个月。

**现病史：** 患者于 9 年前突发胸闷憋气，就诊于北京急救中心，查冠脉 CTA（具体不详），诊断为冠心病，行支架安置术，术后胸闷憋气症状略有好转，术后 7 年间患者坚持服用抗血小板及缓解心绞痛药物。2 年前患者胸闷憋气症状加重，就诊于北京大学人民医院，心电图示陈旧性下壁心肌梗死，Ⅱ、Ⅲ、avF 导联的 ST 抬高 0.05 ～ 0.1mV，行冠状动脉搭桥术，术后症状有所缓解。患者长年坚持服用阿托伐他汀钙片、硫酸氢氯吡格雷片、硝苯地平控释片、盐酸曲美他嗪片、单硝酸异山梨酯片治疗。

近 6 个月以来，患者口服药物（西药）未改变，但胸闷、憋气症状发作频繁，较前明显加重，遂就诊于我处寻求中医治疗。

**刻下症：** 胸闷憋气，休息时亦发作，活动后加重，胸闷似有一重物压，夜间偶有憋醒。心前区及左胁处发胀，偶有心前区刺痛。咳嗽、咳痰，晨起及睡前咳痰尤甚，色白质黏，不易咯出，头晕，时有头昏，视物模糊，周身乏力，汗出较多，汗黏，偶有恶心，身体消瘦，自诉近 2 年体重减轻 10 公斤。纳寐可，二便调，舌紫暗，苔薄白，中部稍黄腻，脉弦滑。

**既往史：** 高血压病史 30 余年，2 型糖尿病病史 2 年，血脂异常病史 2 年，肺间质纤维化、慢性支气管炎病史 2 年。

**辅助检查：** 心电图示：陈旧下壁心肌梗死，Ⅱ、Ⅲ、avF 异常 Q 波，V4、V5 导联的 T 波倒置，Ⅱ、Ⅲ、V6 导联 T 波低平。心脏 B 超：射血分数（EF）40%。左心大、节段性室壁运动异常、左室收缩功能减低（2013 年 3 月 22 日）。胸部 X 线片：两肺间质纤维化（2013 年 7 月 1 日）。

**查体**：双肺呼吸音粗，双下肺底可闻及明显爆裂音。

**西医诊断**：①冠状动脉粥样硬化性心脏病，不稳定型心绞痛，陈旧性下壁心肌梗死，PCI 术后，CABG 术后，心功能Ⅳ级；②肺间质纤维化；③高血压病 2 级；④2 型糖尿病；⑤血脂异常。

**西医治疗**：保持原治疗不变。

**方证辨证**：《金匮要略·胸痹心痛短气病脉证治第九》说："胸痹不得卧，心痛彻背者，瓜蒌薤白半夏汤主之。"**笔者临床体会到瓜蒌薤白半夏汤的主要方证是胸痹之胸闷。**本案患者的主诉是胸闷憋气，休息时亦发作，活动后加重，胸闷似有一重物压，咳嗽，咳痰，质黏，不易咯出，舌紫暗，苔薄白，中部稍黄腻，脉弦滑。符合瓜蒌薤白半夏汤的方证，故方证辨证为瓜蒌薤白半夏汤证。

《伤寒论·辨太阳病脉证并治下第七》说："发汗后，不可更行桂枝汤。汗出而喘，无大热者，可与麻黄杏仁甘草石膏汤。"**麻杏石甘汤的方证是：汗出而喘、咳嗽、或发热，烦渴、舌红，脉滑数者。**本案患者症见咳嗽，咳痰，质黏，不易咯出，汗出较多，汗黏，舌苔中部稍黄腻，脉弦滑。符合麻杏石甘汤的方证，故方证辨证为麻杏石甘汤证。

**中医诊断**：胸痹。瓜蒌薤白半夏汤证，麻杏石甘汤证。

**治疗**：方用瓜蒌薤白半夏汤合麻杏石甘汤。

瓜蒌 20g，薤白 10g，清半夏 12g，桂枝 12g，麻黄 7g，杏仁 12g，生石膏 25g，炙甘草 6g。3 剂，水煎服，日 1 剂，分早晚 2 次服用。

**二诊**：患者诉胸闷憋气较前好转，周身乏力减轻，夜间无憋醒；咳嗽，咳痰较前略减轻，但仍咳白色黏痰，中间黄色，痰量较前增多（常常半天裹痰用的手纸就装满一大袋）。头昏，目胀，汗出，汗黏，舌紫暗，苔薄白略黄，脉滑大。

**治疗**：方用越婢加半夏汤合《千金》苇茎汤。

生麻黄 10g（先煎，去上沫），生石膏 30g，生姜 6g，大枣 10g，生甘草 10g，清半夏 15g，芦根 30g，桃仁 15g，薏苡仁 60g，冬瓜仁 18g。3 剂，水煎服，日 1 剂，分早晚 2 次服用。

**三诊**：患者自觉胸闷、憋气好转约 70%，"胸口的重物已经被搬走"。现快走约 300 米后才诱发胸闷、憋气。心前区及左胁处发胀、心前区刺痛、偶有恶心症状均痊愈。头晕、时有头昏、视物模糊症状好转约 60%。周身乏力明显改善，仍自汗恶风，汗黏，近 1 周体重未见减轻。舌淡，苔白腻略黄，脉滑大。

**治疗：**方用越婢加半夏合《千金》苇茎汤合平胃散。

原方（二诊方）桃仁改为 9g，加苍术 18g，陈皮 12g，厚朴 15g。水煎服，日 1 剂，分早晚 2 次服用。

3 剂后患者诸症若失，复查心脏 B 超：射血分数 45%。

患者坚持在门诊中药汤药治疗，随访 2 个月胸闷、憋气未见复发。

**按语：**

**（一）瓜蒌薤白半夏汤、麻杏石甘汤方证：**笔者在临床上对于冠心病的胸闷一症的治疗，首选瓜蒌薤白半夏汤。一诊时，患者的主诉是胸闷憋气，休息时亦发作，活动后加重，胸闷似有一重物压，咳嗽，咳痰，质黏，不易咯出，结合舌紫暗，苔薄白，中部稍黄腻，脉弦滑，辨证当属胸阳不振，痰浊痹阻。故采用瓜蒌薤白半夏汤以通阳化痰宣痹。麻杏石甘汤出自《伤寒论》，笔者临床体会到麻杏石甘汤的方证是：汗出而喘、咳嗽、或发热，烦渴、舌红，脉滑数者。综观本案患者的四诊信息，符合麻杏石甘汤的方证，故用之以清热宣肺止咳。笔者临床体会到麻杏石甘汤临床取效的关键是麻黄与石膏的比例，至少应是 1：2（石膏至少是麻黄的 2 倍），这样才能使本方专于清热宣肺。

**（二）越婢加半夏汤、《千金》苇茎汤方证：**越婢加半夏汤出自《金匮要略》，原文说："咳而上气，此为肺胀，其人喘，目如脱状，脉浮大者，越婢加半夏汤主之。"越婢加半夏汤是医圣仲景为痰热郁肺之肺胀而设。《方舆輗》说："喘息连续几日不止，痰愈来愈多，目胀欲出，或鼻翼呼吸，深感危笃时，若脉浮大，此乃阳热之候，称谓肺胀。宜越婢加半夏汤。用 2～3 日有效。"本案患者咳嗽、咳痰连日日久，咳白色黏痰，中间黄色，痰量较前增多（常常半天裹痰用的手纸就装满一大袋）。目胀，头昏，汗出，汗黏，舌紫暗，苔薄白略黄，脉滑大。符合越婢加半夏汤的方证，故用越婢加半夏汤以宣肺泄热止咳。

此外，考虑到患者舌紫暗，咳痰，咳白色黏痰，中间黄色。故合用《千金》苇茎汤以清肺化痰，活血化瘀。

麻杏石甘汤的方证是：汗出而喘、咳嗽、或发热，烦渴、舌红，脉滑数者。

关键词：陈旧性下壁心肌梗死；麻杏石甘汤临床取效的关键（麻黄：石膏至少是 1 : 2 )；越婢加半夏汤;《千金》苇茎汤

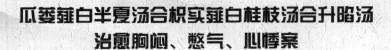

## 瓜蒌薤白半夏汤合枳实薤白桂枝汤合升陷汤治愈胸闷、憋气、心悸案

患者王某，女，77岁。

**初诊日期：**2013年7月12日。

**主诉：**偶有胸闷、憋气6年，加重伴心悸1个月。

**现病史：**患者平素有慢性心力衰竭、慢性支气管炎、支气管扩张、肺气肿病史。近6年来每遇阴天或劳累后发作胸闷、憋气，可自行缓解。

近1个月来因阴雨天加之劳累后出现胸闷、憋气加重，伴心悸，2天前患者出现持续胸闷、憋气，夜间不能平卧，伴咳嗽、咳痰。遂就诊于我处。

**刻下症：**胸闷、憋气，活动后加重，上一层楼即胸闷、憋气、气短发作，休息后缓解，经常性喜长出气。近1周每天于夜间发作心悸，不能平卧，夜间时有憋醒，全身乏力，两胁胀痛，自觉左上腹有2cm×4cm条索状硬物，局部不适，喜推喜按，偶有咳嗽、咳白色偏稠痰，口干，汗少，晨起自觉舌麻木，纳可，眠差，每晚能睡3～4小时，大便1～2天1行，略干，成形，夜尿3～4次，尿黄。

**查体：**双下肢轻度水肿，面色㿠白，舌淡，苔白腻，脉结代，沉数。

**辅助检查：**心电图：心房纤颤。胸部X线片：慢性支气管炎，左下肺支气管扩张。心脏B超：射血分数45%，左心、右房增大，二尖瓣后叶退变并反流（中-重度），三尖瓣反流（中度），左室收缩功能减低。N端前脑钠素（NT-proBNP）：4926pg/mL。

**西医诊断：**①慢性心力衰竭，心律失常，永久性心房纤颤；②慢性支气管炎，支气管扩张，肺气肿。

**方证辨证：**《金匮要略·胸痹心痛短气病脉证治第九》说："胸痹不得卧，心痛彻背者，瓜蒌薤白半夏汤主之。"**笔者临床体会到瓜蒌薤白半夏汤的主要**

方证是：胸痹之胸闷。本案患者的主诉即是胸闷，加之患者还症见偶有咳嗽、咳白色偏稠痰，苔白腻。符合瓜蒌薤白半夏汤的方证，故方证辨证为瓜蒌薤白半夏汤证。

《金匮要略·胸痹心痛短气病脉证并治第九》说："胸痹，心中痞，留气结在胸，胸满，胁下逆抢心，枳实薤白桂枝汤主之，人参汤亦主之。"**枳实薤白桂枝汤的方证是：胸痛，胸中气塞痞满，胸胁胀满，或自觉有气从胁下向上窜至心胸或咽喉，生气后加重。**本案患者症见胸闷、憋气，两胁胀痛，自觉左上腹有 2cm×4cm 条索状硬物，局部不适，喜推喜按。符合枳实薤白桂枝汤的方证，故方证辨证为枳实薤白桂枝汤证。

升陷汤出自张锡纯《医学衷中参西录》，原文谓升陷汤治疗大气下陷之"气短不足以息；或努力呼吸，有似乎喘；或气息将停，危在顷刻"。笔者临床上多将升陷汤用于心力衰竭并症见喘憋，动则气喘，全身乏力的患者。本案患者上一层楼即胸闷、憋气、气短发作，经常性喜长出气，全身乏力。符合升陷汤的方证，故方证辨证为升陷汤证。

**中医诊断：**胸痹。瓜蒌薤白半夏汤证，枳实薤白桂枝汤证，升陷汤证。

**治疗：**方用瓜蒌薤白半夏汤合枳实薤白桂枝汤合升陷汤。

瓜蒌 20g，薤白 20g，清半夏 9g，桂枝 12g，枳实 15g，厚朴 15g，生黄芪 60g，知母 12g，柴胡 15g，升麻 10g，桔梗 12g。5 剂，水煎服，日 1 剂，分早晚 2 次服用。

**二诊：**患者诉胸闷、憋气、气短较前缓解约 60%，现上 4 层楼仍不觉胸闷、憋气、气短。心悸、全身乏力、晨起舌麻木已痊愈，两胁胀痛好转约80%，特别神奇的是患者自觉"左上腹有 2cm×4cm 条索状硬物"已消失。喜捶按胸口，捶按后胸口舒服，偶有咳嗽、咳黄稀痰，偶有干咳，纳可，现每晚能睡 6 ～ 8 小时，二便调，双下肢无水肿，舌暗，苔白厚腻，脉滑数。NT-proBNP：1845pg/mL。

**治疗：**方用瓜蒌薤白半夏汤合枳实薤白桂枝汤合旋覆花汤。

瓜蒌 20g，薤白 20g，清半夏 9g，桂枝 12g，枳实 15g，厚朴 15g，生黄芪 60g，知母 12g，柴胡 15g，升麻 10g，桔梗 12g，旋覆花 30g（包煎），茜草 12g。水煎服，日 1 剂，分早晚 2 次服用。

3 剂后，患者诸症若失。

**按语：**

**（一）关于疗效：**本案患者经中医汤药治疗 5 剂后，两胁胀痛好转约

80%，特别神奇的是患者自觉"左上腹有 2cm×4cm 条索状硬物"消失。笔者带教的进修医师祁某目睹整个治疗过程，亦深感中医疗效的神奇！其实笔者知道，这应该归功于医圣仲景的枳实薤白桂枝汤，非经方而不能为之！

（二）**瓜蒌薤白半夏汤合枳实薤白桂枝汤**：笔者临床体会到瓜蒌薤白半夏汤的主要方证是：胸痹之胸闷。本案患者的主诉即是胸闷，故本案患者符合瓜蒌薤白半夏汤的方证。《金匮要略》说："胸痹，心中痞，留气结在胸，胸满，胁下逆抢心，枳实薤白桂枝汤主之，人参汤亦主之。"枳实薤白桂枝汤是医圣仲景为气机阻滞或阴寒凝结导致的胸中阳气不畅达证而设。本案患者症见胸闷、憋气，两胁胀痛，自觉左上腹有 2cm×4cm 条索状硬物，局部不适，喜推喜按。符合枳实薤白桂枝汤的气机阻滞、胸中阳气不畅达之证。故本案采用瓜蒌薤白半夏汤合枳实薤白桂枝汤以通阳散结，理气化痰宣痹。

（三）**旋覆花汤方证**：《金匮要略》说："肝着，其人常欲蹈其胸上，先未苦时，但欲饮热，旋覆花汤主之。旋覆花汤方：旋覆花三两，葱十四茎，新绛少许。"本案患者二诊时症见喜捶按胸口，捶按后胸口舒服，这与"其人常欲蹈其胸上"相似。故二诊时合用旋覆花汤以行气活血通络。

> **瓜蒌薤白半夏汤的方证是：胸痹之胸闷。**

关键词："左上腹有 2cm×4cm 条索状硬物" 5 剂而消失，非经方不能为之

# 经方与时方接轨愈重症

## ——冠心病7个支架术后胸闷案

患者任某，男，49岁。

**初诊日期：** 2013年1月8日。

**主诉：** 反复胸闷5年，下半身畏寒怕风半年。

**现病史：** 患者5年前因持续性胸闷、胸痛，疼痛放射至后肩背及下齿，于中国医学科学院阜外医院就诊，诊为冠心病。2007～2008年陆续在中国医学科学院阜外医院、同仁医院行冠状动脉支架手术3次（具体时间不详）分别于左前降支装1个、2个、3个支架共6个支架，同仁医院行第4次冠状动脉支架手术装1个支架（合计7个支架），术后持续服用硫酸氢氯吡格雷4个月，后坚持服用替米沙坦胶囊、阿司匹林等药物，术后病情平稳，唯胸闷反复发作。

半年前出现下肢畏寒怕风，头胸部怕热明显，头颈部易出汗，患者因此痛苦不堪。

**刻下症：** 持续性胸闷、心前区紧缩感，如有重物悬垂在心上，晨起头昏沉，偶有一过性耳鸣，耳鸣如蝉，视物模糊，头胸部怕热明显，自汗较多，动则汗出，以头颈部汗多为主，全身乏力，咳嗽，咳少量白稀痰，口干、口苦，咽干，心烦，易急躁，反酸烧心，下半身（肚脐以下）畏寒怕风，常年穿棉裤，常腹胀，阳痿，纳可，大便时干时稀，小便量少赤黄，眠差，夜寐时有憋醒。

**既往史：** 30年前因胃溃疡行胃部分切除术，切除面积为全胃的1/5。高血压病史5年，现一直服用替米沙坦胶囊、富马酸比索洛尔片控制血压。血脂异常5年，未系统治疗，2011年发现脂肪肝。严重焦虑抑郁症状态1年，现一直服用马来酸咪达唑仑片、奥沙西泮治疗。

**查体：**面色红甚，体形肥胖，舌紫暗、胖大，苔薄黄，脉沉细，左手尺脉弱。

**辅助检查：**冠状动脉造影：冠状动脉供血右优势型，左主干未见狭窄，前降支支架内无明显狭窄，前向血流 TIMI 3 级，回旋支支架内无明显狭窄，支架远段 70% 狭窄，血管细，前向血流 TIMI 3 级；右冠状动脉中段 60% 狭窄，前向血流 TIMI 3 级。结论：冠心病 PCI 术后，主要累及回旋支、右冠脉。

**西医诊断：**①冠脉动脉粥样硬化性心脏病，不稳定型心绞痛，心功能Ⅲ级，支架术后；②高血压病 3 级（很高危组）；③严重焦虑抑郁症；④胃部分切除术后；⑤高脂血症；⑥脂肪肝。

**方证辨证：**《金匮要略》曰："酒黄疸，心中懊憹，或热痛，栀子大黄汤主之。栀子大黄汤方：栀子十四枚、大黄一两、枳实五枚、豉一升。上四味，以水六升，煮取三升，分温三服。"栀子大黄汤加味方（栀子、淡豆豉、大黄、枳壳、桔梗、茜草、红花）是笔者临床上治疗冠心病的基本方剂之一。**笔者临床体会到栀子大黄汤加味方的方证是：胸痛或后背心疼痛，以刺痛为主，口干，口苦，咽干，小便黄赤，大便干结，舌暗红，有瘀斑，苔黄腻，脉细数。**本案患者舌紫暗，先后行支架手术 4 次（置入支架 7 枚），体形肥胖，面色红甚，头胸部怕热明显，口干，口苦，咽干，心烦，易急躁，苔薄黄。符合栀子大黄汤的方证，故方证辨证为栀子大黄汤证。

**病机辨证：**本案患者冠脉多处狭窄（多个支架术后），舌紫暗，常腹胀，大便时干时稀。符合《时方歌括·卷下》丹参饮之血瘀气滞络阻的病机，故合用之以活血理气通络。

**中医诊断：**胸痹。瘀热上扰，虚阳上越证。

**治疗：**方用栀子大黄汤合丹参饮合肉桂、附子等。

炒栀子 15g，酒大黄 5g，枳壳 15g，淡豆豉 15g，茜草 12g，桔梗 15g，红景天 30g，丹参 30g，檀香 5g，砂仁 5g，肉桂 3g，附子 10g（先煎 1 小时）。4 剂，水煎服，日 1 剂，分早晚 2 次服用。

**二诊：**患者诉如有重物悬垂在心上的感觉已愈，胸闷及下半身畏寒怕风均已好转 70%～80%，头昏沉症状消失，头颈部易出汗，咳嗽，偶有少量黄痰，口干、咽干好转，仍心烦、易急躁，全身乏力明显，自汗出，阳痿，纳可，眠差，难眠易醒，二便调。舌淡红、胖大，苔略黄腻，脉弦细，左手尺脉弱。

治疗：栀子大黄汤合金匮肾气丸合丹参饮。

炒栀子15g，酒大黄2g，枳壳15g，淡豆豉15g，茜草12g，桔梗15g，红景天30g，丹参30g，檀香5g（后下），砂仁5g（后下），肉桂3g，熟地黄15g，山药15g，牡丹皮20g，泽泻20g，山茱萸15g，茯苓15g，黑顺片10g（先煎1小时）。水煎服，日1剂，分早晚2次服用。

11剂后患者诉胸闷已愈，全身无乏力，下肢已无畏寒、畏风，头颈部易出汗，口干、咽干明显好转，仍心烦、易急躁，阳痿，纳可，眠差，二便调。

门诊坚持以金匮肾气丸加减治疗，诸症若失。随访半年患者胸闷、下半身畏寒怕风症状未见复发。

**按语：**

**（一）栀子大黄汤加味：** 栀子大黄汤出自《金匮要略》："酒黄疸，心中懊恼，或热痛，栀子大黄汤主之。栀子大黄汤方：栀子十四枚、大黄一两、枳实五枚、豉一升。上四味，以水六升，煮取三升，分温三服。"栀子大黄汤是仲景原本用来治疗酒毒湿热黄疸证。笔者在临床中常在栀子大黄汤的基础上，改枳实为枳壳，加桔梗、茜草、红花等用于治疗热蕴血瘀型冠心病，取得了较好的临床疗效。本案患者舌紫暗，先后行支架手术4次（置入支架7枚），体形肥胖，面色红甚，头胸部怕热明显，口干，口苦，咽干，心烦，易急躁，苔薄黄。辨证当属热蕴血瘀证，故用栀子大黄汤加味（栀子、大黄、枳壳、淡豆豉、桔梗、茜草、红花）以清热活血。

**（二）引火归原（肉桂、附子或金匮肾气丸）：** 金匮肾气丸，又名"八味肾气丸"，是仲景《金匮要略·血痹虚劳病脉证并治第六》篇中的方剂。原方由干地黄八两，山药四两，山茱萸四两，泽泻三两，茯苓二两，牡丹皮三两，桂枝、附子（炮）各一两组成。笔者常将金匮肾气丸中的桂枝改为肉桂3g，并改为汤剂（即《医宗金鉴》中的桂附地黄汤），用于治疗虚阳上越（火不归原）之证，屡屡获佳效。本案患者是上热（虚阳上越）：面色红甚，头胸部怕热明显，自汗较多，动则汗出，以头颈部汗多为主，全身乏力。下寒（水寒不养龙）：下半身（肚脐以下）畏寒怕风，常年穿棉裤，患者因此痛苦不堪。本案患者辨证当属虚阳上越，火不归原证，故用肉桂、附子或金匮肾气丸以引火归原。

**关键词：栀子大黄汤加味；金匮肾气丸；如有重物悬垂在心上（4剂而愈）**

# 柴胡的三阶段用量

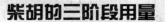

——治愈阵发性憋闷、胸背痛、气短案

患者陈某，女，52岁。

**初诊日期：**2013年7月12日。

**主诉：**一过性憋闷、胸背痛1年余，加重1天。

**现病史：**患者1年前开始出现轻度憋闷、常于睡眠中出现前胸后背部一过性疼痛，持续数秒后自行缓解。2012年12月查冠脉CTA示左前降支中段浅层心肌桥–壁冠状动脉形成；心电图示窦性心律，ST段稍有压低。曾于某医院诊断为心脏神经官能症、冠脉心肌桥，服用多种中西药，仍憋闷、胸背痛反复发作。

1天前患者因外感出现憋闷、胸背痛加重，伴周身乏力，发热，体温最高38.1℃。遂就诊于我处。

**刻下症：**阵发性憋闷，胸背痛，上半层楼即发作，喜努力呼吸，气短，两侧太阳穴胀痛、跳痛，偶有咳嗽，咳少量白黏痰，发热，体温最高37.5℃，全身乏力，以双下肢为甚，口苦，咽干，头晕，纳差，口渴不欲饮，近3日眠差，大便1～2日1次，成形，小便调。

**查体：**舌边尖红，苔白腻，脉弦沉。

**方证辨证：**《伤寒论·辨太阳病脉证并治中第六》说："伤寒五六日，中风，往来寒热，胸胁苦满，嘿嘿不欲饮食，心烦喜呕，或胸中烦而不呕，或渴，或腹中痛，或胁下痞硬，或心下悸，小便不利，或不渴，身有微热，或咳者，小柴胡汤主之。"**笔者临床体会到小柴胡汤的方证是：往来寒热，胸胁苦满，嘿嘿不欲饮食，心烦喜呕，口苦，咽干，目眩，脉弦。**本案患者症见发热37.5℃，口苦，咽干，头晕，纳差，脉弦沉，符合小柴胡汤的方证，故方证辨证为小柴胡汤证。

升陷汤出自张锡纯《医学衷中参西录》，原文谓升陷汤治疗大气下陷之"气短不足以息；或努力呼吸，有似乎喘；或气息将停，危在顷刻"。本案患者初诊时症见阵发性憋闷，喜努力呼吸，气短，全身乏力，符合升陷汤的方证，故方证辨证为升陷汤证。

**中医诊断：** 胸痹。小柴胡汤证，升陷汤证。

**西医诊断：** ①心脏神经官能症；②冠脉心肌桥。

**治疗：** 方用小柴胡汤合升陷汤合天麻、钩藤、菊花。

柴胡25g，清半夏9g，黄芩18g，生姜6g，党参20g，大枣8g，生甘草10g，生黄芪60g，知母12g，桔梗18g，升麻10g，天麻60g，钩藤15g，菊花18g。7剂，水煎服，日1剂，分早晚2次服用。

**二诊：** 患者诉服用中药第2天即体温恢复正常。服用中药第3天后即纳佳。现憋闷已愈，现在上四层楼仍不发作憋闷、胸背痛。口苦、咽干、头晕基本痊愈，仍有两太阳穴胀痛，偶有干咳，无痰，全身乏力缓解，但仍双下肢乏力。大便1日2～3行，成形。舌尖红，苔白腻。脉弦。

**治疗：** 方用小柴胡汤合天麻钩藤饮。

柴胡15g，清半夏12g，黄芩18g，生姜6g，大枣10g，党参9g，天麻60g，钩藤30g，石决明（生）12g，栀子12g，牛膝20g，桑寄生18g，夜交藤20g，茯苓18g，益母草12g。水煎服，日1剂，分早晚2次服用。

4剂后患者诸症若失。患者在门诊坚持中药汤药治疗，憋闷、胸背痛未见复发。

**按语：** 小柴胡汤出自《伤寒论》，原文说："伤寒五六日，中风，往来寒热，胸胁苦满，嘿嘿不欲饮食，心烦喜呕，或胸中烦而不呕，或渴，或腹中痛，或胁下痞硬，或心下悸，小便不利，或不渴，身有微热，或咳者，小柴胡汤主之。"笔者认为小柴胡汤的方证主要有七条：①胸胁苦满；②往来寒热，发热或持续低热；③口苦；④心烦喜呕；⑤不欲饮食；⑥咽干；⑦目眩。本案患者症见发热，体温最高37.5℃，口苦，咽干，头晕，纳差，脉弦沉，符合小柴胡汤的方证，故用之以和解少阳，透邪外出，解肌退热。

这里重点强调一下柴胡的三阶段用量。第一阶段：1～6g，升举阳气，如清末民初《医学衷中参西录》的升陷汤中用柴胡一钱五分，约5.4g，金元时期的补中益气汤用柴胡三分，即1.2g。第二阶段：6～20g，主要功效是疏肝解郁。第三阶段：20～60g或更多（退热至少20g以上），解肌退热，透邪外出，如大柴胡汤、小柴胡汤中的柴胡均是用半斤，约120g。正如明代贾九如的《药品化义》所说："柴胡，性轻清，主升散，味微苦，主疏肝。若多用二三钱（约11g），能去散肌表，属足少阳胆经药，治寒热往来，疗疟疾，除潮热。若少用三四分（约1.4g），能升提下陷，佐补中益气汤，提元气而左旋，升达参芪以补中气。"本案患者初诊时用柴胡 25g，主要是取柴胡的解肌退热、透邪外出之功效。

关键词：柴胡的三阶段用量（1 ～ 6g 升举阳气；6 ～ 20g 疏肝解郁；20 ～ 60g 解肌退热）；小柴胡汤方证

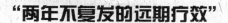

# "两年不复发的远期疗效"

## ——治愈严重失眠、噩梦连连、焦虑案

患者王某，女，62岁。

**初诊日期：** 2013年7月26日。

**主诉：** 严重失眠、焦虑6年。

**现病史：** 患者2007年7月因与丈夫吵架，被打后于某医院心理科被诊断为严重焦虑抑郁症，长期服用氢溴酸西酞普兰片每晚10mg、奥氮平每晚5mg。严重失眠病史，2010年初开始每晚需服用1片艾司唑仑才能入睡。2010年年底开始长期服用马来酸咪达唑仑片15mg（1片），或艾司唑仑2mg（2片），才能入睡，睡眠中噩梦连连，若不服用马来酸咪达唑仑片或艾司唑仑，则彻夜不能入睡，痛苦不堪。前医用半夏秫米汤调治半个月罔效。

**刻下症：** 严重失眠，长期服用马来酸咪达唑仑1片，或艾司唑仑2片，才能入睡4～5个小时。睡眠中噩梦连连。口略苦，胁胀，夜间经常性出现胸部憋闷，气短，自行服用硝酸甘油后可缓解，心中烦，心情抑郁，自觉咽部有异物，吐之不出，咽之不下。纳可，眠差，小便调，大便干，1～2日1行，舌淡暗，苔根部黄厚腻，脉弦细。

**方证辨证：**《伤寒论·辨少阴病脉证并治第十一》说："少阴病，得之二三日以上，心中烦，不得卧，黄连阿胶汤主之。"笔者临床体会到黄连阿胶汤的**主要方证是：精神萎靡，心中烦，失眠，舌红少苔。**本案患者长年严重失眠，心中烦，不服用马来酸咪达唑仑或艾司唑仑，则彻夜不能入睡。符合黄连阿胶汤的方证，故方证辨证为黄连阿胶汤证。

《伤寒论·辨太阳病脉证并治中第六》说："伤寒五六日，中风，往来寒热，胸胁苦满，嘿嘿不欲饮食，心烦喜呕，或胸中烦而不呕，或渴，或腹中痛，或胁下痞硬，或心下悸，小便不利，或不渴，身有微热，或咳者，小柴胡汤主之。"笔者临床体会到小柴胡汤的方证是：**往来寒热，胸胁苦满，嘿嘿不欲饮食，心烦喜呕，口苦，咽干，目眩，脉弦。**本案患者口略苦，胁胀，心中烦，心情抑郁，脉弦细，符合小柴胡汤的方证，故方证辨证为小柴胡汤证。

《金匮要略·妇人杂病脉证并治篇》中指出："妇人咽中如有炙脔，半夏厚朴汤主之。"笔者认为半夏厚朴汤的方证是：**咽中如有炙脔，吐之不出，咽之不下，多见于妇女**。本案患者自觉咽部有异物，吐之不出，咽之不下，符合半夏厚朴汤的方证，故方证辨证为半夏厚朴汤证。

**中医诊断：**不寐。黄连阿胶汤证，小柴胡汤证，半夏厚朴汤证。

**西医诊断：**①严重失眠；②严重焦虑抑郁状态。

**治疗：**方用黄连阿胶汤合小柴胡汤合半夏厚朴汤。

黄芩15g，黄连15g，白芍12g，阿胶珠10g，鸡子黄2枚（中药汤药放温后加入搅拌），柴胡15g，党参30g，清半夏10g，炙甘草20g，生姜6g，大枣8g，厚朴15g，茯苓15g，苏叶15g。水煎服，日1剂，分2次，下午5：00（饭前）及晚上8：00各服用1次。

1剂后，患者诉昨晚未服用马来酸咪达唑仑、艾司唑仑，并自行停用了氢溴酸西酞普兰、奥氮平。现可睡5小时左右，更好的是，睡眠中不做梦。"自觉咽部有异物"好转约30%。

继续服用2剂，周围人感觉患者似换了一个人：精神、心情明显改善，现在可以与人谈笑了。现夜间能睡6～7小时，诸症痊愈。

患者继续服用黄连阿胶汤（黄芩15g，黄连15g，白芍12g，阿胶珠10g，鸡子黄2枚）14剂，然后停药。

随访患者2年，失眠、焦虑未见复发。

**按语：**《伤寒论》说："少阴病，得之二三日，心中烦，不得卧，黄连阿胶汤主之。黄连四两，黄芩二两，芍药二两，鸡子黄二枚，阿胶三两。上五味，以水六升，先煮三物，取二升，去滓，内胶烊尽，小冷，内鸡子黄，搅令相得，温服七合，日三服。"黄连阿胶汤方中黄连、黄芩泻心火，阿胶、鸡子黄、芍药养肾阴。黄连阿胶汤系医圣仲景为肾水亏虚，不能上济心火，心火亢于上之证而设。关于黄连阿胶汤，我想重点强调的是鸡子黄是不可缺的，去了鸡子黄，则汤药（黄连阿胶汤）无效！这一点，我在既往医案中已做了论述，此处不再累述了。这里我想提一下如何加入鸡子黄的问题：一是将鸡蛋打一个小洞，将蛋白倒出来，剩下的就是鸡子黄（蛋黄）了，这个是患者教给我的简便取鸡子黄的方法；二是汤药必须放凉（《伤寒论》原文说"小冷"）后，才加入鸡子黄，搅拌。本案患者长年严重失眠，心中烦，不服用马来酸咪达唑仑片或艾司唑仑，则彻夜不能入睡。符合黄连阿胶汤的方证，故用之以滋阴泻火，交通心肾。

此外，本案患者口略苦，胁胀，心中烦，心情抑郁，故合用小柴胡汤以疏肝解郁。还有，本案患者自觉咽部有异物，吐之不出，咽之不下。考虑到《金匮要略》有曰："妇人咽中如有炙脔，半夏厚朴汤主之（《千金》作胸满，心下坚，咽中帖帖，如有炙肉，吐之不出，吞之不下）。"故合用半夏厚朴汤以行气化痰散结。

本案患者失眠6年，服用经方（黄连阿胶汤等）竟1剂而愈，服用3剂后更是诸症痊愈。本案印证了宋代林亿等说的一句话："尝以对方证对者，施之于人，其效若神。"

> 笔者认为半夏厚朴汤的方证是：咽中如有炙脔，吐之不出，咽之不下，多见于妇女。

关键词：6年之顽疾，经方原方3剂而痊愈；黄连阿胶汤原方；鸡子黄的两要点；小柴胡汤；半夏厚朴汤

## 瓜蒌薤白半夏汤合镇肝熄风汤
## 治愈胸闷、下肢颤抖不能站立，舌颤案

患者石某，女，71岁。

**初诊日期：** 2013年7月29日。

**主诉：** 反复胸闷11年，双下肢发沉颤抖，伸舌震颤3个月，加重不能站立10天。

**现病史：** 患者于11年前活动后出现胸闷，就诊于北大医院被诊为冠心病，后转入首都医科大学安贞医院行冠脉造影示某一冠脉血管狭窄约80%，遂行支架（2枚）植入术，术后胸闷好转。后一直规律口服阿司匹林、酒石酸美托洛尔片、单硝酸异山梨酯片，仍时有劳累后发作胸闷。

3个月前患者因劳累加之生气导致胸闷加重，并出现双下肢发沉，站立时颤抖，舌颤，于我院查头颅CT：双侧多发腔隙性脑梗死。

10天前患者因劳累后出现胸闷、憋气加重，胸口发紧感，连及后背，伴心悸，乏力，双下肢发沉不能站立伴颤抖，舌颤，遂就诊于我处。

**刻下症：** 活动后（如室内活动）胸闷、憋气，胸口发紧感，连及后背，后背疼痛沉重，伴心悸。全身乏力，双下肢发沉不能站立伴颤抖，时头晕，平素脾气急、易怒，纳少，眠差，伸舌频繁震颤，大便2日一行，成形，小便调，舌淡暗胖大，有裂纹，舌边有瘀斑，脉弦滑。

**既往史：** 高血压病史1年余，目前口服酒石酸美托洛尔片12.5g日2次，血压控制良好。

**辅助检查：** 冠脉CTA：左前降支近段支架植入，管腔通畅，管壁尚光滑，远段多发非钙化斑块，管腔狭窄约30%。左旋支近段狭窄约50%。钝缘支开口处支架植入术后，管腔通畅。左室前壁见小的低密度灶（左室前壁陈旧心梗可能性大）。

**西医诊断：**①冠状动脉粥样硬化性心脏病 PCI 术后，不稳定型心绞痛，心功能Ⅲ级；②高血压病 3 级（极高危组）；③双侧多发腔隙性脑梗死。

**方证辨证：**《金匮要略·胸痹心痛短气病脉证治第九》说："胸痹不得卧，心痛彻背者，瓜蒌薤白半夏汤主之。"**笔者临床体会到瓜蒌薤白半夏汤的主要方证是胸痹之胸闷。**本案患者属于冠心病支架术后，其主诉之一为"反复胸闷 11 年"。结合患者的症状：活动后（如室内活动）胸闷、憋气，胸口发紧感，连及后背，后背疼痛沉重。符合瓜蒌薤白半夏汤的方证，故方证辨证为瓜蒌薤白半夏汤证。

本案患者为老年女性，主诉是"双下肢发沉颤抖，伸舌震颤"，结合患者平素脾气急、易怒，纳少，眠差，大便 2 日一行，成形，舌有裂纹，脉弦滑，符合《医学衷中参西录》镇肝熄风汤的方证，故方证辨证为镇肝熄风汤证。

**中医诊断：**胸痹。瓜蒌薤白半夏汤证，镇肝熄风汤证。

**治疗：**方用瓜蒌薤白半夏汤合镇肝熄风汤。

瓜蒌 20g，薤白 20g，清半夏 9g，桂枝 12g，牛膝 36g，代赭石 36g，天冬 18g，川楝子 12g，麦芽 12g，茵陈 12g，玄参 12g，赤芍 12g，龟甲 12g，炙甘草 30g，生龙骨 30g，生牡蛎 30g。4 剂，水煎服，日 1 剂，分早晚 2 次服用。

**二诊：**患者诉胸闷憋气明显好转，现步行 200 米仍不发作胸闷、憋气。后背略感发紧，心悸已愈 2 天，全身乏力明显改善，仍下肢发沉，但已能站立，不影响行走，双下肢颤抖已愈。特别是伸舌颤基本痊愈（患者女儿颇为惊讶，中医连舌颤都能治好！——现患者仅有轻微舌震颤），睡眠好转，纳佳，舌淡有裂纹，脉弦长有力，大便 2 日 1 行。

**治疗：**原方改瓜蒌为 30g，薤白为 30g。水煎服，日 1 剂，分早晚 2 次服用。

继续进 4 剂，患者胸闷、憋气、双下肢颤抖不能站立、舌颤均痊愈。患者现在门诊一直中药汤药治疗，平素如正常人。

**按语：**镇肝熄风汤出自清末民初张锡纯的《医学衷中参西录》，原方由怀牛膝一两，生赭石一两，生龙骨五钱，生牡蛎五钱，生龟板五钱，生杭芍五钱，玄参五钱，天冬五钱，川楝子二钱，生麦芽二钱，茵陈二钱，甘草钱半共 12 味组成。笔者临床运用镇肝熄风汤的要点是牛膝，必须是一两（清代 1 两约 37.3g），至少是 30g 以上才能取效。本案患者的主诉是"双下肢发沉颤抖，伸舌震颤"，当责之于患者年老肝肾阴虚，肝风内动，结合患者平素脾气急、易怒，纳少，眠差，大便 2 日一行，成形，舌有裂纹，脉弦滑。四诊合参，患者符合镇肝熄风汤的方证，故用之以滋阴潜阳，镇肝息风。

**关键词：镇肝熄风汤临床运用要点；重度舌颤（肝肾阴虚，肝风内动）；双下肢发沉颤抖不能站立；瓜蒌薤白半夏汤**

# 重剂起沉疴，须明经方方证

笔者在"读经典、做临床"的学习中，尝试采用经方叠用（柴胡加龙骨牡蛎汤合甘麦大枣汤、柴胡桂枝干姜汤合桂枝加葛根汤），并采用重剂（医圣仲景的本原剂量）浮小麦（90g）、葛根（60～90g）治疗疑难痼疾取得了令人满意的疗效，现举验案二则，并叙述了笔者用经方的经验，以飨同道。

## 一、柴胡加龙骨牡蛎汤合甘麦大枣汤治愈胸闷、憋气、喜悲伤欲哭案

患者李某，女，55岁。

**初诊日期**：2013年6月29日。

**主诉**：反复胸闷、憋气、喜悲伤欲哭2年，加重10天。

**现病史**：患者平素有焦虑抑郁症、偶发房早、偶发室早、甲状腺功能减低症病史。一直服用左甲状腺素钠片62.5μg，1次/日。近2年来经常性因情绪激动出现胸闷、憋气或悲伤痛哭，多处求医而罔效。

10天前患者因与人争吵生气后出现胸闷、憋气加重，并痛哭一场，伴头晕，活动后心悸，全身乏力，自服速效救心丸后未见缓解。

**刻下症**：胸闷、憋气，伴头晕，全身乏力，活动后心悸；偶有咳嗽，痰多，色白质稠，常自汗、盗汗、口干、口苦，一阵阵烘热，偶有头晕，善悲伤欲哭，纳差，每日仅能进食一顿，饥不欲食，食后恶心欲吐，腹胀，急躁易怒，大便1～2日一行，量少，小便调，眠差，多噩梦，易惊醒，入睡困难，整夜闭眼不能入睡，能小睡2～3次，每次约30分钟，十分痛苦。

**查体**：精神萎靡，双眼周发黑，舌淡暗胖大，苔薄黄，脉弦细。

**方证辨证**：《伤寒论·辨太阳病脉证并治中第六》说："伤寒八九日，下之，胸满烦惊，小便不利，谵语，一身尽重，不可转侧者，柴胡加龙骨牡蛎汤主之。"笔者认为柴胡加龙骨牡蛎汤的方证是：**胸胁苦满或胸闷，口苦，易惊，心悸亢进，夜梦多，易醒，身动乏力，腹胀，便秘，脉弦或细数。**本案患者症见胸闷、憋气，眠差，多噩梦，易惊醒（烦惊），入睡苦难，全身乏

力，活动后心悸，口干、口苦，急躁易怒，大便1～2日一行，量少，舌淡暗胖大，苔薄黄，脉弦细。符合柴胡加龙骨牡蛎汤的方证，故本案患者方证辨证为柴胡加龙骨牡蛎汤证。

《金匮要略·妇人杂病脉证并治第二十二》说："妇人脏躁，喜悲伤欲哭，象如神灵所作，数欠伸，甘麦大枣汤主之。"**笔者通过临床实践认为甘麦大枣汤的方证是：脏躁（更年期，不限男、女、儿童），喜悲伤欲哭，容易紧张。**本案患者的一个典型症状是喜悲伤欲哭，符合甘麦大枣汤的方证，故本案患者方证辨证为甘麦大枣汤证。

**中医诊断：**脏躁。柴胡加龙骨牡蛎汤证，甘麦大枣汤证。

**西医诊断：**①焦虑抑郁症；②心律失常，偶发房早，偶发室早；③甲状腺功能减低症。

**治疗：**方用柴胡加龙骨牡蛎汤合甘麦大枣汤。

柴胡15g，黄芩15g，清半夏12g，生大黄3g，党参30g，茯苓18g，桂枝12g，大枣30g，生姜10g，煅龙骨30g，煅牡蛎30g，磁石30g，炙甘草30g，浮小麦90g。水煎服，日1剂，分早晚2次服用。

患者诉服1剂后，大便1次，便下大量污浊之物，便下后全身舒服。

继续进原方5剂，诸症治愈。

随访1个月，患者生活如常人，胸闷、憋气、喜悲伤欲哭未再发作。

**按语：**《伤寒论·辨太阳病脉证并治中第六》说："伤寒八九日，下之，胸满烦惊，小便不利，谵语，一身尽重，不可转侧者，柴胡加龙骨牡蛎汤主之。"笔者临床体会到凡是符合肝胆郁热、痰热内扰，又有心神浮越，虚实寒热交织的患者用之，多有效验。本案患者症见胸闷、憋气、眠差、多噩梦，易惊醒（烦惊），入睡苦难，全身乏力，活动后心悸，口干、口苦，急躁易怒，大便1～2日一行，量少，舌淡暗胖大，苔薄黄，脉弦细。符合柴胡加龙骨牡蛎汤的方证，故用之以和解少阳，通阳泄热，重镇安神。笔者运用经方，主张尽量不加减，用原方原量。如柴胡加龙骨牡蛎汤中的铅丹，因有毒现在药房不备。考虑到铅丹与磁石的药性十分相近，《神农本草经》说"铅丹，味辛，微寒""磁石，味辛，寒"，并且磁石在药房常备。故笔者在临床上常用磁石代替铅丹，临床效果比直接不用铅丹好。

《金匮要略·妇人杂病脉证并治第二十二》说："妇人脏躁，喜悲伤欲哭，象如神灵所作，数欠伸，甘麦大枣汤主之。甘草小麦大枣汤方：甘草三两，小麦一升，大枣十枚。上三味，以水六升，煮取三升，温分三服。亦补脾气。"清代尤怡的《金匮要略心典》谓甘麦大枣汤说："小麦为肝之谷，而善养心气；甘草、大枣甘润生阴，所以滋脏气而止其躁也。"本案患者的一个典型症状是喜悲伤欲哭，符合甘麦大枣汤的方证，故用甘麦大枣汤以养心安神，缓急止燥。笔者临床体会到甘麦大枣汤的取效关键是浮小麦的量，医圣仲景原方用的是一升，故浮小麦至少应用 60g，若少于 60g，则临床多无效。

## 二、柴胡桂枝干姜汤合桂枝加葛根汤治愈头晕、口苦，右上肢麻木案

患者刘某，女，53 岁。

**初诊日期**：2013 年 7 月 2 日。

**主诉**：间断头晕 4 年，加重伴头胀痛 1 周。

**现病史**：患者 4 年前出现头晕，并发现血压高，某医院予缬沙坦胶囊 80mg 口服，日 1 次，后患者血压恢复正常，自行停药，停药后血压仍正常。

1 周前出现持续头晕、头胀痛。遂就诊于我处。

**刻下症**：头晕、头胀痛，头发沉，右侧为甚，口苦，时有胸闷憋气，易疲劳，颈部僵硬，局部汗出，右上肢麻木，心烦，经常性烘热汗出，纳可，寐差，多梦，小便调，长年大便不成形，日行 2～3 次。

> **查体**：血压 160/90mmHg，舌暗红，苔薄黄，脉沉细。
> **既往史**：颈椎病 20 余年。
> **辅助检查**：颈椎 X 线片：颈椎曲度直，序列欠规整；多个椎体边缘骨质增生；颈 3/4、4/5、5/6、6/7 椎间隙狭窄。钩椎关节增生，可见项韧带钙化。双侧颈 7 横突肥大。提示：颈椎病。
> **西医诊断**：①高血压病 2 级（中危组）；②颈椎病。

**方证辨证**：《伤寒论·辨太阳病脉证并治下》说："伤寒五六日，已发汗而复下之，胸胁满，微结，小便不利，渴而不呕，但头汗出，往来寒热，心烦者，此为未解也，柴胡桂枝干姜汤主之。"**笔者临床体会到柴胡桂枝干姜汤的方证是：口苦，口干，心烦，胁痛，便溏，腹胀。主要方证是：口苦，便溏。**本案患者的典型症状是口苦，长年大便不成形，日行 2～3 次（便溏），符合柴胡桂枝干姜汤的方证，故本案患者方证辨证为柴胡桂枝干姜汤证。

本案患者颈部僵硬，局部汗出，右上肢麻木。这与《伤寒论·辨太阳病脉证并治上第五》"太阳病，项背强几几，反汗出恶风者，桂枝加葛根汤主之"描述基本相似，故本案患者方证辨证为桂枝加葛根汤证。

**中医诊断**：眩晕。柴胡桂枝干姜汤证，桂枝加葛根汤证。

治疗：方用柴胡桂枝干姜汤加桂枝加葛根汤。

柴胡 20g，桂枝 15g，干姜 10g，黄芩 15g，天花粉 20g，牡蛎 10g，生甘草 10g，白芍 12g，大枣 8g，生姜 6g，葛根 60g。水煎服，日 1 剂，分早晚 2 次服用。

7 剂后患者诉头晕、头胀痛、头发沉减轻约 70%，现右侧头部麻木、隐痛。口苦减轻，胸闷憋气、易疲劳、心烦、烘热汗出症状基本痊愈。睡眠改善，特别是近 2 年来的大便不成形，日 2～3 次，现大便成形，日 1～2 次，颈部僵硬、右上肢麻木减轻。

治疗：原方葛根改为 90g，加全蝎 12g，川芎 18g。患者头晕、头麻木、颈部僵硬、右上肢麻木均痊愈，诸症若失。血压 135/85mmHg。

按语：柴胡桂枝干姜汤出自《伤寒论》。《伤寒论·辨太阳病脉证并治下》说："伤寒五六日，已发汗而复下之，胸胁满，微结，小便不利，渴而不呕，但头汗出，往来寒热，心烦者，此为未解也，柴胡桂枝干姜汤主之。"近代伤寒大家刘渡舟认为柴胡桂枝干姜汤的主要方证是口苦、便溏（张保伟.刘渡舟教授论柴胡桂枝干姜汤的内涵与应用.中医药学刊，2002，20（1）：9-12）。笔者根据刘老的经验应用柴胡桂枝干姜汤于临床，每每获佳效。本案患者的典型症状是口苦，长年大便不成形，日行 2～3 次（便溏），符合柴胡桂枝干姜汤的方证，故用以和解少阳，清胆热温脾，化气生津。

本案患者颈部僵硬，局部汗出，右上肢麻木。这与《伤寒论·辨太阳病脉证并治上第五》中"太阳病，项背强几几，反汗出恶风者，桂枝加葛根汤主之"的描述基本相似，故采用桂枝加葛根汤以调和营卫，解肌祛风，升津舒经。关于葛根，在桂枝加葛根汤的原方中，医圣仲景用的是四两，据学者考证，汉代一两约为 15g（后注：现在一般观点认为汉代一两约为现代 13.8g）（柯雪帆，赵章忠，张玉萍，等.《伤寒论》和《金匮要略》中的剂量问题.上海中医药杂志，1983（12）：36/韩美仙，傅延龄.基于药物重量实测的经方本原剂量研究.北京：北京中医药大学博士学位论文，2011：109），即仲景用的葛根是约 60g。笔者临床上严格遵循医圣之意，用仲景本原剂量，葛根恒用 60g 以上（后注：现在笔者一般用 50～120g），治疗颈椎病多有奇效，本案患者的治愈即是明证。同时由于葛根是 2002 年《卫生部关于进一步规范保健食品原料管理的通知》明文规定的既是食品又是药品的物品，故可放心大剂量使用。

**关键词：经方叠用；甘麦大枣汤；桂枝加葛根汤；仲景本原剂量；药食同源**

# 经方治验

## ——年轻女子喝农药经洗胃抢救后遗留心悸案

患者庞某，女，27岁。

**初诊日期：** 2013年8月2日。

**主诉：** 间断心悸、心前区疼痛3年，加重1周。

**现病史：** 患者平素从事个体经营，长年熬夜。患者3年前因夫妻矛盾极度生气后喝2瓶农药被医院（洗胃）抢救过来后间断出现夜间心悸、心前区疼痛，服用多种中西药后，效果不显，并且近3年来体重增加约30kg。

近1周患者出现心悸、心前区疼痛加重，伴气短，遂就诊于我处。

**刻下症：** 心悸亢进，近1周每天发作，每日发作1～5次，每次持续10～20分钟，心悸，喜用双手按，伴心前区疼痛，以刺痛为主。气短，乏力，欲寐，夜间易惊醒，醒后发作心悸，自汗，汗较多，口干，无口苦，喜冷饮，纳可，大便1～2日1行，偏干，近3日未大便，小便调。

**查体：** 重度肥胖，舌淡暗，有瘀斑，苔薄白，脉沉涩。

**辅助检查：** 冠脉CTA未见异常。

**方证辨证：**《伤寒论·辨太阳病脉证并治中第六》说："伤寒八九日，下之，胸满烦惊，小便不利，谵语，一身尽重，不可转侧者，柴胡加龙骨牡蛎汤主之。"**笔者认为柴胡加龙骨牡蛎汤的方证是：胸胁苦满或胸闷，口苦，易惊，心悸亢进，夜梦多，易醒，身动乏力，腹胀，便秘，脉弦或细数。**本案患者心悸亢进，夜间易惊醒，醒后发作心悸，气短，乏力，大便1～2日1行，偏干，近3日未大便。符合柴胡加龙骨牡蛎汤的方证，故本案患者方证辨证为柴胡加龙骨牡蛎汤证。

《伤寒论·辨太阳病脉证并治中第六》说："发汗过多，其人叉手自冒心，心下悸，欲得按者，桂枝甘草汤主之。"**笔者临床体会到桂枝甘草汤的方证是：心悸，畏寒，欲得按者。**本案患者症见心悸，喜用双手按，自汗，汗较多，符合桂枝甘草汤的方证，故本案患者方证辨证为桂枝甘草汤证。

**病机辨证：** 患者症见舌淡暗，有瘀斑，苔薄白，脉沉涩，符合《时方歌括·卷下》丹参饮之血瘀络阻的病机，故合用之以活血化瘀通络。

**诊断：**心悸。柴胡加龙骨牡蛎汤证，桂枝甘草汤证，丹参饮证。

**治疗：**方用柴胡加龙骨牡蛎汤合桂枝甘草汤合丹参饮。

柴胡 12g，黄芩 12g，生大黄 3g，清半夏 12g，太子参 30g，茯苓 15g，生姜 6g，大枣 30g，桂枝 12g，磁石 30g，肉桂 5g，炙甘草 30g，煅龙骨 30g，煅牡蛎 30g，丹参 36g，檀香 5g（后下），砂仁 5g（后下）。

4 剂，水煎服，日 1 剂，分早晚 2 次服用。

**二诊：**患者诉昨日（服用 3 剂中药后）已未发作心慌、心前区疼痛。继服原方 3 剂，诸症若失。随访 2 周，患者未见不适。

**按语：**

**（一）关于疗效：**本案患者初诊时笔者让其停服所有中西医药（包括酒石酸美托洛尔 12.5mg，早晚各 1 片，稳心颗粒 6g，早中晚各 1 袋）。患者严格采用纯中医治疗——中药汤药早晚各 1 次，服中药 3 剂后患者即诉心慌、心前区疼痛未再发作。患者 3 个月的间断心悸 3 剂而愈，非经方不能为之！笔者带教的袁姓研究生目睹整个治疗过程，亦对经方的疗效深信不疑！

**（二）柴胡加龙骨牡蛎汤方证、桂枝甘草汤方证：**《伤寒论》说："伤寒八九日，下之，胸满烦惊，小便不利，谵语，一身尽重，不可转侧者，柴胡加龙骨牡蛎汤主之。"已故伤寒大家刘渡舟认为此条文中的"胸满"，这个"满"念"闷"（mèn），"胸满烦惊"，"烦惊"以惊为主，所以有的医家说"烦惊"就是惊得厉害，这个人惊的症状很甚，惊之甚者叫烦惊，烦代表一个加重的意义，就像我们身体骨节疼得厉害叫烦疼。笔者临床体会到柴胡加龙骨牡蛎汤的方证是：胸胁苦满或胸闷，口苦，易惊，心悸亢进，夜梦多，易醒，身动乏力，腹胀，便秘，脉弦或细数。本案患者心悸亢进，夜间易惊醒，醒后发作心悸，气短，乏力，大便 1～2 日 1 行，偏干，近 3 日未大便。符合柴胡加龙骨牡蛎汤的方证，故用之以和解少阳，通阳泄热，重镇安神。

《伤寒论》说："发汗过多，其人叉手自冒心，心下悸，欲得按者，桂枝甘草汤主之。桂枝甘草汤：桂枝（四两，去皮），甘草（二两，炙）。"笔者的临床经验是桂枝 12～30g，肉桂 5～25g，甘草 30g，用之于临床症见"其人叉手自冒心，心下悸，欲得按者"，每获良效。

**关键词：3 个月的间断心悸 3 剂而愈，非经方不能为之；纯中医治疗**

# 辨腹证，用经方

—— 治愈活动后胸闷、憋气，晨起后背刺痛案

患者孟某，女，50 岁。

**初诊日期**：2013 年 8 月 6 日。

**主诉**：活动后胸闷、憋气 2 个月，晨起后背刺痛 1 个月。

**现病史**：近 2 个月来出现活动后胸闷、憋气，平均 5 ～ 6 天发作 1 次夜间憋醒，伴心慌。近 1 个月来出现晨起后背刺痛，遂来我处就诊。

**刻下症**：活动后（如上 1 ～ 2 层楼）发作胸闷、憋气，休息片刻后缓解，夜间能平卧，偶有憋醒，伴心慌。晨起后背刺痛，活动后减轻。平素气短，双下肢乏力，时有头蒙，咽部发紧感，汗多，口干，晨起口苦，手足心热，欲放冰块上，左耳发闷如有纸蒙住，纳可，近 1 周眠差，入睡困难，易醒，大便 3 ～ 4 日 1 行，小便调。

**查体**：脐上水分穴压痛（+），舌暗，苔薄白，舌有肝郁线（伸舌时舌体的两侧有两条白白的液线），脉沉弦。

**辅助检查**：心电图：窦性心动过缓，V1 ～ V6 导联 T 波低平。

**方证辨证**：《金匮要略·五脏风寒积聚病脉证并治第十一》说："肝着，其人常欲蹈其胸上，先未苦时，但欲饮热，旋覆花汤主之。" **笔者临床体会到旋覆花汤或叶氏旋覆花汤（旋覆花、薤白、茜草、桃仁、柏子仁、当归、郁金）的方证是：脐上水分穴压痛明显，胸前区不适，喜按揉胸前区，按揉后缓解，诸症常觉休息时加重，活动后减轻，舌暗，脉沉涩或弦或弦涩。** 本案患者的典型症状体征（腹证）是水分穴压痛（+），舌暗，舌有肝郁线，晨起后背刺痛，活动后（下午及傍晚）减轻。符合叶氏旋覆花汤的方证，故方证辨证为叶氏旋覆花汤证。

《金匮要略·胸痹心痛短气病脉证治第九》说："胸痹不得卧，心痛彻背者，瓜蒌薤白半夏汤主之。" **笔者临床体会到瓜蒌薤白半夏汤的主要方证是胸痹之胸闷。** 本案患者的主诉之一是"活动后胸闷"，故本案患者方证辨证为瓜蒌薤白半夏汤证。

**诊断：** 胸痹。叶氏旋覆花汤证，瓜蒌薤白半夏汤证。

**治疗：** 方用叶氏旋覆花汤合瓜蒌薤白半夏汤。

旋覆花 45g（包煎），茜草 18g，当归 20g，桃仁 15g，柏子仁 20g，瓜蒌 18g，薤白 18g，清半夏 9g，桂枝 12g，红景天 30g。3 剂，水煎服，日 1 剂，分早晚 2 次服用。

**二诊：** 患者诉全身症状好转约 70%：现上 3 层楼无胸闷、憋气发作，夜间无憋醒，晨起无后背刺痛。

继续服用原方 3 剂后，水分穴压痛（－），舌肝郁线消失，诸症治愈。

**按语：** 旋覆花汤出自《金匮要略》，旋覆花汤方：旋覆花三两，葱十四茎，新绛少许。清代吴鞠通说："古人金用新绛旋覆花汤，横走络者也；后人多用逍遥散，竖走经者也，故多不见效，况久病必治络乎？"由于"肝主血，络亦主血，同类相从，顺其势而利导之，莫如宣络。"故吴鞠通认为旋覆花汤是治疗肝郁胁痛、脉络瘀阻之良方。清代叶天士用旋覆花汤治疗肝络凝瘀一证，加当归、桃仁、柏子仁。笔者在本案中应用了叶氏的经验。笔者临床体会到叶氏旋覆花汤（旋覆花、薤白、茜草、桃仁、柏子仁、当归、郁金）的方证是：脐上水分穴压痛明显，胸前区不适，喜按揉胸前区，按揉后缓解，诸症常觉休息时加重，活动后减轻，舌暗，脉沉涩或弦或弦涩。特别是脐上水分穴压痛（＋）是使用旋覆花汤的重要指征（腹证）。本案患者的典型症状体征（腹证）是水分穴压痛（＋），符合叶氏旋覆花汤的方证，故用之以疏肝解郁，活血通络。

瓜蒌薤白半夏汤出自《金匮要略》，由瓜蒌、薤白、半夏、白酒（笔者之前临床常用桂枝代替白酒，现多直接用白酒）组成。瓜蒌薤白半夏汤是仲景为胸痹之胸阳不振，痰浊阻络证而设。患者的主诉之一是"活动后胸闷"，笔者临床体会到瓜蒌薤白半夏汤的方证是：胸痹之胸闷。故本案合用瓜蒌薤白半夏汤以温通胸阳，化痰宣痹。

**关键词：水分穴压痛阳性；瓜蒌薤白半夏汤方证**

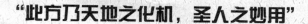

# "此方乃天地之化机，圣人之妙用"

## ——经方治疗老年疑难重症采撷

笔者在"读经典、做临床"的学习中，尝试采用《金匮要略·辨厥阴病脉证并治第十二》的乌梅丸（改汤剂）治疗老年疑难重症，取得了令人满意的临床疗效，现举验案二则，并叙述了笔者运用经方乌梅丸的心得，以飨同道。

## 一、乌梅丸合瓜蒌薤白半夏汤治疗晚期糖尿病合并冠心病案

患者柴某，女，62 岁。

**初诊日期**：2013 年 7 月 5 日。

**主诉**：上半身经常性大汗淋漓、下半身发凉 6 年，心前区阵发性闷痛 1 年。

**现病史**：患者有 2 型糖尿病病史 20 余年，在某医院诊断为 2 型糖尿病、糖尿病周围神经病变，一直予诺和灵 50R 皮下注射以控制血糖，平素未见明显不适。6 年前劳累后出现上半身经常性大汗淋漓，下半身发凉，服用多种中西药未见寸效。

近 1 年来患者于快走后出现心前区阵发性闷痛。

**刻下症**：上半身经常性大汗淋漓，常湿透上衣，特别是胸前部位发热出汗尤甚，下半身发凉，如有冷风灌，双下肢麻木，即使是夏天仍需穿棉袜、棉鞋，双手指端阵发性麻木、瘙痒，双足阵发性麻木、刺痛，刺痛较重。阵发性心前区闷痛，有时疼痛连及左肩背部，伴心慌、气短，活动后加重，每次持续 4 ～ 5 分钟，每日发作 4 ～ 5 次，含服硝酸甘油可缓解，时有恶心，全身乏力，口渴欲饮水，略口苦，纳少，入睡困难，小便量多，大便干，呈羊粪球状，日 1 次。

**查体**：面色晦暗，舌红，薄白苔，脉弦按之无力。

**辅助检查**：冠脉造影：冠状动脉供血左优势型，左主干 40% ～ 50% 狭窄，前降支近段至远段多处狭窄 80% ～ 90%，钝缘支近段至远段弥漫狭窄 90%，右冠状动脉细小，弥漫狭窄 90%。提示：冠心病。

**方证辨证：**《伤寒论·辨厥阴病脉证并治第十二》说："厥阴之为病，消渴，气上撞心，心中疼热，饥而不欲食，食则吐蛔。下之利不止。"而乌梅丸是厥阴病的主方。**笔者认为乌梅丸的方证是：脉弦按之无力，脘腹胀满或痛，或胁痛，不欲饮食，肢冷，心中疼热，烦躁，口干，上热（上半身热或胃热）下凉（下半身寒或肠寒），大便稀溏或干结。**本案患者的症状可以分为两类：一类是热证，即上半身经常性大汗淋漓，常湿透上衣，特别是胸前部位发热出汗尤甚，口渴欲饮水，纳少。一类是寒证，即下半身发凉，如有冷风灌，双下肢麻木，即使是夏天仍需穿棉袜、棉鞋，双手指端阵发性麻木、瘙痒，双足阵发性麻木、刺痛，刺痛较重。同时患者脉弦按之无力。符合乌梅丸的方证，故本案患者方证辨证为乌梅丸证。

《金匮要略·胸痹心痛短气病脉证治第九》说："胸痹不得卧，心痛彻背者，瓜蒌薤白半夏汤主之。"**笔者临床体会到瓜蒌薤白半夏汤的主要方证是胸痹之胸闷。**患者还症见阵发性心前区闷痛，有时疼痛连及左肩背部，故方证辨证为瓜蒌薤白半夏汤证。

**中医诊断：**消渴，胸痹。乌梅丸证，瓜蒌薤白半夏汤证。

**西医诊断：**①2型糖尿病，糖尿病周围神经病变；②冠状动脉粥样硬化性心脏病，不稳定型心绞痛，心功能Ⅲ级。

**治疗：**方用乌梅丸合瓜蒌薤白半夏汤。

乌梅50g，川椒10g，桂枝12g，党参30g，干姜9g，细辛10g，附子15g（先煎1小时），当归30g，黄柏15g，黄芩15g，瓜蒌30g，薤白30g，清半夏9g，肉苁蓉30g。水煎服，6剂，日1剂，分早晚2次服用。

**二诊：**上半身经常性大汗淋漓已愈，下半身发凉，如有冷风灌已愈，双手指端阵发性麻木、瘙痒缓解50%，双足阵发性麻木、刺痛缓解20%，阵发心前区闷痛缓解80%，口渴欲饮水缓解70%，纳佳，大便偏干，但不再呈羊粪球状，日1次。

**治疗：**继续服用原方14剂，患者诸症若失。患者一直在门诊采用中药汤药调理，随访1个月，上半身经常性大汗淋漓、下半身发凉、心前区闷痛未见复发。

## 二、乌梅丸治疗冠心病支架术后案

患者梁某，女，77岁。

**初诊日期：**2013年8月7日。

**主诉：**胸闷、上半身经常性大汗淋漓、双下肢发凉怕风两个月。

**现病史**：患者有多年冠心病、腔隙性脑梗死、2 型糖尿病、双下肢动脉硬化伴多发斑块形成病史，2011 年查冠脉 CTA 示冠状动脉供血右优势型，前降支近段至中段弥漫病变，最重 80% 狭窄，回旋支远段 90% 狭窄，钝缘支近段 90% 狭窄，右冠状动脉近段不光滑，中段弥漫病变。给予前降支中段病变处植入 1 支架，钝缘支近段病变处植入 1 支架，右冠脉中段病变处植入 1 支架。2012 年 5 月因胸闷、胸痛行冠脉造影术，术中再植入支架 1 枚，术后胸闷、胸痛缓解。患者一直坚持服用阿司匹林、硫酸氢氯吡格雷、硝酸甘油、阿卡波糖等药物，胸闷症状基本控制。近 2 个月来患者出现上半身经常性大汗淋漓、双下肢发凉怕风、胸闷，服用多种西药罔效，遂求诊于中医。

**刻下症**：胸闷，后背一过性烧灼样疼痛，平均每天发作 2～4 次，偶有心前区疼痛，上半身经常性大汗淋漓，自觉上半身热，双下肢发凉，自觉双下肢如有冷风灌，右膝盖疼痛，食后腹胀，偶有腰痛，纳眠可，大便 1～2 日 1 行，成形，夜尿 1～2 次。舌暗，苔薄白，脉弦按之无力。

**方证辨证**：《伤寒论·辨厥阴病脉证并治第十二》说："厥阴之为病，消渴，气上撞心，心中疼热，饥而不欲食，食则吐蛔。下之利不止。"而乌梅丸是厥阴病的主方。本案患者的症状可以分为两类，一类是热证，即胸闷，后背一过性烧灼样疼痛（与《伤寒论》中的厥阴病条文"心中疼热"类似），平均每天发作 2～4 次，上半身经常性大汗淋漓，自觉上半身热。另外一类是寒证，即双下肢发凉，自觉双下肢如有冷风灌，右膝盖疼痛，食后腹胀，夜尿 1～2 次。结合患者脉象，本案患者符合乌梅丸的方证，故患者方证辨证为乌梅丸证。

本案患者舌暗，食后腹胀，冠心病 4 个支架术后。符合清代《时方歌括》丹参饮的方证，故方证辨证为丹参饮证。

**中医诊断**：胸痹。乌梅丸证，丹参饮证。

**西医诊断**：①冠状动脉粥样硬化性心脏病，不稳定型心绞痛，PCI 术后，心功能 Ⅱ 级；②陈旧性脑梗死；③2 型糖尿病；④双下肢动脉硬化伴多发斑块形成。

**治疗**：方用乌梅丸合丹参饮。

乌梅 50g，细辛 10g，干姜 12g，党参 40g，黑顺片 15g（先煎 1 小时），桂枝 12g，川椒 12g，当归 12g，黄连 12g，黄柏 12g，丹参 36g，檀香 5g（后下），砂仁 5g（后下）。7 剂，水煎服，日 1 剂，分早晚 2 次服用。

**二诊**：患者自觉全身症状好转约 60%，胸闷、后背一过性烧灼样疼痛、上半身经常性大汗淋漓均已愈，自觉双下肢如有冷风灌已愈，仍自觉两踝以下发凉，二便调，舌暗，苔薄白，脉弦细。继续服用原方3剂，诸症治愈。

## 三、小结

乌梅丸是《伤寒论》厥阴病篇的主方，《伤寒论·辨厥阴病脉证并治第十二》说："厥阴之为病，消渴，气上撞心，心中疼热，饥而不欲食，食则吐蛔。下之利不止。"笔者临床体会到，如果认为乌梅丸仅治蛔厥病，那就大大缩小了乌梅丸的应用范围了，也违背了"乌梅丸是厥阴病篇主方"这一重要论断，其实乌梅丸对很多内科杂病有很好的疗效。正如清代柯琴的《伤寒来苏集》所说："仲景此方（乌梅丸），本为厥阴诸证之法，叔和编于吐蛔条下，令人不知有厥阴之主方。观其用药，与诸证符合，岂只吐蛔一证耶？"（见：清·柯琴.伤寒来苏集.北京：中国中医药出版社，2010：290）。当代名医李士懋更是说："乌梅丸集数方之功于一身，具有多种功效，共襄扶阳调寒热，使阴阳臻于和平，故应用广泛，若囿于驱蛔、下利，乃小视其用耳。"（见：李士懋，田淑霄.火郁发之.北京：中国中医药出版社，2012：106）笔者认为乌梅丸的方证是：脉弦按之无力，脘腹胀满或痛，或胁痛，不欲饮食，肢冷，心中疼热，烦躁，口干，上热（上半身热或胃热）下凉（下半身寒或肠寒），大便稀溏或干结。临床上凡是符合乌梅丸之寒热错杂方证，均可用之。

本文二位患者均为老年患者，并且罹患糖尿病、冠心病多年，两位患者冠状动脉最严重处狭窄均高达90%，属于冠脉重度狭窄，严重影响心脏供血，极易发生急性心肌梗死，死亡率高，均属于临床疑难重症的范畴。综观本文二位患者的四诊信息，辨证当属寒热错杂之乌梅丸方证，故用乌梅丸以清上温下。

此外，案1患者还症见阵发性心前区闷痛，有时疼痛连及左肩背部，这与《金匮要略·胸痹心痛短气病脉证治第九》的"胸痹不得卧，心痛彻背者，瓜蒌薤白半夏汤主之"相似，故合用瓜蒌薤白半夏汤以通阳化痰宣痹。

此外，案2患者舌暗，食后腹胀，冠心病4个支架术后，故合用丹参饮原方原量（丹参饮出自清代《时方歌括》，原方是丹参一两36g，檀香、砂仁一钱半5g）以活血化瘀理气。

**关键词：乌梅丸方证；疑难重症；上热下寒；冠脉重度狭窄**

# 瓜蒌薤白半夏汤合桂枝茯苓丸治愈胸闷、心悸案

患者孙某，女，78 岁。

**初诊日期：**2013 年 7 月 31 日。

**主诉：**反复胸闷、心悸 1 月余，加重 4 天。

**现病史：**患者于 1 个月前因劳累出现胸闷、心悸，就诊于社区医院，给予舒血宁、丹红注射液治疗，症状未见缓解，近 1 个月来胸闷、心悸每天发作 1～2 次，每次持续 1～2 秒，休息后缓解。

患者 4 天前出现持续胸闷，伴心悸、乏力，遂就诊于我处。

**刻下症：**持续胸闷、心悸，以白天发作为主，伴汗出、双下肢乏力，口干喜饮，口中发木，时有恶心，纳差，眠少，易醒，二便调。

**查体：**面色晦暗，舌暗，苔薄黄，脉沉细。

> **辅助检查：**心电图：窦性心律，V1～V6、Ⅱ、Ⅲ、avL 导联 T 波低平。冠脉 CTA：左前降支中远段浅肌桥，余冠脉未见异常。24 小时动态心电图：窦性心动过缓伴不齐，窦房结内游走性节律，偶发室上性期前收缩，偶发室性期前收缩，ST-T 改变。
>
> **西医诊断：**心脏 X 综合征；冠脉肌桥；偶发室早。

**方证辨证：**《金匮要略·胸痹心痛短气病脉证治第九》说："胸痹不得卧，心痛彻背者，瓜蒌薤白半夏汤主之。"**笔者临床体会到瓜蒌薤白半夏汤的主要方证是胸痹之胸闷。**本案患者的主诉之一是反复胸闷 1 月余，加重 4 天。故本案患者符合瓜蒌薤白半夏汤的方证，方证辨证为瓜蒌薤白半夏汤证。

《金匮要略·妇人妊娠病脉证并治第二十》原文说："妇人宿有癥病，经断未及三月，而得漏下不止，胎动在脐上者，为癥痼害。妊娠六月动者，前三月经水利时，胎也。下血者，后断三月衃也。所以血不止者，其癥不去故也，当下其癥，桂枝茯苓丸主之。"**笔者临床体会到桂枝茯苓丸的方证是：妇**

上篇 经方治疗疑难危重症实录

人癥病，或舌暗，有瘀斑、冠脉重度狭窄的冠心病或心力衰竭的患者。本案患者症见舌暗，面色晦暗，并诊为胸痹，符合桂枝茯苓丸的方证，故方证辨证为桂枝茯苓丸证。

**中医诊断：**胸痹。瓜蒌薤白半夏汤证，桂枝茯苓丸证。

**治疗：**方用瓜蒌薤白半夏汤合桂枝茯苓丸。

瓜蒌 20g，薤白 20g，清半夏 9g，桂枝 12g，茯苓 15g，桃仁 15g，赤芍 12g，牡丹皮 10g，红景天 30g。水煎服，日 1 剂，分早晚 2 次服用，10 剂。

**二诊：**患者诉胸闷、双下肢乏力已愈，偶有心悸（昨天发作 1 次心悸，持续 1～2 秒），口中发木感觉已愈，纳眠可。

**治疗：**原方加川芎 12g，石韦 12g。水煎服，日 1 剂，分早晚 2 次服用。

3 剂后患者诸症治愈。患者坚持门诊中药汤药治疗，随访 2 个月，胸闷、心悸未发作，生活如正常人。

**按语：**《金匮要略·胸痹心痛短气病脉证治第九》曰："胸痹不得卧，心痛彻背者，瓜蒌薤白半夏汤主之。"瓜蒌薤白半夏汤由瓜蒌、薤白、半夏、白酒组成，瓜蒌薤白半夏汤的功效是通阳散结化痰。桂枝茯苓丸出自《金匮要略·妇人妊娠病脉证并治第十二》，系医圣仲景为妇人癥病而设，功擅活血化瘀消癥，笔者常将其用于胸痹患者症见舌暗者，临床疗效较好。

瓜蒌桂枝茯苓汤是笔者临床治疗胸痹常用的经验方，是《金匮要略》中的瓜蒌薤白半夏汤与桂枝茯苓丸的合方，瓜蒌桂枝茯苓汤由瓜蒌 20～30g，薤白 20～30g，清半夏 9～15g，桂枝 9～15g，茯苓 12～30g，桃仁 10～15g，牡丹皮 10～15g，赤芍 10～18g，或加白芍 10～18g 组成。瓜蒌桂枝茯苓汤临床用于治疗冠心病心绞痛之辨证属于胸阳不振，痰浊血瘀痹阻证，多为女性。症见面色晦暗或暗红，胸闷如窒而痛或疼痛固定，痰多气短，伴有倦怠乏力，咯吐痰涎，皮肤干燥或起鳞屑，舌质紫暗，舌体胖大，舌有瘀斑瘀点，苔腻，脉滑或沉滑或沉涩。本案患者面色晦暗，持续胸闷、心悸，时有恶心，舌暗，苔薄黄，脉沉细。符合瓜蒌桂枝茯苓汤的方证，故用之以通阳化痰，活血宣痹。

此外，川芎、石韦是笔者常用的经验药对，临床用于治疗心悸多有效验。

**关键词：心脏 X 综合征；瓜蒌桂枝茯苓汤方证**

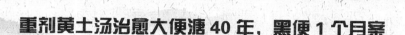

# 重剂黄土汤治愈大便溏40年，黑便1个月案

患者段某，男，82岁。

初诊日期：2013年8月7日。

主诉：大便溏40年，黑便伴胸闷、头晕、乏力1个月。

现病史：患者近40年来大便溏，日1次。近15年来大便急，不能控制，经常性弄脏衣服，因此痛苦不堪。

近1个月来发现体重下降10余斤，并出现黑便，伴胸闷、头晕、全身乏力。

刻下症：长年大便溏，大便急，不能控制，黑便，每天上午6～8点间排便，日1次，胸闷，白天较重，头晕，全身乏力，双下肢尤甚，上2层楼即胸闷、头晕、乏力加重，必须停下来休息，偶有咳嗽，咳少量白色黏痰，口干，纳差，不欲饮食，无饥饿感，饮热水或进食时舌烧灼痛，多寐，小便日3～4次，夜尿1～2次。

查体：精神萎靡，神疲懒言，体形消瘦，面色萎黄略白，舌绛红，无苔，有裂纹，脉沉细无力。

既往史：患者约10年前于北京大学人民医院行痔疮手术，3年前因痔疮复发于我院再次行痔疮手术。

辅助检查：便常规：大便潜血试验（＋）。血常规：血红蛋白（HGB）74.0g/L。肠镜检查：未见异常。

西医诊断：①上消化道出血，中度贫血；②痔疮术后；③消化道恶性肿瘤待除外；④消化道溃疡待除外。

方证辨证：《金匮要略·惊悸吐衄下血胸满瘀血病脉证治第十六》说："下血，先便后血，此远血也，黄土汤主之。"笔者临床体会到黄土汤的方证是：**大便失禁，大便溏，大便急，黑便，全身怕冷，或四肢发凉，心烦热。**本案患者长年大便溏，大便急，不能控制，黑便。符合黄土汤的方证，故方证辨证为黄土汤证。

**中医诊断**：便血。黄土汤证。

**治疗**：方用黄土汤。

伏龙肝 60g（包煎），生甘草 10g，阿胶珠 15g，生地黄 45g，炒白术 15g，黑顺片 10g（先煎 1 小时），黄芩 18g。水煎服，日 1 剂，分早晚 2 次服用，6 剂。

**二诊**：患者喜悦露于言表，诉服中药汤药后食欲逐渐恢复，大便成形，特别是现在大便能自行控制，日 1 次。胸闷、头晕、乏力基本痊愈，现步行 200 米，仍无胸闷、头晕、乏力。口略干，多寐，舌暗红无苔，布满裂纹，脉细。复查便常规：大便潜血试验（－）。

**治疗**：方用炙甘草汤。

炙甘草 30g，阿胶珠 15g，火麻仁 10g，麦冬 15g，生地黄 18g，桂枝 12g，大枣 30g，太子参 30g，生姜 10g。水煎服，日 1 剂，分早晚 2 次服用。

3 剂后患者诸症消失，生活完全自理，复查 HGB 88g/L。

**按语**：黄土汤出自《金匮要略·惊悸吐衄下血胸满瘀血病脉证治第十六》，原文说："下血，先便后血，此远血也，黄土汤主之。黄土汤方亦主吐血、衄血。甘草、干地黄、白术、附子（炮）、阿胶、黄芩各三两，灶中黄土半斤。上七味，以水八升，煮取三升，分温二服。"

清·尤在泾《金匮要略心典》说："下血先便后血者，由脾虚气寒，失其统御之权，而血为之不守也。脾去肛门远，故曰远血。黄土温燥入脾，合白术、附子以复健行之气，阿胶、生地黄、甘草，以益脱竭之血；而又虑辛温之品，转为血病之厉，故又以黄芩之苦寒，防其太过，所谓有制之师也。"黄土汤方中的灶中黄土，又名伏龙肝（我院药房有备），功能涩肠止血。《名医别录》说："伏龙肝，味辛，微温，主治妇人崩中，吐下血，止血，消痈肿毒气。"明代《本草汇言》说："伏龙肝，温脾渗湿，性燥而平，气温而和，味甘而敛，以藏为用者也，故善主血失所藏。"附子、白术温阳健脾以摄血；干地黄、阿胶滋阴养血以止血。反佐黄芩，以防诸温燥药动血。甘草甘缓和中并调和诸药。合为温中健运，养血止血之剂。黄土汤具有刚柔相济，温阳而不伤阴，滋阴而不碍阳的特点。原方中君药灶中黄土用量达半斤（约110g），故在临床运用中灶中黄土（伏龙肝）不应少于30g，笔者临床常用60g，效果好并且未见不良反应。

本案患者长年大便溏，大便急，不能控制，黑便。当属于《金匮要略》所说的"远血"的范畴，结合患者症见精神萎靡，神疲懒言，体形消瘦，面色萎黄略白，脉沉细无力，胸闷，头晕，乏力，双下肢尤甚，上 2 层楼即胸闷、头晕、乏力加重。符合黄土汤的脾阳不足，中焦虚寒，统摄无权之病机，故用黄土汤以温阳健脾摄血。

**关键词：伏龙肝；大便急、不能控制 15 年，6 剂而愈；刚柔相济**

# 瓜蒌薤白半夏汤合栀子厚朴汤合丹参饮治愈胸闷案

患者陈某，女，65岁。

**初诊日期：** 2013年8月14日。

**主诉：** 间断胸闷6年，加重2周。

**现病史：** 患者于6年前出现胸闷，就诊于我院门诊，查心电图示：窦性心律，T波低平，提示心肌缺血，曾间断服用单硝酸异山梨酯缓释片、酒石酸美托洛尔片等，但患者胸闷仍间断发作。

患者2周前胸闷再次发作，较前加重，呈阵发性，伴心慌、气短，后背闷痛，活动后及上午加重，休息或服用速效救心丸后缓解，遂就诊于我处。

**刻下症：** 阵发性胸闷，连及后背，伴持续心慌，上午严重，夜间可平卧，但时有憋醒，纳差，燥热烦躁，口干、口苦，周身乏力，上半身怕热，汗多，善太息，时有恶心、腹胀，大便正常，日1次，夜尿3～4次。

**查体：** 体形偏胖，面色㿠白，舌紫暗，舌尖有星点，薄黄苔，脉沉滑。

**辅助检查：** 心电图：心率59次/分，窦性心动过缓，V1～V6导联的T波双向，Ⅱ、Ⅲ、aVF导联ST段压低。

**方证辨证：**《金匮要略·胸痹心痛短气病脉证治第九》说："胸痹不得卧，心痛彻背者，瓜蒌薤白半夏汤主之。"**笔者临床体会到瓜蒌薤白半夏汤的主要方证是胸痹之胸闷。**本案患者的主诉是间断胸闷6年，加重2周，又诊断为胸痹。故本案患者符合瓜蒌薤白半夏汤的方证，方证辨证为瓜蒌薤白半夏汤证。

《伤寒论·辨太阳病脉证并治中第六》说："伤寒下后，心烦腹满，卧起不安者，栀子厚朴汤主之。"**笔者临床体会到栀子厚朴汤的方证是：心烦腹满，卧起不安。**本案患者症见燥热烦躁、时有腹胀、上半身怕热。符合栀子厚朴汤的方证，故方证辨证为栀子厚朴汤证。

此外，考虑到患者舌紫暗，上半身怕热。符合《时方歌括》丹参饮的方证，故方证辨证为丹参饮证。

**中医诊断：**胸痹。瓜蒌薤白半夏汤证，栀子厚朴汤证，丹参饮证。

**西医诊断：**冠状动脉粥样硬化性心脏病，不稳定型心绞痛，心功能Ⅱ级。

**治疗：**方用瓜蒌薤白半夏汤合栀子厚朴汤合丹参饮。

瓜蒌 30g，薤白 30g，清半夏 9g，桂枝 12g，栀子 18g，厚朴 15g，枳实 12g，丹参 36g，檀香 5g（后下），砂仁 5g（后下）。水煎服，日 1 剂，分早晚 2 次服用，6 剂。

**二诊：**患者诉阵发性胸闷、连及后背缓解约 80%，持续心慌缓解约 90%，夜间无憋醒，纳差缓解约 20%，燥热烦躁缓解约 90%，口干缓解约 50%，夜里仍存在，全天口苦缓解约 50%，白天口苦基本消失，周身乏力缓解约 60%，上半身怕热、汗多已愈，善太息缓解约 40%，恶心、腹胀已愈，大便正常，日 1 次，夜尿 1～2 次。

继续服用原方 3 剂，患者诸症消失。

**按语：**天丹汤是《金匮要略》中的瓜蒌薤白半夏汤与清代陈修园《时方歌括》中的丹参饮的合方，因瓜蒌薤白半夏汤的君药是瓜蒌，瓜蒌又名天瓜；丹参饮的君药是丹参，故瓜蒌薤白半夏汤与丹参饮的合方笔者取名为天丹汤。天丹汤是笔者临床用于治疗冠心病（胸痹）的经验方，全方由瓜蒌 20～30g，薤白 20～30g，清半夏 9～15g，桂枝 9～15g，丹参 20～36g，檀香 4～6g，砂仁 4～6g 组成。天丹汤的方证是：胸闷如窒而痛或胸部刺痛，痰多气短，形体肥胖，伴有倦怠乏力，纳呆或食后腹胀，咯吐痰涎，舌暗，舌体胖大，舌有瘀斑瘀点，苔腻，脉滑或沉滑或沉涩。本案患者阵发性胸闷，连及后背，体形偏胖，面色㿠白，舌紫暗，薄黄苔，脉沉滑。符合天丹汤的方证，故用之以通阳化痰，活血宣痹。

栀子厚朴汤出自《伤寒论》，《伤寒论》原文说："伤寒下后，心烦腹满，卧起不安者，栀子厚朴汤主之。"是仲景为热郁胸膈证而设。笔者临床体会到凡符合热郁胸膈之病机皆可运用。栀子厚朴汤的方证是：心烦腹满，卧起不安。本案患者症见燥热烦躁、时有腹胀、上半身怕热。热邪内入，上到胸中，故见燥热烦躁、上半身怕热；下到胃脘，胃气不利，故见腹满。本案患者符合栀子厚朴汤热郁胸膈的方证，故用之以清热宣郁，除烦消满。

**关键词：天丹汤方证；栀子厚朴汤方证（心烦腹满，卧起不安）**

# 附子汤合侯氏黑散治愈心悸、后背发凉、心中恶塞、四肢烦重案

患者崔某，女，66岁。

**初诊日期：** 2013年8月16日。

**主诉：** 间断心悸、胸痛30年，后背发凉、心中恶寒2年，四肢烦重半个月。

**现病史：** 患者于30年前出现心悸、胸部刺痛，每次持续4～5分钟，喝温水并休息后缓解，就诊于中国医学科学院阜外医院，被诊断为风湿性心脏病，由于病情较轻，未予治疗。

近2年来自觉后背发凉，心中恶寒，喝温水舒服。今年1月于中国医学科学院阜外医院行动态心电图检查，诊为窦性心律，偶发房性早搏，短阵房性心动过速，未进行系统治疗。

患者于8月1日活动后出现胸痛、胸闷，伴大汗，全身乏力，四肢无力尤甚（四肢烦重），心慌，喝温水并休息7～8分钟后自行缓解。患者近半个月内每隔2、3日即发作1次心慌，每次持续4～5分钟，喝温水并休息后缓解，就诊于我处。

**刻下症：** 阵发性心慌、胸前区刺痛、胸闷，伴大汗淋漓，视物旋转，活动后加剧，吸冷气后加剧。心悸发作严重时，心跳欲出，头晕，自觉身体晃动、床晃动，夜间可平卧，无憋醒。汗多，盗汗明显，全身乏力，四肢发沉无力尤甚，四肢发凉，双下肢尤甚，易犯困。后背发凉、恶寒、恶风。左眼胀痛，口苦，口干，心中恶寒，喜饮温水，纳可，大便黏，日行1次，夜尿5次。

**查体：** 体形偏胖，面色㿠白，舌淡暗，苔薄白，有裂纹，脉沉。

**既往史：** 类风湿关节炎34年，左肺浸润型肺结核（已愈），左肺上叶切除术后47年，左侧乳房巨大纤维素瘤，左侧乳房切除术后15年。

**方证辨证**：《伤寒论·辨少阴病脉证并治第十一》说："少阴病，得之一二日，口中和，其背恶寒者，当灸之，附子汤主之。""少阴病，身体痛，手足寒，骨节痛，脉沉者，附子汤主之。"**笔者临床体会到附子汤的方证是：畏寒，手足寒甚，后背发凉，身体痛，骨节痛，脉沉。**本案患者症见阵发性心慌、胸前区刺痛、胸闷，吸冷气后加剧，四肢发凉，后背发凉、恶寒、恶风，体形偏胖，面色㿠白，脉沉。符合附子汤的方证，方证辨证为附子汤证。

《金匮要略·中风历节病脉证并治第五》说："侯氏黑散，治大风，四肢烦重，心中恶寒不足。"**笔者临床体会到侯氏黑散的方证是：头晕或高血压，四肢发沉，胸中怕冷或自觉胸中空虚，喜温饮。**本案患者心中恶寒，喜饮温水，四肢发沉无力尤甚（四肢烦重），心悸发作严重时，头晕，自觉身体晃动、床晃动。特别是患者长年来心悸、胸部刺痛发作，喝温水并休息后缓解，吸冷气后加剧。故本案患者符合侯氏黑散的方证，方证辨证为侯氏黑散证。

**中医诊断**：心悸。附子汤证，侯氏黑散证。

**治疗**：方用附子汤合侯氏黑散。

黑顺片 15g（先煎），茯苓 18g，炒白术 18g，赤芍 16g，太子参 20g，菊花 60g，细辛 9g（先煎），煅牡蛎 30g，桔梗 18g，防风 18g，黄芩 9g，当归 9g，干姜 9g，川芎 9g，桂枝 9g。水煎服，日 1 剂，分早晚 2 次服用，4 剂。

**二诊**：患者诉心慌好转约 90%，胸痛好转约 30%，汗出减少约 70%，乏力好转约 50%，后背发凉、恶寒恶风好转约 20%，困倦未见好转，口干好转约 80%，眼胀痛好转约 10%。大便正常，小便减少，现夜尿 2～3 次，舌暗红，苔薄白，脉弦。

**治疗**：原方改当归为 18g，干姜为 12g，水煎服，日 1 剂，分早晚 2 次服用，7 剂。

**三诊**：患者诉心慌、胸痛、大汗淋漓均愈，乏力好转约 80%，恶寒恶风好转约 50%，困倦好转约 60%，口干好转约 80%，眼胀痛好转约 80%，二便调。

续用原方 3 剂，患者诸症消失。

**按语：**

**（一）关于疗效：**患者心悸间断发作 30 年，后背发凉，心中恶寒 2 年，服用 4 剂中药汤药后均明显好转，继续服用 10 剂中药汤药后诸症消失。可见经方的确有较好的疗效。笔者带教的七年制学生隋某、本科生梁某目睹本案患者的全部治疗过程，并对患者进行了较详细的症状治疗前后对比与记录。

**（二）附子汤方证：**《伤寒论·辨少阴病脉证并治第十一》说："少阴病，得之一二日，口中和，其背恶寒者，当灸之，附子汤主之。""少阴病，身体痛，手足寒，骨节痛，脉沉者，附子汤主之。附子汤：附子二枚（炮，去皮，破八片），茯苓三两，人参二两，白术四两，芍药三两，上五味，以水八升，煮取三升，去滓，温服一升，日三服。"已故伤寒大家刘渡舟认为附子汤主治的方证有两条："一个是以阳虚的背恶寒为主，一个以手足寒，脉反沉，浑身疼痛为主；一个用它治阳虚的恶寒，一个用它治阴寒盛的浑身疼痛。"（见：刘渡舟. 刘渡舟伤寒论讲稿，人民卫生出版社，2013：325）笔者临床体会到附子汤的方证是：畏寒，手足寒甚，后背发凉，身体痛，骨节痛，脉沉。综观本案患者的四诊信息，符合附子汤的方证，故用之以温阳化寒湿。

**（三）侯氏黑散方证：**《金匮要略·中风历节病脉证并治第五》说："侯氏黑散，治大风，四肢烦重，心中恶寒不足。侯氏黑散：菊花四十分，白术十分，细辛三分，茯苓三分，牡蛎三分，桔梗八分，防风十分，人参三分，矾石三分，黄芩三分，当归三分，干姜三分，川芎三分，桂枝三分。上十四味，杵为散。"笔者认为这里的"四肢烦重"其中的"烦"是指"很"的意思，即四肢很重，发沉。近代金匮名家何任认为"侯氏黑散主治中风后遗症（'大风'是指中风时证情急剧，后又半身不遂，无明显热象的一种中风后遗症），症见四肢烦重，举止不利，心胸中有怕冷和空虚的感觉"（见：何任.《金匮要略语译》，人民卫生出版社，2013：33）。笔者临床体会到侯氏黑散的方证是：头晕或高血压，四肢发沉，胸中怕冷或自觉胸中空虚，喜温饮。综观本案患者的四诊信息，符合侯氏黑散的方证，用之以息风活血，化痰通络。

> **侯氏黑散的方证是：头晕或高血压，四肢发沉，胸中怕冷或自觉胸中空虚，喜温饮。**

**关键词：**附子汤方证；侯氏黑散方证（治大风，四肢烦重，心中恶寒不足）；刘渡舟；何任

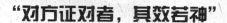

## "对方证对者，其效若神"

### ——经方治愈腹部剑突下硬结块案

患者王某，男，73 岁。

**初诊日期：** 2013 年 8 月 26 日。

**主诉：** 发现腹部剑突下有一硬结块，按之疼痛或呃逆则疼痛 10 天。

**现病史：** 患者有乙型肝炎病毒携带者病史 50 余年，多次复查肝功能正常，1 年前于我院行腹部 CT 示：肝内多发异常强化影，血管瘤可能，肝左叶外侧段团块影，炎性病变？恶性占位不除外。提示肝占位性病变，恶性肿瘤不除外。动态心电图示：窦性心律；房性早搏，成对，差异性传导，短阵房性心动过速；偶发室性早搏。并且患者有胃食管反流病、嗜酒多年，患者平素未见明显不适，遂未予重视及治疗。

10 天前患者发现腹部剑突下有一硬结块，按之疼痛，时有呃逆，呃逆则诱发该硬结块疼痛。

**刻下症：** 腹部剑突下有一硬结块，如苹果大小，按之则疼痛甚，呃逆，呃逆则诱发该硬结块疼痛，每天呃逆 3～5 次，自觉经常性从左侧天枢穴开始，沿弧线向剑突下硬结块处窜痛，每天发作 10 余次，患者因此痛苦恐惧不堪。自觉腹部肌肉成宽条状，局部表面浮起。偶有心悸，头晕，全身乏力，易疲劳，纳可，喜温饮，眠可，大便 1～2 日 1 次，呈细条状。

**查体：** 体形偏瘦，腹诊腹肌成条状、拘急，舌淡红，苔黄腻，脉弦滑。

**方证辨证：**《伤寒论·辨太阳病脉证并治下第七》说："小结胸病，正在心下，按之则痛，脉浮滑者，小陷胸汤主之。" **笔者临床体会认为小陷胸汤的方证是：正在心下（胃脘），按之则痛，或伴有胸闷喘满，咳吐黄痰，苔黄腻，脉浮滑或滑。** 本案腹部剑突下有一硬结块，如苹果大小，按之则疼痛甚。这与《伤寒论》的"小结胸病，正在心下，按之则痛"条文相似，并结合患者舌苔黄腻，脉弦滑，本案患者符合小陷胸汤的方证，故方证辨证为小陷胸汤证。

《金匮要略·血痹虚劳病脉证并治第六》说："虚劳里急，悸，衄，腹中痛，梦失精，四肢酸疼，手足烦热，咽干口燥，小建中汤主之。小建中汤方：

桂枝三两（去皮），甘草三两（炙），大枣十二枚，芍药六两，生姜二两，胶饴。"《伤寒论·辨太阳病脉证并治中第六》说："伤寒，阳脉涩，阴脉弦，法当腹中急痛，先与小建中汤，不差者，小柴胡汤主之。"清代吴谦的《医宗金鉴》谓小建中汤说："先建其中，兼调营卫也，以饴糖为君，芍药配桂枝，以甘守酸敛之性，通行营卫之品，而补益中州，以昌盛气血生化之源，中焦得建，气血自调。"近代伤寒大家刘渡舟说小建中汤的腹诊特点是："你摸他的肚子，他的腹肌成条儿，拘急、痉挛，一条条的，这是个特征。"（见：刘渡舟.《刘渡舟伤寒论讲稿》，人民卫生出版社，2013：99）**笔者临床体会到小建中汤的方证是：胃腹中不适或急痛，胃腹部不适多于饥饿时发作，腹部肌肉（腹直肌）成一条条状，表面浮起，体质虚弱，易疲劳，或伴有心悸、衄血，脉细弱、沉弦或沉紧。**本案体形偏瘦，腹诊腹肌成条状、拘急，偶有心悸，头晕，全身乏力，易疲劳，纳可，喜温饮。符合小建中汤的方证，故方证辨证为小建中汤证。

**诊断：** 积聚。小陷胸汤证，小建中汤证。

**治疗：** 方用小陷胸汤合小建中汤。

黄连 15g，清半夏 18g，瓜蒌 18g，桂枝 30g，炙甘草 30g，大枣 20g，生白芍 45g，生姜 20g，山药 20g，麦芽 20g。水煎服，日 1 剂，分早晚 2 次服用，7 剂。

**二诊：** 患者诉腹部剑突下结块硬度、面积与大小均未改变，但自觉硬结块厚度变薄，按之疼痛感减轻约 70%，现呃逆后无硬结块疼痛，患者"自觉从左侧天枢穴开始，沿弧线向剑突下硬结块处窜痛"已愈。头晕、乏力明显改善。纳眠可，大便每日 1～2 次，成形。

**治疗：** 继续用小陷胸汤合小建中汤：原方改白芍为 60g。水煎服，日 1 剂，分早晚 2 次服用，3 剂。

**三诊：** 患者诉腹部剑突下硬结明显缩小，现在为杏仁大小，并且按之无疼痛，偶有饱食后呃逆，但呃逆后舒畅，每天呃逆 1～2 次，"自觉腹部肌肉成宽条状"基本消失，患者诉"腹部肌肉变软和了"。

继续服用 10 剂，患者腹部剑突下硬结块消失。考虑到患者肝占位性病变，恶性肿瘤不除外，建议患者不要因为硬结块消失而忽视治疗，建议患者下一步于肿瘤专科医院明确诊断及治疗。

**按语：**

**（一）关于疗效：** 本案患者服用中药汤药 7 剂后，"剑突下硬结块，按之疼痛"好转 70%，继续服用中药汤剂 13 剂后，患者剑突下有一硬结块竟消失，患者本人感到十分惊讶！笔者带教的七年制本硕连读研究生尹某目睹本案的治疗过程，尹某说："中医真的很神奇！"其实笔者知道这完全是医圣张仲景经方的功劳，笔者不敢贪功。

（二）小陷胸汤方证：小陷胸汤出自《伤寒论》，小陷胸汤的组成：黄连一两，半夏半升（洗），瓜蒌实大者一枚。明代许宏《金镜内台方议》说："（小陷胸汤）治心下结痛，气喘而闷者。"笔者临床体会认为小陷胸汤的方证是：正在心下（胃脘），按之则痛，或伴有胸闷喘满，咳吐黄痰，苔黄腻，脉浮滑或滑。本案腹部剑突下有一硬结块，如苹果大小，按之则疼痛甚。这与《伤寒论》的"小结胸病，正在心下，按之则痛"条文相似，并结合患者舌苔黄腻，脉弦滑，本案患者符合小陷胸汤的方证，故用之以清热化痰。

（三）小建中汤与重剂白芍：这里重点说一下白芍，《伤寒论》说："伤寒五六日中风，往来寒热，胸胁苦满，嘿嘿不欲饮食、心烦喜呕，或胸中烦而不呕，或渴，或腹中痛，或胁下痞硬，或心下悸、小便不利，或不渴、身有微热，或咳者，小柴胡汤主之。若腹中痛者，去黄芩，加芍药三两。"《伤寒论》又说："病在阳，应以汗解之；……假令汗出已，腹中痛，与芍药三两如上法。""风水，脉浮身重，汗出恶风者，防己黄芪汤主之。腹中痛者加芍药。"由上述条文可知，芍药（白芍）的药证是：腹中痛。本案患者的主诉即腹中痛，故重用白芍，初诊时白芍用量为45g，二诊、三诊时均用白芍60g（医圣仲景在小建中汤原方中芍药是用六两，即约90g。后注：准确地说六两是约83g），旨在用芍药缓急止痛，亦是宗仲景意用药。

> 小陷胸汤的方证是：正在心下（胃脘），按之则痛，或伴有胸闷喘满，咳吐黄痰，苔黄腻，脉浮滑或滑。
>
> 小建中汤的方证是：胃腹中不适或急痛，胃腹部不适多于饥饿时发作，腹部肌肉（腹直肌）成一条条状，表面浮起，体质虚弱，易疲劳，或伴有心悸、衄血，脉细弱、沉弦或沉紧。
>
> 白芍的药证：腹中痛。

关键词：硬结块（如苹果大小）消失；小陷胸汤方证；小建中汤方证；重剂白芍（白芍的药证：腹中痛）

# 葛根乃解肌圣药

## ——治愈头晕、后项背发紧、双下肢发胀、抽搐案

患者孙某，女，57岁。

**初诊日期**：2013年8月21日。

**主诉**：反复头晕、后项背发紧2年余，双下肢发胀，时有抽搐2个月，加重1天。

**现病史**：患者于2年前劳累后出现头晕，后项背发紧，未予治疗，2012年5月出现头晕，伴头胀，心悸，就诊于北大人民医院测血压140/95mmHg，查颈椎X线片：颈椎曲度变直，序列欠佳，第C5～C6椎体边缘骨质增生，第C4/5～C6/7椎间隙狭窄，椎旁韧带钙化。提示颈椎病。经多处求治，未见明显效果，仍反复头晕、后项背发紧。

2个月前出现双下肢发胀，夜间时有抽搐。

1天前劳累后出现头晕加重，遂就诊于我处。

**刻下症**：头晕，双耳如有物堵，后项背发紧，发凉，局部无汗，自觉胸前区烘热，偶有心慌，双膝以下发胀，小腿腹部为甚，夜间时有抽搐，每晚抽搐1～2次。略口干，纳可，眠一般，易醒，大便成形，日1次，小便频，3～4次/夜。

**查体**：体形中等，舌质淡红，苔薄白，有少量裂纹，脉弦细。

**方证辨证**：《伤寒论·辨太阳病脉证并治中第六》说："太阳病，项背强几几，无汗恶风，葛根汤主之。"**笔者临床体会到葛根汤的方证是：项背发紧，恶风恶寒，局部无汗。**本案患者的主诉之一是：头晕，后项背发紧，发凉，局部无汗。符合葛根汤的方证，故方证辨证为葛根汤证。

《伤寒论·辨太阳病脉证并治上第五》说："伤寒脉浮，自汗出，小便数，心烦，微恶寒，脚挛急，反与桂枝欲攻其表，此误也。得之便厥，咽中干，烦躁，吐逆者，作甘草干姜汤与之，以复其阳。若厥愈足温者，更作芍药甘草汤与之，其脚即伸。"**笔者临床体会到芍药甘草汤的方证：脚挛急。**本案患者的主诉之一是双膝以下发胀，小腿腹部为甚，夜间时有抽搐，每晚抽搐

1～2次，符合芍药甘草汤的方证，故方证辨证为芍药甘草汤证。

**中医诊断：**眩晕。葛根汤证，芍药甘草汤证。

**西医诊断：**①颈椎病；②高血压病1级（低危组）。

**治疗：**方用葛根汤合芍药甘草汤。

葛根60g（先煎），生麻黄10g（先煎，去上沫），桂枝25g，生白芍20g，大枣20g，生姜15g，炙甘草30g。水煎服，日1剂，分早晚2次服用，7剂。

**二诊：**患者诉头晕减轻，特别是后项背发紧明显缓解，仍发凉，偶有活动后心慌，汗少，双耳偶感如有物堵，双膝以下发胀减轻大半，双下肢抽搐已愈，自觉胸前区烘热，略口干，纳眠可，血压114/64mmHg。

**治疗：**葛根60g（先煎），生麻黄6g（先煎，去上沫），桂枝25g，生白芍20g，大枣20g，生姜15g，炙甘草30g。水煎服，日1剂，分早晚2次服用，7剂。

**三诊：**患者诉头晕已愈，后颈背发紧、发凉好转约50%，双耳堵塞感明显减轻，每日发作3～5次，偶有心悸，胸前区烘热已愈，双下肢发胀基本已愈，纳眠可，大便1日2次，成形，夜尿2～3次。

**治疗：**原方麻黄改为5g，加川芎12g，石韦12g。水煎服，日1剂，分早晚2次服用，4剂后诸症消失，宛若正常人。

**按语：**《伤寒论·辨太阳病脉证并治中第六》说："太阳病，项背强几几，无汗恶风，葛根汤主之。葛根四两，麻黄三两（去节），桂枝二两（去皮），生姜三两（切），甘草二两（炙），芍药二两，大枣十二枚（擘）。上七味，以水一斗，先煮麻黄、葛根减二升，去白沫，内诸药，煮取三升，去滓，温服一升。覆取微似汗，余如桂枝法将息及禁忌。"这一条是论述太阳伤寒、经输不利的证治。太阳表不解，经脉受邪，气血运用不畅，经输为之不利，因而出现项背强几几的证候。原文中的"恶风"是恶寒的互词。治疗当发汗散寒，疏通经脉，用葛根汤。笔者临床体会到葛根汤的方证是：项背发紧，恶风恶寒，局部无汗。临床凡是符合此方证者，用之多有效验，并且经常会出现奇效！

笔者临床体会到，用葛根汤的要点是葛根的用量，用葛根汤治疗颈椎病，笔者常用50～120g，若量小，则疗效锐减。本案患者的主诉之一是：头晕，后项背发紧，发凉，局部无汗。符合葛根汤的方证，故用之以发汗散寒，疏通太阳经脉。

《伤寒论·辨太阳病脉证并治上第五》说："伤寒脉浮，自汗出，小便数，心烦，微恶寒，脚挛急，反与桂枝欲攻其表，此误也。得之便厥，咽中干，烦躁，吐逆者，作甘草干姜汤与之，以复其阳。若厥愈足温者，更作芍药甘草汤与之，其脚即伸。……芍药甘草汤方，白芍药、甘草各四两（炙）。上二味，以水三升，煮取一升五合，去滓，分温再服。"芍药甘草汤方中芍药酸寒，益阴养血；炙甘草甘温，缓急补虚，二药合用共起酸甘化阴，缓解拘挛之功效。笔者临床体会到芍药甘草汤的方证是：脚挛急。

> **葛根汤的方证是：项背发紧，恶风恶寒，局部无汗。**
> **芍药甘草汤的方证是：脚挛急。**

关键词：葛根汤的运用要点（葛根的用量）；芍药甘草汤方证

# 旋覆花汤合瓜蒌薤白半夏汤治愈胸痛、胸闷、气短案

患者王某，女，51岁。

**初诊日期：**2013年9月9日。

**主诉：**间断发作胸痛、胸闷1年余，加重3天。

**现病史：**患者于2012年9月初因生气出现胸痛、胸闷，未予重视。

2013年9月6日因房产和父母妹妹吵架，极度生气后出现胸痛、胸闷且伴有后背放射痛，咽部发紧，气短，就诊于首都医科大学宣武医院，诊为冠心病，服用单硝酸异山梨酯缓释胶囊、阿托伐他汀钙片，症状稍缓解，仍阵发性胸痛、胸闷，遂就诊于我处。

**刻下症：**阵发性胸痛、胸闷、气短，喜用手按捶胸口处，按捶后舒服，有后背放射痛，如针刺状，后脑勺亦疼痛，生气后加重，休息后稍有缓解，伴有心慌，晨起较明显，每次心慌持续约1分钟，急躁易怒，喜长出气，有全身酸痛感，四肢发凉，偶有头部发蒙，晨起恶心，食后有腹胀感，时有呃逆，口苦，纳可，眠浅易醒，大便日1次，成形，近2日偏干。

**查体：**体形中等，舌淡暗，苔薄黄，脉弦。

**辅助检查：**24小时动态心电图：窦性心律，偶发房早，偶发室早，ST-T改变。

**既往史：**2型糖尿病病史17年，皮下注射诺和灵30R，早餐前32IU，晚餐前28IU，血糖控制欠佳。

**西医诊断：**①冠状动脉粥样硬化性心脏病，不稳定型心绞痛，心功能Ⅱ级，偶发房早，偶发室早；②2型糖尿病。

**方证辨证：**《金匮要略·五脏风寒积聚病脉证并治第十一》说："肝着，其人常欲蹈其胸上，先未苦时，但欲饮热，旋覆花汤主之。"**笔者临床体会到叶氏旋覆花汤（旋覆花、薤白、茜草、桃仁、柏子仁、当归、郁金）的方证是：**

脐上水分穴压痛明显，胸前区不适，喜按揉胸前区，按揉后缓解，诸症常觉休息时加重，活动后减轻，舌暗，脉沉涩或弦或弦涩。本案患者的主诉是阵发性胸痛、胸闷、气短，喜用手按捶胸口处，按捶后舒服。这与"肝着，其人常欲蹈其胸上"条文描述相同，结合患者每次胸痛、胸闷均是由生气诱发，急躁易怒，口苦，舌淡暗，苔薄黄，脉弦。故本案患者符合叶氏旋覆花汤的方证，故方证辨证为叶氏旋覆花汤证。

《金匮要略·胸痹心痛短气病脉证治第九》说："胸痹不得卧，心痛彻背者，瓜蒌薤白半夏汤主之。"**笔者临床体会到瓜蒌薤白半夏汤的主要方证是胸痹之胸闷。**本案患者症见阵发性胸痛、胸闷，有后背放射痛。故本案患者符合瓜蒌薤白半夏汤的方证，故方证辨证为瓜蒌薤白半夏汤证。

**中医诊断**：胸痹。叶氏旋覆花汤证，瓜蒌薤白半夏汤证。

**治疗**：方用叶氏旋覆花汤合瓜蒌薤白半夏汤。

旋覆花45g（包煎），茜草15g，当归18g，桃仁12g，柏子仁20g，薤白18g，瓜蒌18g，清半夏9g，桂枝12g。水煎服，日1剂，分早晚2次服用，5剂。

**二诊**：患者诉胸痛、胸闷、心慌均已愈；气短、喜长出气症状亦消失；后背放射痛、后脑勺疼痛、全身酸痛感均已愈；急躁易怒好转约50%；四肢发凉、头部发蒙、恶心、食后腹胀感、口苦均已愈，呃逆好转约60%，纳眠可，二便调。

**治疗**：继续服用原方3剂，患者诸症消失，诉生气后无胸痛、胸闷、气短。

**按语**：《金匮要略·五脏风寒积聚病脉证并治第十一》说："肝着，其人常欲蹈其胸上，先未苦时，但欲饮热，旋覆花汤主之。"清代叶天士用旋覆花汤治疗肝络凝瘀一证，加当归、桃仁、柏子仁，笔者在本案中主要是应用了叶氏的经验。本案患者的主诉是阵发性胸痛、胸闷、气短，喜用手按捶胸口处，按捶后舒服。这与《金匮要略》的"肝着，其人常欲蹈其胸上"条文描述相同，结合患者每次胸痛、胸闷均是由生气诱发，急躁易怒，口苦，舌淡暗，苔薄黄，脉弦，符合肝络凝瘀病机，故用叶氏旋覆花汤疏肝通络化瘀。

此外，本案患者还症见"阵发性胸痛、胸闷、有后背放射痛"，符合《金匮要略》的"胸痹不得卧，心痛彻背者，瓜蒌薤白半夏汤主之"条文（方证）。故用瓜蒌薤白半夏汤以温通心阳，化痰宣痹。

**关键词**：旋覆花汤方证；叶天士

# 泻青丸合桂枝加葛根汤
## 治愈头晕、颈背部发紧不适如石压案

患者赵某，女，52 岁。

**初诊日期：**2013 年 8 月 27 日。

**主诉：**头晕反复发作 3 年，颈背部发紧不适如石压感 11 个月。

**现病史：**3 年前患者出现头晕，就诊于我院急诊，诊为多发性腔隙性脑梗死，之后头晕反复发作。

2012 年 10 月开始出现后项背部发紧，似有石头压，经常性从右肩颈部开始向下窜麻至手指，局部怕风怕冷，即使在炎热的夏天坐空调车也需要戴着围脖，旁人颇以为怪。2013 年 3 月 2 日于北京医院查颈椎核磁：颈椎生理曲度变直，椎体顺序欠佳，颈椎 C3 ～ C7 椎体边缘骨质增生，颈椎 C2 ～ C7 椎间盘在 T2WI 上信号降低，颈椎 C3 ～ C7 椎间盘向后突出，硬膜囊前缘受压，其中颈椎 C4 ～ C6 椎间盘突出较明显，脊髓形态、信号未见明显异常。黄韧带无明确增厚。印象：颈椎退行性改变，颈椎 C3 ～ C7 椎间盘突出。

1 周前患者出现头晕、颈背部发紧不适加重，伴乏力，倦怠嗜卧，予丹红、天麻素等药物治疗，患者头晕稍改善，但仍觉头晕、颈背部发紧不适如石压。遂就诊于我处。

**刻下症：**头晕、头痛，颈背部发紧不适，似有石头压，局部怕风，怕凉、有汗。经常性从右肩颈部开始向下窜麻至手指中间 3 个指头，倦怠乏力、嗜卧，眠可，易醒。纳可，大便 2 ～ 3 日 1 次，偏干，小便可。

**查体：**体形偏胖，舌淡暗，苔薄黄，脉弦实。

**方证辨证：**《小儿药证直诀》原文说泻青丸"治肝热搐搦，脉洪实"。**泻青丸的主要方证（主证）是：头晕、头痛、口苦，急躁易怒，尿赤便秘，脉洪实。**本案患者症见头晕、头痛，大便 2 ～ 3 日 1 次，偏干，脉弦实。符合泻青丸的方证，故本案患者方证辨证为泻青丸证。

《伤寒论·辨太阳病脉证并治上第五》说："太阳病，项背强几几，反汗出恶风者，桂枝加葛根汤主之。"**笔者临床体会到桂枝加葛根汤的方证是：项背发紧，恶风恶寒，局部汗出，触诊局部发凉。**本案患者症见颈背部发紧不适，似有石头压，局部怕风，怕凉，有汗。符合桂枝加葛根汤的方证，故本案患者方证辨证为桂枝加葛根汤证。

**中医诊断：** 眩晕。泻青丸证，桂枝加葛根汤证。

**西医诊断：** ①多发性腔隙性脑梗死；②颈椎间盘突出症，压迫脊髓。

**治疗：** 方用泻青丸合桂枝加葛根汤。

龙胆草15g，当归18g，栀子15g，生大黄9g，防风12g，羌活12g，川芎18g，淡竹叶12g，天麻50g，钩藤20g，菊花18g，桂枝20g，葛根60g（先煎），白芍20g，大枣30g，生姜20g，炙甘草30g。水煎服，日1剂，分早晚2次服用，3剂。

**二诊：** 患者诉头晕已愈，颈背部发紧不适如石压感及局部怕凉症状消失，现后颈背部自觉微微发热舒服。左上肢窜麻（次数、范围）减轻约30%，纳眠可，大便2天1次，小便调。

**治疗：** 原方改当归为20g，生大黄为10g，葛根为90g。

继续服用4剂后，患者头晕、颈部发紧不适如石压感、倦怠乏力、嗜卧均痊愈。

**按语：** 泻青丸是宋代医家钱乙所创制的一首方剂，出自《小儿药证直诀》。原书主治证为"治肝热搐搦，脉洪实"。泻青丸功能清肝泻火，主治肝经郁火所致的目赤肿痛、烦躁易怒、不能安卧、尿赤便秘、脉洪实。泻青丸全方在功效上能泻能补，能散能收，从而使全方泻肝而不伤肝气，升散而不助火势，可谓泻肝之善法。清·吴谦的《医宗金鉴》谓泻青丸说："龙胆草直入肝经，以泻其火，佐栀子、大黄，使其所泻之火，从大小二便而出，是治火之标也。肝主风，风能生火，治肝不治风，非其治也。故用羌活、防风散肝之风，即所以散肝之火，是治火之本也，肝之情欲散，故用川芎之辛以散之。肝之质喜滋、故用当归之濡以润之。是于泻肝之中，寓有养肝之意。泻肝者，泻肝之病也，养肝者，悦肝之神也。盖肝木主春，乃阳升发动之始，万物生化之源，不可伤也。"可见钱乙的泻青丸配伍十分精妙。近代已故名医印会河谓泻青丸的主症为：头晕、头痛、便秘。本案患者症见头晕、头痛，大便2～3日1次，偏干，脉弦实。符合泻青丸的方证，故用之以清肝泻火。

桂枝加葛根汤出自《伤寒论》，桂枝加葛根汤的组成：葛根四两，桂枝二两（去皮），芍药二两，生姜三两（切），甘草二两（炙），大枣十二枚（擘）。

桂枝加葛根汤方中桂枝汤，调和营卫，解肌祛风；葛根宣通经气，解经脉气血之郁滞，滋阴润燥，以缓解经脉之拘急。本案患者症见颈背部发紧不适，似有石头压，局部怕风，怕凉、有汗。符合桂枝加葛根汤的方证，故用之以疏通经脉。

昔日笔者读清末经方大家曹颖甫的《经方实验录》中的第一十二案"葛根汤证其一"，曹氏说："服（葛根汤）后顷刻，觉背内微热，再服，……病遂告瘥。"笔者初读此文时，对"背内微热"不以为信。今日治疗本案患者，本患者颈背部发紧不适，似有石头压，局部怕风，怕凉11个月，服用桂枝加葛根汤（重剂葛根）3剂后"颈背部发紧不适如石压感及局部怕凉症状消失，现后颈背部自觉微微发热舒服"，本案患者也是出现了"后颈背部自觉微微发热"，这与曹氏说的服用葛根汤后"觉背内微热"一致，通过本案的验证，可知曹氏之言真矣！

> 桂枝加葛根汤的方证是：项背发紧，恶风恶寒，局部汗出，触诊局部发凉。

关键词：服用葛根汤或桂枝加葛根汤后当出现"后颈背部微微发热"；《经方实验录》

# 经方治愈 20 年头痛、头麻木案

患者张某，女，69 岁。

**初诊日期**：2013 年 9 月 4 日。

**主诉**：右侧头痛反复发作 20 年，加重伴间断胸闷、气短 5 年。

**现病史**：20 年前患者因工作劳累加之压力大，长期熬夜后出现偏头痛（右侧），之后曾于我院查头颅 CT：两侧侧脑室旁见斑点状低密度影，脑室周围白质密度略减低。提示两侧侧脑室旁多发腔隙性脑梗死；轻度脑白质变性。颈部 B 超：双侧颈动脉硬化，右锁骨下动脉起始处斑块形成。脑血流图：右侧椎动脉流速升高，右椎动脉血流速 106（cm/s），提示右侧椎动脉狭窄（轻度）。

5 年前患者出现胸闷、气短、心悸，右侧头痛较前加重，至中国医学科学院阜外医院就诊，被诊断为冠心病、心肌供血不足、心动过缓，其间患者间断发作胸闷、气短、心悸。患者于 2013 年 6 月 13 日在本院行冠脉造影 +PCI 术，植入支架 1 枚，现用阿司匹林肠溶片、硫酸氢氯吡格雷片、硝酸异山梨酯片、阿托伐他汀钙片治疗。

2 个月前患者出现发作性胸闷、气短，遂就诊于我处。

**刻下症**：右侧头部持续疼痛、麻木，连及后脑勺、耳后，局部怕风怕寒。右侧肢体麻木伴肩胛内侧发紧，局部晨起有汗。平素气短、喜长出气、全身乏力，偶有胸闷，夜间可平卧，盗汗，夜间易出冷汗，烦躁不安，肝区隐痛，喜温饮，纳可，睡眠欠佳，每晚能睡 3 ~ 4 小时，入睡困难，易醒，大便干，3 ~ 5 日 1 行，夜尿 1 次。

**查体**：舌暗淡，苔薄黄，脉弦迟。

**方证辨证**：《伤寒论·辨厥阴病脉证并治第十二》说："干呕，吐涎沫，头痛者，吴茱萸汤主之。"《伤寒论·辨少阴病脉证并治第十一》说："少阴病，吐利，手足逆冷，烦躁欲死者，吴茱萸汤主之。"**笔者临床体会到吴茱萸汤的方证是：头痛，局部怕风怕寒，腹泻或呕吐，躁扰不安，手足发冷。主要方**

证是：**头痛，局部怕风怕寒，或腹泻、呕吐。**本案患者症见右侧头部持续疼痛、麻木，连及后脑勺、耳后，局部怕风怕寒，符合吴茱萸汤的方证，故方证辨证为吴茱萸汤证。

《伤寒论·辨太阳病脉证并治上第五》说："太阳病，项背强几几，反汗出恶风者，桂枝加葛根汤主之。"**笔者临床体会到桂枝加葛根汤的方证是：项背发紧，恶风恶寒，局部汗出，触诊局部发凉。**本案患者症见右上下肢麻木伴肩胛内侧发紧，局部有汗。符合桂枝加葛根汤的方证，故本案患者方证辨证为桂枝加葛根汤证。

升陷汤出自张锡纯《医学衷中参西录》，原文谓升陷汤治疗大气下陷之"气短不足以息；或努力呼吸，有似乎喘；或气息将停，危在顷刻"。本案患者症见平素气短、喜长出气、全身乏力，符合升陷汤的方证，故方证辨证为升陷汤证。

**中医诊断：**头痛。吴茱萸汤证，桂枝加葛根汤证，升陷汤证。

**西医诊断：**①多发腔隙性脑梗死；②双侧颈动脉硬化，右锁骨下动脉起始处斑块形成，右侧椎动脉狭窄（轻度）；③冠状动脉粥样硬化性心脏病，不稳定型心绞痛 PCI 术后；④便秘。

**治疗：**方用吴茱萸汤合桂枝加葛根汤合升陷汤。

吴茱萸 12g，党参 30g，大枣 20g，生姜 15g，桂枝 18g，白芍 18g，炙甘草 20g，葛根 60g（先煎），生黄芪 50g，桔梗 15g，柴胡 15g，升麻 10g，知母 12g，肉苁蓉 60g。水煎服，日 1 剂，分早晚 2 次服用，7 剂。

**二诊：**患者诉右侧头痛、头麻木好转约 70%，局部仍怕风怕寒。右上下肢麻木、肩胛内侧发紧症状较前好转 60%～70%。胸闷、气短好转 70%，仍有喜长出气。全身乏力好转 50%，晨起后易出汗，睡眠欠佳，入睡困难好转约 50%，便秘好转约 50%，现大便 3～4 日 1 行，成形。喜温饮，肝区隐痛，纳食可，舌暗淡，苔薄黄，脉弦迟。

**治疗：**方用吴茱萸汤合桂枝加葛根汤合升陷汤合济川煎。

吴茱萸 12g，党参 30g，大枣 20g，生姜 15g，桂枝 18g，白芍 18g，炙甘草 20g，葛根 90g（先煎），生黄芪 50g，桔梗 15g，柴胡 15g，升麻 10g，知母 12g，肉苁蓉 60g，当归 25g，牛膝 18g，泽泻 15g，枳实 15g。水煎服，日 1 剂，分早晚 2 次服用，4 剂。

**三诊：**患者诉右侧头痛、头麻木好转约 80%，平时已无明显头痛、头麻木，只是活动后或受风、受寒后感觉头右侧麻木。上下肢麻木、肩胛内侧发紧症状较前好转约 80%。胸闷、气短、喜长出气好转约 80%，盗汗缓解约 60%，便秘好转约 70%，大便 3 日 1 行，成形，略干，喜温饮，肝区无隐痛，纳可。

**治疗：** 继续服用原方 7 剂，患者诉头痛、头麻木、上下肢麻木、肩胛内侧发紧、胸闷、气短、喜长出气、便秘均痊愈，精神佳。

**按语：** 《伤寒论·辨厥阴病脉证并治第十二》说："干呕，吐涎沫，头痛者，吴茱萸汤主之。吴茱萸一升（汤洗七遍），人参三两，大枣十二枚（擘），生姜六两。以上四味，以水七升，煮取二升，温服七合，日三服。"《伤寒论·辨少阴病脉证并治第十一》说："少阴病，吐利，手足逆冷，烦躁欲死者，吴茱萸汤主之。"日本汉方学家矢数道明谓吴茱萸汤说："吴茱萸汤用于寒饮上下流窜，既吐又下利，烦躁、手足厥冷、症状严重者；因虚证引起寒证者。"（见：矢数道明.临床应用汉方处方解说.学苑出版社，2011：122）**笔者临床体会到吴茱萸汤的方证是：头痛，局部怕风怕寒，腹泻或呕吐，躁扰不安，手足发冷。主要方证是：头痛，局部怕风怕寒，或腹泻、呕吐。** 本案患者的"右侧头部持续疼痛、麻木，连及后脑勺、耳后，局部怕风怕寒"症状，乃厥阴寒邪，循经上逆，上冲头部所致。

本案患者症见右上下肢麻木伴肩胛内侧发紧，局部有汗。这与《伤寒论·辨太阳病脉证并治上第五》中"太阳病，项背强几几，反汗出恶风者，桂枝加葛根汤主之"的描述基本相似，故采用桂枝加葛根汤以调和营卫，解肌祛风，升津舒经。

本案患者为老年女性，长年便秘，大便干，3～5 日 1 行。故合用明代《景岳全书》中的济川煎以温润通便。

---

> 吴茱萸汤的方证是：头痛，局部怕风怕寒，腹泻或呕吐，躁扰不安，手足发冷。

---

**关键词：** 吴茱萸汤方证；桂枝加葛根汤方证

# 经方治愈严重失眠采撷

笔者在"读经典、做临床"的学习中，尝试采用经方黄连阿胶汤、酸枣仁汤治疗严重失眠，取得了令人满意的疗效。现举验案二则以飨同道，并叙述了多年来笔者运用黄连阿胶汤、酸枣仁汤的临床体会与心得。笔者认为运用经方，关键是要着眼于经方的经典原文，明方证，尽量用原方原量，如黄连阿胶汤中的鸡子黄不可缺少，并且不能用溏心鸡蛋代替，否则无效或疗效锐减。酸枣仁汤中的酸枣仁，医圣张仲景用的是二升（224g），所以运用酸枣仁汤治疗失眠时，酸枣仁一定要大剂量（90g、112g 或 224g），否则疗效锐减。坚持用张仲景经方的原方原量，常常会效如桴鼓。

## 一、黄连阿胶汤治愈失眠 12 年案

患者金某，女，66 岁。

**初诊日期：** 2013 年 9 月 24 日。

**主诉：** 严重失眠 12 年，加重 8 年。

**现病史：** 患者于 2001 年因与丈夫吵架极度生气后出现入睡困难，当时能睡 5～6 小时，容易醒，常做噩梦，曾间断服用酸仁安神液等药物治疗，睡眠稍改善。2002 年又与丈夫吵架后出现失眠加重，彻夜不能入睡，伴头晕，就诊于首都医科大学宣武医院，给予艾司唑仑片 1mg（1 片）或佐匹克隆片 7.5mg（1 片），能睡 4 个小时，容易醒，噩梦连连。

2005 年生气后出现失眠加重，服用艾司唑仑片 1mg 或佐匹克隆 7.5mg 仍彻夜不能入睡，严重时服用艾司唑仑 4mg（4 片），仍不能入睡。就诊于首都医科大学宣武医院，诊断为严重失眠、抑郁症，给予晚上服用氯硝安定片 2mg（1 片），并给予黛力新 10.5mg，早晚各 1 次（共 2 片）或百忧解分散片 20mg（1 片）晚上服用，夜间能睡 3～4 小时，仍容易醒，夜间噩梦连连。近 8 年来患者一直服用氯硝安定片 2mg（晚上服用）、黛力新 10.5mg，早晚各 1 次，并曾间断服用某民间验方，仍每晚只能睡约 3 个小时，痛苦不堪。

**刻下症：**严重失眠，现口服氯硝西泮 2mg 可睡 3 小时，夜间多梦，噩梦连连，不服用药物则彻夜不眠。气短，喜长出气，心中烦，夜间加重，口干，无口苦，纳可，大便正常，1～2 次/天，成形。

**查体：**体形中等，舌质红，光亮，无苔，布满横裂纹，脉弦细。

**方证辨证：**《伤寒论·辨少阴病脉证并治第十一》说："少阴病，得之二三日以上，心中烦，不得卧，黄连阿胶汤主之。"**笔者临床体会到黄连阿胶汤的方证是：精神萎靡，心中烦，失眠，舌红少苔。**本案患者症见严重失眠，心中烦，夜间加重，口干，舌质红，光亮，无苔、布满横裂纹，脉弦细。符合黄连阿胶汤的方证，故方证辨证为黄连阿胶汤证。

**中医诊断：**不寐。黄连阿胶汤证。

**西医诊断：**①严重失眠；②抑郁症。

**治疗：**嘱患者停氯硝安定片、黛力新，只服用中药汤药治疗。方用黄连阿胶汤。

黄连 18g，黄芩 12g，阿胶珠 18g，生白芍 18g，鸡子黄 2 枚。水煎服，日 1 剂，分 2 次，晚饭前及睡觉前 2 小时各服用 1 次。

**二诊：**患者诉服用中药汤剂 1 剂后睡眠明显好转，当晚未服用氯硝西泮、黛力新，睡眠时间为 7 小时，中间醒 2 次，但均能很快又入睡，无多梦，气短、喜长出气缓解约 90%，心中烦已愈，口干好转约 50%，纳可，二便调。

继续服用 1 剂，患者夜间能睡眠 8～9 小时，无梦，醒后精神佳，诸症消失，较前判若两人。

**按语：**本案患者严重失眠 12 年，服用黄连阿胶汤原方，1 剂好转大半，2 剂痊愈。可见运用经方可以达到"一剂知，二剂已"的神奇效果。《伤寒论·辨少阴病脉证并治第十一》说："少阴病，得之二三日以上，心中烦，不得卧，黄连阿胶汤主之。黄连阿胶汤方：黄连四两，黄芩二两，芍药二两，鸡子黄二枚，阿胶三两。上五味，以水六升，先煮三物，取二升，去滓，内胶烊尽，小冷，内鸡子黄，搅令相得，温服七合，日三服。"笔者临床体会到运用黄连阿胶汤的要点有二：一是方中的鸡子黄不可缺，缺少鸡子黄的黄连阿胶汤治疗失眠多无效，方中的鸡子黄也不能像某些学者所说的用溏心鸡蛋代替，若用溏心鸡蛋代替，疗效会锐减，这一点笔者在临床上曾反复验证过！笔者在临床上用鸡子黄的经验：让患者将汤药放至小冷，先将鸡蛋敲破一小口，流出蛋清，自然就只剩下鸡蛋黄，然后将鸡子黄放入汤药中，搅拌后服用。二是要明确黄连阿胶汤的方证，笔者临床体会到黄连阿胶汤的方证是：精神萎靡，心中烦，失眠，舌红少苔。本案患者症见严重失眠，心中烦，夜间加重，口干，舌质红，光亮，无苔、布满横裂纹，脉弦细。符合黄连阿胶汤的方证，故用之以滋阴降火，交通心肾。

## 二、重剂酸枣仁汤治愈失眠 2 年案

患者李某，女，53 岁。

**初诊日期**：2013 年 9 月 10 日。

**主诉**：失眠 2 年，加重伴持续头晕 5 天。

**现病史**：患者于 2 年前因住处附近大型机器声吵闹开始出现失眠，易醒，每晚能睡 1～2 小时，醒后难以入睡。曾经反复在我院睡眠科、心理科就诊，服用中药汤剂治疗，未见明显效果。半个月之后患者搬家至新住地后即使夜间无声音吵闹仍失眠，每晚能睡 3～4 小时，夜间时有憋醒，伴头晕、心悸，醒后就再也不能入睡。

近 5 天出现失眠加重，入睡困难，持续头晕，遂就诊于我处。

**刻下症**：失眠，每晚能睡 2～4 小时，每每于凌晨 1～2 点醒来，就无法再次入睡，伴头晕、心悸、憋气、胸闷。颈背部发紧，左肩背部疼痛不适，局部有汗，头晕严重时持续一整天，伴恶心、纳差，食后有腹胀感，偶有反酸烧心，呃逆，大便日行 1～2 次，不成形。小便可。

**查体**：体形中等，舌淡红，苔薄黄，脉弦细。

**辅助检查**：心脏超声：二尖瓣脱垂综合征，左室增大，二尖瓣反流（轻度），三尖瓣反流（轻度），左室舒张功能减低（2013 年 9 月 11 日）。冠脉 CTA：左冠前降支远段浅肌桥 - 壁冠状动脉形成，余冠状动脉未见显著异常。颈椎 CT：颈椎序列可，曲度变直，C5/6 椎间隙狭窄，关节面硬化，椎间盘向后突出，未见椎管狭窄，多发椎体边缘骨质增生。提示：①颈椎退行性变，颈椎 C5/6 椎间盘突出；②颈椎骨质增生。24 小时动态心电图：①窦性心律；②偶发房早，可见成对、联律、房速；③多源室性早搏，可见联律，成对；④ T 波改变（2013 年 9 月 17 日）。

**方证辨证**：《金匮要略·血痹虚劳病脉证并治第六》说："虚劳虚烦不得眠，酸枣仁汤主之。"**笔者临床体会到酸枣仁汤的方证是：失眠，生气后诱发或加重，易发脾气，乏力，易疲劳，舌有液线，脉弦细或细数。**本案患者症见失眠，每晚能睡 2～4 小时，每每于凌晨 1～2 点醒来，就无法再次入睡，伴头晕、心悸、憋气、胸闷，脉弦细。符合酸枣仁汤的方证，故方证辨证为

酸枣仁汤证。

《伤寒论·痰饮咳嗽病脉证并治第十二》说："心下有支饮，其人苦冒眩，泽泻汤主之。"**笔者临床体会到泽泻汤的方证是：舌体肥大异常，头晕，呈持续性，头晕与体位无关，大便素溏，苔水滑或白腻，脉弦沉。**本案患者的一个典型症状是头晕，头晕严重时持续一整天，伴恶心，纳差，食后有腹胀感，偶有反酸烧心，呃逆，大便日行 1～2 次，不成形。符合泽泻汤的方证，故方证辨证为泽泻汤证。

**中医诊断：**不寐。酸枣仁汤证，泽泻汤证。

**西医诊断：**①严重失眠；②冠脉肌桥；③二尖瓣脱垂综合征，心律失常，偶发房早，偶发室早；④颈椎病，颈椎间盘突出症。

**治疗：**方用酸枣仁汤合泽泻汤。

酸枣仁 120g（先煎），川芎 15g，知母 18g，茯苓 18g，炙甘草 30g，泽泻 38g，炒白术 15g。水煎服，日 1 剂，分 2 次，晚饭前及睡觉前 2 小时各服用 1 次，7 剂。

**二诊：**患者诉失眠改善，现能睡约 5 个小时，近 3 天来仅 1 次出现凌晨 1～2 点醒来，伴头晕、心悸、憋气，但较前好转大半，然后大约半小时后又入睡。仍颈背部发紧，左肩背部疼痛不适，局部有汗。

**治疗：**方用酸枣仁汤合泽泻汤合桂枝加葛根汤。

酸枣仁 224g（先煎），川芎 15g，知母 18g，茯苓 18g，炙甘草 30g，桂枝 12g，白芍 12g，生姜 12g，大枣 20g，葛根 60g，泽泻 38g，炒白术 15g。水煎服，日 1 剂，晚饭前及睡前 2 个小时各服用 1 次，7 剂。

患者诉服药 1 剂后当晚从 9～10 点开始入睡，到第二天早上 5 点才醒，睡眠达 7～8 个小时，患者诉这一晚是近 2 年来睡得最好的一晚，醒后精神好，头晕好转约 90%。

继续服用原方 3 剂，患者失眠、头晕、心悸均愈，现能睡约 8 个小时，精神佳。

**按语：**《金匮要略·血痹虚劳病脉证并治第六》说："虚劳虚烦不得眠，酸枣仁汤主之。酸枣仁汤方：酸枣仁二升，甘草一两，知母二两，茯苓二两，川芎二两。上五味，以水八升，煮酸枣仁，得六升，内诸药，煮取三升，分温三服。"酸枣仁汤是医圣张仲景为肝血不足，虚热内扰，血不养心证而设。中医理论认为"心藏神""肝藏魂"，失眠与心肝二脏关系最为密切。"肝主藏血"，血虚生内热，虚热内扰，加之血虚不能养心，则神魂不宁，所以心烦不得眠。笔者临床体会到酸枣仁汤的使用关键有两点。一是酸枣仁的用量，至少应该用 55g，笔者一般用 90～112g，最多用 224g。《伤寒论》中酸枣仁汤原方用酸枣仁是二升，据学者考证，酸枣仁一升是 112g（见：范吉平，程先宽．经方剂量解秘．中国中医药出版社，2011：108），所以张仲景《伤寒论》原方中酸枣仁的用量是 224g。笔者在本案中只是用了医圣张仲景酸枣仁的半量（一诊时用 112g）和原量（二诊时用 224g）。酸枣仁是 2002 年《卫生部关于进一步规范保健食品原料管理的通知》中规定的既是食品又是药品的中药，所以可以放心大剂量使用。二是酸枣仁汤的服药方法，笔者的临床经验是中药汤剂日 1 剂，分 2 次服用，让患者晚饭前服用 1 次，睡前 2 小时服用 1 次，切不可早晚服用。

此外，本案患者还症见颈背部发紧，左肩背部疼痛不适，局部有汗。这与《伤寒论·辨太阳病脉证并治上第五》中"太阳病，项背强几几，反汗出恶风者，桂枝加葛根汤主之"的描述基本相似，故采用桂枝加葛根汤以调和营卫，解肌祛风，升津舒经。

**关键词：黄连阿胶汤；鸡子黄；酸枣仁汤；重剂酸枣仁；仲景原方原量**

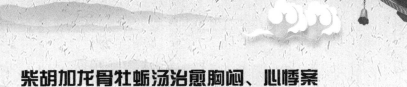

# 柴胡加龙骨牡蛎汤治愈胸闷、心悸案

患者荫某，男，68岁。

**初诊日期：** 2013年9月2日。

**主诉：** 反复胸闷、心悸1月余，加重2周。

**现病史：** 患者于2013年8月初出现胸闷，每次发作持续5～6分钟，每天发作2～3次，伴心慌，生气后尤明显，服用多种中西药，未见明显效果。

2周前患者于生气后出现胸闷、心悸加重，于我院门诊就诊，予稳心颗粒口服治疗，服药后症状未缓解。遂就诊于我处。

**刻下症：** 胸闷、心悸、气短，白天较明显，生气后加重，休息后稍缓解，头痛、头晕、耳鸣，无后背部放射痛。偶有咳嗽咳痰，痰液白色黏稠，全身乏力，易生气，时有心烦，夜间可平卧，晨起口苦明显，纳眠可，大便日1次，成形，偏干，小便调。

**查体：** 体形中等，舌淡暗，苔白略黄，中有裂纹，脉弦滑。

**既往史：** 2型糖尿病病史12年，口服阿卡波糖50mg 3/日，皮下注射诺和灵30R，早餐前9IU，晚餐前9IU。血糖控制良好。

**辅助检查：** 冠脉CTA：右冠主干近段非钙化及多个小点状钙化斑块，管腔最窄处狭窄约30%，左前降支近段钙化斑块，管腔最窄约小于50%；回旋支中远段钙化及混合斑块，管腔最窄约70%；左冠第一边缘支近段管壁点状钙化，管腔未见狭窄。提示：冠心病。

**西医诊断：** ①冠状动脉粥样硬化性心脏病，不稳定型心绞痛，心功能Ⅱ级；②2型糖尿病。

**方证辨证：**《伤寒论·辨太阳病脉证并治中第六》说："伤寒八九日，下之，胸满烦惊，小便不利，谵语，一身尽重，不可转侧者，柴胡加龙骨牡蛎汤主之。"**笔者临床体会到柴胡加龙骨牡蛎汤的方证是：胸胁苦满或胸闷，口**

苦，易惊，心悸亢进，夜梦多，易醒，身动乏力，腹胀，便秘，脉弦或细数。本案患者症见胸闷、生气后加重，晨起口苦明显，心悸、易生气，时有心烦，全身乏力，大便偏干，脉弦滑。符合柴胡加龙骨牡蛎汤的方证，故方证辨证为柴胡加龙骨牡蛎汤证。

**中医诊断：** 胸痹。柴胡加龙骨牡蛎汤证。

**治疗：** 方用柴胡加龙骨牡蛎汤。

柴胡 15g，黄芩 15g，清半夏 9g，生大黄 6g，茯苓 15g，桂枝 15g，磁石 25g，生牡蛎 20g，生龙骨 20g，太子参 20g，生姜 10g，大枣 20g，川芎 18g，石韦 18g。水煎服，日 1 剂，分早晚 2 次服用，7 剂。

**二诊：** 患者诉胸闷、心悸、气短缓解约 80%，偶尔发作胸闷，每次持续时间仅几秒。咳嗽咳痰好转约 50%，痰液白色略黄，质黏稠，晨起口苦好转约 70%，头痛、头晕、耳鸣、全身乏力稍改善，心烦基本已愈，纳眠可，大便日 1～2 次，成形。

**治疗：** 继续服用原方 3 剂，患者诸症消失，

随访 2 周，患者胸闷、心悸未再发作。

**按语：**《伤寒论·辨太阳病脉证并治中第六》说："伤寒八九日，下之，胸满烦惊，小便不利，谵语，一身尽重，不可转侧者，柴胡加龙骨牡蛎汤主之。柴胡四两，龙骨、黄芩、生姜（切）、铅丹、人参、桂枝（去皮）、茯苓各一两半，半夏二合半（洗），大黄二两，牡蛎一两半（熬），大枣六枚（擘）。上十二味，以水八升，煮取四升，内大黄，切如棋子，更煮一两沸，去滓，温服一升。"

金·成无己的《注解伤寒论》说："伤寒八九日，邪气已成热，而复传阳经之时，下之虚其里而热不除。胸满而烦者，阳热客于胸中也。惊者，心恶热而神不守也。小便不利者，里虚津液不行也。谵语者，胃热也。一身尽重不可转侧者，阳气内行于里，不营于表也。与柴胡汤以除胸满而烦，加龙骨、牡蛎、铅丹，收敛神气而镇惊；加茯苓以行津液，利小便；加大黄以逐胃热，止谵语；加桂枝以行阳气而解身重。错杂之邪，斯悉愈矣。"**笔者临床体会到柴胡加龙骨牡蛎汤的方证是：胸胁苦满或胸闷，口苦，易惊，心悸亢进，夜梦多，易醒，身动乏力，腹胀，便秘，脉弦或细数。**综观本案患者的四诊信息，符合柴胡加龙骨牡蛎汤的方证，故用之以和解少阳，通阳泄热，重镇安神。

**关键词：柴胡加龙骨牡蛎汤方证；金·成无己**

# 经方原方治愈头项强痛，左手反复窜麻、疼痛案

患者石某，女，28岁，本院职工。

**初诊日期**：2013年9月22日。

**主诉**：头项强痛2个月，加重伴左手窜麻、疼痛1周。

**现病史**：患者诉有颈椎病，平素长年在电脑前伏案工作。2个月前患者出现头项强痛，自觉颈部发硬、颈部像一个柱子似的，转动稍有不灵活。

1周前患者因加班出现头项强痛加重，并伴左手窜麻、疼痛，夜间常因左手窜麻、疼痛而醒，近3天来夜间因左手窜麻、疼痛而醒达3～5次，因此痛苦不堪。患者于医院内遇见笔者，诉欲到本院骨科贴膏药治疗，笔者告知不用，服用几剂汤药即可好。遂就诊于我处。

**刻下症**：头项强痛，项背部发紧，恶风恶寒，局部偶有汗出，经常性从左颈部向左手手指方向窜麻、疼痛，夜间经常性因左手麻痛而醒，眠差，纳可，平素大便2～3日1次，大便干。

**查体**：体形中等，舌淡红，苔薄白略黄，脉弦紧。

**方证辨证**：《伤寒论·辨太阳病脉证并治上第五》说："太阳病，项背强几几，反汗出恶风者，桂枝加葛根汤主之。"**笔者临床体会到桂枝加葛根汤的方证是：项背发紧，恶风恶寒，局部汗出，触诊局部发凉。**本案患者症见头项强痛，项背部发紧，恶风恶寒，局部偶有汗出。完全符合桂枝加葛根汤的方证，故方证辨证为桂枝加葛根汤证。

**中医诊断**：痹证。桂枝加葛根汤证。

**西医诊断**：颈椎病。

**治疗**：方用桂枝加葛根汤。

桂枝12g，生白芍12g，生甘草10g，生姜10g，大枣20g，葛根120g（先煎）。水煎服，日1剂，分早晚2次服用。

第二天早上患者短信告知：昨晚服用中药汤药（半剂中药汤药）后，昨晚睡眠是近1周来睡得最好的一天，左手麻痛的频率、程度均明显减轻，昨

晚夜间睡眠因手麻痛仅醒过 1 次。

继续服用 2 剂，患者诉头项强痛、项背部发紧、左手反复窜麻、疼痛均痊愈，睡眠佳，连多年的便秘也治愈了。

**按语：**《伤寒论·辨太阳病脉证并治上第五》说："太阳病，项背强几几，反汗出恶风者，桂枝加葛根汤主之。葛根四两，桂枝二两（去皮），芍药二两，生姜三两（切），甘草二两（炙），大枣十二枚（擘）。"本案患者症见头项强痛，项背部发紧，恶风恶寒，局部偶有汗出。完全符合桂枝加葛根汤的"项背强几几，反汗出恶风"方证，故用之以疏利经脉，调和营卫。

特别需要强调的是：桂枝加葛根汤方中的葛根是 2002 年《卫生部关于进一步规范保健食品原料管理的通知》中明文规定的既是食品又是药品的物品，故可放心大剂量使用。

**关键词：3 剂中药汤药治愈头项强痛，左手反复窜麻、疼痛**

# 旋覆花汤合茯苓桂枝甘草大枣汤
# 治愈胸闷、憋气、胸胁持续疼痛案

患者范某，男，82 岁。

**初诊日期：**2013 年 9 月 27 日。

**主诉：**胸闷、憋气反复发作 9 年余，左侧胸胁部持续疼痛 1 个月。

**现病史：**患者于 2004 年 10 月初出现胸闷、憋气，心前区疼痛，于我院心内科住院，诊断为冠心病、房颤，予对症治疗，好转出院。之后患者多次因胸闷、憋气于我院门诊及住院治疗，仍反复发作胸闷、憋气。

1 个月前患者出现左侧胸胁部持续疼痛，伴胸闷、憋气。

**刻下症：**左侧胸胁部持续疼痛，疼痛向咽部放射，自觉有气从左侧肋下缘向上冲至咽喉部，伴胸闷、憋气，喜长出气，时有口苦，纳可，时有腹胀，偶有咳嗽，有少量痰，偶有烧心，汗少，易急躁，无畏寒肢冷，纳眠可，大便 1 日 1 次，大便偏稀，夜尿 1 次，小便量少，有排尿不尽之感。

**查体：**体形偏胖，面色㿠白，左下肢轻度水肿。舌暗，有明显的瘀斑瘀点，苔水滑，脉弦细。

**辅助检查：**心脏 B 超示双房增大，主动脉瓣反流（轻度），三尖瓣反流（轻度），肺动脉高压（轻度）。心电图示心房纤颤。

**方证辨证：**《金匮要略·五脏风寒积聚病脉证并治第十一》说："肝着，其人常欲蹈其胸上，先未苦时，但欲饮热，旋覆花汤主之。"**笔者临床体会到叶氏旋覆花汤的方证是：脐上水分穴压痛明显，胸前区不适，喜按揉胸前区，按揉后缓解，诸症常觉休息时加重，活动后减轻，舌暗，脉沉涩或弦或弦涩。**本案患者虽然没有"脐上水分穴压痛，喜按揉胸前区"，但症见左侧胸胁部持续疼痛，时有口苦，易急躁，舌暗，有明显的瘀斑瘀点，脉弦细。仍符合叶氏旋覆花汤的方证，故方证辨证为叶氏旋覆花汤证。

《金匮要略·奔豚气病脉证治第八》说："发汗后，脐下悸者，欲作奔豚，茯苓桂枝甘草大枣汤主之。"**笔者临床体会到茯苓桂枝甘草大枣汤的方证是：**

心悸（脐下动悸），奔豚状（已作或欲作均可）。本案患者症见自觉有气从左侧肋下缘向上冲至咽喉部，伴胸闷、憋气，大便偏稀，小便量少，有排尿不尽之感，苔水滑。符合茯苓桂枝甘草大枣汤的方证，故方证辨证为茯苓桂枝甘草大枣汤证。

**中医诊断**：胸痹。叶氏旋覆花汤证，茯苓桂枝甘草大枣汤证。

**西医诊断**：冠状动脉粥样硬化性心脏病，不稳定型心绞痛，心律失常，永久性心房纤颤，心功能Ⅲ级。

**治疗**：方用叶氏旋覆花汤合茯苓桂枝甘草大枣汤。

旋覆花45g（包煎），茜草15g，薤白18g，当归12g，柏子仁12g，郁金15g，桃仁12g，茯苓40g，炙甘草30g，桂枝25g，大枣20g。水煎服，日1剂，分早晚2次服用，7剂。

**二诊**：患者诉服药后第3天即胸闷、憋气明显减轻，约好转80%，左胸胁部疼痛消失。口苦消失。喉中微觉有痰，咯不出。纳眠可，夜尿增多，5～6次/晚，大便1～2次/日，常于早饭后排大便，大便成形，不干不稀。下肢水肿及乏力症状减轻，说话久后自觉底气不足。舌暗，有瘀斑，苔黄腻略水滑，脉沉。

**治疗**：继续服用3剂，患者胸闷、憋气、左侧胸胁部疼痛均告愈。

**按语**：

（一）**关于疗效**：本案患者服用中药汤剂（旋覆花汤合茯苓桂枝甘草大枣汤）3剂后即左胸胁疼痛消失，胸闷、憋气减轻约80%，口苦消失。患者儿子以为奇，进修医生龚某目睹整个治疗过程，亦深感经方的疗效神奇！

（二）**叶氏旋覆花汤方证**：《金匮要略·五脏风寒积聚病脉证并治第十一》说："肝着，其人常欲蹈其胸上，先未苦时，但欲饮热，旋覆花汤主之。旋覆花汤方：旋覆花三两，葱十四茎，新绛少许。"旋覆花汤中的葱，笔者临床上喜用薤白代替（后注：笔者后来发现直接用青葱临床疗效更好），新绛因药房无备，笔者用茜草10～15g代替。清代叶天士称旋覆花汤为辛润通络法，并用旋覆花汤治疗肝络凝瘀一证，加当归、桃仁、柏子仁。笔者临床体会到叶氏旋覆花汤的方证是：脐上水分穴压痛明显，胸前区不适，喜按揉胸前区，按揉后缓解，诸症常觉休息时加重，活动后减轻，舌暗，脉沉涩或弦或弦涩。

（三）**茯苓桂枝甘草大枣汤方证**：《金匮要略·奔豚气病脉证治第八》说："发汗后，脐下悸者，欲作奔豚，茯苓桂枝甘草大枣汤主之。茯苓桂枝甘草大枣汤方：茯苓半斤，甘草二两（炙），大枣十五枚，桂枝四两。上四味，以甘澜水一斗，先煮茯苓，减二升，内诸药，煮取三升，去滓，温服一升，日三服。"清·程林《金匮要略直解》说："汗后脐下悸者，阳气虚，而肾邪上逆也，脐下为肾气发源之地，茯苓泄水以伐肾邪，桂枝行阳以散逆气，甘草、大枣甘温助脾土以制肾水。煎用甘澜水者，扬之无力，全无水性，取其不助肾邪也。"本案患者症见自觉有气从左侧肋下缘向上冲至咽喉部，伴胸闷、憋气，大便偏稀，小便量少，有排尿不尽之感，苔水滑。符合茯苓桂枝甘草大枣汤的方证，故用之以通阳降逆，培土制水。

> 笔者临床体会到茯苓桂枝甘草大枣汤的方证是：心悸（脐下动悸），奔豚状（已作或欲作均可）。

关键词：叶氏旋覆花汤方证；茯苓桂枝甘草大枣汤方证；左侧胸胁持续疼痛 1 个月，经方 3 剂而愈

# 千古奇方

## ——经方治愈食后即泻，便溏6年案

患者毕某，女，42岁。

**初诊日期：** 2013年10月8日。

**主诉：** 便溏6年，间断性胸闷、憋气、左胸刺痛1年，加重3天。

**现病史：** 患者自从6年前因胆结石、急性胆囊炎于首都医科大学宣武医院行胆囊切除术后开始出现每次饭后约5分钟即腹痛腹满难忍（心下痞满难忍），腹中肠鸣，即欲大便（患者言"即食即泻"），大便常年不成形，甚至服用一个馒头后也会腹中肠鸣，即欲大便，大便溏。大便常年5～6次/日，多处求医而罔效，因此痛苦不堪。

2012年11月患者因生气后出现胸闷、憋气，左胸刺痛，于北京航空二院就诊，查心脏B超、心电图均未见异常。未予明确诊断，服用复方丹参片后症状缓解。之后患者病情时轻时重，自服复方丹参片均能缓解。2013年9月20日患者因生气再次出现胸闷、憋气，左胸刺痛，张口抬肩呼吸，夜间加重，服用复方丹参片后不缓解，未服用其他药物治疗。

3天前出现夜间胸闷、憋气加重，伴左胸刺痛，服用复方丹参片不缓解，今晨到我院急诊，诊断"胸闷、胸痛待查"。给予丹参酮注射液治疗，静滴约20分钟后胸闷、憋气、左胸疼痛加重，视力模糊，手足抽搐，立即停止静滴，症状稳定后就诊于我处。

**刻下症：** 平素大便5～6次/日，食后5分钟即腹痛腹满难忍、腹中肠鸣，即欲大便，常年不成形，便溏。胸闷、憋气，有时欲张口抬肩呼吸，伴左胸阵发性刺痛，刺痛每次持续1～2秒，每次发作4～5分钟后缓解，每日发作2～3次，以白天发作为主。口干、咽干，不欲饮水，平素时有烘热，汗少，烦恼易怒，时欲叹息。纳多不易饱，常有饥饿感，眠差、易醒、多梦，常每2小时醒1次，小便调。

**查体：** 体形肥胖，面色黧黑，舌暗、胖大，苔腻略黄，脉沉细。

**辅助检查：** 冠状动脉CTA未见异常。

**方证辨证**：《金匮要略·呕吐哕下利病脉证治第十七》说："呕而肠鸣，心下痞者，半夏泻心汤主之。"**笔者临床体会到半夏泻心汤的方证是：心下痞满（胃脘堵塞、痞闷），按之不痛，肠鸣腹泻，呕吐，舌红苔白，或舌淡苔黄。**本案患者症见平素大便 5 ～ 6 次 / 日，食后 5 分钟即腹痛腹满难忍（心下痞满难忍）、腹中肠鸣，即欲大便，常年不成形，便溏。符合半夏泻心汤的方证，故方证辨证为半夏泻心汤证。

**病机辨证**：《金匮要略·五脏风寒积聚病脉证并治第十一》说："肝着，其人常欲蹈其胸上，先未苦时，但欲饮热，旋覆花汤主之。旋覆花汤方：旋覆花三两，葱十四茎，新绛少许。"清代叶天士称旋覆花汤为辛润通络法，并用旋覆花汤治疗肝络凝瘀一证，加当归、桃仁、柏子仁。本案患者每次发作"胸闷、憋气、左胸刺痛"（发病）均是生气后（肝郁）诱发，并且症见左胸阵发性刺痛，刺痛每次持续 1 ～ 2 秒，每次发作 4 ～ 5 分钟后缓解，烦恼易怒，时欲叹息，面色黧黑，舌暗。符合肝络凝瘀这一病机，故用叶氏旋覆花汤以疏肝活血通络。

**诊断**：痞证，郁证。半夏泻心汤证，旋覆花汤证。

**治疗**：方用半夏泻心汤合旋覆花汤。

清半夏 15g，黄连 15g，黄芩 15g，干姜 25g，炙甘草 20g，大枣 20g，党参 30g，旋覆花 45g（包煎），茜草 12g，薤白 12g，柏子仁 12g，当归 12g，桃仁 10g，郁金 12g。水煎服，日 1 剂，分早晚 2 次服用。3 剂。

**二诊**（2013 年 10 月 11 日）：患者惊讶并高兴地告诉笔者，其多年的便溏、即食即泻症状痊愈，大便 1 日 2 次，成形，无食后欲大便，常年饥饿感亦消失。患者诉左胸部刺痛已愈，胸闷、憋气明显减轻，偶有胸骨后不适，无口干、咽干。烦恼易怒好转，无叹息，活动后偶有烘热。睡眠好转，夜尿 0 次。

**治疗**：继续服用原方 4 剂，患者症状完全消失，现大便 2 次 / 日，纳眠可。

**按语**：

**（一）关于疗效**：本案患者罹患"即食即泻、便溏 6 年"，真可谓痼疾、怪病，笔者初诊时颇为困惑，没有太大的把握能治好。没想到运用经方（半夏泻心汤合旋覆花汤）竟 3 剂而愈，笔者再次感到了经方的神奇疗效！跟随笔者实习的七年制研究生唐某、本院转科医生燕某亦目睹该患者的整个治疗过程，亦以为惊讶！

（二）千古奇方——半夏泻心汤：《金匮要略·呕吐哕下利病脉证治第十七》说："呕而肠鸣，心下痞者，半夏泻心汤主之。半夏泻心汤方：半夏半升（洗），黄芩、干姜、人参各三两，黄连一两，大枣十二枚，甘草三两（炙）。上七味，以水一斗，煮取六升，去滓，再煮，取三升，温服一升，日三服。"《伤寒论·辨太阳病脉证并治下第七》说："但满而不痛者，此为痞，柴胡不中与之，宜半夏泻心汤。"清代吴谦的《医宗金鉴》说："呕而肠鸣，肠虚有寒也；呕而心下痞，胃实而热也；并见，乃下寒上热，肠虚胃实之病也，故主以半夏泻心汤。用参、草、大枣以补中气，半夏以降客逆，而干姜以胜中寒，芩、连以泻结热也。"笔者称半夏泻心汤为千古奇方一点不为过，因为半夏泻心汤在临床上被广泛用于治疗消化性溃疡、急慢性胃肠炎、胆囊切除术后腹泻等，只要方证相应，常常能取得奇效！笔者临床体会到半夏泻心汤的方证是：心下痞满（胃脘堵塞、痞闷），按之不痛，肠鸣下利，呕吐，舌红苔白，或舌淡苔黄。

> 半夏泻心汤的方证是：心下痞满（胃脘堵塞、痞闷），按之不痛，肠鸣腹泻，呕吐，舌红苔白，或舌淡苔黄。

关键词：痼疾怪病；即食即泻、便溏 6 年，3 剂而愈；长年纳多、饥饿感亦愈

# 经方不传之秘在于量

## ——治愈左侧肢体无力、麻木案

患者程某，男，54岁。

**初诊日期：** 2013年10月15日。

**主诉：** 左侧肢体无力，左侧半身麻木，言语謇涩1月余。

**现病史：** 患者于2013年9月6日午饭后突发左侧肢体瘫痪、无知觉，伴左侧面瘫、言语謇涩，立即送往解放军304医院急诊就诊，查头颅核磁示："右侧侧脑室旁、基底节区、额岛叶急性脑梗死"，以急性脑梗死收入院，查左侧上下肢肌力均为0级，予降颅压、活血通脉、营养神经等治疗，出院后患者的言语謇涩略好转，仍左侧肢体活动不利及左侧面瘫。后于2013年9月10日转入首都医科大学宣武医院神经内科，诊断为"急性脑梗死，左侧中枢性肢体偏瘫，左侧中枢性面舌瘫"，经治疗后，言语謇涩好转，左侧肢体活动不利及左侧面瘫症状略有好转，后转入康复科，经治疗仍遗留左侧肢体无力，并出现左侧半身麻木（病史至今35天），言语謇涩，为求中医治疗诊于我处。

**刻下症：** 左侧肢体无力，左侧半身麻木，言语謇涩，不能站立，不能下地行走，易急躁，口略干，左侧半身无汗，偶有胸闷，纳眠可，腰部酸痛，大便日1次，成形，夜尿2次。

**查体：** 患者由轮椅推入诊室，体形偏胖，左侧上下肢肌力均为2级，左膝腱反射亢进，舌淡红，苔薄白略黄，脉沉涩。

**方证辨证：**《金匮要略·血痹虚劳病脉证并治第六》说："血痹阴阳俱微，寸口、关上微，尺中小紧，外证身体不仁，如风痹状，黄芪桂枝五物汤主之。"**笔者体会到黄芪桂枝五物汤临床使用的最重要的指征（方证）为：局部肌肤麻木不仁。**本案患者的主诉之一是左侧半身麻木1月余，符合黄芪桂枝五物汤的方证，故方证辨证为黄芪桂枝五物汤证。

**中医诊断：** 中风。中经络，黄芪桂枝五物汤证。

**西医诊断：** 脑梗死恢复期，左侧中枢性肢体偏瘫，左侧中枢性面舌瘫。

**治疗：** 方用黄芪桂枝五物汤。

生黄芪 45g，桂枝 30g，生白芍 18g，生姜 12g，大枣 25g，鸡血藤 30g，桑枝 30g，细辛 10g。水煎服，日 1 剂，分早晚 2 次服用，3 剂。

**二诊：**患者诉左侧肢体无力明显缓解，左下肢肌力 4 级，左上肢肌力 3 级，现能站立，可扶墙行走，左侧半身麻木同前，言语仍謇涩，舌下络脉紫暗曲张。考虑到患者左侧半身麻木未见减轻，查《伤寒论》原文，黄芪桂枝五物汤方中黄芪是三两，桂枝是三两，生姜是六两。方中生姜是黄芪、桂枝的两倍，故改原方中生姜改为 90g（是黄芪的 2 倍），继续方用黄芪桂枝五物汤：原方改生姜为 90g，加赤芍 18g。水煎服，日 1 剂，分早晚 2 次服用，4 剂。

**三诊：**患者左侧肢体无力基本痊愈，现可扶墙行走，左侧半身麻木基本痊愈（患者诉麻木好转约 90%），现唯遗留手足指（趾）端处发木，左侧半身现有汗出，左侧半身原先没有痛觉，现有痛觉。更神奇的是患者妻子告诉笔者说："患者言语謇涩已愈，现言语清楚。"

继续服用黄芪桂枝五物汤 7 剂，患者借助单个拐杖能行走，左侧半身麻木痊愈。

**按语：**

（一）**关于疗效：**本案患者初诊时不能下地站立，不能行走，左侧半身麻木，经中医经方（黄芪桂枝五物汤）治疗 7 剂（7 天）后，患者能下地站立，能借助单个拐杖行走，并且左侧半身麻木、言语謇涩均痊愈。其间患者告诉笔者，服药第 3 天后，曾遇见为其治疗的首都医科大学宣武医院康复科医生，该医生颇以为奇，说竟恢复得如此之快：3 天前还不能站立，现能下地站立，并可扶墙行走。笔者带教的龚姓进修医生、七年制研究生郑某目睹整个治疗过程，亦以为惊讶！

（二）**黄芪桂枝五物汤的使用要点：**《金匮要略·血痹虚劳病脉证并治第六》说："血痹阴阳俱微，寸口、关上微，尺中小紧，外证身体不仁，如风痹状，黄芪桂枝五物汤主之，黄芪桂枝五物汤方：黄芪三两，芍药三两，桂枝三两，生姜六两，大枣十二枚。上五味，以水六升，煮取二升，温服七合，日三服。"

笔者临床体会到黄芪桂枝五物汤的使用要点有三点。一是应抓住的黄芪桂枝五物汤的方证，黄芪桂枝五物汤的方证是局部肌肤麻木不仁。二是黄芪桂枝五物汤临床取效的关键是方中的黄芪、生姜的量，笔者认为黄芪的量至少应为 45g（三两），生姜的量应比黄芪的量多，正如近代伤寒大家刘渡舟在

《经方临证指南》中说："方中倍用生姜，取其外散走表，载芪、桂之力而行于外，也是临床取效的关键，不可忽视。"三是应注意配伍加减，对于麻木的面积比较大（如本案患者左侧半身麻木），可以酌情加鸡血藤 20 ～ 30g，桑枝 20 ～ 30g，当归 20 ～ 30g 等。

**关键词：黄芪桂枝五物汤的临床使用三要点；治愈左侧半身麻木**

# 当归四逆汤合附子理中汤合甘麦大枣汤
## 治愈双足冰凉、腹中凉、心中热痛、欲轻生案

患者王某，女，71岁。

**初诊日期：** 2013年10月17日。

**主诉：** 间断心前区热痛、胸闷3年，加重伴悲伤欲哭，欲轻生1月；双足冰凉10年，腹中凉7年。

**现病史：** 患者自小就双足发凉，近10年来出现双足冰凉，睡前必须用热水烫脚。近7年来自觉腹中凉，即使是夏天仍需用一厚棉布缝在贴身内衣的内侧，以盖住腹部保暖。

患者于2010年9月因快速行走后出现心中热痛，持续5～15分钟，休息后缓解，之后每因一般活动后即可出现心中热痛，伴胸闷、气短，多次在中国医学科学院阜外医院、首都医科大学宣武医院专家门诊就诊，罔效。患者先后于2011年7月14日到宣武医院做心动图超声检查示"双房、右室扩大、右室壁节段性运动异常、二尖瓣反流（轻度）、三尖瓣反流（重度）、肺动脉高压（中度）、左室舒张功能减低"。2011年9月5日到阜外医院做冠脉CTA示"冠状动脉呈右优势型；前降支近段于开口部偏心性狭窄＞50%，右心房室扩大，考虑三尖瓣关闭不全所致，建议进一步行心肌核素检查"；2011年9月28日到阜外医院做运动心肌灌注显像示"踏车试验心电图阴性；运动心肌灌注显像未见明显异常"；2011年11月4日到阜外医院做心脏MRI增强示"三尖瓣关闭不全，性待定"。患者于2013年9月17日早上活动后出现胸部剧烈疼痛，伴胸闷、气短、大汗淋漓，持续约3小时未见缓解，到宣武医院急诊科就诊，诊断为冠心病，予硝酸异山梨酯注射液静点后缓解。2013年9月18日晚再次出现胸部疼痛，伴胸闷、气短、大汗淋漓，到阜外医院急诊科就诊，诊断为"高血压病2级、陈旧性脑梗死、冠心病、三尖瓣关闭不全"，经治疗病情好转后回家。现一直在服用药物治疗（阿托伐他汀钙片20mg qn、苯磺酸氨氯地平片5mg bid、硝酸异山梨酯片15mg tid、阿司匹林肠溶片

100mg qd、螺内酯片 20mg qd )。

但患者心中热痛、胸闷、气短症状进一步加重，于 2013 年 9 月 30 日做冠脉 CTA 示"冠状动脉呈右优势型，前降支中段及回旋支中段均可见钙化斑块，管腔狭窄 <50%"。

近 1 个月来患者因多次求医无效，出现悲伤欲哭，常有轻生的念想。遂就诊于我处。

**刻下症：**心前区热痛，每天至少发作 3 次，每次持续 15 ～ 20 分钟，伴胸闷、气短，活动后加重。自觉腹中凉，需 4 ～ 5 层衣服保暖，喜热饮，全身乏力，欠伸后舒服，自汗，纳少，喜悲伤欲哭，在笔者问刻下症期间，患者即流出了眼泪，双足冰凉，眠可，夜尿 2 ～ 3 次，大便日 1 次，偏干。

**查体：**痛苦面容，精神萎靡，舌淡，苔白腻，有裂纹，脉沉细。

**方证辨证：**《伤寒论·辨厥阴病脉证并治第十二》说："手足厥寒，脉细欲绝者，当归四逆汤主之。"**笔者临床体会到当归四逆汤的方证是：手足发凉（膝、肘关节以下发凉），脉细涩。**本案患者的主诉之一是双足冰凉 10 年，脉沉细，符合当归四逆汤的方证，故方证辨证为当归四逆汤证。

《伤寒论·辨霍乱病脉证并治第十三》说："霍乱，头痛发热，身疼痛，热多欲饮水者，五苓散主之；寒多不用水者，理中丸主之。"《伤寒论·辨阴阳易差后劳复病脉证并治第十四》说："大病差后，喜唾，久不了了，胸上有寒，当以丸药温之，宜理中丸。"**笔者临床体会到理中丸（汤）的方证是：腹中凉，腹泻，呕吐，或大病后泛吐涎沫，舌淡白，脉迟细。**本案患者近 7 年来自觉腹中凉，即使是夏天仍需用一厚棉布缝在贴身内衣的内侧，以盖住腹部保暖，舌淡，脉沉细。符合理中汤的方证。考虑到患者精神萎靡，双足冰凉，全身乏力，故加附子，即用附子理中汤。故方证辨证为附子理中汤证。

《金匮要略·妇人杂病脉证并治第二十二》说："妇人脏躁，喜悲伤欲哭，象如神灵所作，数欠伸，甘麦大枣汤主之。"**笔者临床体会到甘麦大枣汤的方证是：脏躁（更年期，不限男、女、儿童），喜悲伤欲哭，容易紧张。**本案患者近 1 个月来因多次求医无效，出现悲伤欲哭，常有轻生的念想，诸症状欠伸后舒服，特别是在笔者问刻下症期间，患者即流出了眼泪。符合甘麦大枣汤的方证，故方证辨证为甘麦大枣汤证。

**中医诊断：**胸痹。当归四逆汤证，附子理中汤证，甘麦大枣汤证。

**西医诊断：**①三尖瓣关闭不全，双房扩大，右室扩大，肺动脉高压（中度），心功能 II 级；②高血压病 2 级（极高危组）；③陈旧性脑梗死；④严重焦虑抑郁症。

**治疗**：方用当归四逆汤合附子理中汤合甘麦大枣汤。

黑顺片 25g（先煎 1 小时），当归 41g，桂枝 25g，白芍 18g，细辛 10g（先煎），炙甘草 30g，大枣 30g，通草 15g，太子参 30g，生白术 30g，干姜 9g，浮小麦 120g。水煎服，日 1 剂，分 2 次，早、晚饭后服用，6 剂。

**二诊**：患者诉心中热痛、胸闷、气短较前明显减轻，双足发凉好转约 80%，腹中凉减轻 60% ～ 70%，情绪较前明显好转，现无痛苦表情，大便 2 日 1 次，成形。

**治疗**：继续用原方治疗，3 剂后患者诉未见明显不适，在与笔者交谈中露出了满意的久违的笑容。

**按语**：

**（一）关于疗效**：患者诉这么多年数十次辗转于中国医学科学院阜外医院、首都医科大学宣武医院，全身几乎检查遍了，笔者诉曾在某医院挂某特需专家的号，给予 4 种西药，服用 1 个月，未见寸效。在笔者处仅仅服用了 6 天中药汤药就诸症减轻大半，9 天即症状痊愈，并心情舒畅。笔者带教的祁姓进修医生目睹整个治疗过程，亦感觉疗效甚好。

**（二）当归四逆汤方证**：《伤寒论·辨厥阴病脉证并治第十二》说："手足厥寒，脉细欲绝者，当归四逆汤主之。当归四逆汤方：当归三两，桂枝三两（去皮），芍药三两，细辛三两，甘草二两（炙），通草二两，大枣二十五枚（擘，一法，十二枚）。上七味，以水八升，煮取三升，去滓，温服一升，日三服。"笔者临床体会到当归四逆汤的方证是：手足发凉（膝、肘关节以下发凉），脉细涩。笔者临床体会到当归四逆汤临床取捷效的关键是当归和细辛的量，当归应用 41g（张仲景原方用的是当归三两，即约 41g）。另外，因为当归是 2002 年《卫生部关于进一步规范保健食品原料管理的通知》中明确提到的可以用于保健食品的中药，所以用 40 ～ 50g 是很安全的，生活中也经常见到老百姓用大量当归炖鸡，服后未见不良反应。细辛应至少用 10g，否则疗效锐减或取效较慢。本案患者双足冰凉 10 年，脉沉细，符合当归四逆汤的方证，故用之以温经散寒，养血通脉。

**（三）理中丸（汤）方证、附子理中汤方证**：《伤寒论·辨霍乱病脉证并治第十三》说："霍乱，头痛发热，身疼痛，热多欲饮水者，五苓散主之；寒多不用水者，理中丸主之。理中丸方：人参、干姜、甘草（炙）、白术各三两。上四味，捣筛，蜜和为丸，如鸡子黄大，以沸汤数合，和一丸，研碎，温服之，日三四，夜二服。腹中未热，益至三四丸，然不及汤。汤法：以四物，依两数切，用水八升，煮取三升，去滓，温服一升，日三服。"《伤寒论·辨阴阳易差后劳复病脉证并治第十四》说："大病差后，喜唾，久不了了，胸上有寒，当以丸药温之，宜理中丸。"近代伤寒大家刘渡舟在《经方临证指南》中说："理中汤以理中焦，是治理中焦太阴脾家虚寒的主方。太阴虚寒证，或因寒湿邪气直中太阴，或因过食生冷内伤脾阳而成，脾阳虚弱，中虚不能运化，则寒湿凝滞。所以太阴虚寒以脾阳弱而寒湿盛为两大特点。"笔者从理中丸（汤）的服法中有"腹中未热，益至三四丸，然不及汤"之说可知理中丸（汤）的一个主要方证是：腹中凉。笔者临床体会到理中丸（汤）的方证是：腹中凉，腹泻，呕吐，或大病后泛吐涎沫，舌淡白，脉迟细。

表3　四逆散、当归四逆汤、四逆汤的区别

| 方名 | 主症 | 病机 | 治则 | 病情轻重 |
|---|---|---|---|---|
| 四逆散 | 四肢逆冷，不过腕踝 | 邪郁阳气 | 透邪解郁 | + |
| 当归四逆汤 | 四肢逆冷，不过膝肘 | 血虚寒凝 | 温经散寒，养血通脉 | ++ |
| 四逆汤 | 四肢逆冷，冷过膝肘 | 阳衰阴盛 | 回阳救逆 | +++ |

笔者临床体会到当归四逆汤的方证是：手足发凉（膝、肘关节以下发凉），脉细涩。

笔者临床体会到理中丸（汤）的方证是：腹中凉，腹泻，呕吐，或大病后泛吐涎沫，舌淡白，脉迟细。

关键词：当归四逆汤的方证；当归四逆汤临床取捷效的关键；当归四逆汤、四逆汤与四逆散的区别；理中丸（汤）方证

# 金匮肾气丸合桂枝甘草汤治愈双下肢发凉、心慌案

患者何某，女，83岁。

**初诊日期**：2013年10月18日。

**主诉**：双下肢发凉，自觉冒凉气1年，加重伴阵发性心慌2个月。

**现病史**：患者平素有冠心病、2型糖尿病、糖尿病周围血管病变、陈旧性脑梗死等多种慢性疾病。1年前出现双下肢（从足至大腿根部）发凉，自觉冒凉气，后背发凉。

近2个月上述症状加重，并白天出现阵发性心慌。

**刻下症**：双下肢发凉，自觉冒凉气，后背发凉，如有冰敷，上半身时有汗出，头蒙，每天常于上午发作心慌1～2次，每次约10分钟，喜用双手揉按，腰痛脚软，大便日1次，夜尿1～2次，舌淡胖，苔白腻，脉沉细，尺脉沉弱。

**查体**：体形偏胖，面色㿠白，局部有黑斑。

**方证辨证**：《金匮要略·血痹虚劳病脉证并治第六》说："虚劳腰痛，少腹拘急，小便不利者，八味肾气丸主之。"《金匮要略·中风历节病脉证并治第五》说："治脚气上入，少腹不仁。"**笔者临床体会到金匮肾气丸的方证是：腰膝酸软，畏寒肢冷，口渴，夜尿频，或小便少，水肿，左尺脉无力。**本案患者症见双下肢发凉，自觉冒凉气，后背发凉，如有冰敷，腰痛脚软，舌淡胖，苔白腻，脉沉细，尺脉沉弱。符合金匮肾气丸的方证，故方证辨证为金匮肾气丸证。

《伤寒论·辨太阳病脉证并治中第六》说："发汗过多，其人叉手自冒心，心下悸，欲得按者，桂枝甘草汤主之。"**笔者临床体会到桂枝甘草汤的方证是：心悸，畏寒，欲得按者。**本案患者的主症之一是心慌，并且心慌发作时喜用双手揉按，与本条文一致，故本案患者符合桂枝甘草汤的方证，故方证辨证为桂枝甘草汤证。

**中医诊断**：心悸，虚劳。金匮肾气丸证，桂枝甘草汤证。

**西医诊断**：①冠状动脉粥样硬化性心脏病，不稳定型心绞痛，心功能Ⅱ级；②2型糖尿病，糖尿病周围血管病变；③陈旧性脑梗死。

**治疗**：方用金匮肾气丸合桂枝甘草汤。

桂枝25g，黑顺片25g（先煎1小时），茯苓15g，泽泻15g，山药15g，山茱萸15g，牡丹皮15g，熟地黄15g，甘草30g，肉桂10g。水煎服，日1剂，分早晚2次服用，3剂。

**二诊**：患者诉双下肢发凉、冒冷气好转约30%，后背发凉好转约80%。

**治疗**：继续服用原方3剂。

**三诊**：患者诉双下肢发凉好转约60%，后背发凉、头蒙均基本痊愈，心慌已2天未发作。近日咽部不适，咽中有黏痰，自觉咽胀痛。

**治疗**：方用金匮肾气丸合桂枝甘草汤合桔梗汤。

即原方改甘草为46g，加桔梗23g。水煎服，日1剂，分早晚2次服用。3剂后患者诉双下肢发凉、自觉冒凉气、心慌、咽部不适均痊愈。

**按语**：

（一）**金匮肾气丸方证**：金匮肾气丸，又名"八味肾气丸""崔氏八味丸"。《金匮要略·血痹虚劳病脉证并治第六》说："虚劳腰痛，少腹拘急，小便不利者，八味肾气丸主之。"《金匮要略·中风历节病脉证并治第五》说："治脚气上入，少腹不仁。"原方由干地黄八两，山药四两，山茱萸四两，泽泻三两，茯苓二两，牡丹皮三两，桂枝、附子（炮）各一两组成。本案患者症见双下肢发凉，自觉冒凉气，后背发凉，如有冰敷，腰痛脚软，舌淡胖，苔白腻，脉沉细，尺脉沉弱。符合金匮肾气丸之肾阳不足证，故用之以补肾助阳。

（二）**桂枝甘草汤方证**：《伤寒论·辨太阳病脉证并治中第六》说："发汗过多，其人叉手自冒心，心下悸，欲得按者，桂枝甘草汤主之。桂枝四两（去皮），甘草二两（炙）。上二味，以水三升，煮取一升，去渣，顿服。"笔者临床体会到桂枝甘草汤的方证是：心悸，畏寒，欲得按者。本案患者的主症之一是心慌，并且心慌发作时喜用双手揉按，与本条文一致，故用之。

（三）**桔梗汤方证**：《伤寒论·辨少阴病脉证并治第十一》说："少阴病，二三日，咽痛者，可与甘草汤，不差，与桔梗汤。桔梗汤方：桔梗一两，甘草二两。上二味，以水三升，煮取一升，去滓，温分再服。"《金匮要略·肺痿肺痈咳嗽上气病脉证治第七》说："咳而胸满，振寒脉数，咽干不渴，时出浊唾腥臭，久久吐脓如米粥者，为肺痈，桔梗汤主之。"日本著名汉方学家奥田谦藏的《伤寒论阶梯》说："此方症位与前方（即甘草汤）相同，惟病稍重，咽喉痛兼肿，或分泌而咯出黏痰，或甚至吐脓等症。此方主要为消肿痛，有排脓及去黏痰等之效。"《伤寒论》中用生甘草（鲜甘草）的方剂只有两个，一个是甘草汤，一个是桔梗甘草汤。桔梗甘草汤方中甘草甘寒而平，能清虚热，治少阴阴中之伏火，甘草还能止疼、缓急、解毒。桔梗能开喉痹、解毒、消肿。笔者临床体会到甘草汤的方证是咽喉痛。桔梗汤的方证是：咽痛，咳脓黏痰或咽干。本案患者三诊时诉咽部不适，咽中有黏痰，自觉咽胀痛。符合桔梗汤的方证，故用之以解毒消肿，清虚热。

> 笔者临床体会到甘草汤的方证是：咽喉痛。
> 笔者临床体会到桔梗汤的方证是：咽痛，咳脓黏痰或咽干。

关键词：金匮肾气丸证；桂枝甘草汤证；桔梗汤证；甘草汤证；《伤寒论》中用生甘草的方剂

# 瓜蒌薤白半夏汤合小陷胸汤合升陷汤合附子汤治愈胸痛、脐上硬结如鸡蛋大小案

患者刘某，女，58岁。

**初诊日期：** 2013年10月30日。

**主诉：** 阵发性胸前区疼痛3年余，加重伴后背心闷痛、脐上出现硬结块1个月。

**现病史：** 患者3年前开始出现胸前区阵发性疼痛，2012年10月因出现"阵发性胸前区疼痛"到我院住院治疗，诊为冠心病，行"冠状动脉造影＋PCI手术"，于冠脉回旋支放置支架1枚。出院后患者仍有阵发性胸前区疼痛。近10余年来患者每于生气后脐上约2寸偏右出现鸡蛋大小包块，按之硬痛，持续1～2天后消失。

1个月前患者因房产纠纷极度生气后出现阵发性胸前区疼痛加重，伴后背心闷痛，并脐上约2寸偏右出现鸡蛋大小硬结块，持续至今，心中恐惧，故就诊于笔者处。

**刻下症：** 阵发性胸前区疼痛、后背心闷痛，活动后加重，气短，喜长出气，脐上2寸偏右约1寸出现鸡蛋大小包块，按之硬痛，持续存在。偶有晨起头晕，全身乏力，以双下肢为甚，骨节疼痛，以腰痛为甚，全身恶寒，自汗、盗汗、口干，平素口腔易溃疡，肩背发紧、沉重，纳眠差，入睡困难，每夜睡2～3小时，夜尿2～3次，大便日1行，偏干。

**查体：** 体形中等，面色㿠白，舌暗红，苔黄腻，脉沉细。

**方证辨证：** 本案患者症见"阵发性胸前区疼痛、后背心闷痛，活动后加重"，符合《金匮要略·胸痹心痛短气病脉证治第九》的"胸痹不得卧，心痛彻背者，瓜蒌薤白半夏汤主之"的论述，故方证辨证为瓜蒌薤白半夏汤证。

《伤寒论·辨太阳病脉证并治下第七》说："小结胸病，正在心下，按之则痛，脉浮滑者，小陷胸汤主之。黄连一两，半夏半升（洗），瓜蒌实大者一枚。"笔者临床体会到小陷胸汤的方证是：**正在心下（胃脘），按之则痛，或**

**伴有胸闷喘满，咳吐黄痰，苔黄腻，脉浮滑或滑。**本案患者的主诉之一是：脐上约 2 寸偏右出现鸡蛋大小结块，按之硬痛。这与《伤寒论》"小结胸病，正在心下，按之则痛"的论述相似，符合小陷胸汤的方证，故方证辨证为小陷胸汤证。

《医学衷中参西录》原文谓升陷汤治疗"气短不足以息。或努力呼吸，有似乎喘。或气息将停，危在顷刻"。本案患者初诊时症见气短、喜长出气，全身乏力。故本案患者具备升陷汤的方证。

附子汤出自《伤寒论·辨少阴病脉证并治第十一》，原文说："少阴病，得之一二日，口中和，其背恶寒者，当灸之，附子汤主之。""少阴病，身体痛，手足寒，骨节痛，脉沉者，附子汤主之。"**笔者通过临床总结附子汤的方证是：畏寒，手足寒甚，后背发凉，身体痛，骨节痛，脉沉。**本案患者症见全身恶寒，骨节疼痛，以腰痛为甚，全身乏力，以双下肢为甚，脉沉细。符合附子汤的方证，故方证辨证为附子汤证。

**中医诊断：**胸痹。瓜蒌薤白半夏汤证，小陷胸汤证，升陷汤证，附子汤证。

**西医诊断：**冠状动脉粥样硬化性心脏病，不稳定型心绞痛，PCI 术后，心功能Ⅱ级。

**治疗：**方用瓜蒌薤白半夏汤合小陷胸汤合升陷汤合附子汤。

瓜蒌 30g，薤白 30g，清半夏 12g，桂枝 25g，黄连 15g，柴胡 12g，知母 12g，桔梗 12g，升麻 9g，生黄芪 30g，茯苓 30g，生白术 30g，太子参 30g，附子 25g（先煎 1 小时），赤芍 20g。水煎服，日 1 剂，分早晚 2 次服用，3 剂。

**二诊：**患者诉胸前区疼痛、后背心闷痛好转约 50%；仍喜长出气、晨起头晕；全身乏力、恶寒好转约 30%；自汗、盗汗好转约 30%；自觉咽部有痰，肩背发紧、沉重好转约 30%；腹部结块，按之硬痛好转约 40%，骨节疼痛、腰痛好转约 20%，纳可，现每夜能睡 5～6 小时，二便调。

**治疗：**原方合桔梗汤。即原方桔梗改为 25g，加甘草 30g。水煎服，日 1 剂，分早晚 2 次服用，3 剂。

**三诊：**患者诉胸前区疼痛、后背心闷痛好转约 80%；"脐上 2 寸偏右 1 寸的鸡蛋大小结块，按之硬痛"已治愈 2 天；全身乏力、恶寒好转约 60%；自汗、盗汗好转约 60%；肩背发紧、沉重好转约 60%；骨节疼痛、腰痛好转约 50%，纳眠可，二便调。

继续服用原方 9 剂，患者诉诸症消失。

**按语：**

（一）**关于疗效**：本案患者近10余年来每于生气后脐上约2寸偏右出现鸡蛋大小结块，按之硬痛，持续1～2天后消失。1个月前患者因房产纠纷极度生气后出现脐上约2寸偏右出现鸡蛋大小硬结块，该鸡蛋大小硬结块持续1个月。服用中药汤剂4剂后该硬结块消失。笔者带教的进修医生龚某、规范化培训研究生郭某目睹整个治疗过程，均感叹经方小陷胸汤的神奇疗效。

（二）**小陷胸汤方证**：《伤寒论·辨太阳病脉证并治下第七》说："小结胸病，正在心下，按之则痛，脉浮滑者，小陷胸汤主之。黄连一两，半夏半升（洗），瓜蒌实大者一枚。"明·许宏《金镜内台方议》谓本方"治心下结痛，气喘而闷者"。笔者临床体会到小陷胸汤的方证是：正在心下（胃脘），按之则痛，或伴有胸闷喘满，咳吐黄痰，苔黄腻，脉浮滑或滑。本案患者的主诉之一是：脐上约2寸偏右出现鸡蛋大小结块，按之硬痛。这与《伤寒论》"小结胸病，正在心下，按之则痛"的论述相似，再者，患者苔黄腻，符合小陷胸汤的方证，故用之以清热化痰散结。

**关键词**：生气后脐上约2寸偏右出现鸡蛋大小结块，按之硬痛10余年，中药4剂而愈；小陷胸汤方证；瓜蒌薤白半夏汤方证；升陷汤方证；附子汤方证

# 甘草附子汤合桂枝加附子汤
## 治疗腰痛、左下肢外侧怕凉、后半夜后背大汗淋漓案

患者王某，女，72 岁。

**初诊日期**：2013 年 10 月 31 日。

**主诉**：腰部间断性疼痛、髋关节、左下肢外侧自觉冒凉气 10 年，经常性后半夜上半身大汗出 4 年。

**现病史**：患者有多年的腰椎骨关节病、腰椎间盘狭窄病史。曾在某医院查腰椎正侧位片示：腰椎曲度变直，序列正常，多个椎体边缘骨质增生，第 L3/4 ～ L4/5 椎间隙狭窄，诸椎体骨质疏疏。提示：①腰椎骨关节病；②第 L3/4 ～ L4/5 椎间盘病变。患者平素全身畏寒怕风，腰部尤甚。腰部间断性疼痛、髋关节、左下肢外侧自觉冒凉气 10 年。

患者近 4 年来经常性后半夜上半身大汗出，以后背为主，常湿透内衣。

**刻下症**：全身畏寒怕风，以腰部为著，晨起时腰痛剧烈，自觉左髋关节外侧肌肉发硬、冒凉气，左下肢外侧怕凉、怕风，双足底怕凉、怕风，伴心悸、气短。经常性后半夜上半身（主要是后背）大汗出，湿透内衣，夜里口干、口苦，头部发沉，似有物压，纳食不香，入睡困难，每天睡 3 ～ 4 小时，大便调，夜尿 4 ～ 5 次。

**查体**：舌淡嫩，根部苔薄黄，脉沉细，尺脉弱。

**方证辨证**：《伤寒论·辨太阳病脉证并治下第七》说："风湿相搏，骨节疼烦，掣痛不得屈伸，近之则痛剧，汗出短气，小便不利，恶风不欲去衣，或身微肿者，甘草附子汤主之。" **笔者临床体会到甘草附子汤的方证是：骨节疼烦（剧），掣痛（拉扯痛）不可屈伸，近之则痛剧，恶风，恶寒，汗出短气，尿少。** 本案患者症见以腰部畏寒怕风甚，晨起时腰痛剧烈，自觉左髋关节外侧肌肉发硬、冒凉气，左下肢外侧怕凉、怕风，双足底怕凉、怕风，伴心悸、气短，全身畏寒怕风，舌淡嫩，脉沉细，尺脉弱。符合甘草附子汤的方证，故方证辨证为甘草附子汤证。

**病机辨证**：本案患者初诊时的主诉之一是经常性后半夜上半身（主要是后背）大汗出，常湿透内衣（4年）。此为盗汗。明代陶华说："盗汗者，睡中则汗出，觉则不出，杂病责于阳虚，伤寒责在半表半里，故知胆有热也。"纵观本案患者四诊信息，本案患者之出汗，当责之于阳虚。故用桂枝加附子汤以调和营卫，温补阳气，固表摄阴止汗。

**中医诊断**：痹证。甘草附子汤证，桂枝加附子汤证。

**西医诊断**：腰椎骨关节病，腰椎间盘狭窄。

**治疗**：方用甘草附子汤合桂枝加附子汤。

炙甘草30g，桂枝15g，肉桂15g，黑顺片25g（先煎1小时），炒白术15g，生白芍25g，生姜15g，大枣20g。水煎服，日1剂，分早晚2次服用，3剂。

**二诊**：患者诉夜间后背大汗出已愈，现腰痛减轻约50%，仍有全身畏寒怕风，腰部畏寒，头部发沉，口干口苦，今日大便2～3次，便稀，夜尿3～4次，舌淡，舌苔根部薄黄，脉同前。

**治疗**：方用甘草附子汤。

炙甘草30g，黑顺片40g（先煎1小时），桂枝20g，肉桂10g，苍术15g，炒白术15g。水煎服，日1剂，分早晚2次服用。

4剂后患者诉腰痛、腰部畏寒好转约60%，自觉髋关节、左下肢外侧冒凉气现已好转约40%，头部发沉好转约60%，现夜尿2～3次，大便日1次，成形，后患者病情渐入佳境。

**按语**：《伤寒论·辨太阳病脉证并治下第七》说："风湿相搏，骨节疼烦，掣痛不得屈伸，近之则痛剧，汗出短气，小便不利，恶风不欲去衣，或身微肿者，甘草附子汤主之。甘草附子汤：甘草二两（炙），附子二枚（炮，去皮，破），白术二两，桂枝四两（去皮）。上四味，以水六升，煮取三升，去滓，温服一升，日三服。初服得微汗则解，能食，汗止复烦者，将服五合，恐一升多者，宜服六七合为始。"《伤寒论类方汇参》说："风湿相搏，骨节疼烦，重者不能转侧，湿胜风也。掣痛不得屈伸，风胜湿也。今掣痛不能屈伸，近之则痛剧，汗出短气，恶风不欲去衣，皆风湿壅甚，伤肌表也。小便不利，湿内蓄也。身微肿者，湿外薄也。"甘草附子汤是医圣仲景治疗风寒湿痹，风湿偏重于关节而设。**笔者临床体会到甘草附子汤的方证是：骨节疼烦（剧），掣痛（拉扯痛）不可屈伸，近之则痛剧，恶风，恶寒，汗出短气，尿少。**

表4  桂枝附子汤、桂枝附子汤去桂加白术汤、甘草附子汤、桂枝芍药知母汤鉴别要点

| 方剂名 | 药物组成 | 病机 | 病位 |
|---|---|---|---|
| 桂枝附子汤 | 桂枝、附子、炙甘草、生姜、大枣 | 此阳虚袭受风湿 | 肌表 |
| 桂枝附子汤去桂加白术汤 | 白术、附子、炙甘草、生姜、大枣 | 此阳虚脾气不化,致身重湿着肉分 | 肌肉 |
| 甘草附子汤 | 炙甘草、附子、白术、桂枝 | 此风湿搏聚,骨节疼烦掣痛 | 关节 |
| 桂枝芍药知母汤 | 桂枝、芍药、甘草、麻黄、生姜、白术、知母、防风、附子 | 此真历节也,肝肾既亏,又感风寒湿气,不荣于筋骨 | 关节 |

> 笔者临床体会到甘草附子汤的方证是:骨节疼烦(剧),掣痛(拉扯痛)不可屈伸,近之则痛剧,恶风,恶寒,汗出短气,尿少。

关键词:后半夜后背大汗淋漓 4 年,服用中药汤剂 3 剂而愈;甘草附子汤方证(桂枝附子汤、桂枝附子去桂加白术汤);"盗汗者,杂病责于阳虚"

# 大柴胡汤治愈胸闷、经常性上半身烘热汗出，湿透头发案

患者杨某，男，56岁。

**初诊日期：** 2013年11月27日。

**主诉：** 间断性胸闷13年，加重伴经常性上半身汗出，湿透头发1月余。

**现病史：** 患者平素喜肥甘厚腻，长年嗜烟酒。13年前突发胸闷，咽部不适伴紧缩感，胃脘部胀满，随即晕厥，被立即送往附近医院，诊为急性下壁心肌梗死，行冠脉造影并置入1枚支架，患者胸闷缓解后出院；出院后胸闷间断性发作。后患者分别于11年前、3年前于某医院各置入1枚支架。后患者一直规律服用阿司匹林肠溶片、辛伐他汀、硫酸氯吡格雷、酒石酸美托洛尔治疗。患者仍胸闷时作，每次舌下含服硝酸甘油缓解。

1个月前患者自觉胸闷加重，活动耐量下降，行走100米即出现喘憋、气短，时有心前区隐痛，经常性头部及上半身汗出，时有恶心。

**刻下症：** 胸闷，偶有心前区隐痛，每次持续20～30分钟缓解，行走100米左右出现喘憋、气短。经常性上半身烘热汗出，湿透头发。怕热，时有恶心，易急躁，纳佳，眠可，大便干，2日1次，小便可。

**查体：** 面色微红，体形肥胖，腹部膨胀，舌红，苔黄腻，右脉弦滑，左脉无（冠脉造影损坏）。

**既往史：** 2型糖尿病病史5年，皮下注射诺和锐30R早8IU、晚8IU餐前，血糖控制尚可，偶有手足麻木。血脂异常病史4年，一直服用辛伐他汀片控制。

**辅助检查：** 心电图：窦性心律，Ⅱ、Ⅲ、avF病理性Q波。

**西医诊断：** ①冠状动脉粥样硬化性心脏病，不稳定型心绞痛，心功能Ⅲ级，陈旧性下壁心肌梗死，冠脉支架术后；②2型糖尿病，糖尿病周围神经病变；③血脂异常。

**方证辨证：**《伤寒论·辨太阳病脉证并治中第六》说："太阳病，过经十余日，反二三下之，后四五日，柴胡证仍在者，先与小柴胡。呕不止，心下急，郁郁微烦者，为未解也，与大柴胡汤，下之则愈。"《伤寒论·辨太阳病脉证并治下第七》说："伤寒十余日，热结在里，复往来寒热者，与大柴胡汤。"**笔者临床体会到大柴胡汤的方证是：面色偏红，往来寒热（或怕热），胸胁苦满，口苦，心烦喜呕，胸腹胀硬，按之心下满痛，大便干结，苔黄，脉弦而有力。大柴胡汤的最主要方证是：口苦、大便干或按之心下满痛者。**本案患者面色微红，时有恶心，体形肥胖，腹部膨胀，大便干，胸闷，气短，经常性上半身烘热汗出，湿透头发，怕热，易急躁，舌红，苔黄腻，右脉弦滑。符合大柴胡汤的方证，故方证辨证为大柴胡汤证。

**中医诊断：**胸痹。肝胃郁热证。

**治疗：**方用大柴胡汤。

柴胡12g，黄芩12g，清半夏12g，生大黄6g，生白芍12g，生姜12g，大枣20g，枳实15g。水煎服，日1剂，分早晚2次服用。

3剂后患者诉已无胸闷、心前区隐痛发作，经常性上半身烘热汗出已愈。

**按语：**《伤寒论·辨太阳病脉证并治中第六》说："太阳病，过经十余日，反二三下之，后四五日，柴胡证仍在者，先与小柴胡。呕不止，心下急，郁郁微烦者，为未解也，与大柴胡汤，下之则愈。"《伤寒论·辨太阳病脉证并治下第七》说："伤寒十余日，热结在里，复往来寒热者，与大柴胡汤。"《伤寒论·辨发汗后病脉证并治第十七》说："伤寒发热，汗出不解，心中痞硬，呕吐而下利者，属大柴胡汤。"《伤寒论·辨可下病脉证并治第二十一》说："阳明病，发热，汗多者，急下之，宜大柴胡汤。"《金匮要略·腹满寒疝宿食病脉证治第十》说："按之心下满痛者，此为实也，当下之，宜大柴胡汤。"笔者临床体会到大柴胡汤的方证是：面色偏红，往来寒热（或怕热），胸胁苦满，口苦，心烦喜呕，胸腹胀硬，按之心下满痛，大便干结，苔黄，脉弦而有力。大柴胡汤的最主要方证是：口苦、大便干或按之心下满痛者。综观本案患者的四诊信息，符合大柴胡汤的方证，故用之以清肝胃郁热。

**关键词：大柴胡汤方证；陈旧性心肌梗死；冠心病支架术后；经常性上半身烘热汗出，湿透头发1个月，3剂而愈**

# 单捷小方：力专而用宏，立竿而见影

## ——腰痛，膝关节疼痛案

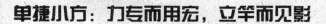

患者张某，男，77 岁。

**初诊日期：** 2013 年 11 月 28 日。

**主诉：** 间断性腰痛 10 余年，加重不能转侧 5 天。

**现病史：** 患者有 10 余年腰椎骨关节病、腰椎间盘突出症病史，每遇弯腰或提重物时发病，局部喜热敷，热敷后疼痛缓解。腰痛严重时不能转侧、弯腰，只能卧床休息。

5 天前活动后出现腰痛加重，不能转侧、屈伸。

**刻下症：** 腰痛难忍（以肌肉痛为主），连及下肢，不能转侧、屈伸，腰部喜热，右膝关节疼痛，活动后加剧，偶有咳嗽，咳白痰，痰不稠，易咳出，全身乏力，眠可，口苦略干，喜温饮，纳食不香，无食欲，小便可，大便平素偏干，成形，日 1 行。舌淡胖，齿痕多，苔薄白，右脉弦细，左脉滑。

> **辅助检查：** 腰椎 X 线片：腰椎骨关节病，L2/3，L3/4，L5/S1 椎间盘病变。膝关节 X 线片：右膝关节骨质疏松，关节面边缘骨质增生，胫骨髁间嵴变尖，关节面欠光整，内侧关节间隙狭窄，无周围软组织钙化，提示右膝关节骨关节病。
>
> **西医诊断：** ①腰椎骨关节病，腰椎间盘病变；②右膝关节骨关节病。

**方证辨证：**《伤寒论·辨太阳病脉证并治下第七》说："伤寒八九日，风湿相搏，身体疼烦，不能自转侧，不呕，不渴，脉浮虚而涩者，桂枝附子汤主之。若其人大便硬，小便自利者，去桂加白术汤主之。" 笔者临床体会到桂枝附子去桂加白术汤的方证是：**身体疼烦（剧），不能自转侧，恶风，恶寒，大便干，小便调。** 本案患者症见腰痛难忍（以肌肉痛为主），连及下肢，不能转侧、屈伸，腰部喜热，右膝关节疼痛，活动后加剧，小便可，大便平素偏干。符合桂枝附子汤去桂加白术汤的方证，故方证辨证为桂枝附子汤去桂加白术汤。

**中医诊断：**骨痹。桂枝附子汤去桂加白术汤证。

**治疗：**方用桂枝附子汤去桂加白术汤。

黑顺片 30g（先煎 1 小时），生白术 30g，炙甘草 15g，生姜 20g，大枣 20g。水煎服，日 1 剂，分早晚 2 次服用，3 剂。

**二诊：**患者诉腰痛减轻约 70%，右膝关节疼痛亦减轻，继续服用原方 3 剂后，患者诉腰痛、膝关节疼痛均愈。

**按语：**本案患者的治疗采用的是桂枝附子汤去桂加白术汤原方，仅 5 味药，为单捷小方，患者服用 3 剂后症状改善约 70%。继续服用 3 剂痊愈，真可谓"力专而用宏，故立竿见影"。

《伤寒论·辨太阳病脉证并治下第七》说："伤寒八九日，风湿相搏，身体疼烦，不能自转侧，不呕，不渴，脉浮虚而涩者，桂枝附子汤主之。若其人大便硬，小便自利者，去桂加白术汤主之。去桂加白术汤方：附子三枚（炮，去皮，破），白术四两，生姜三两（切），甘草二两（炙），大枣十二枚（擘）。"左季云的《伤寒论类方汇参》说："此阳虚脾气不化，致身重湿着肉分。为制扶阳行痹，崇土去湿之温方也。土虚不能运湿，而津气下流，无以滋润肠胃，故大便反硬，而小便自利。"笔者临床体会到桂枝附子去桂加白术汤的方证是：身体疼烦（剧），不能自转侧，恶风，恶寒，大便干，小便调。本案患者用桂枝附子汤去桂加白术汤治疗旨在温脾阳，祛风湿。

> **笔者临床体会到桂枝附子汤去桂加白术汤的方证是：身体疼烦（剧），不能自转侧，恶风，恶寒，大便干，小便调。**

**关键词：**桂枝附子去桂加白术汤证；腰痛不能转侧、屈伸，3 剂好转 70%，6 剂痊愈

# 真武汤合芍药甘草汤治愈动则头晕、小腿抽搐案

患者王某，女，76 岁。

**初诊日期：** 2013 年 12 月 3 日。

**主诉：** 间断性头晕 30 余年，加重 3 天。

**现病史：** 患者 30 年前突发"动则头晕，伴恶心、呕吐"，就诊于首都医科大学宣武医院，被诊断为梅尼埃病。之后发作动则头晕（如躺下瞬间、起床瞬间及弯腰瞬间等则诱发头晕），每次发作，闭眼休息 2 ～ 3 分钟即缓解，平素平均 10 天～半个月发作一阵头晕，严重时每天发作 10 余次。

近 3 天因失眠，导致头晕加重。

**刻下症：** 动则头晕，每天发作 10 余次，全身乏力，前胸后背发凉，时有心悸，偶有胸闷，走路不稳，斜行，左侧肩背、后脊柱连及腰骶部骨节疼痛、双膝关节疼痛（1 周），经常性（白天、夜间均有）湿透内衣（3 个月），纳可，经常性夜间小腿腓肠肌抽搐，夜眠差，大便日 1 ～ 2 次，先干后不成形。夜尿 2 ～ 3 次。

**查体：** 精神萎靡，面色㿠白，舌淡暗、胖大，苔薄黄，脉沉滑。

**既往史：** 有腰椎骨关节病、双膝骨关节病、重度骨质疏松症多年。

**方证辨证：**《伤寒论·辨太阳病脉证并治中第六》说："太阳病发汗，汗出不解，其人仍发热，心下悸，头眩，身𥆧动，振振欲擗地者，真武汤主之。"《伤寒论·辨少阴病脉证并治第十一》说："少阴病，二三日不已，至四五日，腹痛，小便不利，四肢沉重疼痛，自下利者，此为有水气，其人或咳，或小便不利。或下利，或呕者，真武汤主之。" **笔者临床体会到真武汤的方证是：面色㿠白，精神萎靡，小便不利或水肿，后背冷，目眩，心悸，身𥆧动，振振欲擗地，浮肿，舌淡或舌淡胖，苔白。** 本案患者面色㿠白，精神萎靡，动则头晕，前胸后背发凉，时有心悸，走路不稳，斜行，舌淡暗、胖大。符合真武汤的方证，故方证辨证为真武汤证。

《伤寒论·辨太阳病脉证并治上第五》说："伤寒脉浮，自汗出，小便数，

心烦，微恶寒，脚挛急，反与桂枝欲攻其表，此误也。得之便厥，咽中干，烦躁，吐逆者，作甘草干姜汤与之，以复其阳。若厥愈足温者，更作芍药甘草汤与之，其脚即伸。"**笔者临床体会到芍药甘草汤的方证是：脚挛急**。本案患者症见经常性夜间小腿腓肠肌抽搐，符合芍药甘草汤的方证，故方证辨证为芍药甘草汤证。

此外，本案患者经常性（白天、夜间均有）湿透内衣（3个月），即自汗合并盗汗，符合牡蛎散的方证，故方证辨证为牡蛎散证。

**中医诊断**：头晕。真武汤证，芍药甘草汤证，牡蛎散证。

**西医诊断**：①梅尼埃病；②腰椎骨关节病，双膝骨关节病；③重度骨质疏松症。

**治疗**：方用真武汤合芍药甘草汤合牡蛎散。

黑顺片25g（先煎1小时），茯苓30g，炒白术15g，白芍45g，生姜12g，煅牡蛎37g，浮小麦37g，生黄芪37g，麻黄根12g，炙甘草45g。水煎服，日1剂，分早晚2次服用，3剂。

**二诊**：患者诉头晕减轻约30%，左侧肩背部、后脊柱连及腰骶部骨节疼痛、双膝关节疼痛已愈（服药2天后即愈），仍汗出湿衣，近几日未发作夜间小腿抽搐，全身乏力减轻，仍夜眠差，舌暗、胖大，苔薄黄，脉弦滑。

**治疗**：前方加川芎30g，天麻60g，全蝎10g。水煎服，日1剂，分早晚2次服用。

3剂后患者诉头晕已愈，汗出湿衣减轻约60%，无夜间小腿抽搐。

**按语**：

**（一）关于疗效**：本案患者动则头晕，每天发作10余次，痛苦不堪，服中药汤剂（真武汤等）6剂即痊愈。特别是患者"左侧肩背、后脊柱连及腰骶部骨节疼痛、双膝关节疼痛1周"服用中药汤剂竟2剂（2天）痊愈。笔者带教的周姓研究生目睹整个治疗过程，亦感疗效甚佳！

**（二）真武汤方证，芍药甘草汤方证**：关于真武汤，《伤寒论·辨太阳病脉证并治中第六》说："太阳病发汗，汗出不解，其人仍发热，心下悸，头眩，身瞤动，振振欲擗地者，真武汤主之。"《伤寒论·辨少阴病脉证并治第十一》说："少阴病，二三日不已，至四五日，腹痛，小便不利，四肢沉重疼痛，自下利者，此为有水气，其人或咳，或小便不利。或下利，或呕者，真武汤主之。"笔者临床体会到真武汤的方证是：面色㿠白，精神萎靡，小便不利或水肿，后背冷，目眩，心悸，身瞤动，振振欲擗地，浮肿，舌淡或舌淡胖，苔白。笔者临床还体会到用真武汤治疗梅尼埃病的头晕，多有效验。这可能与梅尼埃病的发病病理有关，1938 年 Hallpike 和 Cairns 报告梅尼埃病的主要病理变化为膜迷路积水，目前这一发现得到了许多学者的证实。可见梅尼埃病可以归为中医"头晕"或"水肿"（膜迷路积水）的范畴，这与真武汤的主治（头晕、水肿）接近。

《伤寒论·辨太阳病脉证并治上第五》说："伤寒脉浮，自汗出，小便数，心烦，微恶寒，脚挛急，反与桂枝欲攻其表，此误也。得之便厥，咽中干，烦躁，吐逆者，作甘草干姜汤与之，以复其阳。若厥愈足温者，更作芍药甘草汤与之，其脚即伸。……芍药甘草汤方，白芍药、甘草各四两（炙）。上二味，以水三升，煮取一升五合，去滓，分温再服。"笔者临床体会到芍药甘草汤的方证是：脚挛急。本案患者运用芍药甘草汤治疗旨在酸甘化阴，缓解拘挛。

此外，本案患者经常性（白天、夜间均有）湿透内衣（3 个月），考虑到牡蛎散治疗自汗合并盗汗，恒有效验，故治疗上合用牡蛎散以益气固表，敛阴止汗。

关键词：真武汤证；芍药甘草汤证；梅尼埃病（头晕、膜迷路积水）；"左侧肩背部、后脊柱连及腰骶部骨节疼痛、双膝关节疼痛"服中药汤剂 2 天即愈

# 用仲圣经方本源剂量

## ——治愈左上肢麻木案

患者赵某，男，63 岁。

**初诊日期**：2013 年 12 月 17 日。

**主诉**：左上肢麻木 10 个月。

**现病史**：患者有颈椎病、腔隙性脑梗死病史多年。近 10 个月来出现左上肢持续麻木，以左手臂、食指、中指处为甚。平素只要头略向后仰或向左侧转，则出现沿左手臂向下窜麻，似放电样。近 1 个月来出现头晕、头发懵，视物模糊。

**刻下症**：左上肢麻木，以左手臂、左手食、中指末节麻木为甚。头晕、发蒙，视物模糊、旋转，情绪激动时则加重，严重时出现行走不稳，全身乏力，汗少，口干，纳眠可，二便调。舌胖大淡红，少苔，苔薄黄，脉沉弱。

**辅助检查**：颈椎 X 线片：颈椎曲度变直，序列正常，第 5 ～ 7 椎体边缘骨质增生，各椎间隙及附件未见异常，提示颈椎骨质增生。颈动脉超声：双侧颈动脉硬化伴斑块形成。

**方证辨证**：《金匮要略·血痹虚劳病脉证并治第六》说："血痹阴阳俱微，寸口、关上微，尺中小紧，外证身体不仁，如风痹状，黄芪桂枝五物汤主之。"**笔者体会到黄芪桂枝五物汤临床使用最重要的指征为：局部肌肤麻木不仁。**本案患者的主诉是左上肢麻木 10 个月，符合黄芪桂枝五物汤的方证，故方证辨证为黄芪桂枝五物汤证。

**中医诊断**：血痹。黄芪桂枝五物汤证。

**西医诊断**：①颈椎病；②腔隙性脑梗死；③双侧颈动脉硬化伴斑块形成。

**治疗**：方用黄芪桂枝五物汤。

生黄芪 45g，桂枝 15g，白芍 15g，大枣 20g，生姜 60g。水煎服，日 1 剂，分早晚 2 次服用，6 剂。

**二诊**：患者诉左上肢麻木较前好转约 50%，静息时无头晕，活动时偶发作，头发蒙亦减轻。

**治疗：** 继续方用黄芪桂枝五物汤（仲景本源剂量）：生黄芪45g，桂枝45g，生白芍45g，大枣36g，生姜90g。水煎服，日1剂，分早晚2次服用。

3剂后患者诉左上臂麻木已愈，左手食指、中指仅遗留远段半指甲范围轻度麻木。头晕、发蒙已愈，活动时无发作。全身乏力好转约80%。

继续服用原方3剂，患者诉左上肢已无麻木。

**按语：**《金匮要略·血痹虚劳病脉证并治第六》说："血痹阴阳俱微，寸口、关上微，尺中小紧，外证身体不仁，如风痹状，黄芪桂枝五物汤主之。黄芪桂枝五物汤方：黄芪三两，芍药三两，桂枝三两，生姜六两，大枣十二枚。上五味，以水六升，煮取二升，温服七合，日三服。"黄芪桂枝五物汤由桂枝汤去甘草，倍生姜，加黄芪组成。该方的制方大法为《灵枢·邪气脏腑病形》篇的"阴阳形气俱不足，勿取以针，而调以甘药也"。方中主药黄芪，《神农本草经》谓其"味甘，微温"。笔者临床体会到黄芪桂枝五物汤的使用应抓方证，黄芪桂枝五物汤的方证是局部肌肤麻木不仁；本案患者的主诉是左上肢麻木，符合黄芪桂枝五物汤的方证（局部肌肤麻木不仁），故用之以调营益卫，益气温经通痹。

还有，黄芪桂枝五物汤，医圣仲景原方中生姜用的是六两，约为90g（后注：笔者当时治疗本案患者时，是按照汉代一两为15g换算的。现在笔者更倾向于汉代一两为13.8g），笔者在二诊时用的是仲景的黄芪桂枝五物汤的原方原量（仲景本源剂量：生黄芪45g，桂枝45g，白芍45g，大枣36g，生姜90g）。当初笔者认为生姜用60g、90g，其汤药肯定很辣，难以下咽，这一点笔者仔细地询问过本案患者，患者说没有这种情况，只是感觉汤药有点辣，但完全能下咽。

**关键词：黄芪桂枝五物汤方证；重剂**

# "古人服药，皆有法律"

## ——麻子仁丸治疗顽固性便秘

患者赵某，女，72岁。

**初诊日期**：2013年12月10日。

**主诉**：便秘10余年。

**现病史**：患者10余年前开始罹患便秘，长期服用碧生源常润茶，1日1次，1次2袋。近2年来还需同时服用某小市场购买的通便药（成分不清楚），才能排便，否则4～5天不排大便。

**刻下症**：长年便秘，需同时服用2～3袋碧生源常润茶及某通便药时才能排便，服用排便药后大便日2～3次，排便困难，大便干结，无腹胀，饮食佳，食多，左侧心前区偏下方连及腋下、后背自觉灼热，每日发作2次，活动后气短，口干，多汗，饥饿时感觉心慌，眠差，多梦，夜尿频，每晚4～5次。

**查体**：体形肥胖，舌淡红，苔黄腻，脉沉滑。

**方证辨证**：《伤寒论·辨阳明病脉证并治第八》说："跌阳脉浮而涩，浮则胃气强，涩则小便数，浮涩相搏，大便则硬，其脾为约，麻子仁丸主之。"笔者临床体会到麻子仁丸的方证是：**大便干结，数日一行，饮食佳或正常，夜尿频，或口唇干裂起皮。** 本案患者长年便秘，大便干结，无腹胀，饮食佳，食多，夜尿频，每晚4～5次。符合麻子仁丸的方证，故方证辨证为麻子仁丸证。

**诊断**：便秘。胃强脾弱之脾约证。

**治疗**：方用麻子仁丸。

火麻仁18g，枳实18g，厚朴15g，杏仁15g，赤芍15g，白芍15g，生大黄9g。制成丸剂，早晚各1勺。

**二诊**：患者诉排便困难明显减轻，昨日只服用1袋碧生源常润茶就能排便，并自觉排便较以前痛快。口干、左胁灼热感均减轻。

**治疗**：火麻仁50g，枳实25g，厚朴25g，杏仁18g，赤芍18g，白芍

18g，生大黄 12g。用打磨机制成丸剂，早晚各 1 勺。

3 剂后患者诉大便日 1 行，较前明显舒畅，无须再服用碧生源常润茶及某通便药，口干、左胁灼热感均告愈。

**按语：**《伤寒论·辨阳明病脉证并治第八》说："趺阳脉浮而涩，浮则胃气强，涩则小便数，浮涩相抟，大便则硬，其脾为约，麻子仁丸主之。麻子仁丸：麻子仁二升，芍药半斤，枳实半斤（炙），大黄一斤（去皮），厚朴一尺（炙，去皮），杏仁一升（去皮尖，熬，别作脂）。"宋·朱肱《类证活人书》说："脾约丸（即本方），治老人津液少，大便涩；又治脚气有风，大便燥结者。"笔者临床体会到麻子仁丸的方证是：**大便干结，数日一行，饮食佳或正常，夜尿频，或口唇干裂起皮。**

清·邹澍《本经疏证》说："古人服药，皆有法律，故为丸为散为汤，当各得其宜而效始著。"笔者多年临床经验体会到，若麻子仁丸改为麻子仁汤，入煎剂则疗效平平，或几乎无效。

> **笔者临床体会到麻子仁丸的方证是：大便干结，数日一行，饮食佳或正常，夜尿频，或口唇干裂起皮。**

关键词："为散为汤，当各得其宜而效始著"；顽固性便秘

# 判若二人的疗效：附子汤合小柴胡汤治疗肺癌术后、卵巢癌术后

患者刘某，女，62岁。

**初诊日期**：2013年12月4日。

**主诉**：间断气短、心慌、周身无力半年余，加重伴后背大面积发凉疼痛半个月。

**现病史**：患者12年前因肺癌于北医三院行左肺切除1/2术，术后一般情况尚可。半年前因卵巢癌再次于北医三院行卵巢、子宫摘除术，术后出现气短、心慌、周身无力症状。

近半个月出现气短、心慌、周身无力症状加重，并伴后背大面积发凉疼痛。

**刻下症**：室内活动后即出现气短、心慌，偶有胸前区疼痛，周身无力，后背大面积发凉、疼痛，后半夜尤甚，得衣被不缓解，腰酸痛，偶有头晕，偶有咳痰，白痰不易咳出，口干，情志抑郁，性情急躁，时有汗出，纳差，厌油腻，眠可，夜尿频，5～6次/夜（持续8年），小便黄，大便1日2～3次。

**查体**：精神萎靡，舌淡红，苔薄黄，脉弦细，尺脉弱。

**方证辨证**：《伤寒论·辨少阴病脉证并治第十一》说："少阴病，得之一二日，口中和，其背恶寒者，当灸之，附子汤主之。""少阴病，身体痛，手足寒，骨节痛，脉沉者，附子汤主之。"**笔者通过临床总结认为附子汤的方证是：畏寒，手足寒甚，后背发凉，身体痛，骨节痛，脉沉。**本案患者症见精神萎靡，后背大面积发凉、疼痛，后半夜尤甚，得衣被不缓解，腰酸痛。符合附子汤的方证，故方证辨证为附子汤证。

《伤寒论·辨太阳病脉证并治中第六》说："伤寒五六日中风，往来寒热，胸胁苦满，嘿嘿不欲饮食，心烦喜呕，或胸中烦而不呕，或渴，或腹中痛，或胁下痞硬，或心下悸，小便不利，或不渴，身有微热，或咳者，小柴胡汤

主之。"笔者临床体会到小柴胡汤的方证是：**往来寒热，胸胁苦满，嘿嘿不欲饮食，心烦喜呕，口苦，咽干，目眩，脉弦**。本案患者罹患肺癌、卵巢癌等，长期受大病、慢病折磨，情志抑郁，性情急躁，纳差，脉弦细。符合小柴胡汤的方证，故方证辨证为小柴胡汤证。

**中医诊断**：肺积。附子汤证，小柴胡汤证。

**西医诊断**：①肺癌术后；②卵巢癌术后，卵巢摘除术后，子宫摘除术后。

**治疗**：方用附子汤合小柴胡汤。

黑顺片 25g（先煎 1 小时），茯苓 30g，炒白术 15g，党参 30g，生白芍 15g，柴胡 15g，清半夏 12g，炙甘草 30g，黄芩 15g，大枣 20g，生姜 12g。水煎服，日 1 剂，分早晚 2 次服用，6 剂。

**二诊**：患者诉气短、心慌明显缓解，现上二层楼已无明显不适。性情急躁好转约 50%，后背发凉疼痛、腰酸痛服药第 3 天即愈，现夜尿 2～3 次，大便 1 日 2 次，成形。

**治疗**：继续服用 3 剂，患者诉已经无气短、心慌、后背大面积发凉疼痛、夜尿频症状，并心情舒畅，观之气色如常人。患者家属言患者治疗前后判若两人。

随访 2 周，患者无明显不适。

**按语**：《伤寒论·辨太阳病脉证并治中第六》说："伤寒五六日中风，往来寒热，胸胁苦满，嘿嘿不欲饮食，心烦喜呕，或胸中烦而不呕，或渴，或腹中痛，或胁下痞硬，或心下悸，小便不利，或不渴，身有微热，或咳者，小柴胡汤主之。小柴胡汤：柴胡半斤，黄芩三两，人参三两，半夏半升（洗），甘草（炙）、生姜各三两（切），大枣十二枚（擘）。"小柴胡汤具有开郁转枢、推动气机的功效。本案患者罹患肺癌、卵巢癌等，长期受大病、慢病折磨，情志抑郁，性情急躁，纳差，脉弦细。符合小柴胡汤的方证，故用之以治少阳之气抑郁不舒。

另外，本案患者应用了配伍禁忌"十八反"的药物：附子与半夏（乌头反半夏、瓜蒌，即川乌、附子、草乌反半夏、瓜蒌）。笔者在临床多次将附子、半夏同用，只要方证相应，疗效甚佳，且未见任何不良反应。

**关键词："十八反"的临床应用；后背大面积发凉疼痛半个月，3 剂而愈；夜尿频 8 年，6 剂而愈**

# 经方在 CCU 中的应用（一）：猪苓汤合黄连阿胶汤治疗急性非 ST 段抬高型心肌梗死合并顽固性失眠案

患者王某，男，69 岁。

**初诊日期：**2014 年 1 月 6 日。

**主诉：**阵发性胸闷、胸痛、心悸 3 个月，加重 1 天，失眠半年。

**现病史：**患者 3 个月前出现胸闷、胸痛、心慌，自服速效救心丸后症状缓解。后多次出现胸闷、心悸，休息及服用速效救心丸后可缓解。2 个月前再次出现胸闷、胸痛伴心慌，休息后不能缓解，就诊于我院，诊断为冠心病、不稳定型心绞痛、心功能 Ⅲ 级，予扩冠、抗凝等治疗后好转出院。今晨患者突发严重胸闷、胸部压迫感，自服速效救心丸、硝酸甘油片后无缓解，后就诊于我院急诊，查全血肌钙蛋白 I（cTnI）：3.819μg/L，被诊断为急性冠脉综合征，急性非 ST 段抬高型心肌梗死，心功能 Ⅳ 级。

后于 2014 年 1 月 6 日转入我科 CCU，西医按急性心梗处理治疗，并下病危通知，嘱患者严格卧床休息。

**刻下症：**（2014 年 1 月 6 日下午 1：00 笔者查房）患者精神萎靡，表情淡漠，两目无神，诉已经连续半年严重失眠，每晚只能睡约 1 个小时，胸闷，似有石头压，胸痛，心慌、憋气，心中烦，夜间加重，夜间有憋醒，下地行走后减轻，后背及双肩部酸楚不适，偶有疼痛，乏力，口渴欲饮水，纳可，眠差，大便 2～3 日一行，质干，小便量少。双下肢重度水肿。舌淡红无苔，布满裂纹，脉细数。

**方证辨证：**《伤寒论·辨少阴病脉证并治第十一》说："少阴病，下利六七日，咳而呕渴，心烦不得眠者，猪苓汤主之。"笔者临床体会到猪苓汤的方证：**渴欲饮水，小便不利，发热，面部或下肢水肿，心烦，不得眠，舌红，少苔或无苔。**本案患者症见精神萎靡，表情淡漠，两目无神，严重失眠，心中烦，口渴欲饮水，小便量少，双下肢重度水肿，舌淡红无苔，布满裂纹，脉细数。符合猪苓汤的方证，故方证辨证为猪苓汤证。

《伤寒论·辨少阴病脉证并治第十一》说:"少阴病,得之二三日以上,心中烦,不得卧,黄连阿胶汤主之。"**笔者临床体会到黄连阿胶汤的方证是:精神萎靡,心中烦,失眠,舌红少苔。**本案患者的主诉之一是失眠半年,伴心中烦,精神萎靡,表情淡漠,两目无神,符合少阴病黄连阿胶汤的方证,故方证辨证为黄连阿胶汤证。

**治疗:**方用猪苓汤合黄连阿胶汤。

猪苓 30g,茯苓 30g,泽泻 30g,阿胶珠 15g,滑石块 15g,黄连 18g,黄芩 18g,生白芍 18g,鸡子黄 2 枚。水煎服,日 1 剂,分 2 次,晚饭前后各服用 1 次。嘱护工将汤药放置略温时放入鸡子黄,搅拌后让患者服用。

第二天(患者服用半剂药后),患者诉昨晚分 3 次总共睡眠达 7 个小时,并高兴地说近半年来从未睡得这么好过!患者胸闷、胸痛、心悸亦明显减轻,小便次数较前增多。

5 剂后患者症状全无,双下肢略微水肿,查 cTnI 0.159ng/mL,患者家属探视患者时告诉笔者,患者的精神从未像现在这么好过,较以前判若两人!

继续服用原方 4 剂,患者精神佳,面露微笑,两目有神,胸闷、胸痛、心悸均痊愈,双下肢无水肿。

**按语:**

**(一)关于疗效:**笔者带教的规培医生黄某、七年制研究生侯某目睹整个治疗过程,均感叹中医经方的疗效甚佳!特别是患者半年来的失眠,每晚只能睡眠约 1 个小时,在不服用任何其他西药安眠药的情况下,服用汤剂半剂,就竟能睡眠达 7 个小时,并且患者后来自述其失眠,先后就诊于北京四家知名三甲医院均未治愈,这次竟一天即治愈,患者喜悦满意露于言表,笔者带教的学生亦颇以为奇!

**(二)关于猪苓汤方证和黄连阿胶汤方证:**《伤寒论·辨少阴病脉证并治第十一》说:"少阴病,下利六七日,咳而呕渴,心烦不得眠者,猪苓汤主之。猪苓(去皮)、茯苓、阿胶、泽泻、滑石各一两。上五味,以水四升,先煮四物,取二升,去滓,内阿胶烊尽,温服七合,日三服。"笔者临床体会到猪苓汤的方证:渴欲饮水,小便不利,发热,面部或下肢水肿,心烦,不得眠,舌红,少苔或无苔。本案患者运用猪苓汤治疗,旨在滋阴清热利水。

《伤寒论·辨少阴病脉证并治第十一》说:"少阴病,得之二三日以上,心中烦,不得卧,黄连阿胶汤主之。"笔者临床体会到黄连阿胶汤的方证是:精神萎靡,心中烦,失眠,舌红少苔。本案患者运用黄连阿胶汤治疗,旨在滋阴泻火，交通心肾。

关键词：急性心肌梗死；黄连阿胶汤半剂治愈半年失眠；判若两人的疗效；猪苓汤证；黄连阿胶汤证

## 经方在 CCU 中的应用（二）：半夏泻心汤合附子汤合升陷汤治愈心下痞满、呃逆、后背发凉、气短案

患者邵某，女，83 岁。

**初诊日期**：2014 年 1 月 8 日。

**主诉**：间断胸闷、憋气、气短 2 年，加重 1 个月。

**现病史**：近 2 年来患者间断出现胸闷、憋气、气短。近 1 个月患者出现持续胸闷、气短。既往冠脉 CTA 示：冠状动脉中度钙化，右冠状动脉近段非钙化、钙化斑块，管腔重度狭窄。左前降支近段非钙化斑块、钙化斑块、管腔中度狭窄，左回旋支近中段混合斑块，管腔轻度狭窄。2013 年 7 月 14 日于右冠脉近段植入支架 1 枚。2014 年 1 月 8 日上午 11 点以"冠心病、PCI 术后、慢性阻塞性肺疾病（4 级）、Ⅱ型呼吸衰竭、右中叶肺不张、肺大泡"收入我科 CCU。入院查即刻动脉血气：$PCO_2$：60.8 mmHg，$PO_2$ 46.9mmHg，pH 值 7.325。给予下病重通知，并按重症冠心病、慢性阻塞性肺疾病处理。

**刻下症**：持续气短、喜长出气，伴胸闷、憋气，后背发凉（持续半月），后背怕风怕冷，心下痞满，饭后上腹部不适，呃逆，肠鸣（约半个月）。偶有咳嗽，有痰不易咯出，夜尿 4～5 次。

**查体**：精神萎靡，舌淡苔薄黄，脉弦滑。

**方证辨证**：《伤寒论·辨太阳病脉证并治下第七》说："但满而不痛者，此为痞，柴胡不中与之，宜半夏泻心汤。"《金匮要略·呕吐哕下利病脉证治第十七》说："呕而肠鸣，心下痞者，半夏泻心汤主之。"**笔者临床体会到半夏泻心汤的方证是：心下痞满（胃脘堵塞、痞闷），按之不痛，肠鸣腹泻，呕吐，舌红苔白，或舌淡苔黄。**本案患者症见心下痞满，饭后上腹部不适，呃逆，肠鸣，舌淡苔薄黄，完全符合半夏泻心汤的方证，故方证辨证为半夏泻心汤证。

《伤寒论·辨少阴病脉证并治第十一》说："少阴病，得之一二日，口中和，其背恶寒者，当灸之，附子汤主之。""少阴病，身体痛，手足寒，骨节

痛，脉沉者，附子汤主之。"**笔者通过临床总结附子汤的方证是：畏寒，手足寒甚，后背发凉，身体痛，骨节痛，脉沉。**本案患者症见后背发凉（持续半月），后背怕风怕冷，精神萎靡，符合附子汤的方证，故方证辨证为附子汤证。

《医学衷中参西录》谓升陷汤治疗大气下陷之"气短不足以息。或努力呼吸，有似乎喘。或气息将停，危在顷刻"。本案患者症见持续气短、喜长出气，符合升陷汤的方证，故方证辨证为升陷汤证。

**治疗：** 方用半夏泻心汤合附子汤合升陷汤。

清半夏12g，黄芩15g，黄连15g，干姜15g，炙甘草15g，大枣20g，党参30g，附子25g（先煎1小时），茯苓45g，炒白术18g，赤芍20g，柴胡12g，桔梗12g，知母12g，生黄芪50g，升麻9g。水煎服，日1剂，浓煎至100mL，分早晚2次服用。

**效果：** 1剂后患者诉心下痞满愈，无饭后上腹部不适。

3剂后患者诉心下痞满、呃逆、肠鸣均愈，后背发凉好转约50%。服用6剂后，患者诉气短、胸闷均痊愈，后背发凉基本痊愈（无后背发凉感觉）。

**按语：**

（一）**关于疗效：** 跟随笔者实习的规培医生周某目睹本案整个治疗过程，对该患者的疗效甚为惊讶！特别是笔者在初次开中药汤药时，确认了患者没有使用保护胃黏膜的相关西药，并嘱咐今后也不要使用。在这种情况下，患者的"心下痞满"症状在服用中药汤药1剂后即痊愈，3剂后患者的呃逆、肠鸣也均痊愈！还有，按照患者的输液治疗，用的均是注射用丹参酚酸等凉性药物，按此治疗，患者的后背发凉应该越发严重了，但患者服用中药汤药3剂后，后背发凉好转约50%，6剂后即痊愈。

（二）**半夏泻心汤方证：** 关于半夏泻心汤的方证，《伤寒论·辨太阳病脉证并治下第七》说："但满而不痛者，此为痞，柴胡不中与之，宜半夏泻心汤。"《金匮要略·呕吐哕下利病脉证治第十七》说："呕而肠鸣，心下痞者，半夏泻心汤主之。半夏泻心汤方：半夏半升（洗），黄芩、干姜、人参各三两，黄连一两，大枣十二枚，甘草三两（炙）。上七味，以水一斗，煮取六升，去滓，再煮，取三升，温服一升，日三服。"清代吴谦《医宗金鉴》说："呕而肠鸣，肠虚有寒也；呕而心下痞，胃实而热也；并见，乃下寒上热，肠虚胃实之病也，故主以半夏泻心汤。用参、草、大枣以补中气，半夏以降客逆，而干姜以胜中寒，芩、连以泻结热也。"笔者临床体会到半夏泻心汤的方证是：心下痞满（胃脘堵塞、痞闷），按之不痛，肠鸣腹泻，呕吐，舌红苔白，或舌淡苔黄。本案患者运用半夏泻心汤治疗，旨在泄热和中，降逆消痞。

关键词：慢性阻塞性肺疾病（4 级）；Ⅱ型呼吸衰竭；"心下痞满，呃逆，肠鸣"半个月，服中药 1 剂后"心下痞满"愈，3 剂后"呃逆，肠鸣"愈；后背发凉半个月，服用中药 6 剂而愈

# 经方在 CCU 中的应用（三）：神奇的经方
## ——半剂瓜蒌薤白半夏汤原方治愈急性心肌梗死胸痛不得卧案

患者王某，男，69 岁。

**初诊日期：**2014 年 1 月 21 日。

**主诉：**胸闷、胸痛、后背痛、彻夜不能平卧 1 天。

患者查全血肌钙蛋白 I（cTnI）0.342ng/mL，被诊断为"急性非 ST 段抬高性心肌梗死"，既往有多年 2 型糖尿病、腔隙性脑梗死、高血压病病史。遂收入我科 CCU。

**入院诊断：**①急性冠脉综合征，急性非 ST 段抬高型心肌梗死，心功能Ⅳ级；②高血压病 3 级（很高危组）；③ 2 型糖尿病；④陈旧性脑梗死。

给予病重通知，按照急性心肌梗死处理，给予阿司匹林、硫酸氢氯吡格雷，持续 24 小时硝酸甘油静脉泵入。

入院开始 15 天，患者胸闷、胸痛、后背痛、彻夜不眠好转。但从 2014 年 1 月 18 日开始，患者又出现胸闷、后背痛、彻夜不能平卧，痛苦不堪，夜间含服多片硝酸甘油均无效。主任查房认为患者近十余天持续硝酸甘油静脉泵入，已发生硝酸甘油耐药，故无效。

**刻下症：**（2014 年 1 月 21 日下午 1∶00 笔者查房）患者近 3 天持续胸闷、胸痛、憋气，后背痛，夜间为甚，不能着床，否则胸闷、憋气、疼痛加重，昨晚在静脉持续泵入硝酸甘油的情况下，只坐着睡眠 1～2 小时，后憋醒，再也不能入睡。全身畏寒，瘙痒，食欲差，食后腹胀，口干，口渴喜热饮，大便日 1 次，偏稀，小便可，夜尿 3 次。

**查体：**精神萎靡，表情淡漠，两目无光，双下肢中度水肿，舌淡，苔薄黄，多裂纹，脉沉细数。

**方证辨证：**本案患者的主诉是胸闷、胸痛、憋气，后背痛，夜间为甚，不能着床。这与《金匮要略》的瓜蒌薤白半夏汤条文"胸痹不得卧，心痛彻背者"十分相似，故本案患者符合瓜蒌薤白半夏汤的方证，方证辨证为瓜蒌薤白半夏汤证。

**治疗：** 方用瓜蒌薤白半夏汤。

瓜蒌25g，薤白45g，清半夏15g。水煎服（由煎药室代煎），日1剂，今日急煎1剂，分早晚2次服用，并嘱咐患者家属购买高度二锅头白酒1瓶（500mL，56度），并委托笔者带教的七年制研究生程某亲自为其配好中药汤药，即将已经水煎好的汤药倒入碗中，加入80～100mL白酒，搅拌，然后放入微波炉中加热5分钟。汤药放温后交患者服用。

患者服用半剂中药后，第二天早上即告诉笔者：在未静脉泵入硝酸甘油、未口含硝酸甘油的情况下，昨晚胸闷、胸痛、憋气、后背痛症状消失，全身瘙痒亦消失。昨晚平躺卧床休息5个小时。后患者坚持服用瓜蒌薤白半夏汤原方（加入白酒），连续4天未发作胸闷、胸痛、憋气、后背痛，且夜间可以平卧睡眠5～6小时，患者高兴出院。笔者带教的5位学生（黄某、周某、程某、侯某、崔某）目睹整个治疗过程均惊讶不已！

**按语：**

**（一）关于疗效：** 下面是笔者带教的七年制研究生程某与笔者的微信记录。

2014年1月21日下午6：30（给患者服用第1袋汤药）时，程某说："何老师好！配出来的汤药（注：瓜蒌薤白半夏汤＋白酒）我已经让患者老王喝了，就是汤药太稀了，浓度可能不够……期待疗效，期待……"

笔者回复说："是啊，就三味药，当然稀啊，我也在期待疗效，我还担心清半夏这味药，现在的半夏经白矾共煮，并晾干而成，大大影响了半夏的疗效。"

2014年1月22日下午7：30（给患者服用第1袋汤药）之后，程某说："何老师，昨晚患者老王胸闷、胸痛、后背痛未发作，昨晚他睡得很好！"

程某还说："效果出奇得好！！！"

**（二）瓜蒌薤白半夏汤方证及煎煮法：**《金匮要略·胸痹心痛短气病脉证治第九》说："胸痹不得卧，心痛彻背者，瓜蒌薤白半夏汤主之。瓜蒌薤白半夏汤方：瓜蒌实一枚，薤白三两，半夏半斤，白酒一斗。上四味，同煮，取四升，温服一升，日三服。"瓜蒌薤白半夏汤由瓜蒌、薤白、半夏、白酒组成，瓜蒌薤白半夏汤的功效是通阳散结化痰。笔者临床体会到瓜蒌薤白半夏汤的主要方证是胸痹之胸闷。本案患者的主诉（胸闷、胸痛、憋气，后背痛，夜间为甚，不能着床）与《金匮要略》的条文"胸痹不得卧，心痛彻背者"十分相似，故本案患者符合瓜蒌薤白半夏汤的方证。

既往笔者的临床经验是采用桂枝代替白酒，但考虑到本案患者为急性心肌梗死，病情危重，故在方中笔者直接应用了白酒（高度二锅头），结果效果出奇得好！从中可以看出遵循仲圣本意用方是何等重要！

关键词：瓜蒌薤白半夏汤中白酒不可缺；神奇的白酒；特殊煎煮法；瓜蒌薤白半夏汤方证；硝酸甘油耐药；遵循仲圣本意用方

# 附子汤合通气散治愈头晕、后腰背发凉疼痛、双膝关节疼痛案

患者李某，女，65 岁。

**初诊日期：** 2014 年 1 月 13 日。

**主诉：** 间断头晕 1 年，后腰背发凉疼痛，双膝关节疼痛，局部畏寒、怕风 1 年。

**现病史：** 患者有腔隙性脑梗死、双侧颈动脉硬化伴斑块形成病史。1 年前开始出现间断性头晕，近 2 个月加重，每天均发作头晕。

约 1 年前出现后腰背发凉疼痛，后背像一块大石板似的不适难受，双膝关节疼痛，局部畏寒、怕风。

**刻下症：** 头晕，多于改变体位时发作，每次持续 2～3 秒，昨日发作 2 次；后腰背发凉疼痛，双膝关节疼痛，局部畏寒、怕风，平素自觉有凉风侵入。偶有耳鸣，近 1 年来听力下降；食后时有呃逆，呃后舒服；脾气急躁，无汗，纳眠可，口干不苦，大便日 1～2 次，时有不成形，夜尿 2～3 次。

**查体：** 体形略偏胖，舌暗，舌胖大边有齿痕，苔薄黄，脉沉。

**辅助检查：** 头颅 CT：左侧基底节区腔隙性脑梗死；脑萎缩。腰骶椎 CR：腰椎骨关节病。

**西医诊断：** ①腔隙性脑梗死；②颈动脉硬化伴斑块形成（双侧）；③腰椎骨关节病。

**方证辨证：** 《伤寒论·辨少阴病脉证并治第十一》说："少阴病，得之一二日，口中和，其背恶寒者，当灸之，附子汤主之。""少阴病，身体痛，手足寒，骨节痛，脉沉者，附子汤主之。"**笔者通过临床总结附子汤的方证是：畏寒，手足寒甚，后背发凉，身体痛，骨节痛，脉沉。** 本案患者症见后腰背发凉、疼痛，双膝关节疼痛，局部畏寒、怕风，平素自觉有凉风侵入。头晕，

多于改变体位时发作，舌胖大边有齿痕，脉沉。符合附子汤的方证，故方证辨证为附子汤证。

《医林改错·上卷》说："通气散，治耳聋不闻雷声。余三十岁立此方。柴胡一两、香附一两、川芎五钱，为末，早晚开水冲服三钱。"本案患者舌暗，偶有耳鸣，近1年来听力下降，头晕，食后时有呃逆，呃后舒服；脾气急躁。符合通气散的方证。

**中医诊断：** 头晕。附子汤证，通气散证。

**治疗：** 方用附子汤合通气散。

黑顺片15g（先煎半小时），茯苓18g，党参15g，炒白术15g，白芍18g，柴胡37g，川芎15g，香附37g。水煎服，日1剂，分早晚2次服用。

4剂后，患者诉头晕未再发作，腰背发凉疼痛、双膝关节疼痛、局部畏寒怕风均痊愈，仍时有耳鸣，耳鸣较前减轻约50%，鸣声明显变小。

**按语：** 附子汤出自《伤寒论·辨少阴病脉证并治第十一》，原文说："少阴病，得之一二日，口中和，其背恶寒者，当灸之，附子汤主之。""少阴病，身体痛，手足寒，骨节痛，脉沉者，附子汤主之。"附子汤系医圣仲景为少阴虚寒证而设。附子汤中的核心药是附子，《伤寒论》原文是附子二枚，笔者临床应用附子汤，其中附子一般应用15～30g，至少用15g。笔者通过临床总结附子汤的方证是：畏寒，手足寒甚，后背发凉，身体痛，骨节痛，脉沉。本案患者运用附子汤治疗，旨在温阳散寒。

通气散出自清·王清任《医林改错·上卷》，其功效为疏肝理气活血。本案患者舌暗，偶有耳鸣，近1年来听力下降，头晕，食后时有呃逆，呃后舒服；脾气急躁。符合通气散的方证，故用之以疏肝理气活血。

**关键词：附子汤方证；《医林改错》通气散；4剂中药后"头晕，后腰背发凉疼痛、双膝关节疼痛、畏寒、怕风"均痊愈**

## 瓜蒌薤白半夏汤合甘草附子汤
## 合桂枝茯苓丸治愈胸闷痛、左下肢着地即诱发窜麻痛案

患者王某，男，58岁。

**初诊日期：** 2014年1月23日。

**主诉：** 胸闷痛反复发作4年，加重1个月；腰痛、经常性放射至左下肢（窜麻痛）近20年。

**现病史：** 2010年1月患者因反复出现胸部憋闷疼痛，每次持续1～2分钟，于我院行冠脉造影示冠状动脉供血右优势型，前降支近中段30%～50%狭窄，回旋支开口50%局限性狭窄，回旋支近段30%～50%狭窄。1个月前患者出现胸部憋闷疼痛加重。

患者腰痛、经常性放射至左下肢（窜麻痛）近20年，左下肢着地即诱发窜麻痛，搬运重物时加重，局部怕风怕冷，先后在多家大医院就诊，罔效。

**刻下症：** 胸部（主要是心尖部）憋闷疼痛，一般早上7点左右发作，平均2～3天发作1次，每次间断持续约20分钟，可自行缓解，发作前口中烧灼感，时有头晕，活动后加重，躺平后可缓解，偶有手麻。经常性腰痛，放射至左下肢，左下肢着地即诱发窜麻痛，全身怕风怕冷，以腰部、左下肢为甚，易汗出，食后腹胀，口苦、口干，喜热饮，二便调。

**查体：** 舌暗有瘀斑，苔黄腻，脉沉迟细。

**既往史：** 1994年患腰椎间盘突出症，在兰州军区总医院行椎间盘摘除术。

**辅助检查：** CT腰椎平扫＋重建：腰椎骨关节病。L2/3～L5/S1椎间盘膨出，并L5/S1椎间盘突出；腰椎骨质增生，腰椎不稳，L4椎体I°假性滑脱，L5、S1椎体许莫氏结节形成；L3/4、L5/S1层面椎管继发狭窄，L4/5层面椎管混合型狭窄；L3/4、L4/5椎小关节退变。颈椎CT：颈椎病。C2/3～C6/7椎间盘突出，C5～C7椎间盘水平继发椎管狭窄；颈椎骨质增生，项韧带钙化。

**方证辨证：**《金匮要略·胸痹心痛短气病脉证治第九》说："胸痹不得卧，心痛彻背者，瓜蒌薤白半夏汤主之。"**瓜蒌薤白半夏汤的主要方证是胸痹之胸闷。**本案患者中医诊断为胸痹，症见胸部（主要是心尖部）憋闷疼痛，全身怕风怕冷。符合瓜蒌薤白半夏汤的方证，故方证辨证为瓜蒌薤白半夏汤证。

《伤寒论·辨太阳病脉证并治下第七》说："风湿相搏，骨节疼烦，掣痛不得屈伸，近之则痛剧，汗出短气，小便不利，恶风不欲去衣，或身微肿者，甘草附子汤主之。"**笔者临床体会到甘草附子汤的方证是：骨节疼烦（剧），掣痛（拉扯痛）不可屈伸，近之则痛剧，恶风，恶寒，汗出短气，尿少。**本案患者症见腰痛，放射至左下肢，左下肢着地即诱发窜麻痛，全身怕风怕冷，以腰部、左下肢为甚，易汗出，喜热饮，脉沉迟细。符合甘草附子汤的方证，故方证辨证为甘草附子汤证。

此外，考虑到患者舌暗有瘀斑，故符合桂枝茯苓丸的方证。

**中医诊断：**胸痹，腰痛。瓜蒌薤白半夏汤证，甘草附子汤证，桂枝茯苓丸证。

**治疗：**方用瓜蒌薤白半夏汤合甘草附子汤合桂枝茯苓丸。

瓜蒌25g，薤白25g，半夏9g，炙甘草30g，黑顺片15g（先煎1小时），桂枝15g，茯苓15g，桃仁15g，炒白术18g，赤芍15g，牡丹皮15g。水煎服，日1剂，分早晚2次服用。

服药3剂后患者胸闷痛、头晕、口中烧灼感均痊愈，腰痛改善约20%，手麻消失，仍怕风怕冷，易汗出，食后腹胀消失。

继续服用原方3剂，患者诉腰痛好转约80%，从腰部沿左下肢窜麻痛未再发作，左下肢着地时无窜麻痛感觉。

**按语：**《伤寒论·辨太阳病脉证并治下第七》说："风湿相搏，骨节疼烦，掣痛不得屈伸，近之则痛剧，汗出短气，小便不利，恶风不欲去衣，或身微肿者，甘草附子汤主之。甘草附子汤：甘草二两（炙），附子二枚（炮，去皮，破），白术二两，桂枝四两（去皮）。上四味，以水六升，煮取三升，去滓，温服一升，日三服。初服得微汗则解，能食，汗止复烦者，将服五合，恐一升多者，宜服六七合为始。"笔者临床体会到甘草附子汤的方证是：骨节疼烦（剧），掣痛（拉扯痛）不可屈伸，近之则痛剧，恶风，恶寒，汗出短气，尿少。甘草附子汤的关键病位在关节（即"骨节"疼痛）。本案患者运用甘草附子汤治疗，旨在温经散寒，祛风除湿。

关键词：瓜蒌薤白半夏汤方证；甘草附子汤方证；"胸闷痛、头晕" 3 剂而愈；"左下肢窜麻痛近 20 年" 6 剂中药痊愈

# 经方在 CCU 中的应用（四）：
## 大建中汤合甘麦大枣汤治愈 11 天未大便，满腹胀满疼痛，不可触近，悲伤欲哭，噩梦连连案

患者蔡某，女，80 岁。

**初诊日期：** 2014 年 1 月 20 日。

**现病史：** 患者 2 年前因儿子在医院输液死亡后，终日悲伤欲哭。从 1 年前开始噩梦连连，患者自诉一闭眼睡觉就梦见自己躺在马路上被很多人踩，整夜生活在恐惧、悲伤中。患者 26 年前因不慎坠入井中，遗留左下肢疼痛、无力。患者于 2014 年 1 月 20 日主因"胸闷胸痛反复发作 18 年，加重 7 天"收入心内科普通病房治疗。

2014 年 1 月 22 日由于患者持续胸腹痛，恶心，发热 38.4℃，近 10 天未大便。请消化科会诊：腹痛原因待查，急性胃炎？胆囊炎？肠梗阻待除外。建议予灌肠、禁食水、营养支持，维持水电解质平衡、酸碱平衡；查腹平片以除外肠梗阻。心理科会诊意见：①脑器质性病变所致精神障碍？②焦虑状态。建议：积极治疗原发病。查全血肌钙蛋白 I：0.094μg/L，考虑到患者病情危重，不能外出病房做腹平片。转入 CCU，给予病重通知，被诊断为：①急性非 ST 段抬高型心肌梗死，心律失常，阵发性房颤，心功能Ⅱ级；②肠梗阻待除外；③尿路感染；④焦虑状态。按急性心梗处理，并积极控制感染。

**刻下症：**（2014 年 1 月 23 日上午 8：30 笔者查房）患者胸腹疼痛，以右上胸腹部为重，腹胀满，左侧肢体疼痛无力，后背前胸怕冷，周身略疼痛乏力，伴恶心未吐，不能饮食，头晕，口干不苦，喜悲伤欲哭，噩梦连连，眠差，大便 11 日未行。

**查体：** 面色萎黄，精神差，两目无光，下腹部整个腹部压痛（＋），不可触近，腹部按之有硬结块，反跳痛。右侧墨菲征（＋），尿管导尿，舌不能完全伸出，舌红，前半部无苔，苔黄厚腻，脉沉细弱略滑。

**方证辨证：** 本案患者症见后背前胸怕冷（已 40 年），恶心未吐，不能饮食，胸腹疼痛，腹胀满，下腹部整个腹部压痛（+），不可触近，腹部按之有硬结块。这些症状与《金匮要略·腹满寒疝宿食病脉证治第十》的大建中汤条文，即"心胸中大寒痛，呕不能饮食，腹中寒，上冲皮起，出见有头足，上下痛而不可触近，大建中汤主之"十分相似。故本案患者符合大建中汤的方证，故方证辨证为大建中汤证。

《金匮要略·妇人杂病脉证并治第二十二》说："妇人脏躁，喜悲伤欲哭，象如神灵所作，数欠伸，甘麦大枣汤主之。"**笔者认为甘麦大枣汤的方证是：脏躁（更年期，不限男、女、儿童），喜悲伤欲哭，容易紧张。**本案患者的一个主要症状就是喜悲伤欲哭，符合甘麦大枣汤的方证，故方证辨证为甘麦大枣汤证。

**治疗：** 方用大建中汤合甘麦大枣汤。

川椒 20g，干姜 25g，太子参 20g，山药 30g，炙甘草 30g，浮小麦 120g，大枣 30g。水煎服，日 1 剂，分早晚 2 次服用。

1 剂后患者大便 4 次，大便偏稀，全身症状减半。

3 剂后患者女儿及女婿诉患者较前判若两人：精神状态明显改善，两目有神，患者能自行矢气，并自诉"每于大的矢气后自觉通体舒适"，食欲大增，无恶心，无悲伤欲哭，无噩梦。

**按语：**

**（一）大建中汤方证：**《金匮要略·腹满寒疝宿食病脉证治第十》中的大建中汤："蜀椒二合（去汗），干姜四两，人参二两。上三味，以水四升，煮取二升，去滓，内胶饴一升，微火煎取一升半，分温再服；如一炊顷，可饮粥二升，后更服，当一日食糜，温覆之。"清·尤在泾的《金匮要略心典》说："心腹寒痛，呕不能食者，阴寒气盛而中土无权也。上冲皮起，出现头足，上下痛不可触近者，阴凝成象，腹中虫物乘之而动也。是宜大建中脏之阳，以胜上逆之阴。故以蜀椒、干姜温胃下虫，人参、饴糖安中益气也。"笔者临床体会到大建中汤的方证是：心腹寒痛，上下痛不可触近，呕逆不能饮食，腹胀满，腹皮动似有头足，或大便数日不行。本案患者运用大建中汤治疗，旨在大建中气，温中散寒。

**（二）甘麦大枣汤方证：**《金匮要略·妇人杂病脉证并治第二十二》说："妇人脏躁，喜悲伤欲哭，象如神灵所作，数欠伸，甘麦大枣汤主之。甘草小麦大枣汤方：甘草三两，小麦一升，大枣十枚。上三味，以水六升，煮取三升，温分三服。亦补脾气。"清·唐容川的《金匮要略浅注补正》说："妇人脏躁，脏属阴，阴虚而火乘之，则为躁。不必拘于何脏，而既已成躁，则病证皆同。但见其悲伤欲哭，象如神灵所作，现出心病，又见其数欠喜伸，现出肾病。所以然者，五志生火，动必关心，阴脏既伤，穷必及肾是也，以甘麦大枣汤主之。"笔者认为甘麦大枣汤的方证是：脏躁（更年期，不限男、女、儿童），喜悲伤欲哭，容易紧张。

> 笔者临床体会到大建中汤的方证是：心腹寒痛，上下痛不可触近，呕逆不能饮食，腹胀满，腹皮动似有头足，或大便数日不行。

关键词：大建中汤方证；重剂甘麦大枣汤；1 剂中药后即症状减半；3 剂后判若两人的疗效

## 经方在 CCU 中的应用（五）：木防己汤合射干麻黄汤治疗"持续喘憋、气短、四肢水肿、喉中水鸡声"案

患者白某，女，83 岁。

**初诊日期：** 2014 年 2 月 11 日。

患者有慢性阻塞性肺疾病、支气管扩张、肺间质病变、肺源性心脏病、慢性肾功能不全代偿期多种慢性病史。2012 年 10 月在我院被确诊为右肺肺癌。患者间断喘憋、气短发作 5 年余，间断双下肢水肿 4 年。2014 年 1 月 30 日，患者出现持续喘憋，气短，双下肢水肿。就诊于我院急诊，查动脉血气：$PCO_2$ 50.1mmHg，$PO_2$ 57.2mmHg。

诊为"慢性阻塞性肺疾病急性加重期（Ⅱ型呼吸衰竭），重症肺炎，肺源性心脏病，肺癌，慢性肾功能不全代偿期"。给予病危通知。治疗给予甲强龙静滴，日 1 次，持续 5 天后改为日 2 次，持续 6 天，注射用亚胺培南西司他丁钠 5 天，以及呋塞米等药物。2014 年 2 月 11 日，患者仍持续喘憋，气短，四肢水肿。

遂转入我科 CCU，给予病危通知，继续给予抗感染，甲强龙 40mg 逐渐减量，隔日 1 次，呋塞米等药物。

**刻下症：**（2014 年 2 月 11 日下午 1：00 笔者查房）患者持续喘憋，动则加重，气短，心前区憋闷疼痛（吸气时疼痛加重），偶有咳嗽，咳黄黏痰，每日 3～4 口，喉中有水鸡声，动则汗出，以头颈及上半身出汗为主，夜间有惊醒，醒后心慌、大汗出，视物模糊，怕冷，整个后背发凉 10 余年，双手发凉，腰腿酸痛，四肢硬肿，四肢无力，纳差，口干口苦，眠差，入睡困难，小便可，大便 1 未解。

**查体：** 面色黧黑，体形偏胖，满肺哮鸣音，腹部膨隆硬满，舌暗，苔黄厚腻，两侧有液线，脉沉滑。

**方证辨证：**《金匮要略·痰饮咳嗽病脉证并治第十二》说："膈间支饮，其人喘满，心下痞坚，面色黧黑，其脉沉紧，得之数十日，医吐下之不愈，木

防己汤主之。"笔者临床体会到木防己汤的方证是：**喘满（喘憋），心下痞坚（板硬满），面色黧黑，浮肿，脉沉紧。**本案患者症见持续喘憋，动则加重，腹部膨隆硬满，面色黧黑，四肢硬肿，脉沉滑，符合木防己汤的方证，故方证辨证为木防己汤证。

本案患者症见喘憋，喉中有水鸡声，怕冷，整个后背发凉10余年。这符合《金匮要略·肺痿肺痈咳嗽上气病脉证治第七》"咳而上气，喉中水鸡声，射干麻黄汤主之"的条文，符合射干麻黄汤的方证，故方证辨证为射干麻黄汤证。

**治疗：**方用木防己汤合射干麻黄汤。

党参20g，防己15g，生石膏20g，桂枝10g，射干18g，生麻黄10g（先煎，去上沫），生姜15g，细辛10g（先煎），紫菀18g，款冬花18g，五味子18g，大枣20g，清半夏12g。水煎服，日1剂，分早晚2次服用。

4剂后（已停静脉甲强龙2天），患者诉喘憋减轻约50%，仍气短，心前区憋闷明显好转，偶有咳嗽，痰量较少，咳黄黏痰，"自觉喉中有水鸡声"消失。双手发凉，后背发热，阵发性烘热汗出，胸以上出热汗，持续口苦，口干喜热饮，四肢硬肿明显减轻，仍四肢无力，自觉腹部变小，仍腹部硬满。腰腿酸痛，纳眠差，入睡困难，小便可，大便3日未解，脉沉紧。

**治疗：**方用木防己去石膏加茯苓芒硝汤。

防己18g，桂枝18g，党参36g，茯苓36g，芒硝10g（分冲，汤药加入芒硝后，用微波炉加热3分钟）。水煎服，日1剂，分早晚2次服用。

服用1剂后，患者诉大便4次，排便痛快，不成形。患者喘憋基本痊愈，腹部硬满消失。

**按语：**《金匮要略·痰饮咳嗽病脉证并治第十二》说："膈间支饮，其人喘满，心下痞坚，面色黧黑，其脉沉紧，得之数十日，医吐下之不愈，木防己汤主之。虚者即愈；实者三日复发，复与不愈者，宜木防己汤去石膏加茯苓芒硝汤主之。木防己汤方：木防己三两，石膏十二枚（鸡子大），桂枝二两，人参四两。上四味，以水六升，煮取二升，分温再服。木防己加茯苓芒硝方：木防己二两，桂枝二两，人参四两，芒硝三合，茯苓四两。上五味，以水六升，煮取二升，去滓，内芒硝，再微煎，分温再服，微利则愈。"

元明间的赵以德《金匮方论衍义》说："心肺在膈上，肺主气，心主血，今支饮在膈间，气血皆不通利。气为阳，主动；血为阴，主静。气不利，则与水同逆于肺而为喘满；血不利，则与水杂糅，结于心下而为痞坚。肾气上应水饮，肾气之色黑，血凝之色亦黑，故黧黑之色亦见于面也。脉沉为水，紧为寒，非别有寒邪，即水气之寒也。医虽以吐下之法治，然药不切于病，故不愈。用木防己者，味辛温，能散留饮结气，又主肺气喘满，所以用为主治；石膏味辛甘微寒，主心下逆气，清肺定喘；人参味甘温，治喘，破坚积，消痰饮，补心肺气不足，皆为防己之佐；桂枝味辛热，通血脉开结气，且支饮得温则行，又宣导诸药，用之为使。若邪之浅，在气分多而虚者，服之即愈。若邪客之深，在血分多而实者，则愈后必再发。以石膏是阳中之治气者，则去之；加芒硝，味咸寒，阴分药也，治痰实结，软坚，消血癖；茯苓伐肾邪，治心下坚满，佐芒硝则行水之力益倍。"由此可见元明间的赵以德论述"木防己汤、木防己汤去石膏加茯苓芒硝汤"条文的病位在心肺，责之于心肺气血。笔者通过临床实践同意赵氏的观点，而不同意尤在泾《金匮心典》的观点（"责之于肺胃"）。因为笔者临床上运用木防己汤、木防己汤去石膏加茯苓芒硝汤治疗重症肺心病的患者，屡屡取得好的疗效。

关于方证，笔者临床体会到木防己汤的方证是：喘满（喘憋），心下痞坚（板硬满），面色黧黑，浮肿，脉沉紧。本案患者症见持续喘憋，动则加重，腹部膨隆硬满，面色黧黑，四肢硬肿，脉沉滑。符合木防己汤的方证，故用之以行水散结，补虚清热。笔者临床体会到木防己汤去石膏加茯苓芒硝汤的方证是：心下痞坚（板硬满），喘满（喘憋），面色黧黑，大便干或数日不行，脉沉紧。本案患者二诊时症见腹部硬满，喘憋，面色黧黑，大便3日未解，脉沉紧。故符合木防己汤去石膏加茯苓芒硝汤的方证，用之以行水化饮，散结消痞，补虚清热。

> 笔者临床体会到木防己汤的方证是：喘满（喘憋），心下痞坚（板硬满），面色黧黑，浮肿，脉沉紧。
>
> 笔者临床体会到木防己汤去石膏加茯苓芒硝汤的方证是：心下痞坚（板硬满），喘满（喘憋），面色黧黑，大便干或数日不行，脉沉紧。

关键词：慢性阻塞性肺疾病（Ⅱ型呼吸衰竭）合并肺癌；整个后背发凉10余年，4剂而愈；木防己去石膏加茯苓芒硝汤方证；服4剂中药即喘憋减轻一半，喉中水鸡声消失

# 经方 3 剂治愈心悬痛半月案

患者徐某，男，51 岁。

**初诊日期**：2014 年 6 月 13 日。

**主诉**：反复心悬痛半个月。

**现病史**：患者 2014 年 5 月 8 日因突发急性心肌梗死，就诊于某大医院，后于 2014 年 5 月 26 日和 5 月 29 日分别植入 1 枚、2 枚共 3 枚支架，患者诉支架后出现心悬痛（患者诉心就像没有根似的，牵引作痛），每 1～2 天发作 1 次或 1 天发作数次。

**刻下症**：心悬痛，昨日发作 2 次，偶有胸闷，无后背不适，左肩活动受限，左手臂向后、向上活动受限，肩部怕冷怕风，偶有反酸，容易困乏，脾气急，大便日 1 次，不成形，夜尿 2～3 次。舌暗，苔黄浊，脉沉弦。

**方证辨证**：《金匮要略·胸痹心痛短气病脉证治第九》说："心中痞，诸逆，心悬痛，桂枝生姜枳实汤主之。"**笔者临床体会到桂枝生姜枳实汤的方证是：心中闷塞，心悬痛（心牵引作痛），偏怕冷。**本案患者症见心悬痛，昨日发作 2 次，偶有胸闷，符合桂枝生姜枳实汤的方证，故方证辨证为桂枝生姜枳实汤证。

《金匮要略·痉湿暍病脉证治第二》说："病者一身尽疼，发热，日晡所剧者，名风湿。此病伤于汗出当风，或久伤取冷所致也。可与麻黄杏仁薏苡甘草汤。"本案患者症见左肩活动受限，左手臂向后、向上活动受限，肩部怕冷怕风。正如《金匮要略》麻杏薏甘汤条文所说的："此病伤于汗出当风，或久伤取冷所致也。"故本案患者符合麻杏薏甘汤的方证，方证辨证为麻杏薏甘汤证。

《金匮要略·胸痹心痛短气病脉证治第九》中说："胸痹之病，喘息咳唾，胸背痛，短气，寸口脉沉而迟，关上小紧数，瓜蒌薤白白酒汤主之。"**笔者临床体会到瓜蒌薤白白酒汤的方证是：胸背痛，胸闷、气短，或喘息、咳嗽、咳痰，怕冷，舌淡，脉沉细或沉紧。**本案患者症见偶有胸闷，苔黄浊，脉沉弦，并且有冠心病的病史。故本案患者符合瓜蒌薤白白酒汤的方证，方证辨证为瓜蒌薤白白酒汤证。

此外，本案患者舌暗，故还符合丹参饮的方证。

**中医诊断：**胸痹，桂枝生姜枳实汤证、瓜蒌薤白白酒汤证；肩凝症，麻杏薏甘汤证。

**西医诊断：**①冠状动脉粥样硬化性心脏病，稳定型心绞痛，陈旧性心肌梗死，支架术后；②肩周炎。

**治疗：**方用桂枝生姜枳实汤合麻杏薏甘汤合瓜蒌薤白白酒汤合丹参饮。

桂枝 18g，生姜 12g，枳实 12g，生麻黄 6g，杏仁 12g，薏苡仁 18g，炙甘草 12g，丹参 37g，砂仁 5g（后下），檀香 5g（后下），瓜蒌 15g，薤白 25g。水煎服，日 1 剂，分早晚 2 次服用。

3 剂后患者诉心悬痛已愈，左手臂活动范围较前明显增大。

**按语：**《金匮要略·胸痹心痛短气病脉证治第九》说："心中痞，诸逆，心悬痛，桂枝生姜枳实汤主之。桂姜枳实汤方：桂枝、生姜各三两，枳实五枚。上三味，以水六升，煮取三升，分温三服。"东晋《肘后方》认为"心悬痛"是"心下牵急懊痛"之意。可见心悬痛，为心牵引作痛之意。清·唐容川《金匮要略浅注补正》说："若胸痹之外，病有同类者，不可不知。心中冈痞，或痰饮客气。诸逆，心悬而空，如空中悬物动摇而痛，以桂枝生姜枳实汤主之。"笔者临床体会到桂枝生姜枳实汤的方证是：心中冈塞，心悬痛（心牵引作痛），偏怕冷。本案患者运用桂枝生姜枳实汤治疗，旨在通阳开结下气。

麻杏薏甘汤出自《金匮要略》，《金匮要略·痉湿暍病脉证治第二》说："病者一身尽疼，发热，日晡所剧者，名风湿。此病伤于汗出当风，或久伤取冷所致也。可与麻黄杏仁薏苡甘草汤。麻黄杏仁薏苡甘草汤方：麻黄去节（半两，汤泡），甘草一两（炙），薏苡仁半两，杏仁十个（去皮尖，炒）。上锉麻豆大，每服四钱匕，水盏半，煮八分，去滓，温服。有微汗，避风。"本案年龄为 51 岁，罹患肩周炎，肩周炎又称肩凝症、五十肩，本案患者症见左肩活动受限，左手臂向后、向上活动受限。肩周炎的病机多为风寒湿凝着肩部所致，正如《金匮要略》麻杏薏甘汤条文所说："此病伤于汗出当风，或久伤取冷所致也。"故笔者临床上常将麻杏薏甘汤作为治疗肩周炎的专病专方，临床多有效验。这里值得一提的是，柴胡桂枝汤也是治疗肩周炎的专病专方，因为肩是少阳经所行之地，背是太阳经所行之地。所以肩背痛、肩周炎是少阳太阳合并病，可以运用柴胡桂枝汤治疗（说明：运用柴胡桂枝汤治疗肩背痛、肩周炎这是已故经方大家刘渡舟的经验）。

> 笔者临床体会到桂枝生姜枳实汤的方证是：心中闷塞，心悬痛（心牵引作痛），偏怕冷。

关键词：陈旧性心肌梗死；冠心病 3 个支架术后；心悬痛半个月，3 剂而愈；桂枝生姜枳实汤方证；肩周炎的专病专方——麻杏薏甘汤或柴胡桂枝汤

# 便秘折磨半生，经方竟1剂而愈

患者宫某，女，80岁。

**初诊日期**：2014年5月31日。

**主诉**：便秘50年，加重半年。

**现病史**：患者约30岁时出现便秘，初起大便干，大便3日1次，排便困难，最长6日1次大便。间断使用碧生源、番泻叶等通便。近1年开始使用开塞露通便，平均3天使用1个开塞露。

近半年来患者出现便秘加重，每次需要2～4个开塞露才能排出大便。

**刻下症**：严重便秘，大便干结，5～6日一行，排便不畅，每次需用2～4个开塞露（开塞露为20mL 1个）才能排便1次。偶有左侧胸闷，每次发作时持续约5分钟，胸闷发作严重时持续约1小时，可自行缓解。饮食如常，口唇干裂起皮，眠可，偶有反酸，夜间可睡5小时左右。小便频，夜尿2～3次。

**查体**：身体消瘦，面色黧黑，舌红，苔薄黄略腻，脉弦细。

**方证辨证**：《伤寒论·辨阳明病脉证并治第八》说："跌阳脉浮而涩，浮则胃气强，涩则小便数，浮涩相搏，大便则硬，其脾为约，麻子仁丸主之。"笔者临床体会到麻子仁丸的方证是：**大便干结，数日一行，饮食佳或正常，夜尿频，或口唇干裂起皮。麻子仁丸的主要方证是大便秘结，夜尿频或口唇干裂起皮。**本案患者症见严重便秘，大便干结，5～6日一行，排便不畅，每次需用2～4个开塞露（开塞露为20mL 1个）才能排便1次，饮食如常，口唇干裂起皮，小便频，夜尿2～3次。符合麻子仁丸的方证，故方证辨证为麻子仁丸证。

**诊断**：便秘。麻子仁丸证。

**治疗**：方用麻子仁丸。

火麻仁30g，生大黄3g，麸炒枳实15g，姜厚朴15g，炒杏仁12g，生白芍15g。

上述药物不煎取回，用粉碎机打成粉末状，兑上蜂蜜20～40mL，每次服用1～2勺，每天服用1～2次。

患者诉麻子仁丸剂香味十足，十分好服用，味道似芝麻味。服用丸剂2勺后，当日即大便1次，排便通畅，大便量多，不干不稀。之后患者坚持每天服用1～2勺麻子仁丸，大便1～2日1次，排便舒服通畅。

随访2周，病情无复发。

**按语：**《伤寒论·辨阳明病脉证并治第八》说："跌阳脉浮而涩，浮则胃气强，涩则小便数，浮涩相搏，大便则硬，其脾为约，麻子仁丸主之。麻子仁二升，芍药半斤，枳实半斤（炙），大黄一斤（去皮），厚朴一尺（炙，去皮），杏仁一升（去皮尖，熬，别作脂）。上六味，蜜和丸如梧桐子大。饮服十丸，日三服，渐加，以知为度。"清代著名伤寒学家陆逊斋《伤寒论改正并注》说："胃气强则胃热亢，胃热亢则脾津涸，脾为胃行其津液者也。脾津涸则不能运，脾不运则水不化，水不化则自由下注，故小便频数。同时胃热亢而小便利，则胃之津液亦竭，大便必坚硬。脾已无津液可运，脾之本身亦干涸而收缩，故曰'脾约'。约者，枯萎也。此言胃热脾约，而小便利，而大便难，而成太阳阳明病也。"笔者临床体会到麻子仁丸的方证是：大便干结，数日一行，饮食佳或正常，夜尿频，或口唇干裂起皮。

为什么麻子仁丸的主要方证有口唇干裂起皮这一症状呢？因为麻子仁丸的病机有脾津涸，脾津液枯竭，《素问·五脏生成论》说"脾之合肉也，其荣唇也"，《灵枢·脉度》篇说"脾气通于口，脾和则口能知五谷矣"，故脾开窍于口，其荣在唇。脾津液枯竭，自然表现出来口唇干裂起皮。故麻子仁丸的主要方证有口唇干裂起皮这一症状。

另外，笔者多年临床体会到麻子仁丸若改作汤剂则疗效锐减，若不用蜂蜜，其疗效也锐减。对于经典，如《伤寒论》中的方剂，不要随意修改，或将丸剂改为汤剂，或肆意删减药物，这些做法常常会影响临床疗效。

**麻子仁丸的主要方证是：大便秘结，夜尿频或口唇干裂起皮。**

**关键词：**煎煮法；仲圣的丸剂切不可擅自改为汤剂（如麻子仁丸）；香味十足；脾开窍于口，其荣在唇

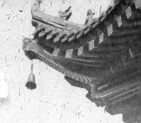

# 酸枣仁汤治愈冠脉搭桥术后彻夜失眠案

患者刘某，男，57岁。

**初诊日期：**2014年3月7日。

**主诉：**彻夜不眠11天。

**现病史：**患者有7年的冠心病病史，曾于北京电力医院查冠脉CTA示多处冠脉中重度狭窄。2008年于首都医科大学安贞医院行PCI术，于冠脉放置6个支架。11天前患者因出现支架内再狭窄，于安贞医院行心脏搭桥术，术后出现严重失眠，术后1～2天夜间尚能睡约1个小时，梦多，醒后全身疲惫，之后是彻夜不能眠，入睡困难，服用2～3片安定仍不能入睡，并伴气短，乏力，疲惫。

**既往史：**2型糖尿病病史6年，血糖控制尚可。

**刻下症：**彻夜不眠，服用安定2～3片仍不能入睡，气短、喜长出气，乏力，易疲劳，咳嗽，痰多质黄黏，头两侧头维穴附近发麻，口苦无味，略怕热，汗少，脾气急，纳差，默默不欲饮食，小便调，大便1日2次，成形。

**查体：**精神呆滞，两眼下方发黑，舌淡红，苔黄腻有裂纹，脉弦细。

**方证辨证：**《金匮要略·血痹虚劳病脉证并治第六》说："虚劳虚烦不得眠，酸枣仁汤主之。"**笔者临床体会到酸枣仁汤的方证是：失眠，生气后诱发或加重，易发脾气，乏力，易疲劳，舌有液线，脉弦细或细数。**本案患者症见彻夜不眠，气短、乏力，易疲劳，脾气急，精神呆滞，脉弦细，符合酸枣仁汤的方证，故方证辨证为酸枣仁汤证。

本案患者症见口苦无味，脾气急，纳差，默默不欲饮食，脉弦细，符合小柴胡汤的方证"伤寒五六日中风，往来寒热，胸胁苦满，默默不欲饮食，心烦喜呕"，故方证辨证为小柴胡汤证。

《医学衷中参西录》说："理郁升陷汤，治胸中大气下陷，又兼气分郁结，经络湮淤者。"本案患者症见气短、喜长出气，口苦无味，略怕热，汗少，脾气急，脉弦细，符合理郁升陷汤的方证，故方证辨证为理郁升陷汤证。

**中医诊断：**不寐。酸枣仁汤证，小柴胡汤证，理郁升陷汤证。

**西医诊断：**①严重失眠；②冠状动脉粥样硬化性心脏病，不稳定型心绞痛，PCI 术后，冠脉搭桥术后，心功能Ⅲ级；③2 型糖尿病。

**治疗：**方用酸枣仁汤合小柴胡汤合理郁升陷汤。

酸枣仁 90g（先煎），川芎 30g，知母 30g，茯苓 30g，柴胡 18g，清半夏 9g，党参 9g，炙甘草 14g，黄芩 9g，生姜 10g，大枣 15g，生黄芪 24g，当归 18g，乳香 12g，没药 12g，桂枝 6g。水煎服，日 1 剂，晚饭前及睡前 2 小时各服用 1 次。

1 剂后，患者诉能睡 4～5 小时，精神状态明显好转。继续服用 3 剂后患者诉夜间能入睡，每晚能睡约 5 个小时，眠沉，无梦，醒后无疲惫感。气短、喜长出气、乏力均减轻，咳嗽、咳痰痊愈，晨起口微苦，纳少，二便调。

**按语：**《金匮要略·血痹虚劳病脉证并治第六》说："虚劳虚烦不得眠，酸枣仁汤主之。酸枣仁汤方：酸枣仁二升，甘草一两，知母二两，茯苓二两，川芎二两。上五味，以水八升，煮酸枣仁，得六升，内诸药，煮取三升，分温三服。"

陆渊雷《金匮要略今释》说："虚烦不得眠，亦神经衰竭之一种证候，人之睡眠，需血液流向下部，使脑部比较的贫血，方能入寐，所谓人卧则血归于肝也。病虚劳者，因营养不足而神经衰弱，于是神经常欲摄血以自养，虽睡眠时，脑部仍见虚性充血，故虚烦不得眠。"酸枣仁汤是医圣张仲景为肝血不足，虚热内扰，血不养心证而设。笔者临床体会到酸枣仁汤的使用关键有两点：一是酸枣仁的用量，至少应该用 55g，笔者一般用 90～112g，最多用 224g。《伤寒论》中酸枣仁汤原方用酸枣仁是二升，据考证，酸枣仁一升是 112g，所以张仲景《伤寒论》原方中酸枣仁的用量是 224g。笔者临床体会到酸枣仁汤的方证是：失眠，生气后诱发或加重，易发脾气，乏力，易疲劳，舌有液线，脉弦细或细数。本案患者运用酸枣仁汤治疗，旨在清热除烦，养血安神。

> **笔者临床体会到酸枣仁汤的方证是：失眠，生气后诱发或加重，易发脾气，乏力，易疲劳，舌有液线，脉弦细或细数。**

**关键词：严重失眠；冠脉搭桥术后；酸枣仁汤方证；小柴胡汤方证；理郁升陷汤**

# 附子粳米汤合小柴胡汤
## 治愈阵发性心窝处、胃脘部胀痛伴双肩发沉案

患者马某，男，71岁。

**初诊日期：** 2014年3月12日。

**主诉：** 阵发性心窝处、胃脘部胀痛伴双肩发沉3年，加重3天。

**现病史：** 患者3年前于劳累后出现心窝处、胃脘部胀痛，伴双肩发沉，休息后可自行缓解，未予治疗。此后，每于劳累或吸凉气后即诱发心窝处、胃脘部胀痛伴双肩发沉发作，休息后症状缓解。

近3天，患者于每日夜间无明显诱因出现心窝处、胃脘部胀痛伴双肩发沉，程度较前加重，每次持续10～20分钟不等，可自行缓解。遂就诊于我处。

**刻下症：** 心窝处、胃脘部胀痛伴双肩发沉，每于吸凉气，劳累后发作，喜按喜温，休息后可缓解，颜面及双下肢轻度水肿，左手第2、3指肿胀，纳香，眠可，夜间醒后口苦、咽干，平素脾气急，汗少，大便日1行，成形，夜尿3～4次，泡沫尿。

**查体：** 舌暗淡，苔薄白根部腻，脉沉弦。

**方证辨证：**《金匮要略·腹满寒疝宿食病脉证治第十》说："腹中寒气，雷鸣切痛，胸胁逆满，呕吐，附子粳米汤主之。"**笔者临床体会到附子粳米汤的方证是：胃脘部或腹中冷痛，或胀满，喜按喜温，吸寒气后加重，肠鸣，呕吐（清涎），脉沉迟。**本案患者症见心窝处、胃脘部胀痛伴双肩发沉，特别是每于吸凉气、劳累后发作，喜按喜温，脉沉弦。符合附子粳米汤的方证，故方证辨证为附子粳米汤证。

本案患者症见夜间醒后口苦、咽干，平素脾气急，脉沉弦。这与小柴胡汤的方证"伤寒五六日中风，往来寒热，胸胁苦满，默默不欲饮食，心烦喜呕""少阳之为病，口苦、咽干、目眩也"相似，故本案患者符合小柴胡汤的方证。

**诊断：**胸痹。附子粳米汤证，小柴胡汤证。

**治疗：**方用附子粳米汤合小柴胡汤。

黑顺片 15g（先煎半小时），清半夏 12g，山药 18g，大枣 30g，生甘草 15g，柴胡 18g，黄芩 9g，党参 9g，生姜 9g。水煎服，日 1 剂，分早晚 2 次服用。

1 剂后患者诉"阵发性心窝处、胃脘部胀痛伴双肩发沉"未再发作。

继续服用原方 5 剂后，患者诉心窝处、胃脘部胀痛伴双肩发沉已 5 天未发作。

**按语：**《金匮要略·腹满寒疝宿食病脉证治第十》说："腹中寒气，雷鸣（注：《千金》作"胀满肠鸣"）切痛，胸胁逆满，呕吐，附子粳米汤主之。附子粳米汤方：附子一枚（炮），半夏半升，甘草一两，大枣十枚，粳米半升。上五味，以水八升，煮米熟，汤成，去滓，温服一升，日三服。"此条是论述脾胃虚寒，寒气攻冲腹痛的证治。清·唐容川《金匮要略浅注补正》说："腹中为阴部，下也。阴部有寒气，气逆则为雷鸣，寒盛则为切痛，而且从下而上，其胸中两胁逆满，兼见呕吐，是阴邪不但自肆于阴部，而阳位亦任其横行而无忌，所谓胃虚则寒动于中，急以附子粳米汤主之。"笔者临床体会到附子粳米汤的方证是：胃脘部或腹中冷痛，或胀满，喜按喜温，吸寒气后加重，肠鸣，呕吐（清涎），脉沉迟。本案患者运用附子粳米汤旨在温中祛寒。附子粳米汤方中有粳米一药，因医院药房不备粳米，故笔者临床上常采用山药代替，疗效亦不错（后注：笔者现在的经验是直接让患者加粳米同煎煮，粳米在北京某些超市能够买得到，这样疗效更好）。

"十八反"作为中药配伍禁忌，在历代本草著作中多有记载。金元时期张从正《儒门事亲》更是明显指出："本草明言十八反，半蒌贝蔹及攻乌，藻戟遂芫俱战草，诸参辛芍叛藜芦。"《药典》各版均将"十八反"列为中药临床应用的配伍禁忌。但笔者对"十八反"是配伍禁忌这一观点并不认可，至少不全认可。例如附子（乌头）反半夏，笔者就不认同，笔者临床上经常将附子与半夏同用，不但未见任何不良反应，反而常常疗效甚佳。又如医圣张仲景的附子粳米汤（附子、半夏、粳米、甘草、大枣），以及我国历史上第一部由政府组织编写的中成药典籍《太平惠民和剂局方》中的十四味建中汤（当归、白芍、白术、炙甘草、人参、麦冬、川芎、肉桂、炮附子、肉苁蓉、半夏、黄芪、茯苓、熟地黄），等等，这些方剂都将附子与半夏同用。

　　笔者临床体会到附子粳米汤的方证是：胃脘部或腹中冷痛，或胀满，喜按喜温，吸寒气后加重，肠鸣，呕吐（清涎），脉沉迟。

　　关键词：附子粳米汤方证；小柴胡汤方证；"十八反"附子、半夏可以同用

# 经方在 CCU 中的应用（六）：小柴胡汤合桂枝附子汤治愈严重口苦、口干、双踝关节发凉案

患者陈某，男，79 岁。

**初诊日期：** 2014 年 3 月 20 日。

患者因"阵发性胸痛、胸闷 2 周，加重 2 天"，以"冠心病，2 型糖尿病，腰椎间盘突出症"收入院。

患者入院急查：全血肌钙蛋白 I（cTnI）2.687μg/L，肌酸激酶同工酶（CK–MB）27U/L，肌酸激酶（CK）215U/L，床边 B 超示节段性室壁运动异常，左室增大，主动脉瓣退变，左室收缩功能减低，射血分数 43%。心电图示窦性心律，广泛的 T 波低平，V3 ～ V6 导联 T 波倒置。被诊断为急性非 ST 段抬高型心肌梗死。

遂于入院后第 2 天转入 CCU，按照急性心梗处理，给予硝酸甘油静注、硫酸氢氯吡格雷片、阿司匹林肠溶片口服等治疗，经 8 天治疗后患者胸痛、胸闷症状基本消失。

**刻下症：**（2014 年 3 月 29 日笔者查房）患者诉晨起口苦明显（早上 4 ～ 6 点间），口干，口渴，不欲饮食，全身长年怕冷，患者诉"别人过秋季时，自己则感觉在过冬季"，平素衣服需比别人多穿 1 ～ 2 件，尤其是双踝关节长年发凉（3 年），阴雨天加重，笔者用手触摸亦感觉患者双踝发冷。全身肌肉酸痛，略有胸痛、胸闷，晨起有少量痰，入睡困难，晨起大便 1 次，成形，偏溏，排便欠畅，小便正常。

**查体：** 体形中等略偏胖，舌质暗淡，有瘀斑，根苔黄厚腻，脉细滑，尺弱。

**方证辨证：**《伤寒论·辨太阳病脉证并治中第六》说："伤寒五六日中风，往来寒热，胸胁苦满，嘿嘿不欲饮食，心烦喜呕，……小柴胡汤主之。"笔者临床体会到小柴胡汤的方证是：**往来寒热，胸胁苦满，嘿嘿不欲饮食，心烦喜呕，口苦，咽干，目眩，脉弦。** 本案患者症见口苦明显（早上 4 ～ 6 点间），

口干，口渴，不欲饮食。符合小柴胡汤的方证，故方证辨证为小柴胡汤证。

《伤寒论·辨太阳病脉证并治下第七》说："伤寒八九日，风湿相搏，身体疼烦，不能自转侧，不呕，不渴，脉浮虚而涩者，桂枝附子汤主之。"**笔者临床体会到桂枝附子汤的方证是：身体肌肉疼痛（酸重疼痛），局部怕风（恶风）、怕冷，阴雨天加重，严重者不能转侧，不呕，不渴，便溏，脉浮虚而涩。** 本案患者症见全身长年怕冷，患者诉"别人过秋季时，自己则感觉在过冬季"，平素衣服需比别人多 1 ～ 2 件，尤其是双踝关节长年发凉（3 年），阴雨天加重，笔者用手触摸亦感觉患者双踝发冷，并全身肌肉酸痛，大便偏溏，排便欠畅。符合桂枝附子汤的方证，故方证辨证为桂枝附子汤证。

**治疗：** 方用小柴胡汤合桂枝附子汤。

柴胡 24g，党参 15g，炙甘草 15g，黄芩 12g，生姜 12g，大枣 12g，天花粉 12g，桂枝 15g，附子 10g，肉桂 5g。水煎服，日 1 剂，分早晚 2 次服用。

1 剂后患者诉口苦明显减轻，口干略减，饮食略增加，双踝关节发凉明显减轻。

2 剂后患者诉已经无晨起口苦，基本无口干，饮食可，特别是"双踝发凉"已愈，现已无全身怕冷症状。后患者复查 cTnI：0.150μg/L。

**按语：**《伤寒论·辨太阳病脉证并治中第六》说："伤寒五六日中风，往来寒热，胸胁苦满，嘿嘿不欲饮食，心烦喜呕，……小柴胡汤主之。柴胡半斤，黄芩三两，人参三两，半夏半升（洗），甘草（炙）、生姜各三两（切），大枣十二枚（擘），上七味，以水一斗二升，煮取六升，去滓，再煎取三升，温服一升，日三服。若胸中烦而不呕者，去半夏、人参，加瓜蒌实一枚，若渴，去半夏，加人参合前成四两半，瓜蒌根四两；若腹中痛者，去黄芩，加芍药三两；若胁下痞硬，去大枣，加牡蛎四两；若心下悸、小便不利者，去黄芩，加茯苓四两；若不渴，外有微热者，去人参，加桂枝三两，温覆微汗愈；若咳者，去人参、大枣、生姜，加五味子半升，干姜二两。"

笔者临床体会到小柴胡汤的方证是：往来寒热，胸胁苦满，嘿嘿不欲饮食，心烦喜呕，口苦，咽干，目眩，脉弦。本案患者症见口苦明显（早上 4 ～ 6 点间），口干，口渴，不欲饮食，符合小柴胡汤的方证。因患者症见口干、口渴，根据《伤寒论·辨太阳病脉证并治中第六》"如渴，去半夏，加人参合前成四两半，瓜蒌根四两"，故本案患者采用了小柴胡汤去半夏，加大了党参的量（15g），并加天花粉（12g）。

《伤寒论·辨太阳病脉证并治下第七》说："伤寒八九日，风湿相搏，身体疼烦，不能自转侧，不呕，不渴，脉浮虚而涩者，桂枝附子汤主之。若其人大便硬，小便自利者，去桂加白术汤主之。桂枝附子汤方：桂枝四两（去皮），附子三枚（炮，去皮，破），生姜三两（切），大枣十二枚（擘），甘草二两（炙）。上五味，以水六升，煮取二升，去滓，分温三服。去桂加白术汤方：附子三枚（炮，去皮，破），白术四两，生姜三两（切），甘草二两（炙），大枣十二枚（擘）。"

清·尤在泾的《伤寒贯珠集》说："伤寒至八九日之久，而身痛不除，至不能转侧，知不独寒淫为患，乃风与湿相合而成疾也。不呕不渴，里无热也，脉浮虚而涩，风湿外持而卫阳不振也。故于桂枝汤去芍药之酸寒，加附子之辛温，以振阳气而敌阴邪。若大便坚，小便自利，知其人在表之阳虽弱，而在里之气自治，则皮中之湿。所当驱之于里，使从水道而出，不必更出之表，以危久弱之阳矣。故于前方去桂枝之辛散，加白术之苦燥，合附子之大力健行者，于以并走皮中而逐水气，此避虚就实之法也。"桂枝附子的病机是阳虚袭受风湿，其病位在肌表。桂枝附子去桂加白术汤的病机是阳虚脾气不化，致身重湿着肉分，其病位在肌肉。笔者临床体会到桂枝附子汤的方证是：身体肌肉疼痛（酸重疼痛），局部怕风（恶风）、怕冷，阴雨天加重，严重者不能转侧，不呕，不渴，便溏，脉浮虚而涩。笔者临床体会到桂枝附子去桂加白术汤的方证是：身体疼烦（剧），不能自转侧，恶风，恶寒，大便干，小便调。本案患者运用桂枝附子汤治疗，旨在温经散寒，祛风除湿。

> 　　笔者临床体会到小柴胡汤的方证是：往来寒热，胸胁苦满，嘿嘿不欲饮食，心烦喜呕，口苦，咽干，目眩，脉弦。
> 　　笔者临床体会到桂枝附子汤的方证是：身体肌肉疼痛（酸重疼痛），局部怕风（恶风）、怕冷，阴雨天加重，严重者不能转侧，不呕，不渴，便溏，脉浮虚而涩。
> 　　笔者临床体会到桂枝附子去桂加白术汤的方证是：身体疼烦（剧），不能自转侧，恶风，恶寒，大便干，小便调。

关键词：小柴胡汤的《伤寒论》加减法——"如渴，去半夏，加人参合前成四两半，瓜蒌根四两"；一剂知，二剂愈；3 年之痼疾（双踝发凉），2 剂而愈

# 经方治愈右肺中下叶切除术后心悸、喜悲伤欲哭、持续头晕、极度气短、双手颤抖案

患者李某，女，59岁。

**初诊日期：**2014年4月8日。

**主诉：**阵发性心悸2年余，加重伴喜悲伤欲哭、极度气短、乏力5月余。

**现病史：**患者2年前出现阵发性心悸，伴憋气，间断发作。

患者约5个月前（2013年11月）于首都医科大学宣武医院因纵隔淋巴结肿大行纵隔淋巴切除术。病理显示为慢性肉芽肿性炎，又因右肺中叶综合征（慢性肉芽肿性炎）行右肺中下叶切除术，术后患者出现心悸加重，喜悲伤欲哭，极度气短、乏力，喜长出气，失眠，曾长达4个月未出过家门。

**刻下症：**频发心悸，心悸发作无明显诱因，每次发作维持约2分钟，喜按揉，休息后可自行缓解，稍后又心悸发作。极度气短、乏力，患者自诉每2分钟即发作气短不足以息，持续性头晕，无视物旋转，双手颤抖，不能单手持杯子喝水，每次喝水必洒满上衣，平躺时憋气、咳嗽，左耳受压时耳鸣，烘热汗出，夜间、白天均有汗多湿透内衣的情况，经常性悲伤欲哭，有时一天会哭十余次，不欲与人言谈，在笔者问诊中即大哭1次。口渴，在笔者问诊的半个小时内，患者主动喝水4次。腰疼，眠差，长期服用安定1～2片，才能睡3～4小时，否则只能夜眠1～2小时。大便2～3次/日，偏黏，不易冲厕，小便偏黄，夜尿3～4次。

**查体：**体形偏胖，舌淡暗，边有轻度齿痕，苔薄黄，脉细略滑。

**既往史：**1997年于北大医院因子宫肌瘤行子宫全切术，既往还有脂肪肝、右肾积水病史多年。

**西医诊断：**①心律失常，频发房性早搏；②右肺慢性肉芽肿性炎，右肺中下叶切除术后；③纵隔淋巴结肿大，纵隔淋巴切除术后；④子宫肌瘤，子宫全切术后；⑤脂肪肝；⑥右肾积水。

**方证辨证**：《金匮要略·妇人杂病脉证并治第二十二》说："妇人脏躁，喜悲伤欲哭，象如神灵所作，数欠伸，甘麦大枣汤主之。"**笔者临床体会到甘麦大枣汤的方证是：脏躁（更年期，不限男、女、儿童），喜悲伤欲哭。**本案患者的一个主诉症状就是常悲伤欲哭，有时一天会哭十余次，符合甘麦大枣汤的方证，故方证辨证为甘麦大枣汤证。

《金匮要略·痰饮咳嗽病脉证并治第十三》说："心下有支饮，其人苦冒眩，泽泻汤主之。"**笔者认为泽泻汤的方证是：舌体肥大异常，头晕，呈持续性，头晕与体位无关，大便素溏，苔水滑或白腻，脉弦沉。**本案患者症见持续头晕（与体位无关），大便2～3次/日，偏黏，不易冲厕，符合泽泻汤的方证，故方证辨证为泽泻汤证。

《医学衷中参西录》说："（升陷汤）治胸中大气下陷，气短不足以息，或努力呼吸，有似乎喘；或气息将停，危在顷刻。"**笔者认为升陷汤的主要方证是：气短不足以息，喜出长气，全身乏力。**本案患者症见极度气短、乏力，患者自诉每2分钟即发作气短不足以息，符合升陷汤的方证，故方证辨证为升陷汤证。

《太平惠民和剂局方·卷之八治杂病》中说牡蛎散："治诸虚不足，及新病暴虚，津液不固，体常自汗，夜卧即甚，久而不止，羸瘠枯瘦，心忪惊惕，短气烦倦。黄芪（去苗土）、麻黄根（洗）、牡蛎（米泔浸，刷去土，火烧通赤）各一两，上3味为粗散，每服3钱，小麦百余粒，同煎至八分，去渣热服，日二服，不拘时候。"**笔者认为牡蛎散的方证是：周身汗出多，自汗、盗汗皆可，舌淡，脉细弱。**本案患者症见烘热汗出，夜间、白天均有汗多湿透内衣的情况，符合牡蛎散的方证，故方证辨证为牡蛎散证。

本案患者症见极度乏力，眠差，长期服用安定1～2片，才能睡3～4小时，否则只能夜眠1～2小时。这与酸枣仁汤的方证"虚劳虚烦不得眠，酸枣仁汤主之"相似，故本案患者符合酸枣仁汤的方证，方证辨证为酸枣仁汤证。

**中医诊断**：心悸，郁证，失眠。甘麦大枣汤证，泽泻汤证，升陷汤证，牡蛎散证，酸枣仁汤证。

**治疗**：方用甘麦大枣汤合泽泻汤合升陷汤合牡蛎散合酸枣仁汤。

炙甘草30g，浮小麦90g，大枣20g，泽泻20g，麸炒白术8g，生黄芪24g，柴胡18g，桔梗18g，知母18g，升麻9g，党参12g，山茱萸18g，煅牡蛎30g，麻黄根12g，酸枣仁35g，川芎15g，茯苓15g。水煎服，日1剂，分早晚 2 次服用。

4 剂后，患者诉心悸程度、频次均明显减轻，现每次心悸发作时间约 1 分钟，气短、乏力，均较前明显改善，更为神奇的是患者诉现手颤抖明显减轻，患者及本人家属均发现现在患者可以单手持杯喝水了，并且无水洒落到上衣上。头晕、耳鸣、口渴均痊愈，患者心情明显好转，现时不时能露出笑容，并愿意与人交谈，但仍出汗较多，以夜间汗多为主，仍失眠，若不服用安定，每晚只能睡 2 ～ 3 个小时。

**治疗：**原方浮小麦改为 120g，酸枣仁改为 60g。水煎服，分早晚 2 次服用。

3 剂后患者本人及家属均感觉患者全身状态明显好转，较前判若两人！偶有心悸，但每次只持续几秒，并且心悸程度明显减轻，平素基本无气短、乏力。头晕、耳鸣、口渴、双手颤抖均告痊愈。患者心情亦较前大为改善，现无喜悲伤欲哭，患者说以往没有看过中医大夫，也不相信中医的疗效，幸好遇到了笔者，见识了中医的神奇效果。还有二诊方，患者服用半剂后，即睡眠明显改善，能睡 5 ～ 6 小时。

跟诊笔者的进修医师崔某、七年制研究生陈某均目睹整个病例的治疗过程，亦感觉中医经方之奇、之妙！

**按语：**《金匮要略·妇人杂病脉证并治第二十二》说："妇人脏躁，喜悲伤欲哭，象如神灵所作，数欠伸，甘麦大枣汤主之。甘草小麦大枣汤方：甘草三两，小麦一升，大枣十枚。上三味，以水六升，煮取三升，温分三服。亦补脾气。"笔者临床体会到甘麦大枣汤的方证是：脏躁（更年期，不限男、女、儿童），喜悲伤欲哭。本案患者运用甘麦大枣汤旨在养心安神，和中缓急。笔者临床体会到甘麦大枣汤临床取效的关键是方中浮小麦的量，至少应用 90g，量少则无效、疗效锐减或疗效缓慢。

升陷汤出自《医学衷中参西录》，原文说："治胸中大气下陷，气短不足以息，或努力呼吸，有似乎喘；或气息将停，危在顷刻。"可见升陷汤的主要方证是：气短不足以息，喜出长气，全身乏力。本案患者符合升陷汤的方证，故用之以益气升阳。同时考虑到本案患者是极度气短、乏力，故遵张锡纯原文"气分虚极下陷者，酌加人参数钱，或再加山茱萸（去净核）数钱，以收敛气分之耗散，使升者不至复陷更佳"，故本案患者运用升陷汤加党参、山茱萸。

> 　　笔者临床体会到甘麦大枣汤的方证是：脏躁（更年期，不限
> 男、女、儿童），喜悲伤欲哭。

　　关键词：右肺中下叶切除术后5个月；患者原先根本不相信中医疗效，现在对中医疗效深信不疑！判若两人的疗效；甘麦大枣汤取效的关键；《医学衷中参西录》原书中升陷汤的加减

# 瓜蒌薤白半夏汤合酸枣仁汤合桂枝茯苓丸合升陷汤治愈阵发性胸痛，后背发紧疼痛、严重失眠、气短、乏力案

患者王某，男，67岁。

**初诊日期**：2014年2月21日。

**主诉**：阵发性胸痛，后背发紧疼痛，失眠2个月。

**现病史**：患者2个月前因持续胸痛约半个小时，血压低而晕倒，由120急救车送至首都医科大学宣武医院，收入心脏重症监护病房住院治疗，查全血肌钙蛋白I：2.57ng/mL，诊断为急性心肌梗死。约10天后行冠脉造影，某冠脉分支狭窄70%～80%，给予放置支架2枚。术后患者仍阵发性胸痛，后背发紧疼痛，并出现严重失眠，开始每晚服用1片安定，后增加至2片，仍有入睡困难，患者诉经常性夜间基本不能睡。

**刻下症**：阵发性胸痛，后背发紧疼痛，呈针刺样疼痛，略怕冷，气短，乏力，喜长出气，容易累，严重失眠，每晚需服用2片安定，仍不能入睡，梦多，容易醒，整夜基本不能睡眠，特别是近2日彻夜不能眠，无心中烦，无口干、口苦，食后有腹胀，无恶心呕吐。

**查体**：精神萎靡，体形偏胖，舌淡暗，有少量瘀斑，前半部分无苔，苔白腻略黄，脉沉滑。

**方证辨证**：《金匮要略·胸痹心痛短气病脉证治第九》说："胸痹不得卧，心痛彻背者，瓜蒌薤白半夏汤主之。"本案患者诊为胸痹，症见阵发性胸痛，后背发紧疼痛，符合瓜蒌薤白半夏汤的方证，故方证辨证为瓜蒌薤白半夏汤证。

《金匮要略·血痹虚劳病脉证并治第六》说："虚劳虚烦不得眠，酸枣仁汤主之。"笔者临床体会到酸枣仁汤的方证是：**失眠，生气后诱发或加重，易发脾气，乏力，易疲劳，舌有液线，脉弦细或细数**。本案患者症见容易累，严重失眠，每晚需服用2片安定，仍不能入睡，梦多，容易醒，整夜基本不能睡眠，特别是近2日彻夜不能眠。符合酸枣仁汤的方证，故方证辨证为酸

枣仁汤证。

本案症见胸部及后背呈针刺样疼痛，舌淡暗，有少量瘀斑，略怕冷，符合《金匮要略》桂枝茯苓丸的方证。

《医学衷中参西录》说："（升陷汤）治胸中大气下陷，气短不足以息，或努力呼吸，有似乎喘；或气息将停，危在顷刻。" **笔者认为升陷汤的主要方证是：气短不足以息，喜出长气，全身乏力。** 本案患者症见"气短，乏力，喜长出气"一症，故符合升陷汤的方证。

**中医诊断：** 胸痹，不寐。瓜蒌薤白半夏汤证，酸枣仁汤证，桂枝茯苓丸证，升陷汤证。

**西医诊断：** ①陈旧性心肌梗死，冠脉支架术后；②失眠。

**治疗：** 方用瓜蒌薤白半夏汤合酸枣仁汤合桂枝茯苓丸合升陷汤。

瓜蒌 25g，薤白 35g，清半夏 12g，炒酸枣仁 90g（先煎），川芎 18g，知母 18g，白芍 12g，桂枝 12g，茯苓 18g，桃仁 12g，牡丹皮 12g，柴胡 12g，生黄芪 18g，升麻 9g，桔梗 12g，党参 12g，山茱萸 12g。水煎服，日 1 剂，分早晚 2 次服用，7 剂。

**二诊：** 患者诉服用中药汤剂第 4 天后，病情出现明显改善：胸痛、后背发紧疼痛基本已愈（程度、次数明显减少），精神状态明显改善，气短，乏力，喜长出气，容易累基本痊愈，特别是睡眠明显改善，原先服用 2 片安定仍不能入睡，昨晚未服用安定，能睡 4～5 个小时，现不做梦，大便日 1～2 次，偏稀。

**治疗：** 守原方，瓜蒌改为 15g，薤白改为 20g。继续服用 14 剂。

患者诉胸痛、后背发紧疼痛基本不发作，昨晚 10 点入睡，5 点才醒，夜间能睡 6～7 个小时。患者女儿及妻子说患者各方面明显改善，较前判若两人，并亲自上诊室感谢笔者。

**按语：** 瓜蒌薤白半夏汤出自《金匮要略》，本案患者诊为胸痹，症见阵发性胸痛，后背发紧疼痛，符合瓜蒌薤白半夏汤的方证，运用瓜蒌薤白半夏汤治疗，旨在通阳散结，行气解郁，祛痰宽胸。

本案患者症见"气短，乏力，喜长出气"一症，对于此症，笔者喜用张锡纯《医学衷中参西录》中的升陷汤，原文谓升陷汤治疗大气下陷之"气短不足以息。或努力呼吸，有似乎喘。或气息将停，危在顷刻"。故本案合用升陷汤以益气升阳。

《金匮要略·血痹虚劳病脉证并治第六》说："虚劳虚烦不得眠，酸枣仁汤主之。酸枣仁汤方：酸枣仁二升，甘草一两，知母二两，茯苓二两，川芎二两。上五味，以水八升，煮酸枣仁，得六升，内诸药，煮取三升，分温三服。"酸枣仁汤是医圣张仲景为肝血不足，虚热内扰，血不养心证而设。本案患者症见容易累，严重失眠，每晚需服用2片安定，仍不能入睡，梦多，容易醒，整夜不能入眠，特别是近2日彻夜不能眠。符合酸枣仁汤的方证，故用之以清热除烦，养血安神。

另外，关于酸枣仁汤中酸枣仁的用量问题，据考证，酸枣仁一升是112g，所以张仲景《伤寒论》原方中酸枣仁的用量是224g。笔者在本案中只是用了90g。酸枣仁是2002年《卫生部关于进一步规范保健食品原料管理的通知》中规定的既是食品又是药品的中药，所以可以放心大剂量使用。

**关键词：陈旧性心肌梗死支架术后；彻夜不能眠；瓜蒌薤白半夏汤方证；酸枣仁汤证；重剂酸枣仁汤**

# 经方在 CCU 中的应用（七）：
## 大黄甘草汤合当归四逆汤合吴茱萸汤合小半夏汤治愈闻菜味即呕吐，双下肢膝盖以下常年冰凉，头重如裹案

患者冯某，男，79 岁。

**初诊日期：** 2014 年 4 月 16 日。

患者主因"胸痛、胸闷反复发作 20 余年，闻菜味即呕吐 2 周，加重 1 周"入院。

**现病史：** 患者 20 余年前出现胸痛、胸闷，经查诊断为"冠心病"，予硝酸甘油、速效救心丸、阿司匹林等药治疗后症状好转，此后患者规律服药，上述症状时有反复。2001 年因急性下壁心肌梗死在我院急诊科病房住院，予以尿激酶溶栓后，症状好转出院。2008 年 2 月在我科住院行冠状动脉造影示：冠状动脉供血呈右冠优势型，左冠脉走行区可见钙化影，左主干未见异常，前降支中段 99% 狭窄，对角支开口后 70%～80% 狭窄；回旋支中段 50%×10mm 狭窄，右冠状动脉中远段（70%～95%）×50mm 狭窄，左室后支开口后 80%×30mm 弥散狭窄。三支病变，累及左冠脉前降支、回旋支、右冠脉。先后 2 次分别在左冠脉前降支中段病变处、左旋支中远段、右冠中段病变处共放置支架 5 枚。

2011 年 11 月因结肠癌于首都医科大学宣武医院行手术治疗，并进行腹部结肠造瘘术，平素大便经腹部结肠瘘口排出，平素时有呕吐、恶心，但症状较轻，能忍受。

近 2 周患者出现闻菜味即呕吐、恶心。近 1 周出现严重呕吐、恶心，只能进少量米粥。

患者此次是第 11 次收住入院，这次因病情危重收入 CCU。

**入院诊断：** ①冠状动脉粥样硬化性心脏病，不稳定型心绞痛，陈旧性心肌梗死，PCI 术后，心功能Ⅲ级；②陈旧性脑梗死；③血脂异常；④结肠癌术后，腹部结肠造瘘术后；⑤前列腺增生；⑥腹股沟斜疝术后；⑦高血压**病**

3 级（很高危组）；⑧ 2 型糖尿病，糖尿病肾病，慢性肾功能不全代偿期，肾性贫血；⑨胃食管反流病。

入院后患者按照冠心病、慢性心力衰竭，给予对症西医治疗 6 天，患者诉阵发性胸闷、胸痛略减轻约 20%，偶有心悸，但"全身恶寒，双下肢膝盖以下常年冰凉"症见同入院前，未见改善。并且"闻菜味即呕吐、恶心，头重如裹，头痛头胀"较前加重，现闻菜味即呕吐、恶心不止，严重时持续约半个小时。

**刻下症**：（2014 年 4 月 22 日笔者查房）患者症见阵发性胸闷、胸痛，偶有心悸，无后背紧，闻菜味即呕吐、恶心，只能饮少量米粥，反酸，平卧时加重。头重如裹，头痛头胀，全身恶寒，双下肢膝盖以下常年冰凉，自觉冒凉气，全身乏力，不能站立。患者诸症每每于下午 3 ～ 4 点加重，口干不欲饮，口苦，咳痰带血，色暗，双下肢皮肤瘙痒，纳差，眠差，夜尿多，大便经腹部结肠瘘口排出，大便色黄。

**查体**：面红，舌质暗红，有瘀斑，苔中根部黄厚腻，脉沉滑缓。

**方证辨证**：《金匮要略·呕吐哕下利病脉证治第十七》说："食已即吐者，大黄甘草汤主之。"笔者临床体会到大黄甘草汤的方证是：食即呕吐，大便不通，舌苔黄厚腻或黄厚浊。本案患者症见面红，口苦，闻菜味即恶心呕吐，舌质暗红，有瘀斑，苔中根部黄厚腻，脉沉滑缓。符合大黄甘草汤的方证，故方证辨证为大黄甘草汤证。

本案患者症见双下肢膝盖以下常年冰凉，自觉冒凉气，符合《伤寒论·辨厥阴病脉证并治第十二》"手足厥寒，脉细欲绝者，当归四逆汤主之"，故本案患者方证辨证为当归四逆汤证。

本案患者的一个典型症状是，所有症状特别是"恶心呕吐，头重如裹，头痛头胀，全身恶寒，双下肢膝盖以下常年冰凉，自觉冒凉气"，症状每每于下午 3 ～ 4 点加重。关于这一症状，《伤寒论·辨阳明病脉证并治第八》说"阳明病，欲解时，从申至戌上"（15 至 21 时），故本案患者的治疗应从阳明病考虑。《伤寒论·辨阳明病脉证并治第八》说："食谷欲呕，属阳明也，吴茱萸汤主之。得汤反剧者，属上焦也。"本案患者还症见头重如裹，头痛头胀，全身恶寒。综合分析，本案患者符合吴茱萸汤的方证，故方证辨证为吴茱萸汤证。

**治疗**：方用大黄甘草汤合当归四逆汤合吴茱萸汤合小半夏汤合左金丸。

生大黄 10g，生甘草 12g，当归 15g，桂枝 9g，细辛 10g，通草 12g，党参 15g，大枣 15g，生姜 60g，吴茱萸 3g，清半夏 15g，黄连 18g，赤芍 15g。

煎药室代煎，水煎服，日 1 剂，分早晚 2 次服用或少量频服，4 剂。

1 剂后，患者诉闻菜味即呕吐、恶心，反酸减轻约 70%，现能进食少量菜、米饭。胸闷、胸痛、心悸减轻约 60%，头重如裹减轻 70%～80%，头痛、头胀减轻约 80%，全身乏力、恶寒减轻约 30%，双下肢膝盖畏寒减轻约 30%，特别是既往不能站立，现能站立行走，纳可，眠差，夜尿多，大便呈黑色，1 日 1 次。

3 剂后，患者诉呕吐、恶心、反酸已经基本痊愈，好转 80%～90%，头重如裹已经痊愈，头痛头胀减轻约 90%，全身乏力、恶寒好转约 60%，双下肢膝盖畏寒冒凉气已基本痊愈，可站立，纳可。患者顺利出院。

**按语：**关于疗效，本患者及家属说患者在我院住院治疗 11 次，这一次是治疗效果最好的一次，患者及家属的满意露于言表。笔者带教的进修生崔医师目睹整个治疗过程，也感叹中医经方的疗效之妙。

《金匮要略·呕吐哕下利病脉证治第十七》说："食已即吐者，大黄甘草汤主之。大黄甘草汤方：大黄四两，甘草一两。上二味，以水三升，煮取一升，分温再服。"清·程林《金匮要略直解》说："经云，诸逆冲上，皆属于火。食已即吐，是胃热上逆而不能容食，与反胃寒呕水饮不同，故用是汤以平胃热。"本案患者症见面红，口苦，闻菜味即恶心呕吐，舌质暗红，有瘀斑，苔中根部黄厚腻，脉沉滑缓。符合大黄甘草汤的方证，故用之以通腑泄热，荡涤胃热而止呕。

此外，本案患者呕吐严重，故合用止呕之专方小半夏汤。患者反酸，故合用治反酸之专方左金丸。


**关键词：陈旧性下壁心肌梗死；5 个支架术后；闻菜味即呕吐 2 周；结肠癌术后；"一剂知，二剂愈"；"阳明病，欲解时，从申至戌上"**

# 附子理中丸合小柴胡汤
# 治愈胃脘部窜痛、自觉肚脐冒凉气、口苦案

患者商某，男，53 岁。

**初诊日期**：2014 年 4 月 4 日。

**主诉**：胃脘部经常性窜痛 30 余年，加重 2 个月。

**现病史**：患者从 1976 年开始出现胃脘部窜痛，曾多次服用中药、西药治疗，症状时好时坏。

近 2 个月出现胃脘部窜痛症状加重，每遇受凉或生气胃脘部窜痛必发作或加重。

**刻下症**：胃脘部窜痛，呈隐隐作痛，近段时间几乎每天均发作，每遇受凉或生气胃脘部窜痛必发作或加重，比如坐在凉椅子上就会诱发胃脘部窜痛。自觉肚脐冒凉气，全身怕冷，以胃脘腹部为甚，不能饮凉水，一饮凉水则胃脘部窜痛不止，纳可，口苦，以晨起口苦为甚，两胁时有窜痛，脾气急，大便偏稀，有时成形，夜尿 0～1 次，舌淡，苔黄厚腻，脉弦。

**方证辨证**：《伤寒论·辨霍乱病脉证并治第十三》说："霍乱，头痛发热，身疼痛，热多欲饮水者，五苓散主之；寒多不用水者，理中丸主之。"**笔者临床体会到理中丸（汤）的方证是：腹中凉，腹泻，呕吐，或大病后泛吐涎沫，舌淡白，脉迟细。**本案患者症见胃脘部窜痛，每遇受凉必发作或加重，比如坐在凉椅子上就会诱发胃脘部窜痛。自觉肚脐冒凉气，全身怕冷，以胃脘腹部为甚，不能饮凉水，一饮凉水则胃脘部窜痛不止，大便偏稀，有时成形。符合理中丸（汤）的方证，考虑到本案患者胃脘部寒甚，故加附子，即用附子理中汤。

《伤寒论·辨太阳病脉证并治中第六》说："伤寒五六日，中风，往来寒热，胸胁苦满，嘿嘿不欲饮食，心烦喜呕，……小柴胡汤主之。"**笔者临床体会到小柴胡汤的方证是：往来寒热，胸胁苦满，嘿嘿不欲饮食，心烦喜呕，**

**口苦，咽干，目眩，脉弦。**本案患者症见口苦，以晨起口苦为甚，两胁时有窜痛，脾气急，每遇生气胃脘部窜痛必发作或加重，脉弦。符合小柴胡汤的方证，故本案患者方证辨证为小柴胡汤证。

**诊断：**胃痛。附子理中丸证，小柴胡汤证。

**治疗：**方用附子理中丸合小柴胡汤。

炙甘草 15g，党参 15g，炒白术 18g，黑顺片 10g（先煎 1 小时），干姜 15g，柴胡 24g，清半夏 9g，黄芩 9g，生姜 6g，大枣 20g。水煎服，日 1 剂，分早晚 2 次服用，7 剂。

**二诊：**患者诉胃脘部窜痛好转约 60%，自觉肚脐冒凉气好转约 60%，口苦基本已愈，上周轻度腹痛发作 3 次，大便略偏干，日 1 次。舌淡，苔黄厚腻略腐，脉弦紧。

**治疗：**原方干姜改为 9g，去黄芩，加白芍 9g。水煎服，日 1 剂，分早晚 2 次服用。

7 剂后患者诉胃脘部窜痛、自觉肚脐冒凉气、口苦、两胁窜痛均痊愈。

**按语：**《伤寒论·辨霍乱病脉证并治第十三》说："霍乱，头痛发热，身疼痛，热多欲饮水者，五苓散主之；寒多不用水者，理中丸主之。理中丸方下有作汤，加减法：人参、干姜、甘草（炙）、白术各三两。上四味，捣筛，蜜和为丸，如鸡子黄许大。以沸汤数合，和一丸，研碎，温服之，日三四，夜二服。腹中未热，益至三四丸，然不及汤。汤法，以四物，依两数切，用水八升，煮取三升，去滓，温服一升，日三服。"理中丸是治疗太阴虚寒病证的主方，因其具有温运中阳、调理中焦的治疗作用，故取名"理中"。若寒凝甚者，可加附子辛温通阳散寒。本案患者症见胃脘部窜痛，每遇受凉必发作或加重，比如坐在凉椅子上就会诱发胃脘部窜痛。自觉肚脐冒凉气，全身怕冷，以胃脘腹部为甚，不能饮凉水，一饮凉水则胃脘部窜痛不止，大便偏稀，有时成形。符合附子理中丸的方证，故用之。

关于小柴胡汤，《伤寒论·辨太阳病脉证并治中第六》说："伤寒五六日，中风，往来寒热，胸胁苦满，嘿嘿不欲饮食，心烦喜呕，或胸中烦而不呕，或渴，或腹中痛，或胁下痞硬，或心下悸，小便不利，或不渴，身有微热，或咳者，小柴胡汤主之。柴胡半斤，黄芩三两，人参三两，半夏半升（洗），甘草（炙）、生姜各三两（切），大枣十二枚（擘）。"本案患者症见口苦，以晨起口苦为甚，两胁时有窜痛，脾气急，每遇生气胃脘部窜痛必发作或加重，脉弦。符合小柴胡汤的方证，故用之以和解少阳，疏肝解郁。二诊时本案患者诉腹痛，遵照医圣张仲景小柴胡汤条文后的加减法："若腹中痛者，去黄芩，加芍药三两。"故本案患者二诊时去黄芩，加白芍9g。

关键词：附子理中丸证；小柴胡汤证；小柴胡汤加减法，"若腹中痛，去黄芩，加芍药三两"

# 经方在 CCU 中的应用（八）：大柴胡汤合猪苓汤治愈持续喘憋、重度水肿、腹部胀满，按之疼痛案

患者朱某，女，76 岁。

**初诊日期**：2014 年 4 月 30 日。

**主诉**：间断胸痛 30 年，间断喘憋 2 年，加重伴水肿 6 天。

**现病史**：患者于 30 年前因劳累出现胸痛，休息后不能缓解，遂至当地医院就诊，诊断为"急性冠脉综合征"，予以速效救心丸等药物，症状缓解后停药。之后患者胸痛症状反复发作，逐渐发展为休息时及正常活动时出现胸痛。

2012 年 2 月 21 日因大便时突发心悸，随即出现胸骨后闷痛不适不缓解，遂至解放军 307 医院就诊，行冠脉 CTA 示冠心病，双支病变累及 LAD、RCA，心尖部室壁瘤形成。诊断为"①室性心动过速；②冠心病，双支病变累及 LAD、RCA，心尖部室壁瘤形成，陈旧性下壁心肌梗死，急性冠脉综合征；③完全性右束支传导阻滞"。住院予以抗血小板聚集、抗凝、改善心肌供血、抗心律失常、调脂、稳定斑块等治疗，症状缓解后出院。患者于 2013 年 5 月 16 日因间断喘憋 1 年、加重伴水肿 2 月，于北京大学第一医院就诊，诊断为"冠状动脉粥样硬化性心脏病，陈旧性下壁心肌梗死，全心扩大，心房颤动，完全性右束支传导阻滞，心功能 II 级"，住院予以对症治疗，症状缓解后出院。

6 天前患者突发喘憋加重，不能平卧，双下肢重度水肿，查 N 端前脑钠素（NT-proBNP）：19684pg/mL，就诊于我院急诊，给予留观，病危通知，采用纯西医针对冠心病、心力衰竭、肺部感染治疗。患者经治疗 6 天，仍喘憋、夜间不能平卧。

2014 年 4 月 30 日患者转入 CCU 治疗。

**诊断**：①顽固性心力衰竭；②冠状动脉粥样硬化性心脏病，心尖部室壁瘤形成，陈旧性下壁心肌梗死，全心扩大，心律失常，永久性心房颤动，完

全性右束支传导阻滞，心功能Ⅳ级，轻度贫血；③肺部感染；④血脂异常；⑤颈椎病；⑥慢性胆囊炎；⑦慢性支气管炎。

**刻下症**：持续喘憋，心悸，不能平卧，整夜不能平卧，活动后尤甚，双下肢及腰骶部重度水肿，胸闷、胸痛，偶有咳嗽，有少量痰，色白易咳出。全身乏力，自觉发热，汗多，夜间盗汗，口干，口渴欲饮水，口苦，有轻度反酸烧心，无恶心呕吐，全身关节无疼痛。纳差，大便日1行，质偏干，小便可，夜尿频，4～6次/晚。

**查体**：体形偏胖，腹部胀满，按之疼痛，舌红绛无苔，脉沉滑数。

**方证辨证**：《金匮要略·腹满寒疝宿食病脉证治第十》说："按之心下满痛者，此为实也，当下之，宜大柴胡汤。"**笔者临床体会到大柴胡汤的主要方证是：口苦，大便干或按之心下满痛。**本案患者症见口苦，腹部胀满，按之疼痛，大便日行1次，质偏干。符合大柴胡汤的方证，故方证辨证为大柴胡汤证。

《金匮要略·消渴小便不利淋病脉证并治第十三》说："脉浮，发热，渴欲饮水，小便不利者，猪苓汤主之。"**笔者临床体会到猪苓汤的方证是：渴欲饮水，小便不利，发热，面部或下肢水肿，心烦，不得眠，舌红，少苔或无苔。**本案患者症见口干，口渴欲饮水，双下肢及腰骶部重度水肿，自觉发热，舌红绛无苔。符合猪苓汤的方证，故方证辨证为猪苓汤证。

**治疗**：方用大柴胡汤合猪苓汤。

柴胡18g，生大黄3g，枳实9g，黄芩9g，清半夏9g，白芍9g，生姜12g，大枣12g，猪苓15g，茯苓15g，泽泻15g，阿胶珠15g，滑石块15g。水煎服，日1剂，分早晚2次服用。

西医治疗基本同急诊留观病房。

患者服用中药汤剂1剂后，诉喘憋减轻30%～50%，夜间可间断平卧入睡，双下肢及腰骶部水肿减轻，尿量较前明显增加，患者服药1剂后大便1次，量多，腹部胀满较前明显改善。

继续服用6剂中药汤药后，患者诉喘憋、心悸缓解约85%，夜间可平卧，双下肢及腰骶部水肿缓解约95%，无胸闷、胸痛，无咳嗽、咳痰，全身乏力改善约85%，自觉发热减轻约50%，汗多缓解约15%，盗汗好转约80%，腹部胀满，按之疼痛好转约90%，口干、口渴欲饮水、口苦缓解约98%，反酸烧心缓解约90%，复查NT-proBNP：3290pg/mL。

**二诊：**效不改方，继续方用大柴胡汤合猪苓汤，稍调整药物剂量：

柴胡 24g，生大黄 3g，枳实 12g，酒黄芩 12g，清半夏 12g，白芍 12g，生姜 20g，大枣 12g，茯苓 15g，猪苓 15g，泽泻 15g，阿胶珠 15g，滑石块 15g。水煎服，日 1 剂，分早晚 2 次服用。

3 剂后，患者诉未见任何不适，患者满意喜悦露于言表，并反复对别的患者说是笔者治好了她的病！

**按语：**

（一）**关于疗效：**这里有一件有趣的事，本案患者住院是住 CCU 11 床，另外有一个患者是住 CCU12 床，这两个患者的病情很相似，均是顽固性心力衰竭，NT-proBNP 均在 16000～17000，但 12 床由于是别的主管医师主管（可能患者不愿意服用中药汤剂），未予中药汤药治疗，本案患者是加用了经方治疗，结果 CCU12 床住院期间连续夜间抢救多次（发作急性左心衰），并住院长达 20 天才出院，并且出院时仍有喘憋。而本案患者仅住院 10 天，即症状痊愈而出院。这些虽不能完全推断是因为中药经方的效果，但笔者认为经方在改善患者症状、缩短住院时间方面应该是有贡献的，起码本案患者及其儿子对疗效十分满意。还有本案患者在急诊留观纯西医治疗 6 天，而症状未见明显改善，进入 CCU 病房后，加载使用经方后仅 1 天症状即减轻 30%～50%。笔者带教的硕士研究生米某目睹整个治疗过程，亦认为经方肯定有效！

（二）**大柴胡汤方证：**《金匮要略·腹满寒疝宿食病脉证治第十》说："按之心下满痛者，此为实也，当下之，宜大柴胡汤。大柴胡汤方：柴胡半斤，黄芩三两，芍药三两，半夏半升（洗），枳实四枚（炙），大黄二两，大枣十二枚，生姜五两。上八味，以水一斗二升，煮取六升，去滓，再煎，温服一升，日三服。"笔者临床体会到大柴胡汤的方证是口苦，大便干或按之心下满痛。本案患者运用大柴胡汤治疗，旨在清肝胃郁热。

（三）**猪苓汤方证：**《金匮要略·消渴小便不利淋病脉证并治第十三》说："脉浮，发热，渴欲饮水，小便不利者，猪苓汤主之。"《伤寒论·辨少阴病脉证并治第十一》又说："少阴病，下利六七日，咳而呕渴，心烦不得眠，猪苓汤主之。"笔者临床体会到猪苓汤的方证是：渴欲饮水，小便不利，发热，面部或下肢水肿，心烦，不得眠，舌红，少苔或无苔。本案患者运用猪苓汤治疗，旨在滋阴清热利水。

　　笔者临床体会到大柴胡汤的方证是口苦，大便干或按之心下满痛。

　　笔者临床体会到猪苓汤的方证是：渴欲饮水，小便不利，发热，面部或下肢水肿，心烦，不得眠，舌红，少苔或无苔。

关键词：陈旧性下壁心肌梗死；顽固性心力衰竭；1 剂中药后患者症状减半，即能平卧；大柴胡汤方证"按之心下满痛者，此为实也，当下之，宜大柴胡汤"；猪苓汤方证

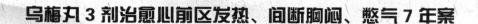

# 乌梅丸 3 剂治愈心前区发热、间断胸闷、憋气 7 年案

患者王某，男，河北秦皇岛某银行职员，41 岁。

**初诊日期：**2014 年 5 月 20 日。

**主诉：**心中热痛、间断胸闷、憋气 7 年余，加重 2 月。

**现病史：**患者于 2007 年 5 月出现胸闷、憋气，心前区烧灼感（热痛）伴左手腕部疼痛，于当地医院就诊，查心电图示 ST-T 异常，未明确诊断，后随即至北京中国医学科学院阜外医院就诊，查全血肌钙蛋白（cTNI）0.650ng/mL，行冠脉造影示：左冠状动脉前降支中段全程弥漫偏心 80% 狭窄，左冠状动脉第一钝缘支、左冠状动脉第二钝缘支近段弥漫偏心 80% 狭窄，右冠状动脉后降支近段管腔弥漫偏心 80% 狭窄。诊断为冠心病、急性非 ST 段抬高型心肌梗死。住院期间查头颅 CT 示陈旧性脑出血，考虑患者有慢性肾功能不全病史，故不宜行 PCI 术，建议其 1 个月后行冠脉搭桥术。患者于 2007 年 6 月再次因胸闷憋气，心前区烧灼感，于北京阜外医院就诊，查 cTNI 0.280ng/mL，遂住院，予抗凝、扩冠、利尿等药物治疗后，上述症状缓解，出院后一直规律口服药物治疗。后多次因胸闷、憋气不适在当地医院治疗，患者诉自从阜外医院治疗后，仍反复心中热痛，并添一新症状：遇冷风或活动后即诱发胸闷、憋气发作。患者现口服阿司匹林肠溶片 100mg 1/ 日抗血小板聚集，酒石酸美托洛尔片 25mg 2/ 日控制心率，单硝酸异山梨酯片 20mg 2/ 日扩冠、改善心肌供血，马来酸依那普利片 10mg 1/ 日、硝苯地平缓释片 10mg 2/ 日控制血压。

2 个月前患者因劳累后胸闷、憋气加重，心中热痛，含服硝酸甘油稍可缓解，症状反复频繁发作，患者因"心中热痛，一旦受凉则胸闷、憋气必发作，1 天多则胸闷、憋气发作 10 余次"再次就诊于阜外医院，接诊医生告诉患者家属，说患者这是精神症状（心脏神经官能症）。患者为求中医治疗，就诊于笔者门诊，查心电图示：①窦性心律；②异常 Q 波；③ ST-T 改变。

**刻下症：**自觉心前区发热，疼痛，每次持续约 5 分钟，因此痛苦不堪，一旦受凉或活动后，特别是受凉后则胸闷、憋气发作，如每临窗遇冷风或活动后必诱发胸闷、憋气，站立或休息或离窗避冷风则缓解，全身怕冷，双膝盖以下怕冷尤甚，口干渴，口黏，夜间可平卧，劳累后气短，无咳嗽咳痰，无头晕、头痛，因胸闷、憋气时作而眠差，纳差，排便困难，自觉大便解不干净，大便日行 1～2 次、质稀，小便可。

**查体：** 体形中等，舌淡暗，苔黄厚腻，脉弦按之无力。

**既往史：** 高血压病史 13 年；血脂异常 13 年；2007 年于中国医学科学院阜外医院住院期间诊断为陈旧性脑出血、慢性肾功能不全。

**辅助检查：** 肌酐（Cr）105.8 μmol/L，N 端前脑钠素（NT–proBNP）：972 pg/mL，cTNI 0.156 μg/L。

**方证辨证：**《伤寒论·辨厥阴病脉证并治第十二》说："厥阴之为病，消渴，气上撞心，心中疼热，饥而不欲食，食则吐蛔。下之利不止。"本案患者症见口干渴，心中热痛，一旦受凉则胸闷、憋气必发作，全身怕冷，双膝盖以下怕冷尤甚，排便困难，自觉大便解不干净，大便日行 1～2 次、质稀。符合厥阴病的提纲症状，辨证当属厥阴病，而厥阴病的主方是乌梅丸。综上分析，本案患者符合乌梅丸的方证，故方证辨证为乌梅丸证。

**中医诊断：** 胸痹。乌梅丸证，甘露消毒丹证。

**西医诊断：** ①冠状动脉粥样硬化性心脏病，不稳定型心绞痛，心功能Ⅲ级；②陈旧性非 ST 段抬高型心肌梗死；③高血压病 3 级（很高危组）；④血脂异常；⑤陈旧性脑出血；⑥慢性肾脏病（CKD2 期）。

**治疗：** 方用乌梅丸合甘露消毒丹。

乌梅 30g，细辛 10g，干姜 14g，党参 10g，黑顺片 10g（先煎 1 小时），桂枝 10g，花椒目 8g，黄连 12g，盐黄柏 10g，当归 8g，豆蔻 18g，广藿香 15g，炒薏苡仁 30g。水煎服，日 1 剂，分早晚 2 次服用。

3 剂后，患者诉心中热痛、胸闷、憋气均未再发作。患者诉现在临窗遇冷风或活动后再也无胸闷、憋气发作。患者本人及其妻子对治疗效果十分满意，逢其他人便说："阜外医院未解决的问题，在这里得到了解决。"这实在是过誉之言。

随访 2 周，患者诉心中热痛、胸闷、憋气未再发作。

**按语：**

（一）**关于疗效：** 跟随笔者的进修医师崔某目睹整个治疗过程，对治疗效果深信不疑，感叹经方之妙！特别是患者及家属对治疗效果十分满意。由于本案患者的治疗疗效好，本案患者的母亲、姨妈后来均从外地乘高铁专门过来就诊于笔者处。

（二）**厥阴病与乌梅丸：**《伤寒论·辨厥阴病脉证并治第十二》说："厥阴之为病，消渴，气上撞心，心中疼热，饥而不欲食，食则吐蛔。下之利不止。"关于厥阴病的提纲症状"厥阴之为病，消渴，气上撞心，心中疼热，饥而不欲食，食则吐蛔。下之利不止"，近代著名伤寒学家邢锡波说："在临床上经过十几年的体会，未遇到这种典型的症状，并遍询老年医师，也未见过这类症状，所以提纲之症状系举例说明寒热错杂之情况，非厥阴病必须具备之证候。"（邢锡波.中医临床传薪集——邢锡波学术经验集粹.中医古籍出版社，2004：335.）笔者不太同意邢老的这种观点：决不能因为没有见过，就下否定结论。实际上，笔者在心血管病科，特别是一直在心脏重症监护病房工作，很多老年重症冠心病、重症心力衰竭患者都会出现"消渴，气上撞心，心中疼热，饥而不欲食，食则吐蛔。下之利不止"（不含"食则吐蛔"）这一类属于上热下寒的症状，而且临床很常见。笔者认为厥阴病的提纲症状就是：消渴，气上撞心，心中疼热，饥而不欲食，下之利不止。这些应是厥阴病必须具备的症状。《伤寒论·辨厥阴病脉证并治第十二》又说："凡厥者，阴阳气不相顺接，便为厥。厥者，手足逆冷者是也。"综合起来，厥阴病的提纲应该是："消渴，气上撞心，心中疼热，饥而不欲食，下之利不止，手足逆冷。"

本案患者即是明证。本案患者症见口干渴，心中热痛，一旦受凉则胸闷、憋气必发作，全身怕冷，双膝盖以下怕冷尤甚，排便困难，自觉大便解不干净，大便日行1～2次、质稀。符合厥阴病的提纲症状，辨证当属厥阴病。故治疗上应用厥阴病的主方——乌梅丸。关于乌梅丸，《伤寒论·辨厥阴病脉证并治第十二》说："伤寒脉微而厥，至七八日肤冷，其人躁，无暂安时者，此为脏厥，非蛔厥也。蛔厥者，其人当吐蛔。令病者静，而复时烦者，此为脏寒。蛔上入其膈，故烦，须臾复止，得食而呕，又烦者，蛔闻食臭出，其人常自吐蛔。蛔厥者，乌梅丸主之。又主久利。方一。乌梅三百枚，细辛六两，干姜十两，黄连十六两，当归四两，附子六两（炮，去皮），蜀椒四两（出汗），桂枝（去皮）六两，人参六两，黄柏六两。上十味，异捣筛，合治之，以苦酒渍乌梅一宿，去核，蒸之五斗米下，饭熟捣成泥，和药令相得，内臼中，与蜜杵二千下，丸如梧桐子大。先食饮服十丸，日三服，稍加至二十丸。禁生冷、滑物、臭食等。"本案患者的治疗，笔者采用的是乌梅丸的原方，仅加了豆蔻、广藿香、炒薏苡仁三味药，目的是合用甘露消毒丹之意，以治疗患者的"排便困难，自觉大便解不干净，大便日行 1～2 次、质稀"症状。

关键词：六经辨证；厥阴病；乌梅丸非专为蛔厥而设，而是厥阴病主方；不同意近代伤寒学家邢锡波的观点（厥阴病提纲问题）；一旦受凉则胸闷、憋气必发作；冠脉重度狭窄；陈旧性非 ST 段抬高型心肌梗死；3 剂而愈

# 栀子甘草豉汤合芍药甘草汤合葶苈大枣泻肺汤
## 治疗胸中燥热、乏力、双下肢水肿案

患者汤某，女，76岁。

**初诊日期：** 2014年5月9日。

**主诉：** 反复胸中燥热、乏力、喘憋4个月，加重伴不能站立行走、双下肢水肿1个月。

**现病史：** 患者有痔疮病史50余年，曾于1962年在北京积水潭医院行痔疮切除术，后反复发作，其间大便间断出血，近1年来出血量大，每月至少1次。

4个月前出现胸中燥热、烦热、乏力、喘憋，于某大医院查血红蛋白（HGB）32.2g/L，给予病重通知，并输血2次，每次400mL，后HGB升至78.2 g/L。近2个月采用保守治疗，予麝香痔疮膏外用，未见出血，但患者仍遗留胸中燥热，烦热，乏力，活动后胸闷、喘憋。

近1个月患者上述症状加重，并不能站立行走，双下肢轻度水肿。

**刻下症：** 自觉胸中燥热、烦热，胸闷、喘憋明显，喘憋在多言及轻微活动后加重，极度乏力，头晕眼花，不能站立行走，眠差，夜间只能睡1～2个小时，夜间可平卧，无汗，偶有反酸，偶有干咳，少量白稠痰，双脚夜间频繁挛急，无心慌、胸背痛，纳差，大便色黄，成形，日一行，或干或稀，夜尿6～7次。

**查体：** 患者由轮椅送入诊室，面色萎黄，双下肢轻度水肿，舌红绛少苔，苔根部黄腻，脉濡数。

**辅助检查：** 查HGB78.3g/L。CT腹部平扫+增强（肝胆胰脾为主）：肝多发囊肿，胆囊结石，副脾，回盲部占位性病变，考虑恶性肿瘤可能。

**方证辨证：**《伤寒论·辨太阳病脉证并治中第六》说："发汗吐下后，虚烦不得眠，若剧者，必反覆颠倒，心中懊侬，栀子豉汤主之；若少气者，栀子甘草豉汤主之；若呕者，栀子生姜豉汤主之。" **笔者临床体会到栀子甘草豉汤**

的方证是：**胸中痞塞不通（胸中窒闷）、气短、头汗多、烦躁不眠**。本案患者的主要症状是自觉胸中燥热、烦热，胸闷，极度乏力，舌红绛少苔。符合栀子甘草豉汤的方证，故方证辨证为栀子甘草豉汤证。

《伤寒论·辨太阳病脉证并治上第五》说："伤寒脉浮，自汗出，小便数，心烦，微恶寒，脚挛急，反与桂枝欲攻其表，此误也。得之便厥，咽中干，烦躁，吐逆者，作甘草干姜汤与之，以复其阳。若厥愈足温者，更作芍药甘草汤与之，其脚即伸。"**笔者临床体会到芍药甘草汤的方证是：脚挛急**。本案患者症见双脚夜间挛急，符合芍药甘草汤的方证，故方证辨证为芍药甘草汤证。

《金匮要略·肺痿肺痈咳嗽上气病脉证治第七》说："肺痈，喘不得卧，葶苈大枣泻肺汤主之。"**笔者临床体会到葶苈大枣泻肺汤的方证是：喘憋，不得卧，吐黄脓痰**。本案患者症见胸闷、喘憋明显，喘憋在多言及轻微活动后加重，双下肢轻度水肿，舌红绛少苔，苔根部黄腻。符合葶苈大枣泻肺汤的方证，故方证辨证为葶苈大枣泻肺汤证。

**中医诊断：**虚劳。栀子甘草豉汤证，芍药甘草汤证，葶苈大枣泻肺汤证。

**西医诊断：**①痔疮出血后，中度贫血；②肠道恶性肿瘤待除外。

**治疗：**方用栀子甘草豉汤合芍药甘草汤合葶苈大枣泻肺汤。

栀子18g，淡豆豉18g，蜜甘草30g，生白芍30g，葶苈子35g，大枣20g，桃仁12g。水煎服，日1剂，分早晚2次服用。

3剂后，患者诉胸中燥热已愈，乏力、头晕眼花均好转约70%，现可下地行走。睡眠好转，现夜间可睡4小时左右，喘憋较前好转约50%，活动后加重，无汗，颜面渐有血色，双下肢无水肿，双脚夜间挛急好转约70%，纳增，大便日1次，质稀，色黄，夜尿3～4次。复查HGB 86.0 g/L。后患者转诊至肿瘤医院以明确肿瘤情况。

**按语：**《伤寒论·辨太阳病脉证并治中第六》说："发汗吐下后，虚烦不得眠，若剧者，必反覆颠倒，心中懊憹，栀子豉汤主之；若少气者，栀子甘草豉汤主之；若呕者，栀子生姜豉汤主之。栀子豉汤方：栀子十四个（劈），香豉四合（绵裹）。上二味，以水四升，先煮栀子，得二升半，纳豉，煮取一升半，去滓，分为二服，温进一服，得吐者，止后服。栀子甘草豉汤方：栀子十四个（劈），甘草二两（炙），香豉四合（绵裹）。上三味，以水四升，先煮栀子、甘草，取二升半，纳豉，煮取一升半，去滓，分二服，温进一服，得吐者，止后服。栀子生姜豉汤方：栀子十四个（劈），生姜五两，香豉四合

（绵裹）。上三味，以水四升，先煮栀子、生姜，取二升半，纳豉，煮取一升半，去滓，分二服，温进一服，得吐者，止后服。"《伤寒论·辨太阳病脉证并治中第六》又说："发汗，若下之，而烦热，胸中窒者，栀子豉汤主之。"栀子豉汤是医圣仲景为火郁虚烦证而设。

宋金时期成无己《注解伤寒论》说："发汗吐下后，邪热乘虚客于胸中。谓之虚烦者，热也。胸中烦热，郁闷而不得发散者是也。热气伏于里者，则喜睡。今热气浮于上，烦扰阳气，故不得眠。心恶热，热甚则必神昏，是以剧者反覆颠倒而不安，心中懊侬而愦闷……与栀子豉汤以吐胸中之邪。"笔者临床体会到栀子豉汤的方证是：胃中空虚嘈杂，胃脘部搅扰不宁，胸中燥热或烦热，闷塞不舒，但头汗出，失眠，舌红少苔。主要方证是：胸中痞塞不通、烦躁不眠。栀子甘草豉汤的方证是：胸中痞塞不通（胸中窒闷）、气短、头汗多、烦躁不眠。栀子生姜豉汤的主要方证是：胸中痞塞不通、烦热，少气，失眠，呕吐。

> 笔者临床体会到栀子豉汤的方证是：胃中空虚嘈杂，胃脘部搅扰不宁，胸中燥热或烦热，闷塞不舒，但头汗出，失眠，舌红少苔。主要方证是：胸中痞塞不通、烦躁不眠。
>
> 栀子甘草豉汤的方证是：胸中痞塞不通（胸中窒闷）、气短、头汗多、烦躁不眠。
>
> 栀子生姜豉汤的主要方证是：胸中痞塞不通、烦热，少气，失眠，呕吐。

关键词：栀子豉汤证；栀子甘草豉汤证；栀子生姜豉汤证；持续痔疮大出血后；3剂中药汤药后，"胸中燥热、烦热"愈

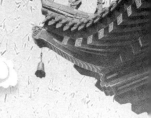

# 经方"服一剂如神"

## ——重剂茵陈蒿汤合栀子豉汤治愈经常性头汗如洗 6 年案

患者杨某，男，57 岁，回族。

**初诊日期：**2014 年 6 月 6 日。

**主诉：**经常性头汗如洗 6 年，加重伴经常性湿透枕头 1 个月，反复心悸 1 周。

**现病史：**患者有 2 型糖尿病病史 20 余年，一直采用胰岛素 50R 控制血糖，平素血糖控制尚可。近 6 年来出现经常性头汗如洗，主要是头颈部汗多。

近 1 个月出现头汗加重，经常性头发湿漉漉，湿透枕头。近 1 周出现心悸。

**刻下症：**经常性头汗如洗，白天、夜间均湿透枕头，吃饭时或睡醒时常头汗如洗。全身怕热，以头项部怕热为甚，时有烦热，心慌，头晕，双眼模糊，腹胀满，稍活动后即胸闷、喘憋，无胸痛，无后背痛，无口苦，无口干，每晚睡 3 ～ 4 个小时，大便平素干，日 1 ～ 2 次。

**查体：**双眼巩膜黄染，严重肥胖，腹部重度膨隆，体重 216 斤，心率 95 ～ 105 次 / 分，舌红，苔黄腻，脉滑数。

**辅助检查：**血生化：谷氨酰转移酶（γ-GT）544U/L。腹部 B 超：胆囊多发结石，脂肪肝。

**方证辨证：**《伤寒论·辨阳明病脉证并治第八》说："阳明病，发热汗出者，此为热越，不能发黄也。但头汗出，身无汗，剂颈而还，小便不利，渴引水浆者，此为瘀热在里，身必发黄，茵陈蒿汤主之。"**笔者临床体会到茵陈蒿汤的方证是：但头汗出，大便干，身体发黄（巩膜黄染），舌红，苔黄腻，脉滑数。**本案患者经常性头汗如洗，白天、夜间均湿透枕头，吃饭时或睡醒时常头汗如洗（但头汗出），大便平素干，双眼巩膜黄染。符合茵陈蒿汤的方证，故方证辨证为茵陈蒿汤证。

本案患者但头汗出，全身怕热，以头项部怕热为甚，时有烦热，稍活动后即胸闷、喘憋。符合栀子豉汤的"发汗若下之而烦热，胸中窒者，栀子豉汤主之"（出自《伤寒论》）的方证，故方证辨证为栀子豉汤证。

**中医诊断：** 汗证。茵陈蒿汤证，栀子豉汤证。

**西医诊断：** ①2型糖尿病，糖尿病周围神经病变；②肥胖症；③脂肪肝，慢性肝功能损伤；④胆囊多发结石。

**治疗：** 方用茵陈蒿汤合栀子豉汤。

茵陈60g，栀子15g，生大黄3g，淡豆豉18g。水煎服，日1剂，分2次，早、晚饭后半小时服用。

1剂中药后，患者诉"疗效出奇"，头汗基本已愈，无湿透枕头的情况发生。

继续进6剂，患者体重减至206斤，患者自觉全身轻松，头颈部怕热好转约60%，心慌、头晕、双眼模糊、腹胀满均痊愈，睡眠明显改善，现夜眠6～7个小时，大便不成形，日1～2行，大便后舒畅，小便量较前明显增加。

**按语：** 糖尿病患者的出汗主要源于交感神经受到了损害，是周围神经病变的一种。如一吃饭就出汗，这是由于糖尿病周围神经病变患者的味蕾受到刺激后引发的交感神经失控。还有的糖尿病患者睡醒时会出一身汗，也是交感神经失控的表现。故本案的西医诊断当属于糖尿病周围神经病变。关于疗效，跟随笔者实习的规培医师陈某、进修医师滕某均目睹整个治疗过程，均感叹经方疗效之神奇！跟随笔者实习的何姓七年制研究生说："在广安门医院实习近2年，从未见医生开这么少药味的汤剂（仅4味），并且一剂而愈。"唐·王焘《外台秘要》在柴胡桂姜汤条文中说"服一剂如神"，本案也是服一剂如神的典型案例！

关于"但头汗出"一症，《伤寒论·辨阳明病脉证并治第八》说："阳明病，发热汗出者，此为热越，不能发黄也。但头汗出，身无汗，剂颈而还，小便不利，渴引水浆者，此为瘀热在里，身必发黄，茵陈蒿汤主之。茵陈蒿六两，栀子十四枚（擘），大黄二两，去皮。上三味，以水一斗二升，先煮茵陈，减六升，内二味，煮取三升，去滓，分三服。小便当利，尿如皂荚汁状，色正赤，一宿腹减，黄从小便去也。"《伤寒论》中有"但头汗出"的还有其他条文，如"阳明病，下之，其外有热，手足温，不结胸，心中懊侬，饥不能食，但头汗出者，栀子豉汤主之""伤寒五六日，已发汗而复下之，胸胁满微结，小便不利，渴而不呕，但头汗出，往来寒热，心烦者，此为未解也，柴胡桂枝干姜汤主之""若不结胸，但头汗出，余处无汗，剂颈而还，小便不利，身必发黄。大陷胸汤"。笔者临床体会到茵陈蒿汤的方证是：但头汗出，大便干，身体发黄（巩膜黄染），舌红，苔黄腻，脉滑数。本案患者运用茵陈蒿汤治疗，旨在清热利湿。

茵陈蒿汤临床取效的关键是茵陈蒿的量必须大，笔者临床上常用30～90g。正如已故伤寒大家刘渡舟说："（茵陈蒿汤中的）茵陈蒿我们用的时候剂量要大一点儿，可以用到30g。6～8岁的小孩吃30g也可以。茵陈蒿没有什么副作用，剂量不要太小……除了用茵陈蒿汤外，要煮茵陈蒿水，用60～90g茵陈蒿煮水代茶，渴了就喝。"（刘渡舟.刘渡舟伤寒论讲稿.人民卫生出版社，2013：262-263）。

> 笔者临床体会到茵陈蒿汤的方证是：但头汗出，大便干，身体发黄（巩膜黄染），舌红，苔黄腻，脉滑数。

关键词：治疗"但头汗出"的经方（茵陈蒿汤、栀子豉汤、柴胡桂枝干姜汤、大陷胸汤）；汤药仅4味药，1剂而愈；精方简药愈顽疾；重剂茵陈（60g）；茵陈蒿汤临床取效的关键

# 茵陈蒿汤合栀子甘草豉汤合益气聪明汤
## 治愈反复烦热、心中堵3年，加重伴头发蒙1周案

患者高某，女，64岁，外地专程来京看病。

**初诊日期：** 2014年6月13日。

**主诉：** 反复烦热、心中堵3年，加重伴头发蒙1周。

**现病史：** 患者3年前开始出现反复烦热，心中堵，特别是人多，或电视出声（嘈杂声）时，必诱发胸中烦热，心中堵。

近1周上述症状加重，并出现头发蒙，自觉头不清亮，气短。

**现病史：** 烦热时作，自觉胸膈以上发热，心中堵，人多时或声音嘈杂时发作或严重，怕热，头发蒙，自觉头不清亮，两目模糊，气短，全身乏力，全身关节疼痛，轻度肿胀，一走路（活动后）即诱发胸闷，后背发沉，经常性头及颈部汗多，头发经常性湿透，无口苦，舌黏，严重时舌不能伸出，大便平素干，3日1次，小便黄，夜尿1～2次。

**查体：** 体形偏胖，面色略黑，两眼巩膜发黄，舌苔黄厚腻，脉弦数。

**方证辨证：**《伤寒论·辨阳明病脉证并治第八》说："阳明病，发热汗出者，此为热越，不能发黄也。但头汗出，身无汗，剂颈而还，小便不利，渴引水浆者，此为瘀热在里，身必发黄，茵陈蒿汤主之。"**笔者临床体会到茵陈蒿汤的方证是：但头汗出，大便干，身体发黄（巩膜黄染），舌红，苔黄腻，脉滑数。** 本案患者症见经常性头及颈部汗多，头发经常性湿透（但头汗出），大便平素干，3日1次，两眼巩膜发黄，舌苔黄厚腻，脉弦数。符合茵陈蒿汤的方证，故方证辨证为茵陈蒿汤证。

《伤寒论·辨太阳病脉证并治中第六》说："发汗吐下后，虚烦不得眠，若剧者，必反覆颠倒，心中懊侬，栀子豉汤主之；若少气者，栀子甘草豉汤主之；若呕者，栀子生姜豉汤主之。"**笔者临床体会到栀子甘草豉汤的方证是：胸中痞塞不通（胸中窒闷）、气短、头汗多、烦躁不眠。** 本案患者症见烦热时作，自觉胸膈以上发热，心中堵，气短，全身乏力。符合栀子甘草豉汤

的方证，故方证辨证为栀子甘草豉汤证。

《东垣试效方》说："益气聪明汤治饮食不节，劳役形体，脾胃不足，得内障耳鸣，或多年目昏暗，视物不能，此药能令目广大，久服无内外障、耳鸣耳聋之患，又令精神过倍，元气自益，身轻体健，耳目聪明。"本案患者症见头发蒙，自觉头不清亮，两目模糊，气短，全身乏力，符合益气聪明汤的方证，故方证辨证为益气聪明汤证。

**诊断：**胸痹，黄疸。阳明病，茵陈蒿汤证，栀子甘草豉汤，益气聪明汤证。

**治疗：**方用茵陈蒿汤合栀子甘草豉汤合益气聪明汤。

茵陈 60g，栀子 18g，生大黄 6g，淡豆豉 18g，炙甘草 20g，蔓荆子 18g，党参 18g，生黄芪 45g，升麻 9g，葛根 30g，黄柏 12g，生白芍 18g。水煎服，日 1 剂，分早中晚 3 次服用，7 剂。

**二诊：**患者及陪同的女儿均面带笑容而来，患者女儿开头第一句话就说"这中药真管用"。患者诉服药后全身舒畅，烦热、心中堵、胸膈以上发热、舌黏均痊愈，头汗多基本治愈，现已无湿透头发的情况，头发蒙好转约80%，气短、全身乏力明显减轻，一走路（活动后）就胸闷、气短好转大半，仍全身关节疼痛。舌苔黄厚腻，脉弦滑。

**治疗：**原方茵陈改为 50g，栀子改为 15g。

继续服用 3 剂，患者诉烦热、心中堵、头发蒙均痊愈，全身舒服。

**按语：**《伤寒论·辨阳明病脉证并治第八》说："阳明病，发热汗出者，此为热越，不能发黄也。但头汗出，身无汗，剂颈而还，小便不利，渴引水浆者，此为瘀热在里，身必发黄，茵陈蒿汤主之。"笔者临床体会到茵陈蒿汤的方证是：但头汗出，大便干，身体发黄（巩膜黄染），舌红，苔黄腻，脉滑数。综观患者的四诊信息，符合茵陈蒿汤的方证，故用之以泄热利湿。

《伤寒论·辨太阳病脉证并治中第六》又说："发汗，若下之，而烦热，胸中窒者，栀子豉汤主之。"《伤寒论·辨太阳病脉证并治中第六》说："发汗吐下后，虚烦不得眠，若剧者，必反覆颠倒，心中懊恼，栀子豉汤主之；若少气者，栀子甘草豉汤主之；若呕者，栀子生姜豉汤主之。"本案患者症见烦热时作，自觉胸膈以上发热，心中堵。这与《伤寒论·辨太阳病脉证并治中第六》"发汗，若下之，而烦热，胸中窒者，栀子豉汤主之"条文相似，故符合栀子豉汤方证，患者又症见气短，全身乏力。考虑到《伤寒论·辨太阳病脉证并治中第六》说"若少气者，栀子甘草豉汤主之"，故合用栀子甘草豉汤，以清热除烦。

益气聪明汤出自金元时期的《东垣试效方》，由黄芪、甘草、芍药、黄柏、人参、升麻、葛根、蔓荆子组成。《东垣试效方》原文说："益气聪明汤治饮食不节，劳役形体，脾胃不足，得内障耳鸣，或多年目昏暗，视物不能，此药能令目广大，久服无内外障、耳鸣耳聋之患，又令精神过倍，元气自益，身轻体健，耳目聪明。"本案患者运用益气聪明汤治疗，旨在使中气得补，清阳得升，两目得明。

**关键词：茵陈蒿汤证；栀子甘草豉汤证；重剂茵陈蒿**

# 柴胡加龙骨牡蛎汤合桔梗汤治愈反复心悸、耳鸣 2 年案

患者张某，女，63 岁。

**初诊日期**：2014 年 5 月 30 日。

**主诉**：反复心悸 2 年，加重伴耳鸣 1 年。

**现病史**：患者有冠心病病史约 2 年，曾于某医院做冠脉造影显示某冠脉分支狭窄 60%～70%，患者 2 年前开始出现易惊、惊悸，上半身特别是头颈部汗多。

近 1 年来出现心悸加重，白天、夜间均有发作，并出现耳鸣。2 周前患者曾在我院心内科住院治疗，给予阿司匹林 1 片（100mg）、富马酸比索洛尔 1/4 片（1.25mg）及静脉输液活血化瘀治疗，但患者心悸、易惊、汗多、耳鸣仍如前，未见寸功，经其他患者介绍，就诊于我门诊处。

**刻下症**：心悸频作，每天发作数次，易惊，白天、夜间均容易发生惊悸，每次心悸发作约 1 分钟，口干，晨起口苦，经常性耳鸣，每 1～2 天必发 1 次耳鸣，脾气急，常自觉委屈，睡眠时好时坏，上半身特别是头颈部汗多，即使不动亦有汗出，经常性湿透上身内衣，喉中有黏稠痰，有时怕冷，有时怕热，容易疲乏，如做饭后即全身无力，双下肢时有抽搐，大便偏干，2～3 日 1 次，夜尿 1 次。舌淡，苔薄白，有瘀斑，脉沉滑。

**辅助检查**：心电图：窦性心律，ST-T 段改变，偶发房早。

**方证辨证**：《伤寒论·辨太阳病脉证并治中第六》说："伤寒八九日，下之，胸满烦惊，小便不利，谵语，一身尽重，不可转侧者，柴胡加龙骨牡蛎汤主之。"**笔者临床体会到柴胡加龙骨牡蛎汤的方证是：胸胁苦满或胸闷，口苦，易惊，心悸亢进，夜梦多，易醒，身动乏力，腹胀，便秘，脉弦或细数。**本案患者症见心悸频作，每天发作数次，易惊，白天、夜间均容易发生惊悸，晨起口苦，大便偏干，2～3 日 1 次。符合柴胡加龙骨牡蛎汤的方证，故方证辨证为柴胡加龙骨牡蛎汤证。

《伤寒论·辨少阴病脉证并治第十一》说："少阴病，二三日，咽痛者，

可与甘草汤，不差，与桔梗汤。"《金匮要略·肺痿肺痈咳嗽上气病脉证治第七》说："咳而胸满，振寒脉数，咽干不渴，时出浊唾腥臭，久久吐脓如米粥者，为肺痈，桔梗汤主之。"**笔者临床体会到桔梗汤的方证是：咽痛，咳脓黏痰或咽干。**本案患者症见喉中有黏稠痰，符合桔梗汤的方证，故方证辨证为桔梗汤证。

**中医诊断：**心悸，太阳病合并少阴病。柴胡加龙骨牡蛎汤证，桔梗汤证，芍药甘草汤证。

**西医诊断：**冠状动脉粥样硬化性心脏病，稳定型心绞痛，心功能Ⅱ～Ⅲ级，心律失常，偶发房早。

**治疗：**方用柴胡加龙骨牡蛎汤合桔梗汤合芍药甘草汤。

柴胡 18g，煅龙骨 20g，煅牡蛎 20g，生大黄 3g，清半夏 9g，党参 9g，黄芩 9g，生姜 12g，大枣 12g，桂枝 12g，茯苓 12g，磁石 20g，桔梗 15g，生甘草 20g，生白芍 30g。水煎服，日 1 剂，分早晚 2 次服用，7 剂。

**二诊：**患者诉服中药 1 剂后，耳鸣就再也未发作（已 6 天未发作），心悸频率及程度较前好转约一半，上半身汗多稍好转，但仍有湿透上身内衣的情况，时有咽部发紧，自觉咽部有痰（异物感），不易排出，且咽之不下，双下肢抽搐同前，双下肢受寒时易发生抽搐，若双下肢保暖好（如盖被子）则不易发生抽搐，大便日 1 次，不成形，舌淡暗，苔白腻，脉沉滑。

**治疗：**方用柴胡加龙骨牡蛎汤合桂枝加附子汤合半夏厚朴汤。

原方去桔梗，加厚朴 12g，苏叶 12g，黑顺片 12g（先煎 1 小时）。水煎服，日 1 剂，分早晚 2 次服用，7 剂。

**三诊：**患者诉近 1 周心悸未发作，耳鸣亦未发作，自觉上半身出汗好转约 80%，现不动则无汗出，无湿透上身内衣情况，双下肢抽搐基本痊愈，咽部发紧、自觉咽部有痰（异物感）明显好转。既往容易疲乏，如做饭后即全身无力，现无这种情况发生，已有力气在家做饭、蒸包子等。

**按语：**《伤寒论·辨太阳病脉证并治中第六》说："伤寒八九日，下之，胸满烦惊，小便不利，谵语，一身尽重，不可转侧者，柴胡加龙骨牡蛎汤主之。柴胡四两，龙骨、黄芩、生姜（切）、铅丹、人参、桂枝（去皮）、茯苓各一两半，半夏二合半（洗），大黄二两，牡蛎一两半（熬），大枣六枚（擘）。上十二味，以水八升，煮取四升，内大黄，切如棋子，更煮一两沸，去滓，温服一升。"柴胡加龙骨牡蛎汤由小柴胡汤加减而成，功效为和解少阳，通阳泄热，重镇安神。笔者临床体会到柴胡加龙骨牡蛎汤的方证是：胸胁苦满或胸闷，口苦，易惊，心悸亢进，夜梦多，易醒，身动乏力，腹胀，便秘，脉弦或细数。柴胡加龙骨牡蛎汤的主要方证是胸胁苦满（胸闷），易惊，心悸。

本案的治疗有一点值得谈谈，即患者的双下肢抽搐这一症，笔者初诊时给予芍药甘草汤治疗，但结果是无效的。后二诊时，笔者仔细问诊后发现患者双下肢受寒时易发生抽搐，若双下肢保暖好（如盖被子）则不易发生抽搐，还有患者经常性湿透上身内衣。这时笔者想到了《伤寒论·辨太阳病脉证治上第五》说："太阳病，发汗，遂漏不止，其人恶风，小便难，四肢微急，难以屈伸者，桂枝加附子汤主之。"本案患者显然是桂枝加附子汤证，故用之，结果是患者服用桂枝加附子汤很快取效，再次复诊时患者双下肢抽搐基本痊愈（双下肢抽搐很少发作），出汗亦明显好转。

此外，二诊时患者自觉咽部有痰（异物感），不易排出，且咽之不下。这与《金匮要略·妇人杂病脉证并治第二十二》所说"妇人咽中如有炙脔，半夏厚朴汤主之"一致，符合半夏厚朴汤方证，故用之。

> 笔者临床体会到柴胡加龙骨牡蛎汤的方证是：胸胁苦满或胸闷，口苦，易惊，心悸亢进，夜梦多，易醒，身动乏力，腹胀，便秘，脉弦或细数。

关键词：1年耳鸣1剂而愈；从"芍药甘草汤"到"桂枝加附子汤"；半夏厚朴汤方证

# 失眠 3 年，经方 1 剂而愈

患者周某，男，81 岁。

**初诊日期**：2014 年 6 月 13 日。

**主诉**：失眠 3 年，头晕反复发作 2 年，加重 2 周。

**现病史**：患者 2011 年开始出现失眠，主要症状是入睡困难，心中烦，每每不能入睡，就起床看电视，每晚仅能睡眠 3 ～ 4 小时，曾间断服用艾司唑仑助眠。

2 年前开始出现头晕，曾于首都医科大学附属友谊医院治疗，头晕未见缓解。近 2 周患者出现头晕加重。

**刻下症**：失眠，入睡困难，容易醒，每晚只能间断睡眠 3 ～ 4 小时，夜尿频多，每晚 10 余次，持续头晕，与体位无关，头沉，全身乏力，双足尤甚，心中烦，咳痰色白，黏稠量多，纳差，双肩疼痛，局部怕风怕寒，双手臂活动受限（约 1 年），大便干，日 1 次。

**查体**：精神萎靡，表情淡漠，两目无神，舌红，苔黄厚腻，脉濡滑。

**方证辨证**：《伤寒论·辨少阴病脉证并治第十一》说："少阴病，得之二三日以上，心中烦，不得卧，黄连阿胶汤主之。"**笔者临床体会到黄连阿胶汤的方证是精神萎靡，心中烦，失眠，舌红少苔**。本案患者精神萎靡，表情淡漠，两目无神，当辨证为少阴病。又症见心中烦，入睡困难，容易醒，每晚只能间断睡眠 3 ～ 4 小时。符合黄连阿胶汤的方证，故方证辨证为黄连阿胶汤证。

《金匮要略·痰饮咳嗽病脉证并治第十二》说："心下有支饮，其人苦冒眩，泽泻汤主之。"**笔者认为泽泻汤的方证是：舌体肥大异常，头晕，呈持续性，头晕与体位无关，大便素溏，苔水滑或白腻，脉弦沉**。本案患者持续头晕，无体位无关，咳痰色白，黏稠量多，脉濡滑。符合泽泻汤的方证，故方证辨证为泽泻汤证。

《伤寒论·辨少阴病脉证并治第十一》说："少阴病，二三日，咽痛者，可与甘草汤，不差，与桔梗汤。"《金匮要略·肺痿肺痈咳嗽上气病脉证治第七》说："咳而胸满，振寒脉数，咽干不渴，时出浊唾腥臭，久久吐脓如米粥者，为肺痈，桔梗汤主之。"**笔者临床体会到桔梗汤的方证是：咽痛，咳脓黏痰或咽干。**本案患者诊为少阴病，又症见咳痰色白，黏稠量多。符合桔梗汤的方证，故方证辨证为桔梗汤证。

**诊断：**失眠，黄连阿胶汤证、泽泻汤证、桔梗汤证；肩凝症，麻杏薏甘汤证。

**治疗：**方用黄连阿胶汤合泽泻汤合桔梗汤合麻杏薏甘汤。

黄连 20g，酒黄芩 10g，生白芍 10g，阿胶珠 15g，生白术 16g，泽泻 40g，桔梗 15g，甘草 30g，蜜麻黄 10g，炒杏仁 12g，炒薏苡仁 15g。

水煎服，日 1 剂，分 2 次，晚饭前服用 1 次，晚饭后服用 1 次。每袋中药汤药放温后加入鸡子黄一枚，充分搅拌后服用。

服用 1 剂中药后，患者诉当晚间断睡眠达 7 个小时，夜尿 3 次，患者女儿诉患者精神状态较前明显好转。

继续服用 3 剂，患者头晕好转大半，咳嗽好转，咳黏稠痰，色白，痰量较前少。

继续服用 7 剂，患者诉失眠、头晕均愈，现夜间能睡眠 6～7 个小时，无头晕、乏力情况，双肩疼痛痊愈，双手臂活动范围较前明显增大。

**按语：**《伤寒论·辨少阴病脉证并治第十一》说："少阴病，得之二三日以上，心中烦，不得卧，黄连阿胶汤主之。黄连四两，黄芩二两，芍药二两，鸡子黄二枚，阿胶三两。上五味，以水六升，先煮三物，取二升，去滓，内胶烊尽，小冷，内鸡子黄，搅令相得，温服七合，日三服。"笔者临床体会到黄连阿胶汤的方证是：精神萎靡，心中烦，失眠，舌红少苔。

《金匮要略·痰饮咳嗽病脉证并治第十二》说："心下有支饮，其人苦冒眩，泽泻汤主之。泽泻汤方：泽泻五两，白术二两。上二味，以水二升，煮取一升，分温再服。"本案患者持续头晕，无体位无关，咳痰色白，黏稠量多，脉濡滑。符合泽泻汤的方证，故用之。这里需要强调的是泽泻汤中的泽泻：白术的量为 5：2，不可自行更改，否则会影响临床疗效。

此外，本案患者还诊为肩凝症，症见双肩疼痛，局部怕风怕寒，双手臂活动受限。故合用治疗肩凝症的专病专方——麻杏薏甘汤。

**关键词：黄连阿胶汤证；泽泻汤临床运用要点；肩凝症的专病专方；桔梗汤**

# 枳实薤白桂枝汤合桂枝茯苓丸治愈胸痛上窜咽喉案

患者高某，男，56 岁．

**初诊日期**：2014 年 10 月 17 日。

**主诉**：胸痛反复发作 1 周。

**现病史**：患者 1 周前突发胸痛，疼痛持续 5 ～ 6 分钟，向上冲至咽部，咽喉发紧，患者未予重视，未就诊治疗。后胸痛间断发作，劳累后加重，伴心慌、胸闷、憋气，遂前往我处诊治。

**刻下症**：胸痛，每次疼痛持续 5 ～ 6 分钟，向上冲至咽部，咽喉发紧，每 2 ～ 3 天发作 1 次，劳累后胸痛易发作或加重，伴心慌、胸闷、憋气，平素脾气急，无后背发紧，无明显怕冷怕热，汗少，纳眠可，大便日 1 次，质干，夜尿 1 ～ 2 次。

**查体**：舌暗，苔黄厚腻，脉弦细。

**方证辨证**：《金匮要略·胸痹心痛短气病脉证并治第九》："胸痹心中痞，留气结在胸，胸满，胁下逆抢心，枳实薤白桂枝汤主之；人参汤亦主之。"**笔者临床体会到枳实薤白桂枝汤的方证可以总结为：胸痛，胸中气塞痞满，胸胁胀满，或自觉有气从胁下向上窜至心胸或咽喉，生气后加重。**本案患者症见胸痛，向上冲至咽部，引起咽喉发紧，伴胸闷、憋气，劳累后加重，正符合枳实薤白桂枝汤的方证，故方证辨证为枳实薤白桂枝汤证。

此外，本案患者舌暗，故符合《金匮要略》桂枝茯苓丸的方证。

**诊断**：胸痹。枳实薤白桂枝汤证，桂枝茯苓丸证。

**治疗**：方用枳实薤白桂枝汤合桂枝茯苓丸。

枳实 12g，薤白 12g，桂枝 12g，厚朴 12g，瓜蒌 25g，茯苓 12g，桃仁 12g，生白芍 12g，牡丹皮 12g。7 剂，水煎服，日 1 剂，分 3 次，早、中、晚服用。

**二诊**：服药后 7 天内仅昨日（10 月 23 日）早晨发作胸痛 1 次，行走 200 ～ 300 米后出现咽部发紧，疼痛往上冲，伴心慌，双下肢发沉，平素脾气急，大便质稀，舌暗，苔黄厚腻，脉弦细。

**治疗：** 方用人参汤合逍遥散合颠倒木金散。

生甘草 18g，党参 18g，炒白术 18g，干姜 18g，当归 12g，生白芍 12g，柴胡 12g，茯苓 12g，生姜 12g，薄荷 6g，木香 12g，郁金 12g。7 剂，水煎服，日 1 剂，分早、中、晚 3 次服用。

**三诊：** 服药后 7 天内仅周日（10 月 26 日）发作胸痛 1 次，疼痛程度、时间均较原来明显减轻，疼痛程度比原来减轻 30%～50%，持续 2～3 分钟（原 5～6 分钟），仍伴心慌，无胸闷、憋气，大便日 2 行，夜尿 2 次，舌淡暗，苔黄腻，脉弦细。

继予原方 14 剂巩固疗效。患者电话诉胸痛上窜咽喉、心慌均痊愈。

**按语：** 《金匮要略·胸痹心痛短气病脉证并治第九》曰："胸痹心中痞，留气结在胸，胸满，胁下逆抢心，枳实薤白桂枝汤主之；人参汤亦主之。枳实薤白桂枝汤方：枳实四枚，厚朴四两，薤白半斤，桂枝一两，瓜蒌实一枚（捣）。上五味，以水五升，先煮枳实、厚朴，取二升，去滓，内诸药，煮数沸，分温三服。人参汤方：人参、甘草、干姜、白术各三两。上四味，以水八升，煮取三升，温服一升，日三服。"

清·尤在泾《金匮要略心典》说："心中痞气，气痹而成痞也；胁下逆抢心，气逆不降，将为中之害也。是宜急通其痞结之气，否则速复其不振之阳。"枳实薤白桂枝汤和人参汤方异而所治症同，对此，清·周扬俊《金匮玉函经二注》中说："证有久暂，病有虚实也。假如气果有滞，上焦痞满，下气亦上逆，不得不于通痹药中加降气消满、调和荣卫之药也。若夫病久而中气大虚，宗气不利，时时满，或从胁下抢心，不用甘温，必不足以益中州之气，不用辛散，且不足以破凝滞之阴。气足而清者自升，浊者自降，将结去而抢消矣，又何痹之有焉。"

清·高学山的《高注金匮要略》中认为："前汤是治全症之方，后汤是单治胁下逆抢之方。又曰：服前汤而留气已散，痞结已开，后汤所以愈痹，而为善后之剂也。"清·吴谦《医宗金鉴》曰："胸痹病，心下痞气，闷而不通者虚也。若不在心下而气结在胸，胸满连胁下，气逆撞心者实也。实者用枳实薤白桂枝汤主之……虚者用人参汤主之。"

综上所述，此二方同治一病，前者破气降逆，后者温中补气，一祛邪之实，一养阳之虚，临床需辨病之久暂虚实而用之。**笔者临床体会到枳实薤白桂枝汤的方证可以总结为：胸痛，胸中气塞痞满，胸胁胀满，或自觉有气从**

胁下向上窜至心胸或咽喉，生气后加重。本案患者运用枳实薤白桂枝汤治疗，旨在散气消痞，温中止痛。

《医宗金鉴》载："逍遥散治肝家血虚火旺，头痛目眩烦赤，口苦倦怠烦渴，抑郁不乐，两胁作痛，寒热，小腹重坠，妇人经水不调，脉弦大而虚。"**笔者临床体会到逍遥散的方证为：两胁胀痛，口苦，脾气急，肝郁舌，脉弦。**用时薄荷少许为引，不可多用。本案患者平素脾气急，舌淡暗，苔黄厚腻，脉弦细，符合逍遥散的方证，故用之以疏肝解郁。

《医宗金鉴》曰："胸痛之症，须分属气、属血、属热饮、属老痰。颠倒木金散，即木香、郁金也。属气郁痛者，以倍木香君之。属血郁痛者，以倍郁金君之……虚者，加人参更效。"笔者临床体会到颠倒木金散适合于气滞或血瘀之胸痛，气滞者倍木香，血瘀者倍郁金。本案患者胸痛，向上冲至咽部，引起咽喉发紧，伴胸闷憋气，劳累后加重，舌淡暗，既有气滞，又含血瘀，符合颠倒木金散的方证，故用之以行气散瘀止痛。

> 枳实薤白桂枝汤的方证可以总结为：胸痛，胸中气塞痞满，胸胁胀满，或自觉有气从胁下向上窜至心胸或咽喉，生气后加重。
>
> 逍遥散方证是：两胁胀痛，口苦，脾气急，肝郁舌，脉弦。

关键词：枳实薤白桂枝汤方证；"胸痹心中痞，留气结在胸，胸满，胁下逆抢心，枳实薤白桂枝汤主之；人参汤亦主之"；人参汤；逍遥散方证；颠倒木金散方证

# 真武汤合薏苡附子散治愈胸闷、憋气反复发作6年案

患者王某，女，77岁。

**初诊日期**：2014年9月12日。

**主诉**：胸闷、憋气反复发作6年，头晕1年。

**现病史**：患者6年前冠脉支架术后出现胸闷、憋气，平均每次发作持续1～2小时，严重时持续1整天，每周至少发作1次，阴雨天必加重，曾被收住某西医三甲医院CCU，出院后仍胸闷、憋气时作。

1年前出现头晕，每日均发作，上午较重，伴走路不稳，喜悲伤欲哭，容易紧张。患者甚为苦恼，现为求进一步诊治，就诊于我处。

**刻下症**：胸闷、憋气，每次发作持续1～2小时，阴雨天加重，头晕，头发蒙，起则头眩，平卧时亦头晕，走路不稳，易紧张，喜悲伤欲哭，周身怕冷，夏季亦需穿棉裤，无腰酸，汗一般，口干，口苦，自觉口中有味，喜热饮，小便黄，大便偏干，日1次，纳少，眠可。

**既往史**：双膝关节疼痛30余年，冠状动脉支架（1个）术后6年（某支冠脉狭窄95%）。

**查体**：双下肢轻度水肿，体形偏胖，面色㿠白，舌淡红，苔黄厚腻，脉沉。

**方证辨证**：《金匮要略·胸痹心痛短气病脉证治第九》中说："胸痹缓急者，薏苡仁附子散主之。"**笔者认为薏苡附子散的方证可总结为：胸痛、胸闷，阴雨天加重，怕冷，舌苔腻。**本案中患者胸闷、憋气反复发作，阴雨天加重，平素怕冷，舌淡红，苔黄厚腻。符合薏苡附子散的方证，故方证辨证为薏苡附子散证。

《伤寒论·辨太阳病脉证并治中第六》中说："太阳病发汗，汗出不解，其人仍发热，心下悸，头眩，身𥆧动，振振欲擗（一作僻）地者，真武汤主之。"**笔者认为真武汤的方证可总结为：面色㿠白，精神萎靡，小便不利或水肿，后背冷，目眩，心悸，身𥆧动，振振欲擗地，浮肿，舌淡或舌淡胖，苔**

白。本案中患者面色㿠白，双下肢轻度浮肿，平素怕冷，脉沉细，符合真武汤的方证，故方证辨证为真武汤证。

《金匮要略·胸痹心痛短气病脉证治第九》中说："胸痹之病，喘息咳唾，胸背痛，短气，寸口脉沉而迟，关上小紧数，瓜蒌薤白白酒汤主之。"**笔者临床体会到瓜蒌薤白白酒汤的方证可总结为：胸背痛，胸闷、气短，或喘息、咳嗽、咳痰，怕冷，舌淡，脉沉细或沉紧。**此患者胸闷反复发作，平素怕冷，舌淡红，苔黄厚腻，脉沉。符合瓜蒌薤白白酒汤方证，故方证辨证为瓜蒌薤白白酒汤证。

《金匮要略·妇人杂病脉证并治第二十二》中说："妇人脏躁，喜悲伤欲哭，象如神灵所作，数欠伸，甘麦大枣汤主之。"**笔者认为甘麦大枣汤的方证可总结为：脏躁（更年期，不限男、女、儿童），喜悲伤欲哭，容易紧张。**此患者喜悲伤欲哭，容易紧张，符合甘麦大枣汤的方证，故方证辨证为甘麦大枣汤证。

《金匮要略·痰饮咳嗽病脉证并治第十二》说："心下有支饮，其人苦冒眩，泽泻汤主之。"**笔者认为泽泻汤的方证可总结为：舌体肥大异常，头晕，呈持续性，头晕与体位无关，大便素溏，苔水滑或白腻，脉弦沉。**此患者1年前出现头晕，头发蒙，起则头眩，平卧时亦头晕，双下肢轻度水肿，苔黄厚腻，脉沉，符合泽泻汤的方证，故方证辨证为泽泻汤证。

**诊断：**胸痹，少阴病。薏苡附子散证，真武汤证，瓜蒌薤白白酒汤证，甘麦大枣汤证，泽泻汤证。

**治疗：**方用薏苡附子散合真武汤合瓜蒌薤白白酒汤合甘麦大枣汤合泽泻汤。

黑顺片15g（先煎1小时），薏苡仁30g，茯苓30g，白芍15g，生姜15g，生白术14g，炙甘草15g，浮小麦90g，大枣20g，瓜蒌18g，薤白25g，泽泻35g。7剂，水煎服，日1剂，分早晚2次服用。

**二诊：**服药7剂后患者诉胸闷、憋气已3日未发作，自觉胸口开阔，情绪改善，面露满意的笑容，头晕虽仍每天发作，但持续时间较前缩短许多，大便成形，不干不稀，1次/日。

**治疗：**方用真武汤合薏苡附子散合瓜蒌薤白白酒汤合甘麦大枣汤合泽泻汤合治头晕角药。即继续服前方，黑顺片改为25g，加治头晕角药（天麻、钩藤、菊花）。

茯苓30g，黑顺片25g（先煎1小时），白芍15g，生姜15g，生白术14g，薏苡仁 30g，炙甘草 15g，浮小麦 90g，大枣 20g，瓜蒌 18g，薤白 25g，泽泻 35g，天麻 40g，钩藤 18g，菊花 18g。7 剂，水煎服，日 1 剂，分早晚 2 次服用。

**三诊**：患者诉头晕好转约 40%，双下肢轻度水肿，舌暗苔黄厚腻，大便成形，不干不稀，1 次 / 日。

**治疗**：守上方，茯苓改为 50g。

14 剂，水煎服，日 1 剂，分早晚 2 次服用。

**四诊**：患者诉诸症减轻，胸闷、憋气好转 20% ～ 30%，情绪好转 70% ～ 80%，双下肢已无水肿，晨起口干、口苦，眠可，二便调，舌淡红，苔黄厚腻，脉沉细。

**治疗**：方用真武汤合薏苡附子散合瓜蒌薤白白酒汤合甘麦大枣汤合治头晕角药。

茯苓 30g，黑顺片 25g（先煎 1 小时），白芍 15g，生姜 15g，生白术 20g，薏苡仁 30g，炙甘草 15g，浮小麦 90g，大枣 20g，瓜蒌 18g，薤白 25g，天麻 30g，钩藤 18g，菊花 18g。7 剂，水煎服，日 1 剂，分早晚 2 次服用。

患者诉胸闷、憋气已愈，近 1 周未发作，头晕好转约 50%，睡眠较前明显好转，口苦较前减轻，现心情开朗，易紧张明显减轻，烘热汗出明显减轻，既往烘热汗出后必诱发胸闷、憋气。现烘热汗出后无胸闷、憋气，舌暗淡苔黄腻（较前变薄），右脉沉，左脉沉弦，尺脉细弱。患者及患者女儿对治疗效果十分满意。

**按语**：《金匮要略·胸痹心痛短气病脉证治第九》中说："胸痹缓急者，薏苡仁附子散主之。薏苡附子散方：薏苡仁十五两，大附子十枚（炮）。上二味，杵为散，服方寸匕，日三服。"清·曹颖甫《金匮发微》中说："盖胸为太阳出入之道路，湿痹则痛，平时痛缓，遇寒则痛急，故谓之缓急。方用薏苡以去湿，大附子以散寒，欲药力之厚，故散而服之，病不可以急攻，故缓而进之。"清·尤在泾《金匮要略心典》中说："阳气者，精则养神，柔则养筋。阳痹不用，则筋失养而或缓或急，所谓大筋软短、小筋弛长者是也。故以薏苡仁舒筋脉，附子通阳痹。"综合以上论述，笔者认为薏苡附子散可用来治疗感受寒湿后之心胸不适诸症；其方证可总结为：胸痛、胸闷，阴雨天加重，怕冷，舌苔腻。本案患者运用薏苡附子散治疗，旨在温通心阳，散寒除湿。

《伤寒论·辨太阳病脉证并治中第六》中说："太阳病发汗，汗出不解，其人仍发热，心下悸，头眩，身瞤动，振振欲擗（一作僻）地者，真武汤主之。茯苓、芍药、生姜（切）各三两，白术二两，附子一枚（炮，去皮，破八片）。上五味，以水八升，煮取三升，去滓，温服七合，日三服。"又《伤寒论·辨少阴病脉证并治第十一》中说："少阴病，二三日不已，至四五日，腹痛，小便不利，四肢沉重疼痛，自下利者，此为有水气，其人或咳，或小便利，或下利，或呕者，真武汤主之……若咳者，加五味子半升，细辛一两，干姜一两；若小便利者，去茯苓；若下利者，去芍药，加干姜二两；若呕者，去附子，加生姜，足前为半斤。"清·徐大椿《伤寒论类方·伤寒约编》中说："小便不利是病根，腹痛下利、四肢沉重疼痛，皆水气为患，坎中火用不宣，肾家水体失职，是下焦虚寒，不能制水故也……真武汤治少阴伤寒，水气不散，脉沉弦者……坎阳外亡，肾水上凌心主，故头眩，身瞤，振振欲擗地也。用真武汤，则肾火归原，水气自降。"清·尤在泾《伤寒贯珠集》中说："发汗过多，不能解太阳之邪，而反动少阴之气，于是身仍发热，而悸眩瞤动等证作矣。少阴之气，水气也……此与阳虚外亡有别，阳虚者，但须四逆以复阳，此兼水饮，故必真武以镇水……水寒相搏，浸淫内外，为四肢沉重疼痛，为自下利，皆水气乘寒气而动之故也。"明·方有执《伤寒论条辨》中说："自下利者，湿既甚而水不行，则与谷不分清，故曰此为有水气也。或为诸证，大约水性泛滥，无所不之之故也。"清·唐容川《伤寒论浅注补正》中说："修园长于治寒水，故其注寒证总不错误，惟于'水气'二字每混为一，不知非也。盖但寒水滞留，只是小便不利、四肢沉重、自下利而已，不能腹痛与四肢疼痛也。盖其有气欲行，遇水阻拒，乃为痛也。"综合以上论述可知，大部分医家认为真武汤主治下焦虚寒，寒水搏结所致之水气病，如小便不利、心悸，头眩，身瞤动等，亦有医家对水气病有新解：如明·方有执认为水气病亦为湿甚水不行，谷不分清所致下利；清·唐容川认为水气病除寒水滞留所致各种水湿泛滥症状外还有水阻、气难行所致痛证。**笔者认为真武汤的方证可总结为：面色㿠白，精神萎靡，小便不利或水肿，后背冷，目眩，心悸，身瞤动，振振欲擗地，浮肿，舌淡或舌淡胖，苔白。**

《金匮要略·胸痹心痛短气病脉证治第九》中说："胸痹之病，喘息咳唾，胸背痛，短气，寸口脉沉而迟，关上小紧数，瓜蒌薤白白酒汤主之。瓜蒌薤白白酒汤方：瓜蒌实一枚（捣），薤白半升，白酒七升。上三味，同煮，取二升，分温再服。"清·曹颖甫《金匮发微》中说："凡人劳力则伤阳，耐夜则寒袭……惟劳力伛偻之人，往往病此……病者但言胸背痛，脉之，沉而涩，尺至关上紧，虽无喘息咳吐，其为胸痹，则却然无疑。问其业，则为缝工，问其病因，则为寒夜伛偻制裘，裘成稍觉胸闷，久乃作痛。"清·尤在泾《金匮要略心典》中说："胸中，阳也，而反痹，则阳不用矣。阳不用，则气之上下不相顺接，前后不能贯通，而喘息、咳唾、胸背痛、短气等证见矣。更审其脉，寸口亦阳也，而沉迟，则等于微矣。关上小紧，亦阴弦之意。"综合以上论述，结合笔者临床体会，**瓜蒌薤白白酒汤方证可总结为：胸背痛，胸闷、气短，或喘息、咳嗽、咳痰，怕冷，舌淡，脉沉细或沉紧。**本案患者运用瓜蒌薤白白酒汤治疗，旨在温通心阳，散寒宣痹。

《金匮要略·妇人杂病脉证并治第二十二》中说："妇人脏躁，喜悲伤欲哭，象如神灵所作，数欠伸，甘麦大枣汤主之。甘麦大枣汤方：甘草三两，小麦一升，大枣十枚。上三味，以水六升，煮取三升，温分三服。亦补脾气。"清·尤在泾《金匮要略心典》中说："脏躁，沈氏所谓子宫血虚，受风化热者是也。血虚脏躁，则内火扰而神不宁，悲伤欲哭，……而实为虚病；……数欠伸者，经云：肾为欠、为嚏；又肾病者，善伸、数欠、颜黑。"清·高学山《高注金匮要略》中说："脏躁言脏中阳液枯干，而脏真之气尝不能自立，而有躁急之义，故其心神肺魄，如失援失依，不可自支，而悲伤欲哭者，烦冤之所致也。"综合以上论述，**笔者认为甘麦大枣汤的方证可总结为：脏躁（更年期，不限男、女、儿童），喜悲伤欲哭，容易紧张。**此患者运用甘麦大枣汤治疗，旨在养心安神，交通心肾。

《金匮要略·痰饮咳嗽病脉证并治第十二》中说："心下有支饮，其人苦冒眩，泽泻汤主之。泽泻汤方：泽泻五两，白术二两。上二味，以水二升，煮取一升，分温再服。"清·曹颖甫《金匮发微》中说："水在心下，静则为心悸，动则为冒眩，欲遏水邪之上犯，为木防己汤加茯苓所不能治，仲师因别出泽泻汤，所以抉泛滥之水而厚其堤防也。"清·尤在泾《金匮要略心典》中说："水饮之邪，上乘清阳之位，则为冒眩。冒者，昏冒而神不清，如有物冒蔽之也；眩者，目眩转而乍见玄黑也。泽泻泻水气，白术补土气以胜水也。"当代伤寒大家刘渡舟认为"眩冒的脉象为沉或弦，因为弦脉主饮，沉脉主水，与水饮病机相吻合；若其人冒眩特甚，令人眼不能睁，身不敢动，视其舌则是特别肥大，占满口腔而使人望之骇然，乃是辨心下有支饮的明证，当用泽泻汤"。综合以上论述，笔者认为泽泻汤主要治疗水邪上犯之眩冒证，其方证可总结为：舌体肥大异常，头晕或头重，头晕与体位无关，大便素溏，苔水滑或白腻，脉弦沉。此患者运用泽泻汤治疗，旨在健脾利水止眩。

薏苡附子散方证可总结为：胸痛、胸闷，阴雨天加重，怕冷，舌苔腻。

瓜蒌薤白白酒汤方证可总结为：胸背痛，胸闷、气短，或喘息、咳嗽、咳痰，怕冷，舌淡，脉沉细或沉紧。

真武汤的方证可总结为：面色㿠白，精神萎靡，小便不利或水肿，后背冷，目眩，心悸，身瞤动，振振欲擗地，浮肿，舌淡或舌淡胖，苔白。

甘麦大枣汤的方证可总结为：脏躁（更年期，不限男、女、儿童），喜悲伤欲哭，容易紧张。

关键词：冠脉支架术后（冠脉狭窄 95%）；薏苡附子散方证；真武汤方证；瓜蒌薤白白酒汤方证；甘麦大枣汤方证

# 桂枝加芍药生姜各一两人参三两新加汤合桂枝加龙骨牡蛎汤治疗全身关节、肌肉疼痛2个月，心悸1个月案

患者陶某，女，48岁。

**初诊日期：**2014年10月17日。

**主诉：**全身关节、肌肉疼痛2个月，心悸频作1个月。

**现病史：**患者2个月前出现全身关节、肌肉疼痛，每周发作严重疼痛1～2次，时有手颤，未治疗。

1个月前患者自觉心悸，每天均发作，与劳累有关，活动则心悸加重，曾服用酒石酸美托洛尔片，症状无缓解，遂前来就诊。

**刻下症：**全身关节、肌肉疼痛，时有手颤，心悸，每日发作，动则加重，气短，喜长出气，夜间无憋醒，无急躁易怒，无口干口苦，易出汗，畏寒，面部眼睑轻度水肿，无下肢水肿，纳眠可，二便调。

**查体：**舌淡暗，苔白腻，有裂纹，边有齿痕，脉弦滑。

**方证辨证：**《伤寒论·辨太阳病脉证并治中第六》说："发汗后，身疼痛，脉沉迟者，桂枝加芍药生姜各一两人参三两新加汤主之。"**笔者认为桂枝加芍药生姜各一两人参三两新加汤的方证是：周身疼痛，有汗，怕风怕冷，乏力，脉沉迟。**此患者全身关节、肌肉疼痛，易出汗，畏寒，正合桂枝加芍药生姜各一两人参三两新加汤的方证，故方证辨证为桂枝加芍药生姜各一两人参三两新加汤证。

《金匮要略·血痹虚劳病脉证并治第六》说："夫失精家，少腹弦急，阴头寒，目眩（一作目眶痛），发落，脉极虚芤迟，为清谷，亡血失精。脉得诸芤动微紧，男子失精，女子梦交。桂枝加龙骨牡蛎汤主之。"**笔者认为桂枝加龙骨牡蛎汤的方证是：噩梦，常梦见死人，脱发，怕冷，心悸，自汗，盗汗，或妇人带下，舌苔薄白而润，脉虚或迟。**此患者心悸，易出汗，正合桂枝加龙骨牡蛎汤方证，故方证辨证为桂枝加龙骨牡蛎汤证。

升陷汤出自张锡纯《医学衷中参西录》，原文谓升陷汤治疗大气下陷之

"气短不足以息；或努力呼吸，有似乎喘；或气息将停，危在顷刻"。**笔者认为升陷汤的方证是：气短不足以息，喜出长气，全身乏力。** 此患者症见气短，喜长出气。故本案患者符合升陷汤的方证。

**诊断：** 痹证，心悸。桂枝加芍药生姜各一两人参三两新加汤证，桂枝加龙骨牡蛎汤证，升陷汤证。

**治疗：** 方用桂枝加芍药生姜各一两人参三两新加汤合桂枝加龙骨牡蛎汤合升陷汤。

桂枝 15g，生白芍 20g，炙甘草 24g，生姜 20g，大枣 15g，党参 15g，煅龙骨 20g，煅牡蛎 20g，生黄芪 24g，柴胡 12g，桔梗 12g，知母 12g，升麻 6g，山茱萸 12g。水煎服，日 1 剂，分早、中、晚 3 次服用。

**二诊：** 患者服药 1 周后自诉全身关节、肌肉疼痛好转 30% ～ 40%，双膝关节疼痛已经痊愈，手颤减轻，心悸减轻约 70%，近 1 周内无心悸明显发作，汗出亦有好转，气短，喜长出气，怕风，咽痛，舌淡苔薄黄，脉沉弦。

**治疗：** 方用桂枝加芍药生姜各一两人参三两新加汤合桂枝加龙骨牡蛎汤合升陷汤，守原方，稍调整药物剂量。

桂枝 18g，白芍 24g，炙甘草 12g，生姜 24g，大枣 15g，党参 18g，煅龙骨 20g，煅牡蛎 20g，生黄芪 24g，柴胡 12g，桔梗 12g，知母 12g，升麻 6g，山茱萸 18g。水煎服，日 1 剂，分早、中、晚 3 次服用。

**三诊：** 患者诉心悸痊愈，全身关节、肌肉疼痛明显好转，怕风减轻，手颤减轻，汗出好转，气短，喜长出气亦减轻，乏力，口唇干，咽干眼干，纳眠可，二便调。舌淡红，苔前部薄黄，根部黄腻，脉沉弦。

**治疗：** 方用麦门冬汤（麦冬 63g，清半夏 9g，党参 20g，生甘草 20g，粳米 80g，大枣 20g）。7 剂以巩固疗效。

**按语：**《伤寒论·辨太阳病脉证并治中第六》曰："发汗后，身疼痛，脉沉迟者，桂枝加芍药生姜各一两人参三两新加汤主之。桂枝三两（去皮），芍药四两，甘草二两（炙），人参三两，大枣十二枚（擘），生姜四两。上六味，以水一斗二升，煮取三升，去滓，温服一升。"元·程杏轩《医述》曰："仲景意中，明明桂枝汤不欲与人参并用，以桂枝能解肌表之邪、人参反固肌表之邪故也。然在误汗误下以后，表里差错，正气虚微，余邪不解，则有不得不用之证。如上编太阳病外证未除，而数下之，遂协热而利，心下痞硬，表里不解，用桂枝理中汤，乃革去理中之名，但曰桂枝人参汤者，即此意也。人参尚主半表，故曰新加。"清·喻嘉言《尚论篇》云："桂枝方中倍加芍药、生姜各一两以去邪，用人参三两以辅正。名曰新加汤者，明非桂枝汤中之归法也。"清·吕震民《伤寒寻源》曰："发汗后，身疼痛，脉沉迟者，此汤主之，身疼痛，表未尽也，脉沉迟，里已虚也。得之发汗之后，则营血亦微矣，故加芍药以益营血，加生姜以逐表邪，以其脉沉迟，不得不兼人参以补虚，但一桂枝汤而稍一转移，已非桂枝之旧法，故曰新加。"

清·吴谦《医宗金鉴》说："汗后身疼痛，是营卫虚而不和也，故以桂枝汤调和其营卫。倍生姜者，以脉沉迟、营中寒也；倍芍药者，以营不足血少故也；加人参者，补诸虚也。桂枝得人参，大气周流，气血足而百骸理；人参得桂枝，通行内外，补营阴而益卫阳，表虚身疼未有不愈者也。"笔者认为桂枝加芍药生姜各一两人参三两新加汤的方证是：周身疼痛，有汗，怕风怕冷，乏力，脉沉迟。此患者运用桂枝加芍药生姜各一两人参三两新加汤治疗，旨在调和营卫，益气散邪。

《金匮要略·血痹虚劳病脉证并治第六》说："夫失精家，少腹弦急，阴头寒，目眩（一作目眶痛），发落，脉极虚芤迟，为清谷，亡血失精。脉得诸芤动微紧，男子失精，女子梦交。桂枝加龙骨牡蛎汤主之。桂枝、芍药、生姜各三两，甘草二两，大枣十二枚，龙骨、牡蛎各三两。上七味，以水七升，煮取三升，分温三服。"曹颖甫《经方实验录》曰："早年精气不固，两足乏力，头晕目花，证属虚劳，宜桂枝加龙骨牡蛎汤。""按桂枝汤本方原为营弱卫强，脾阳不振，不能令汗出肌腠而设。故辛甘发散以助脾阳，令肌腠中发出之汗液，与皮毛中原有之汗液混合而出，然后营气和而自汗可止。盗汗常在夜分，营气夜行于阳，则其病当属肌腠不密，汗随营气而外泄。营病而卫不病，亦为卫不与营和，故用桂枝汤本方，以和营卫二气，加龙骨牡蛎以收外浮之阳，故盗汗可止。"

清·喻嘉言《医门法律》说："用桂枝汤调其营卫羁迟；脉道虚衰，加龙骨、牡蛎涩止其清谷、亡血、失精。一方而两扼其要，诚足宝也。"清·徐彬《金匮要略论注》说："桂枝、芍药，通阳固阴；甘草、姜、枣，和中、上焦之营卫，使阳能生阴，而以安肾宁心之龙骨、牡蛎为辅阴之主。"清·汪昂《医方集解》曰："桂枝、生姜之辛以润之，甘草、大枣之甘以补之，芍药之酸以收之，龙骨、牡蛎之涩以固之。"笔者认为桂枝加龙骨牡蛎汤的方证是：噩梦，常梦见死人，脱发，怕冷，心悸，自汗，盗汗，或妇人带下，舌苔薄白而润，脉虚或迟。

升陷汤出自清·张锡纯《医学衷中参西录》，原文说："治胸中大气下陷，气短不足以息。或努力呼吸，有似乎喘。或气息将停，危在顷刻。其兼证，或寒热往来，或咽干作渴，或满闷怔忡，或神昏健忘，种种病状，诚难悉数。其脉象沉迟微弱，关前尤甚。其剧者，或六脉不全，或参伍不调。生箭芪（六钱），知母（三钱），柴胡（一钱五分），桔梗（一钱五分），升麻（一钱）。"

《医学衷中参西录》中说升陷汤："以黄芪为主者，因黄芪既善补气，又善升气。惟其性稍热，故以知母之凉润者济之。柴胡为少阳之药，能引大气之陷者自左上升。升麻为阳明之药，能引大气之陷者自右上升。桔梗为药中之舟楫，能载诸药之力上达胸中，故用之为向导也。至其气分虚极者，酌加人参，所以培气之本也。或更加萸肉，所以防气之涣也。至若少腹下坠或更作疼，其人之大气直陷至九渊，必需升麻之大力者，以升提之，故又加升麻五分或倍作二钱也。方中之用意如此，至随时活泼加减，尤在临证者之善变通耳。"综合以上论述，笔者认为升陷汤的方证是：气短不足以息，喜出长气，全身乏力。此患者运用升陷汤治疗，旨在益气升陷。

> 桂枝加芍药生姜各一两人参三两新加汤的方证是：周身疼痛，有汗，怕风怕冷，乏力，脉沉迟。
> 桂枝加龙骨牡蛎汤的方证是：噩梦，常梦见死人，脱发，怕冷，心悸，自汗，盗汗，或妇人带下，舌苔薄白而润，脉虚或迟。

关键词：桂枝加芍药生姜各一两人参三两新加汤方证；桂枝加龙骨牡蛎汤方证；升陷汤

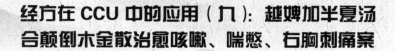

## 经方在 CCU 中的应用（九）：越婢加半夏汤合颠倒木金散治愈咳嗽、喘憋、右胸刺痛案

患者韩某，男，77 岁。

**初诊日期：** 2014 年 11 月 19 日。

患者上午 11：00 收入心血管科二区普通病房住院治疗，患者既往冠心病，冠状动脉旁路移植术后（CABG 术后）（病史 21 年），陈旧性心肌梗死，慢性肾功能衰竭（CKD4 期）；慢性阻塞性肺疾病。

患者入院时病情危重，上午 11：00 入院后即出现喘憋不能平卧，呼吸急促，急予床边心电监护，示血压（BP）190/110mmHg，心率（HR）120 次 / 分，房颤律，血氧（PO$_2$）89%，双肺满布哮鸣音，双下肢重度水肿，予硝普钠、呋塞米注射液、西地兰、二羟丙茶碱注射液等药物抢救治疗，同时给予下病危通知，家属表示知情与理解，诉患者 1 个月前刚从中国医学科学院阜外医院 ICU 出院，并多次被告知病危。

上午 11：30，患者 PO$_2$ 下降至 70%，意识模糊，呼之不应，测血压 110/55mmHg，心率 145 次 / 分，予床旁抢救，静脉给予盐酸胺碘酮，患者心率波动在 60 ～ 120 次 / 分，BP 波动在 110 ～ 140/50 ～ 70mmHg，调整胺碘酮剂量，同时予硝酸甘油注射液、盐酸多巴胺注射液等治疗。上午 11：50 患者意识转清，呼之能应。遂转入心血管科 CCU 继续治疗。

**刻下症：**（2014 年 11 月 21 日下午 1：00 笔者查房）患者诉严重咳嗽伴喘憋（1 周），每日咳嗽 20 ～ 30 分钟，咳白稠痰，量多，较易咳出；右胸刺痛，全身怕热，喜凉饮，纳食一般，平素急躁，大便 3 日 1 次，大便稀溏，小便可，眠安。舌淡，苔黄浊，中间色黑，脉浮大。

**方证辨证：**《金匮要略·肺痿肺痈咳嗽上气病脉证治第七》说："咳而上气，此为肺胀，其人喘，目如脱状，脉浮大者，越婢加半夏汤主之。"笔者**临床体会到越婢加半夏汤的方证是：咳嗽频作，痰黏稠，喘憋，怕热，胸胀满，目睛胀凸，脉浮大或滑数。**本案患者症见严重咳嗽（"咳而上气"），喘憋

（"其人喘"），每日咳嗽 20 ～ 30 分钟，咳白稠痰，量多，较易咳出，全身怕热，脉浮大。完全符合越婢加半夏汤的方证，故方证辨证为越婢加半夏汤证。

《医宗金鉴·杂病心法要诀·胸胁总括》说："颠倒木金散，即木香、郁金也。属气郁痛者，以倍木香君之。属血郁痛者，以倍郁金君之。为末，每服二钱，老酒调下。虚者，加人参更效。"本案患者症见右胸刺痛，平素急躁。符合《医宗金鉴》颠倒木金散的方证。

**治疗：** 方用越婢加半夏汤合颠倒木金散。

生麻黄 10g，生石膏 15g，甘草 15g，生姜 10g，大枣 15g，清半夏 12g，木香 12g，郁金 12g。水煎服，日 1 剂，分早晚 2 次服用。

**二诊：** 3 剂后，患者咳嗽好转约 70%，咳痰，量多、质不稠、色白、带少量血丝，喘憋缓解，胸痛已愈，大便 1 ～ 2 天 1 次，质稠，便后无不适，夜尿 2 ～ 3 次，尿频尿急，无尿不尽感，全身怕热。舌暗，苔黄腻，脉浮大略弦。

**治疗：** 方用越婢加半夏汤合颠倒木金散合通关丸。

生麻黄 10g，生石膏 15g，甘草 15g，生姜 10g，大枣 15g，清半夏 12g，木香 12g，郁金 12g，盐黄柏 30g，知母 20g，肉桂 6g。水煎服，日 1 剂，分早晚 2 次服用。

3 剂后，患者诉咳嗽、喘憋已愈，胸痛已愈，大便稀，日 1 次，尿频尿急好转约 80%。患者顺利出院。

**按语：**《金匮要略·肺痿肺痈咳嗽上气病脉证治第七》说："咳而上气，此为肺胀，其人喘，目如脱状，脉浮大者，越婢加半夏汤主之。越婢加半夏汤方：麻黄六两，石膏半斤，生姜三两，大枣十五枚，甘草二两，半夏半升。上六味，以水六升，先煮麻黄，去上沫，内诸药，煮取三升，分温三服。"清·尤在泾《金匮要略心典》说："外邪内饮，填塞肺中，为胀为喘，为咳而上气。越婢汤散邪之力多，而蠲饮之力少，故以半夏辅其未逮。不用小青龙者，以脉浮且大。病属阳热，故利辛寒。不利辛热也。目如脱状者，目睛胀凸，如欲脱落之状，壅气使然也。"笔者临床体会到越婢加半夏汤的方证是：咳嗽频作，痰黏稠，喘憋，怕热，胸胀满，目睛胀凸，脉浮大或滑数。本案患者运用越婢加半夏汤治疗，旨在清肺蠲饮，宣肺定喘。

此外，本案患者症见右胸刺痛，平素急躁。故合用《医宗金鉴》颠倒木金散以行气散瘀止痛。二诊时本案患者症见尿频尿急，并且考虑本案患者为 77 岁老人。故合用《兰室秘藏》通关丸以滋肾通关。

　　笔者临床体会到越婢加半夏汤的方证是：咳嗽频作，痰黏稠，喘憋，怕热，胸胀满，目睛胀凸，脉浮大或滑数。

　　关键词：经方治疗危重症；越婢加半夏汤方证；颠倒木金散方证；1 个月前北京阜外医院 ICU 出院的病例

# 泽漆汤合《备急千金要方》三十年嗽方
# 治愈冠状动脉旁路移植术后频繁咳嗽案

患者孙某，男，58 岁。

**初诊日期：** 2014 年 11 月 19 日。

**主诉：** 咳嗽频作 6 天。

**现病史：** 患者平素有冠心病病史。2014 年 11 月 6 日于我院行冠脉造影示：左主干尾段 99% 狭窄，前降支自开口处即 100% 完全闭塞，右冠状动脉中段 50% 狭窄。诊断为"冠状动脉粥样硬化性心脏病，不稳定型心绞痛"，建议外院行冠状动脉旁路移植术。2014 年 11 月 13 日患者于首都医科大学附属安贞医院行冠状动脉旁路移植术，手术顺利。术后患者出现频繁咳嗽（考虑为呼吸机插管刺激呼吸道所致），每于夜间加重。

**刻下症：** 咳嗽频作，每天发作 10 余次，每次持续时间约 2 分钟，夜间加重，痰黄质稀、易咳出，口略干不苦，喜凉饮，眠差、易醒，每夜间断睡眠 4～5 小时，每 1 个小时醒 1 次，易疲乏，脾气急，食纳可，大便 6 日未行，夜尿每晚 1 次。舌淡，苔黄厚腻，脉沉。

**方证辨证：**《金匮要略·肺痿肺痈咳嗽上气病脉证治第七》说："（咳而）脉沉者，泽漆汤主之。"**笔者临床体会到泽漆汤的方证是：咳嗽频作，痰黄或黏稠，浮肿，脉沉。** 本案患者症见咳嗽频作，每天发作 10 余次，每次持续时间约 2 分钟，夜间加重，痰黄质稀、易咳出，脉沉。符合泽漆汤的方证，故方证辨证为泽漆汤证。

《备急千金要方·大肠腑》说："治三十年嗽方：紫菀二两，款冬花三两。"本案患者的主诉是咳嗽频作，故符合《备急千金要方》三十年嗽方的方证。

**诊断：** 咳嗽，胸痹。泽漆汤证，《千金》三十年嗽方证。

**治疗：** 方用泽漆汤合《千金》三十年嗽方。

清半夏 15g，生姜 20g，生甘草 12g，白前 20g，黄芩 12g，党参 12g，桂枝 12g，蜜紫菀 20g，款冬花 20g。水煎服，日 1 剂，分早晚 2 次服用。

**二诊：**3 剂后，患者咳嗽好转 60%～70%，纳可，仍眠差、易醒，易疲乏，脾气急，舌淡，苔薄黄，脉沉。

**治疗：**方用泽漆汤合《千金》三十年嗽方合酸枣仁汤。

清半夏 15g，生姜 20g，生甘草 12g，白前 20g，黄芩 12g，党参 12g，桂枝 12g，蜜紫菀 20g，款冬花 20g，酸枣仁 90g，川芎 15g，知母 15g，茯苓 18g。水煎服，日 1 剂，分 2 次，晚饭前后服用。

患者诉服药后咳嗽、失眠一天比一天好转。

6 剂后患者咳嗽、失眠均痊愈。

**按语：**《金匮要略·肺痿肺痈咳嗽上气病脉证治第七》说："（咳而）脉沉者，泽漆汤主之。泽漆汤方：半夏半升，紫参五两（一作紫菀），泽漆三斤（以东流水五斗，煮取一斗五升），生姜五两，白前五两，甘草、黄芩、人参、桂枝各三两。上九味，㕮咀，内泽漆汁中，煮取五升，温服五合，至夜尽。"

清·尤在泾《金匮要略心典》说："泽漆汤以泽漆为主。而以白前、黄芩、半夏佐之。则下趋之力较猛。虽生姜、桂枝之辛，亦只为下气降逆之用而已。不能发表也。仲景之意，盖以咳皆肺邪……脉沉者气多居里。故驱之使从下出为易，亦因势利导之法也。"清·唐容川《金匮要略浅注补正》说："咳而脉沉者，为痰饮病之在里也。痰饮宜荡涤，以泽漆汤主之。"当代经方名家冯世纶、张长恩的《解读张仲景医学经方六经类方证》说："脉沉，是说里饮重，外邪不明显，而半表半里、里阳证，故治用泽漆汤。泽漆汤的方证辨证要点是：咳嗽吐黄痰、口渴、浮肿者。"笔者临床体会到泽漆汤的方证是：咳嗽频作，痰黄或黏稠，浮肿，脉沉。

《备急千金要方·大肠腑》说："治三十年嗽方：紫菀二两，款冬花三两。上二味，治下筛，先食以饮服一方寸匕，日三服，七日瘥。"本案患者合用《备急千金要方》三十年嗽方旨在宣肺化痰止咳。

> **笔者临床体会到泽漆汤的方证是：咳嗽频作，痰黄或黏稠，浮肿，脉沉。**

**关键词：**泽漆汤方证；《备急千金要方》治三十年嗽方（紫菀、款冬花）；冠状动脉旁路移植术后；咳嗽频作

# 理郁升陷汤合小柴胡汤治疗气短、喜长出气、口苦2年，赤小豆当归散2剂治愈肚脐部化脓6～7年案

患者郭某，女，44岁，东北人。

**初诊日期**：2014年10月31日。

**主诉**：气短、喜长出气、口苦两年。

**现病史**：患者两年前出现气短、喜长出气，时有憋气，平素脾气急，喜叹息，口苦，胸前区刺痛，心中烦，患者甚为苦恼，现为求治疗，专门来京求诊。

**刻下症**：气短、喜长出气，时有憋气，平素脾气急，喜叹息，偶有腰痛，口苦，双肩痛，胸前区刺痛，心中烦，看任何人都不顺眼，咽痒、咳嗽，既怕冷又怕热，周身乏力，颈部僵硬，局部有汗出，头麻，无口渴，无呕吐，大便干，小便黄。

**查体**：形体偏胖，舌暗，苔黄腻，有液线，脉沉。

**方证辨证**：《医学衷中参西录》中谓理郁升陷汤说："治胸中大气下陷，又兼气分郁结，经络湮淤者。"笔者认为理郁升陷汤的方证可总结为：**气短，喜长出气，胀痛或刺痛，情志抑郁时诱发或加重，脉沉细或脉沉弦**。本案中患者气短、喜长出气，平素脾气急，喜叹息，偶有腰痛，双肩痛，胸前区刺痛，心中烦，看任何人都不顺眼，脉沉，符合理郁升陷汤的方证，故方证辨证为理郁升陷汤证。

《伤寒论·辨太阳病脉证并治中第六》中说："伤寒五六日中风，往来寒热，胸胁苦满，嘿嘿不欲饮食，心烦喜呕，或胸中烦而不呕，或渴，或腹中痛，或胁下痞硬，或心下悸，小便不利，或不渴，身有微热，或咳者，小柴胡汤主之。"笔者临床体会到小柴胡汤的主要方证是：**往来寒热，胸胁苦满，默默不欲饮食，心烦喜呕，口苦，咽干，目眩**。本案中患者口苦，心中烦，身上既怕冷又怕热，符合小柴胡汤的方证，故方证辨证为小柴胡汤证。

另外，"桂枝加葛根汤证、百合地黄汤证、瓜蒌薤白白酒汤证"的方证辨

证内容见本案按语中。

**诊断：** 少阳病合太阳病合太阴病。理郁升陷汤证，小柴胡汤证，桂枝加葛根汤证，百合地黄汤证，瓜蒌薤白白酒汤证。

**治疗：** 方用理郁升陷汤合小柴胡汤（去半夏、人参加瓜蒌实）合百合地黄汤合桂枝加葛根汤合瓜蒌薤白白酒汤。

柴胡 18g，知母 12g，生黄芪 24g，当归 18g，桂枝 12g，乳香 10g，没药 10g，百合 30g，生地黄 30g，瓜蒌 25g，薤白 35g，白芍 12g，葛根 60g，生姜 9g，大枣 9g。7 剂，水煎服，日 1 剂，分早晚 2 次服用。

**二诊：** 患者对疗效十分满意，诉服药后气短、喜长出气好转大半，口苦已愈，仍头麻，手指甲有棱，眼角长斑，肚脐部化脓 6～7 年，周身怕冷，既往有痔疮病史，大便时有鲜红色血，舌暗，苔白腻略黄，有液线，脉沉。

**治疗：** 原方去百合地黄汤加赤小豆当归散，即理郁升陷汤合小柴胡汤（去半夏、人参加瓜蒌实）合赤小豆当归散合桂枝加葛根汤合瓜蒌薤白白酒汤。

柴胡 18g，知母 12g，生黄芪 24g，当归 18g，桂枝 12g，乳香 10g，没药 10g，赤小豆 18g，瓜蒌 25g，薤白 35g，白芍 12g，葛根 60g。7 剂，水煎服，日 1 剂，分 2 次，早、晚服用。

**三诊：** 患者诉气短、喜长出气好转约 80%，咽痒愈，头麻好转约 70%，肚脐部化脓明显好转，痔疮未发作。颈部及两侧发胀，热痛，轻度咽干，脾气急，易紧张、恐惧，大便可，日 1 次，舌暗，苔黄腻，脉沉细。

**治疗：** 方用理郁升陷汤合小柴胡汤（去半夏、人参加瓜蒌实）合桂枝加葛根汤合甘麦大枣汤合赤小豆当归散。

柴胡 18g，知母 12g，生黄芪 24g，当归 18g，桂枝 12g，乳香 10g，没药 10g，黄芩 9g，大枣 20g，白芍 12g，葛根 60g，炙甘草 20g，赤小豆 18g，浮小麦 60g。14 剂，水煎服，日 1 剂，分早晚 2 次服用。

患者携药回东北家。

**按语：** 清·张锡纯《医学衷中参西录》中说理郁升陷汤："治胸中大气下陷，又兼气分郁结，经络湮淤者。生黄芪六钱，知母三钱，当归身三钱，桂枝尖钱半，柴胡钱半，乳香（不去油）三钱，没药（不去油）三钱。胁下撑胀，或兼疼者，加龙骨、牡蛎（皆不用煅）各五钱；少腹下坠者，加升麻一钱。"《医学衷中参西录》中对大气下陷证的具体描述为："胸中大气下陷，气短不足以息。或努力呼吸，有似乎喘。或气息将停，危在顷刻。其兼证，或寒热往来，或咽干作渴，或满闷怔忡，或神昏健忘，种种病状，诚难悉数。其脉象沉迟微弱，关前尤甚。其剧者，或六脉不全，或参伍不调。"理郁升陷汤为升陷汤之变方，其适用范围较升陷汤更进一步，治疗大气下陷又兼气分郁结者。气分郁结不通则痛，故患者常除气短症状外，还有情志不畅，身有疼痛等症。综合以上论述，结合笔者临床体会，理郁升陷汤的方证可总结为：气短，喜长出气，胀痛或刺痛，情志抑郁时诱发或加重，脉沉细或脉沉弦。

《伤寒论·辨太阳病脉证并治中第六》中说："伤寒五六日中风，往来寒热，胸胁苦满，嘿嘿不欲饮食，心烦喜呕，或胸中烦而不呕，或渴，或腹中痛，或胁下痞硬，或心下悸，小便不利，或不渴，身有微热，或咳者，小柴胡汤主之。柴胡半斤，黄芩三两，人参三两，半夏（洗）半升，甘草（炙）、生姜（切）各三两，大枣（擘）十二枚。上七味，以水一斗二升，煮取六升，去滓，再煎取三升，温服一升，日三服。若胸中烦而不呕者，去半夏、人参，加瓜蒌实一枚；……若咳者，去人参、大枣、生姜，加五味子半升，干姜二两。"又《伤寒论·辨少阳病脉证并治第九》中对少阳病的提纲论述为："少阳之为病，口苦、咽干、目眩也。"清·徐大椿《伤寒论类方·伤寒约编》中载："小柴胡汤治寒热往来，脉弦数者……柴胡为枢机之剂，凡邪气不全在表，未全入里者，皆可用，故证不必悉具，而方亦有加减也。"

清·张锡纯《医学衷中参西录》中说："小柴胡证喜呕者，不必作呕吐也，但常常有欲呕之意，即为喜呕。是以愚治伤寒，遇有觉恶心而微寒热往来者，即投以小柴胡汤，一剂而愈。此《伤寒论》所谓：'伤寒中风，有柴胡证，但见一证便是，不必悉具也……'其人若胆中素有积热，偶受外感，即可口苦、心烦、寒热往来，于柴胡汤中加生石膏、滑石、生杭芍各六钱，从小便中分消其热，服后即愈。若其左关甚有力者，生石膏可用至一两……夫柴胡之性，不但升提，实原兼有发表之力，古法去滓重煎者，所以减其发表之力也。今于方中加生石膏一两以化其发表之力，即不去滓重煎，自无发表之虞，且因未经重煎，其升提之力亦分毫无损，是以止用一半，其力即能透膈上出也。"

综合以上论述，结合笔者临床体会，小柴胡汤方证可总结为：口苦，咽干，目眩，既怕冷又怕热，胸胁部满闷不适，敲打两胁肋部有疼痛感，敲打后自觉舒适，心中烦，恶心欲呕，呕吐后自觉舒畅，晨起口苦，饮食时自觉口苦不欲食，情绪急躁或抑郁，脉弦。其主要方证是：往来寒热，胸胁苦满，默默不欲饮食，心烦喜呕，口苦，咽干，目眩。以上诸症不必悉具，但见一二症便可。

《金匮要略·百合狐惑阴阳毒病脉证治第三》中说："病者脉数，无热，微烦，默默但欲卧，汗出，初得之三四日，目赤如鸠眼；七八日，目四眦黑。若能食者，脓已成也，赤豆当归散主之。赤豆当归散方：赤小豆（浸令芽出，曝干）三升，当归三两。上二味，杵为散，浆水服方寸匕，日三服。"清·尤在泾在《金匮要略心典》中说："脉数微烦，默默但欲卧，热盛于里也。无热汗出，病不在表也。三四日目赤如鸠眼者，肝脏血中之热，随经上注于目也。经热如此，脏热可知，其为蓄热不去，将成痈肿无疑……有目为狐惑病者，有目为阴阳毒者，要之亦是湿热蕴毒之病，其不腐而为虫者，则积而为痈。"又《金匮要略·惊悸吐衄下血胸满瘀血病脉证治第十六》中说："下血，先血后便，此近血也，赤小豆当归散主之。"清·尤在泾在《金匮要略心典》中还说："下血先血后便者，由大肠伤于湿热，而血渗于下也。"清·张璐《张氏医通》中载："此方治肠痈便毒及下部恶血诸疾。"《胡希恕讲伤寒杂病论》中指出："方中赤小豆可排痈脓，祛湿热，当归活血以加速脓液外散，二药相合，对于全身各处内外痈脓皆可奏效。"综合以上论述，结合笔者临床体会，赤小豆当归散适用于湿热内蕴之痈脓与下部恶血症，其方证可总结为：全身内外之痈脓，无热，或便血，先血后便。本案中患者肚脐部化脓，又素有痔疮，便鲜红色血，符合赤小豆当归散方证，故用之以清热利湿，排痈除脓。

此外，《金匮要略·百合狐惑阴阳毒病脉证治第三》中说："百合病不经吐、下、发汗，病形如初者，百合地黄汤主之。"基于多年临证经验，笔者认为百合地黄汤方证可总结为：精神恍惚，默默不语，忧郁喜静，坐卧不安，烦躁，饥不欲食，口苦舌干，小便黄赤，苔薄黄，脉数。其主要方证是：口干或口苦，小便黄赤，脉数。辨患者口苦，小便黄，符合百合地黄汤方证，故用之以清热养阴生津。

《伤寒论·辨太阳病脉证并治上第五》云："太阳病，项背强几几，反汗出恶风者，桂枝加葛根汤主之。"笔者认为桂枝加葛根汤方证可总结为：项背发紧，恶风恶寒，局部汗出。辨此患者颈部僵硬，局部有汗出，头麻，符合桂枝加葛根汤方证，故用之以解肌疏利经脉。

《金匮要略·胸痹心痛短气病脉证治第九》中说："胸痹之病，喘息咳唾，胸背痛，短气，寸口脉沉而迟，关上小紧数，瓜蒌薤白白酒汤主之。瓜蒌薤白白酒汤方：瓜蒌实一枚（捣），薤白半升，白酒七升。上三味，同煮，取二升，分温再服。"笔者临床体会，**瓜蒌薤白白酒汤方证可总结为：胸背痛，胸**

闷、气短，或喘息、咳嗽、咳痰，怕冷，舌淡，脉沉细或沉紧。患者常为劳力伛偻之人。此患者胸闷、气短，苔黄腻，脉沉，符合瓜蒌薤白白酒汤方证，故用之以温通心阳，散寒宣痹。

《金匮要略·妇人杂病脉证并治第二十二》中说："妇人脏躁，喜悲伤欲哭，象如神灵所作，数欠伸，甘麦大枣汤主之。甘麦大枣汤方：甘草三两，小麦一升，大枣十枚。上三味，以水六升，煮取三升，温分三服。亦补脾气。"笔者认为**甘麦大枣汤的方证可总结为：脏躁（更年期，不限男、女、儿童），喜悲伤欲哭，容易紧张。**此患者为中年女性，平素脾气急，易紧张、恐惧，符合甘麦大枣汤方证，故用之以养心安神，和中缓急。

> 理郁升陷汤的方证可总结为：气短，喜长出气，胀痛或刺痛，情志抑郁时诱发或加重，脉沉细或脉沉弦。
>
> 小柴胡汤方证可总结为：往来寒热，胸胁苦满，默默不欲饮食，心烦喜呕，口苦，咽干，目眩。
>
> 赤小豆当归散方证可总结为：全身内外之痈脓，无热，或便血，先血后便。

关键词：理郁升陷汤方证；"治胸中大气下陷，又兼气分郁结，经络湮淤者"；小柴胡汤方证；赤小豆当归散方证

# "散之所至者深，汤之所至者浅"

## ——排脓散治疗频繁咳嗽、咳痰 3 个月案

患者汪某，男，80 岁。

**初诊日期**：2014 年 12 月 5 日。

**主诉**：频繁咳嗽，咳痰 3 个月。

**现病史**：3 个月前患者出现咳嗽，咳痰，不易咳出，每日咳嗽几十次，有痰，痰质白黏。由于咳嗽、咳痰频繁，遂前来就诊。

**刻下症**：咳嗽、咳痰频繁，每日咳嗽几十次，咳白黏痰，量多，难以咳出，夜间气喘，食后腹胀，眠少，纳可，大便成形，日 1～2 次，夜尿 2 次。

**查体**：体形偏瘦，舌淡，苔黄厚腻，脉弦滑。

**方证辨证**：《金匮要略·疮痈肠痈浸淫病脉证并治第十八》中说："排脓散方，枳实十六枚，芍药六分，桔梗二分，上三味，杵为散。取鸡子黄一枚，以药散与鸡黄相等，揉和令相得，饮和服之，日一服。"**笔者认为排脓散的方证是：咳嗽，咳黏稠痰，痈脓，或腹满挛痛。**此患者咳嗽，咳痰频繁，每日咳嗽几十次，咳白黏痰，量多，难以咳出，正合排脓散方证，故方证辨证为排脓散证。

**诊断**：咳嗽。排脓散证。

**治疗**：方用排脓散。

枳实 30g，白芍 24g，桔梗 8g，鸡子黄 1 枚。

前 3 味药研磨成粉，每剂中药加入一枚鸡子黄搅拌混匀，用少量白开水冲服（药渣一并服用），每日早、晚各 1 次，每次 2～3 勺。

**二诊**：患者诉服药 8 剂后咳嗽、咳痰好转 80%～90%，每日仅咳嗽 5～6 次，痰量较前明显减少，咳痰较前偏稀，易咳出，患者对此非常满意！

**按语**：古今名为排脓散之方甚多，本案所用排脓散方取自《金匮要略》，《金匮要略·疮痈肠痈浸淫病脉证并治第十八》中说："排脓散方：枳实十六枚，芍药六分，桔梗二分。上三味，杵为散。取鸡子黄一枚，以药散与鸡黄

相等，揉和令相得，饮和服之，日一服。"

清·尤在泾在《金匮要略心典》中说："枳实苦寒，除热、破滞为君，得芍药则通血，得桔梗则利气，而尤赖鸡子黄之甘润，以为排脓、化毒之本也。"黄竹斋《金匮要略方论集注》中说："……芍药行血分之滞而不伤阴，桔梗利气分之结而不损阳，枳实导水以消肿，鸡黄调胃以护心安神，尤为排脓之良剂也。"

清·黄元御《长沙药解》中说："以疮疽脓成，必当排而决之，使腐去而新生。而脓瘀既泻，营血必伤，桔梗行其凝瘀，枳实逐其腐败，芍药清肝风而凉营，鸡子黄补脾精而养血也。"清·魏念庭在《金匮要略方论本义》中说："排脓散一方，为疮痈将成未成治理法也。枳实为君，用在开瘀破滞，佐以芍药凉血息热，桔梗降气宽胸，济以鸡子黄，滋阴消火邪之毒。火郁于内，应远苦寒，而又善具开解调济之用，诚良法也。"清·邹澍在《本经疏证》中说："排脓散，即枳实芍药散加桔梗、鸡子黄也；排脓汤，即桔梗汤加姜枣也。排脓何必取桔梗？盖皮毛者肺之合，桔梗入肺，畅达皮毛，脓自当以出皮毛为顺也。散之所至者深，汤之所至者浅。枳实芍药散本治产后瘀血、腹痛，加桔梗、鸡子黄为排脓，是知所排者，结于阴分血分之脓。"

综合以上论述，结合笔者临床实践，**笔者认为排脓散的方证是：咳嗽，咳黏稠痰，痈脓，或腹满挛痛**。此患者运用排脓散治疗，旨在调和气血，排脓。这里特别需要强调的是应用排脓散治疗咳嗽，咳黏稠痰，最好遵循仲圣的本源的剂型——即散剂不宜改为汤剂，否则临床无效或疗效锐减。其理由正如清·邹澍《本经疏证》谓排脓散所说："散之所至者深，汤之所至者浅。"

> **排脓散的方证可总结为：咳嗽，咳黏稠痰，痈脓，或腹满挛痛。**

关键词:《金匮要略》排脓散方证；经方剂型（"散剂"不宜改为"汤剂"）；"散之所至者深，汤之所至者浅"

# 《千金》之方

## ——治愈双足底发热 10 余年案

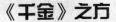

患者钟某，女，49 岁。

**初诊日期：** 2014 年 12 月 12 日。

**主诉：** 双足底发热 10 年，加重 1 周。

**现病史：** 患者 10 年前因家庭感情变故而出现双足底发热，多在夜间出现，严重时必须下地光脚走凉地板，经常自觉热感自足底向足背方向上窜，特别严重时需用冷水泡脚方可缓解，影响睡眠。若情志不畅或入睡困难则诱发双足底发热加重。

近 1 周症状加重，曾多方治疗而罔效，现前往我处寻求诊治。

**刻下症：** 双足底发热，上窜至足背，每遇情志不畅则加重，经常性因夜间双足发热影响睡眠，需凌晨 2～3 点间方可入睡，每晚只能睡 3～4 小时。若无双足发热，平素可睡眠 7～8 小时。头发蒙、发胀，易困，失眠，阵发性心悸，无口干口苦，白天双足怕冷，全身怕热，大便日 1 行，成形，有排便解不干净的感觉，小便可。

**查体：** 体形中等，舌淡暗，苔白腻，脉滑。

**方证辨证：**《金匮要略·妇人产后病脉证治第二十一》附方说："《千金》三物黄芩汤 治妇人在草蓐，自发露得风，四肢苦烦热，头痛者，与小柴胡汤。头不痛，但烦者，此汤主之。" **笔者临床体会到三物黄芩汤的方证是：手足心烦热，无头痛。其主要方证是：手足心烦热。** 本案患者四肢烦热 10 年，且无头痛症状。符合三物黄芩汤的方证，故方证辨证为三物黄芩汤证。

天麻钩藤饮出自《中医内科杂病证治新义》，当代已故名医印会河认为天麻钩藤饮的主症为：**头晕，头重（头胀痛）脚轻（下肢无力），头热足凉；失眠。** 本案患者症见头发蒙、发胀、双足怕冷、失眠，符合天麻钩藤饮的方证，故方证辨证为天麻钩藤饮证。

本案患者症见头发蒙、发胀，易困，大便日 1 行，成形，有排便解不干净的感觉，苔白腻，脉滑，符合《素问病机气宜保命集》清震汤的方证，故方证辨证为清震汤证。

**诊断**：发热。《千金》三物黄芩汤证，天麻钩藤饮证，清震汤证。

**治疗**：《千金》三物黄芩汤合天麻钩藤饮合清震汤。

黄芩 18g，苦参 15g，生地黄 15g，天麻 50g，钩藤 18g，石决明 18g，栀子 18g，牛膝 18g，桑寄生 15g，夜交藤 18g，茯神 18g，益母草 15g，荷叶 20g，苍术 15g，升麻 9g。7 剂，水煎服，日 1 剂，分早、中、晚 3 次服用。

**二诊**：患者诉服 3 剂中药汤药后症状明显减轻，服用 7 剂药后基本痊愈，夜间再无双足发热情况发生。头发蒙、发胀好转 50% ～ 60%，易困、失眠、阵发性心悸、白天双足怕冷均痊愈。

继以原方改生地黄量为 30g 予之，7 剂以巩固疗效。

**按语**：《金匮要略·妇人产后病脉证治第二十一》附方说："《千金》三物黄芩汤 治妇人在草蓐，自发露得风，四肢苦烦热，头痛者，与小柴胡汤。头不痛，但烦者，此汤主之。黄芩一两，苦参二两，干地黄四两。上三味，以水八升，煮取二升，温服一升，多吐下虫。"

《备急千金要方·卷三·妇人方中》云："治妇人在蓐得风，盖四肢苦烦热，皆自发露所为，若头痛，与小柴胡汤方；头不痛但烦热，与三物黄芩汤。"隋代《四海类聚方》说："三物黄芩汤治血脱，郁热在里者。曰四肢苦烦热者。"赵明锐《经方发挥》说："此方既可清郁热，又能治烦热。在临床上常用来治疗妇人每到春夏季所现的手足烦热之症，每多获效。……本方既有苦寒之黄芩、苦参能清热，又配以生地黄凉血养阴，清热而不伤阴，邪热去则津液复，烦热自愈。"笔者由此总结三物黄芩汤的方证是：手足心烦热，无头痛。其主要方证是：手足心烦热。本案患者运用《千金》三物黄芩汤清热除烦，养血滋阴以治疗阴虚、郁热所致足底发热。

天麻钩藤饮出自胡光慈《中医内科杂病证治新义》："本方为平肝降逆之剂。以天麻、钩藤、生决明平肝祛风降逆为主，辅以清降之山栀、黄芩，活血之牛膝，滋补肝肾之桑寄生、杜仲等，滋肾平肝之逆；并辅以夜交藤、朱茯神以安神安眠，缓解其失眠，故为用于肝厥头痛、眩晕、失眠之良剂。若以现代之高血压头痛而论，本方所用之黄芩、杜仲、益母草、桑寄生等，经研究均有降低血压之作用，故有镇静精神、降压缓痛之功。重症可易决明子为羚羊角，则药力益著……""治高血压头痛、眩晕、失眠"。当代已故名医印会河认为天麻钩藤饮的主证为：头晕，头重（头胀痛）脚轻（下肢无力），头热足凉，失眠。笔者通过临床体会到印老总结得十分精辟到位，笔者临床按此应用之，多获佳效。在本案治疗中辅以天麻钩藤饮旨在兼治患者头发蒙、发胀、双足怕冷、失眠等症。

> 三物黄芩汤的方证是：手足心烦热，无头痛。其主要方证是：手足心烦热。

关键词：《备急千金要方》；"治妇人在蓐得风，盖四肢苦烦热，皆自发露所为，若头不痛但烦热，与三物黄芩汤，头痛与小柴胡汤方"；抓主证

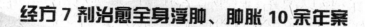

## 经方7剂治愈全身浮肿、肿胀10余年案

患者石某，男，61岁，山西人。

**初诊日期：**2014年12月19日。

**主诉：**全身浮肿肿胀，每于下午或劳累后加重10余年。

**现病史：**患者10年前开始出现全身浮肿、肿胀，晨起轻，下午加重。曾在当地长治市人民医院、中医院服用多种西药、中药（包括归脾丸、杞菊地黄丸等）而罔效。这次专门求诊于笔者处。

**刻下症：**全身浮肿、肿胀，特别是四肢、腰腹部、面部肿胀不适。每于下午或劳累后（如登山后）浮肿、肿胀加重，腹部胀满，全身乏力，易疲劳，略口干，无口苦，时有流涎，心烦，右手时有麻木，无后背凉，眠佳，夜尿3～4次，小便有淋沥不尽感，大便日1次，黏厕。

**查体：**体形肥胖壮实，腹部膨隆，面色微红，舌暗，舌前半部分少苔，苔根部黄浊，脉弦滑。

**方证辨证：**《金匮要略·腹满寒疝宿食病脉证治第十》说："按之心下满痛者，此为实也，当下之，宜大柴胡汤。"**笔者临床体会到大柴胡汤的方证：面色偏红，往来寒热，胸胁苦满，口苦，心烦喜呕，胸腹胀硬，大便干结，苔黄，脉弦而有力。主要方证：口苦、大便干，或按之心下满痛者。**本案患者症见体形肥胖壮实，腹部膨隆、胀满，面色微红，略口干，苔根部黄浊，脉弦滑。符合大柴胡汤的方证，故方证辨证为大柴胡汤证。

《伤寒论·辨阳明病脉证并治第八》说："若脉浮发热，渴欲饮水，小便不利者，猪苓汤主之。"**笔者临床体会到猪苓汤的方证是：渴欲饮水，小便不利，发热，面部或下肢水肿，心烦，不得眠，舌红，少苔或无苔。**本案患者症见全身浮肿、肿胀，特别是四肢、腰腹部、面部肿胀不适，略口干，心烦，舌前半部分少苔。符合猪苓汤的方证，故方证辨证为猪苓汤证。

**诊断：**水肿。大柴胡汤证，猪苓汤证。

**治疗：**方用大柴胡汤合猪苓汤。

柴胡 24g，生大黄 5g，枳实 12g，黄芩 12g，白芍 12g，生姜 12g，大枣 15g，清半夏 12g，猪苓 30g，茯苓 30g，泽泻 30g，阿胶珠 15g，滑石块 15g。水煎服，日 1 剂，分早晚 2 次服用。

**二诊**（2014 年 12 月 26 日）：患者诉服药后"大管用"！服药后症状一天比一天好转，服药后夜尿 2～3 次，但每次尿量较前增多，无小便淋沥不尽感。服药第 3～4 天后即感觉疗效明显，全身浮肿、肿胀减轻 30%～40%。

7 剂后患者全身浮肿、肿胀痊愈。特别是昨日专门出去登山 1 次，既往每次登山回来，全身浮肿、肿胀必加重，双腿不能自行抬起，乏力甚。这次登山回来无全身浮肿、肿胀，无明显不适。患者的全身乏力、易疲劳、流涎、大便黏厕症状均告痊愈。

**按语：**《金匮要略·腹满寒疝宿食病脉证治第十》说："按之心下满痛者，此为实也，当下之，宜大柴胡汤。大柴胡汤方：柴胡半斤，黄芩三两，芍药三两，半夏半升（洗），枳实四枚（炙），大黄二两，大枣十二枚，生姜五两。上八味，以水一斗二升，煮取六升，去滓，再煎，温服一升，日三服。"《伤寒论·辨太阳病脉证并治中第六》说："太阳病，过经十余日，反二三下之，后四五日，柴胡证仍在者，先与小柴胡汤。呕不止，心下急，郁郁微烦者，为未解也，与大柴胡汤，下之则愈。"笔者临床体会到大柴胡汤的方证：面色偏红，往来寒热，胸胁苦满，口苦，心烦喜呕，胸腹胀硬，大便干结，苔黄，脉弦而有力。主要方证：口苦、大便干，或按之心下满痛者。本案患者运用大柴胡汤治疗，旨在清肝胃郁热。

《伤寒论·辨阳明病脉证并治第八》说："若脉浮发热，渴欲饮水，小便不利者，猪苓汤主之。猪苓（去皮）、茯苓、泽泻、阿胶、滑石（碎）各一两。上五味，以水四升，先煮四味，取二升，去滓，内阿胶烊消，温服七合，日三服。"金·成无己《注解伤寒论》说："此下后，客热客于下焦者也，邪气自表入里，客于下焦，三焦俱带热也。脉浮发热者，上焦热也；渴欲饮水者，中焦热也；小便不利者，邪客下焦，津液不得下通也，与猪苓汤利小便，以泻下焦之热也。"

《伤寒论·辨少阴病脉证并治第十一》说："少阴病，下利六七日，咳而呕渴，心烦不得眠，猪苓汤主之。"清·陈修园《伤寒论浅注方论合编》说："凡少阴下利，俱属下焦虚寒，然亦有脾不转输，水津不布而利者。少阴病下利，六日为六经已遍，又交太阳所主之七日，乃阴尽出阳之期也。而利竟未止，且见肺气不调而咳，胃气不和而呕，水津不上布而渴，君火不得下交而心烦。至此，变但欲寐之本证而为不得眠者，其为热甚而燥动明矣。兹亦不用寒凉之剂，惟助脾气之转输，水津四布而诸证俱愈，如云行雨施，乾坤自有一番新景象矣，以猪苓汤主之。"笔者临床体会到猪苓汤的方证是：渴欲饮水，小便不利，发热，面部或下肢水肿，心烦，不得眠，舌红，少苔或无苔。本案患者运用猪苓汤治疗，旨在滋阴清热利水。

**关键词：多次西医、中医治疗罔效，经方叠用 7 剂而愈；三焦俱带热也**

# 小半夏汤合猪苓散治愈反复呕吐案

患者吴某，女，83 岁。

**初诊日期：** 2014 年 11 月 11 日。

**主诉：** 反复呕吐 11 天。

**现病史：** 患者 11 天前开始出现反复呕吐，呕吐物为胃内容物，严重时不能进食，食入即吐。曾给予甲氧氯普胺针、大黄甘草汤、橘皮竹茹汤等治疗未见明显效果。

**刻下症：** 反复呕吐，呕吐物为胃内容物，每天至少干呃 2～3 次，闻到异味后会出现干呃，不欲饮食，常食入即吐，只能进少量稀食，喜凉饮，严重口干，甚至口干不能张口，渴欲饮水，气短，喜叹息，全身热，心中烦，卧起不安，大便日 1 次，质头干，需用开塞露，夜尿 2 次。

**查体：** 精神萎靡，体形略胖，舌红，舌前部分无苔，舌中黄燥苔，脉沉滑。

**方证辨证：**《金匮要略·呕吐哕下利病脉证治第十七》说："诸呕吐，谷不得下者，小半夏汤主之。"**笔者临床体会到小半夏汤的方证是：呕吐，食不下，口不渴。** 小半夏汤为止呕专方，临床上用于治疗呕吐，多有效验。

《金匮要略·呕吐哕下利病脉证治第十七》说："呕吐而病在膈上，后思水者，解，急与之。思水者，猪苓散主之。猪苓散方：猪苓、茯苓、白术各等分。上三味，杵为散，饮服方寸匕，日三服。"**笔者临床体会到猪苓散的方证是：呕吐，口渴，小便不利。**

综观本案患者症见反复呕吐，呕吐物为胃内容物，不欲饮食，常食入即吐（"诸呕吐，谷不得下者"），严重口干，甚至口干不能张口，欲饮水（"呕吐""思水者"），故本案患者符合小半夏汤合猪苓散方证，方证辨证为小半夏汤证合猪苓散证。

**诊断：** 呕吐。小半夏汤证，猪苓散证。

**治疗：** 方用小半夏汤合猪苓散。

清半夏 20g，生姜 60g，猪苓 30g，茯苓 30g，生白术 30g。

煎药室代煎，水煎服，日 1 剂，嘱患者从超市购买生姜汁 1 瓶，每袋汤药中放入生姜汁 20 ～ 30mL，用微波炉重新煮沸后服用，每次少量频服。

3 剂后患者呕吐情况明显减轻。

7 剂后患者的 2 个女儿告知笔者，患者已经无呕吐情况，诸症向愈。

**按语：**《金匮要略·痰饮咳嗽病脉证并治第十二》说："呕家本渴，渴者为欲解；今反不渴，心下有支饮故也，小半夏汤主之。小半夏汤方：半夏一升，生姜半斤。上二味，以水七升，煮取一升半，分温再服。"《金匮要略·呕吐哕下利病脉证治第十七》说："诸呕吐，谷不得下者，小半夏汤主之。"清·尤在泾《金匮要略心典》说："呕吐谷不得下者，胃中有饮，随气上逆，而阻其谷入之路也。故以半夏消饮，生姜降逆，逆止饮消，谷斯下矣。"近代经方名家冯世纶、张长恩在《解读张仲景医学经方六经类方证》中认为小半夏汤的方证是呕逆或头痛，口不渴者。笔者临床体会到小半夏汤的方证是：呕吐，食不下，口不渴。运用小半夏汤关键是生姜的剂量，原方用的生姜半斤，即约 110 克。遵循仲圣的本意以及考虑到生姜为止呕圣药，故临床上笔者运用小半夏汤生姜多用 60 ～ 120g，并常兑加鲜生姜汁同煎煮后服用，每每获佳效。

《金匮要略·呕吐哕下利病脉证治第十七》说："呕吐而病在膈上，后思水者，解，急与之。思水者，猪苓散主之。猪苓散方：猪苓、茯苓、白术各等分。上三味，杵为散，饮服方寸匕，日三服。"清·唐容川《金匮要略浅注补正》说："呕吐而饮病在于膈上，饮亦随呕吐而去，故呕吐之后思水者知其病已解。急以水少少与之，以滋其燥。若未曾呕吐，而先思水者，为宿有支饮，阻其正津而作渴，渴而多饮，则旧饮未去，新饮复生，法宜崇土以逐水，以猪苓散主之。"近代经方名家冯世纶、张长恩在《解读张仲景医学经方六经类方证》中认为猪苓散的方证是呕渴而小便不利。笔者临床体会到猪苓散的方证是：呕吐，口渴，小便不利。综观本案患者的四诊信息，符合小半夏汤合猪苓散方证，故用之。

> **笔者临床体会到小半夏汤的方证是：呕吐，食不下，口不渴。**
> **笔者临床体会到猪苓散的方证是：呕吐，口渴，小便不利。**

**关键词：**止呕专方；止呕圣药；猪苓散方证

# 1 剂而愈的疗效

## ——黄土汤合反左金丸治愈大便失禁、反酸案

患者武某，男，77 岁。

**初诊日期：** 2014 年 12 月 3 日。

**主诉：** 间断大便失禁 3 年，连续大便失禁 3 天。

**现病史：** 患者平素有左肺癌放疗后（鳞癌）（2012 年）、左肾癌术后（2007 年）病史，平时无明显不适。3 年前开始间断出现大便失禁，每于小便后常常排出大便，特别是近 3 天加重，每次小便时必排出大便，因此痛苦不堪。

**刻下症：** 近 3 天连续大便失禁，每次小便时必排出大便，经常性弄脏裤子，因此不能站立小便，必须蹲位小便，全身乏力，时有心悸，纳差，不欲饮食，反酸（2 年，近 1 周加重），无恶心，无呕吐，口干，全身怕冷（3 年），无脾气急，尿频，夜尿 4 ~ 5 次。

**查体：** 体形中等，面色偏白，舌淡红，中间无苔，两侧黄腻，脉弦滑。

**辅助检查：** 便潜血（－）。

**方证辨证：**《金匮要略·惊悸吐衄下血胸满瘀血病脉证治第十六》说："下血，先便后血，此远血也，黄土汤主之。"笔者临床体会到黄土汤的方证是：**大便失禁，大便溏，大便急，黑便，全身怕冷，或四肢发凉，心烦热。** 本案患者症见大便失禁，每次小便时必排出大便，全身怕冷（3 年），面色偏白。符合黄土汤的方证，故方证辨证为黄土汤证。

此外，本案患者症见反酸，纳差，不欲饮食，全身怕冷。故符合反左金丸（黄连 2 ~ 3g，制吴茱萸 12 ~ 18g）的方证。

**诊断：** 大便失禁。黄土汤证，反左金丸证。

**治疗：** 方用黄土汤合反左金丸。

麸炒白术 15g，黑顺片 15g（先煎），甘草 15g，生地黄 15g，阿胶珠 15g，黄芩 15g，伏龙肝 60g（包煎），黄连 2g，制吴茱萸 12g。水煎服，日 1 剂，

分 2 次，早、晚饭后半小时服用。

服用 1 剂后，患者诉大便随小便出的症状消失，反酸消失，仍略口干，全身怕冷好转约 60%。

继续服用 6 剂，患者诉大便失禁、反酸、全身怕冷均痊愈，患者告诉笔者现无任何不适，对疗效之满意露于言表。

**按语**：《金匮要略·惊悸吐衄下血胸满瘀血病脉证治第十六》说："下血，先便后血，此远血也，黄土汤主之。黄土汤方亦主吐血、衄血。甘草、干地黄、白术、附子（炮）、阿胶、黄芩各三两，灶中黄土半斤。上七味，以水八升，煮取三升，分温二服。"清·尤在泾《金匮要略心典》说："下血先便后血者，由脾虚气寒，失其统御之权，而血为之不守也。脾去肛门远，故曰远血。黄土温燥入脾，合白术、附子，以复健行之气；阿胶、生地黄、甘草，以益脱竭之血。而又虑辛温之品，转为血病之厉，故又以黄芩之苦寒，防其太过，所谓有制之师也。"笔者临床体会到黄土汤的方证是：大便失禁，大便溏，大便急，黑便，全身怕冷，或四肢发凉，心烦热。

特别值得指出的是：原方中君药灶中黄土用量达半斤（约 110g），故在临床运用中灶中黄土（伏龙肝）不应少于 30g，笔者临床常用 60g，效果好并且未见不良反应。必须采用大剂量的伏龙肝，这是临床运用黄土汤取效的关键。

> **笔者临床体会到黄土汤的方证是：大便失禁，大便溏，大便急，黑便，全身怕冷，或四肢发凉，心烦热。**

**关键词**：重剂黄土汤；临床运用黄土汤取效的关键；间断大便失禁 3 年，1 剂而愈；反左金丸

# 经方冷僻方治愈急危重症

## ——治愈夜间频繁发作胸痛案

患者郭某，男，62岁。

**初诊日期：** 2014年12月24日。

**主诉：** 凌晨2～3点间频繁发作胸痛2周。

**现病史：** 患者既往有2次急性心肌梗死的病史。近2周凌晨2～3点间频繁发作胸前区疼痛，经常性因夜间胸痛发作，必须服用速效救心或硝酸甘油片3～4次方可缓解。患者曾4次于凌晨3点多打电话叫999救护车，因患者家在同仁医院、普仁医院附近，夜间曾3次送北京同仁医院急诊，1次送北京普仁医院急诊。后患者慕名就诊于笔者处。

**刻下症：** 凌晨2～3点间频繁发作胸前区疼痛，以压榨样疼痛或针刺样疼痛为主，疼痛甚，甚至夜间不敢睡眠，恐惧，提心吊胆，害怕夜间猝死，全身严重畏寒，需在家烤电炉以取暖，口渴，喜热饮，全身乏力，大便1日1次，不成形，夜尿2～3次。

**查体：** 体形中等，精神萎靡，面部略显浮肿，舌淡红，苔黄浊，脉弦滑。

**方证辨证：** 《金匮要略·胸痹心痛短气病脉证治第九》说："九痛丸 治九种心痛。"笔者临床体会到九痛丸的方证是：**胸痛或后背心痛甚，全身畏寒，遇寒诱发或加重。** 本案患者症见凌晨2～3点间频繁发作胸前区疼痛，以压榨样疼痛或针刺样疼痛为主，疼痛甚，全身严重畏寒，需在家烤电炉以取暖，大便不成形。符合九痛丸的方证，故方证辨证为九痛丸证。

**病机辨证：** 本案患者症见胸前区疼痛，有时为针刺样疼痛。病机辨证符合《时方歌括·卷下》丹参饮的心血瘀阻病机，故用之以活血化瘀。

**诊断：** 胸痹心痛。九痛丸证，丹参饮证。

**治疗：** 方用九痛丸合丹参饮。

黑顺片10g（先煎1小时），党参10g，干姜10g，吴茱萸10g，丹参37g，檀香4g（后下），砂仁4g（后下）。水煎服，日1剂，分早晚2次服用，7剂。

后患者打电话到笔者科里说："中药汤药太管用了！"患者诉服用汤药

3～4 剂后，再也未发作胸痛，夜间再也无需服用速效救心或硝酸甘油。现在晚上 8～9 点入睡，能连续睡到早上 4～5 点，全身温暖舒服，有少量汗出，无需在家电炉取暖，大便日 1 次，成形，夜尿 0 次。

**按语：**《金匮要略·胸痹心痛短气病脉证治第九》说："九痛丸 治九种心痛。附子三两（炮），生狼牙一两（炙香），巴豆一两（去皮心，熬，研如脂），人参、干姜、吴茱萸各一两。上六味，末之，炼蜜丸，如梧子大，酒下，强人初服三丸，日三服，弱者二丸。兼治卒中恶，腹胀痛，口不能言；又治连年积冷，流注心胸痛，并冷肿上气，落马坠车血疾等，皆主之。忌口如常法。"

清·尤在泾《金匮要略心典·卷中》说："九痛者，一虫、二注、三风、四悸、五食、六饮、七冷、八热、九去来痛是也，而并以一药治之，岂痛虽有九，其因于积冷结气所致者多耶。"清·唐容川《金匮要略浅注补正·卷四》说："痛虽有九，而心痛不离于寒，故以姜、附为主，而降浊、去风、逐滞、补虚次之。"笔者临床体会到九痛丸的方证是：胸痛或后背心痛甚，全身畏寒，遇寒诱发或加重。

> 笔者临床体会到九痛丸的方证是：胸痛或后背心痛甚，全身畏寒，遇寒诱发或加重。

关键词："痛虽有九，而心痛不离于寒"；3～4 剂而愈

# 见证"半剂知，一剂愈"的疗效

患者王某，女，59 岁。

**初诊日期：** 2015 年 1 月 9 日。

**主诉：** 流清鼻涕，全身酸痛 2 天。

**现病史：** 患者于 1 月 7 日上午 7 ～ 8 点开始出现流清鼻涕，项背发凉，恶风，曾自行服用感冒清热颗粒 2 袋，未见效果。

**刻下症：** 流清鼻涕，鼻塞，时有发热，恶风，伴阵发性汗出，全身酸痛，舌淡红，苔薄白，脉浮滑。

**方证辨证：**《伤寒论·辨太阳病脉证并治上第五》说："太阳病，头痛，发热，汗出，恶风，桂枝汤主之。"《伤寒论·辨太阳病脉证并治中第六》说："太阳病，外证未解，脉浮弱者，当以汗解，宜桂枝汤。"**笔者临床体会到桂枝汤的方证是：头痛，发热，汗出，恶风，脉浮弱。** 本案患者症见全身酸痛，时有发热，伴阵发性汗出，恶风，流清涕，鼻塞，舌淡红，苔薄白，脉浮滑。故方证辨证为桂枝汤证。

**诊断：** 外感风寒。桂枝汤证。

**治疗：** 方用桂枝汤。

桂枝 15g，白芍 15g，生姜 15g，蜜甘草 10g，生姜 15g。

水煎服，煎药室代煎，每剂煎出 2 袋，3 剂，频服。嘱患者今日拿到汤药后立即服用 1 袋，然后晚饭后再服用 1 袋。

患者诉服用汤药 1 袋（半剂）后，即感觉鼻塞好了，无流清涕情况，全身舒服。后患者遵医嘱晚饭后又服用了 1 袋汤药。

第二天早上患者告诉笔者，流清涕、鼻塞、全身酸痛均痊愈，无不适。

此外，患者还告诉笔者，这个汤药不像以往的汤药那样苦，这次汤药呈淡米汤水味，稍稍带一点苦味。

**按语：**

（一）关于疗效：本案患者的治疗，笔者采用的是桂枝汤的原方（未加减一药）、原量（严格遵循医圣张仲景桂枝汤的相对剂量，即药物间的比例）。结果是一剂而愈，其实是患者服药半剂（1袋）汤药后即症状基本痊愈。可见经方在治疗外感病方面的疗效甚佳！

（二）桂枝汤方证：《伤寒论·辨太阳病脉证并治上第五》说："太阳病，头痛，发热，汗出，恶风，桂枝汤主之。桂枝三两（去皮），芍药三两，甘草二两（炙），生姜三两（切），大枣十二枚（擘）。"清·柯琴《伤寒来苏集》说："此条是桂枝本证，辨证为主，合此证即用此汤，不必问其为伤寒、中风、杂病也。今人凿分风、寒，不知辨证，故仲景佳方置之疑窟。四症中，头痛是太阳本症。头痛、发热、恶风，与麻黄证同。本方重在汗出，汗不出者，便非桂枝证。"

《伤寒论·辨太阳病脉证并治中第六》说："太阳病，外证未解，脉浮弱者，当以汗解，宜桂枝汤。"清·柯琴《伤寒来苏集》说："此条是桂枝本脉，明脉为主。今人辨脉不明，故于证不合。伤寒、中风、杂病，皆有外证。太阳主表，表证咸统于太阳。然必脉浮弱者，可用此解外。如但浮不弱，或浮而紧者，便是麻黄证。要知本方只主外证之虚者。"笔者临床体会到桂枝汤的方证是：头痛，发热，汗出，恶风，脉浮弱。综观本案患者的四诊信息，符合桂枝汤的方证，故用之。

> 笔者临床体会到桂枝汤的方证是：头痛，发热，汗出，恶风，脉浮弱。

关键词："合此证即用此汤，不必问其为伤寒、中风、杂病也"；原方原量（原方相对剂量）

# 经方治愈双下肢冰凉 2 年案

患者田某，男，44 岁，山东人。

**初诊日期：** 2015 年 1 月 5 日。

**主诉：** 双下肢间断发凉 20 余年，双下肢冰凉 2 年。

**现病史：** 患者 20 岁左右时每年于农历正月期间站立于冰泥土中做瓦工替人盖房子，每年有 10 余天如此，连续 3 ～ 4 年，因此导致双下肢受凉。近 20 年来间断出现双下肢发凉。

近 2 年双下肢出现冰凉，例如坐在车中，感觉双下肢在冰水中。

**刻下症：** 双下肢冰凉，凉过膝盖，如浸凉冰水中，开车时喜用热风吹双下肢方感觉舒服。咽痒，少量清稀痰，色白，易咳出，晨起口苦，周身怕冷，喜热饮，易全身汗出，无盗汗。曾发生过胃脘部呈刀割样疼痛，持续数秒钟后症状可自行缓解，疼痛的发作与情志、劳累相关，每于饮酒后胃脘部胀满。纳寐可，大便日 1 次，成形，小便 2 ～ 3 次 / 晚。

**查体：** 体形偏胖，舌淡暗，苔白腻略黄，脉沉弦滑。

**方证辨证：**《伤寒论·辨霍乱病脉证并治第十三》说："吐利汗出，发热恶寒，四肢拘急，手足厥冷者，四逆汤主之。"**笔者临床体会到四逆汤的方证是：手足厥冷（过肘、膝关节），精神萎靡，下利清谷，脉沉迟。** 本案患者症见双下肢冰凉，凉过膝盖，如浸凉冰水中，符合四逆汤的方证，故方证辨证为四逆汤证。

《伤寒论·辨少阴病脉证并治第十一》说："少阴病，咽中痛，半夏散及汤主之。"**笔者临床体会到半夏散及汤的方证：咽痛，因寒而发或恶寒，咽部色泽与周围色泽基本一致，无明显发红，咽部分泌物清稀量多，欲呕，舌淡，苔白。** 本案患者症见咽痒，少量清稀痰，色白，易咳出，周身怕冷，苔白腻略黄，符合半夏散及汤方证，故方证辨证为半夏散及汤证。

**病机辨证：** 本案患者曾发生过胃脘部呈刀割样疼痛，持续数秒钟后症状可自行缓解，疼痛的发作与情志、劳累相关，每于饮酒后胃脘胀满，晨起口苦，喜热饮。病机辨证当属气郁寒凝，气郁，情志不遂，肝疏达失权，肝胃不和，故症见胃脘部呈刀割样疼痛，疼痛的发作与情志相关。考虑到患者疼痛较剧烈，寒凝则痛甚，且患者喜热饮，亦提示胃中有寒。综上所述，本案患者符合百合乌药汤的气郁寒凝病机。

**诊断：**痹证。四逆汤证，半夏散及汤证，百合乌药汤证。

**治疗：**方用四逆汤合半夏散及汤合百合乌药汤。

黑顺片 15g（先煎 1 小时），蜜甘草 26g，干姜 20g，清半夏 12g，桂枝 12g，百合 30g，乌药 12g。水煎服，日 1 剂，分早晚 2 次服用。

患者诉服用汤药 3 剂后，双下肢冰凉好转约一半。

继续服用 4 剂（共 7 剂后），患者双下肢冰凉症状痊愈，咽痒、咳痰好转，胃脘部疼痛、胀满未再发生过。

**按语：**《伤寒论·辨阳明病脉证并治第八》说："脉浮而迟，表热里寒，下利清谷者，四逆汤主之。甘草二两（炙），干姜一两半，附子一枚（生用，去皮，破八片）。上三味，以水三升，煮取一升二合，去滓，分温二服。强人可大附子一枚，干姜三两。"《伤寒论·辨少阴病脉证并治第十一》说："少阴病，脉沉者，急温之。宜四逆汤。"《伤寒论·辨厥阴病脉证并治第十二》说："大汗出，热不去，内拘急，四肢疼，又下利厥逆而恶寒者，四逆汤主之。"《伤寒论·辨霍乱病脉证并治第十三》说："吐利汗出，发热恶寒，四肢拘急，手足厥冷者，四逆汤主之。"《伤寒论·辨发汗吐下后病脉证并治第二十二》说："大汗，若大下而厥冷者，属四逆汤。"《金匮要略·呕吐哕下利病脉证治第十七》说："呕而脉弱，小便复利，身有微热，见厥者难治。四逆汤主之。"

清·徐灵胎《伤寒类方》说："（四逆汤）方名四逆，必以之治厥逆。论云：厥者，阴阳气不顺接，手足逆冷是也。凡论中言脉沉微迟弱者，则厥冷不待言而可知。此方温中散寒，故附子用生者。四逆、理中，皆温热之剂。而四逆一类，总不离干姜以通阳也，治宜下焦。理中一类，总不离白术以守中也，治宜中焦。余药皆相同，而功用迥别。"笔者临床体会到四逆汤的方证是：手足厥冷（过肘、膝关节），精神萎靡，下利清谷，脉沉迟。

《伤寒论·辨少阴病脉证并治第十一》说："少阴病，咽中痛，半夏散及汤主之。半夏（洗），桂枝（去皮），甘草（炙）。上三味，等分，各别捣筛已，合治之，白饮和服方寸匕，日三服。若不能散服者，以水一升，煎七沸，内散两方寸匕，更煮三沸，下火，令小冷，少少咽之。"清·柯琴《伤寒来苏集》说："此（半夏散及汤）必有恶寒欲呕症，故加桂枝以散寒，半夏以除呕。若夹相火，则辛温非所宜矣。"笔者临床体会到半夏散及汤的方证：咽痛，因寒而发或恶寒，咽部色泽与周围色泽基本一致，无明显发红，咽部分泌物清稀量多，欲呕，舌淡，苔白。

> 四逆汤的方证是：手足厥冷（过肘、膝关节），精神萎靡，下利清谷，脉沉迟。
>
> 半夏散及汤的方证：咽痛，因寒而发或恶寒，咽部色泽与周围色泽基本一致，无明显发红，咽部分泌物清稀量多，欲呕，舌淡，苔白。

关键词：四逆汤方证"手足厥冷（过肘、膝关节）"；半夏散及汤方证；百合乌药汤

# 桂枝生姜枳实汤治愈胸闷、气短、心悬痛 4 月余案

患者贺某，男，36 岁。

**初诊日期：** 2015 年 1 月 2 日。

**主诉：** 胸闷、气短、心悬痛 4 月余。

**现病史：** 患者于 2014 年 9 月初开始自感呼吸气不够用（气短），后继发心中悬痛，胸闷、全身乏力，兼见阳痿之症（阴茎痿软不举，无法进行正常性生活），曾于北京同仁堂中医院服用 2 剂方药（包含人参、鹿茸、蛤蚧等药物）治疗而罔效。现患者病情加重，遂前往我处诊治。

**刻下症：** 胸闷、气短、喜长出气，心中悬痛（自觉有物悬于心而痛），全身乏力，阳痿，喜热饮，汗多，无盗汗，平素脾气急，无双下肢水肿，无明显怕冷怕热，大便 1 日 1 次，成形，无夜尿。

**查体：** 体形中等略偏胖，面色略灰滞，舌红，苔黄腻，脉弦。

**方证辨证：**《金匮要略·胸痹心痛短气病脉证并治第九》说："心中痞，诸逆，心悬痛，桂枝生姜枳实汤主之。"笔者临床体会到桂枝生姜枳实汤的方证可以总结为：**心中闷塞，心悬痛（心牵引作痛），偏怕冷。** 本案患者症见胸闷、气短、心中悬痛，符合桂枝生姜枳实汤的方证，故方证辨证为桂枝生姜枳实汤证。

《医学衷中参西录》谓理郁升陷汤："治胸中大气下陷，又兼气分郁结，经络湮淤者。"笔者临床体会到理郁升陷汤的方证总结为：**气短，喜长出气，胀痛或刺痛，情志抑郁时诱发或加重，脉沉细或脉沉弦。** 本案患者症见气短、喜长出气，全身无力，平素脾气急，脉弦，符合理郁升陷汤，故方证辨证为理郁升陷汤证。

**诊断：** 胸痹，阳痿。桂枝生姜枳实汤证，理郁升陷汤证，阳痿角药证。

**治疗：** 方用桂枝生姜枳实汤合理郁升陷汤合阳痿角药。

桂枝 18g，生姜 18g，枳实 10g，生黄芪 24g，柴胡 18g，乳香 9g，没药 9g，知母 12g，蜈蚣 2 条，当归 12g，丁香 15g。7 剂，水煎服，日 1 剂，分

早、中、晚3次服用。

**二诊：**患者诉阳痿（自感力不从心）自服用中药第3天后即管用、痊愈。胸闷、气短、心中悬痛亦在服用中药第3天痊愈。现患者诉喜长出气已愈，已无全身乏力，脾气急较前好转。

**按语：**《金匮要略·胸痹心痛短气病脉证并治第九》说："心中痞，诸逆，心悬痛，桂枝生姜枳实汤主之。桂姜枳实汤方：桂枝、生姜各三两，枳实五枚。上三味，以水六升，煮取三升，分温三服。"

清·尤在泾《金匮要略心典》说："诸逆，该痰饮、客气而言；心悬痛，谓如悬物动摇而痛，逆气使然也。桂枝、枳实、生姜，辛以逆散，苦以泄痞，温以祛寒也。"清·周扬俊《金匮玉函经二注》说："枳实、生姜，原以治气塞，况于痞乎？故较前条稍减轻分两，使痞者下其气以开之。悬痛属饮者，得生姜以散之，既足建功矣。乃去橘皮而用桂枝者，以所逆非一，或肾气上冲，正未可知，桂伐肾邪，正其能事，不但调和荣卫，为去痞臣也。"日人汤本求真《皇汉医学》说："《杂病辨要》曰：'心之包络，夹寒饮微痛者，名曰心痛。心中痞，诸逆心悬痛者，桂枝生姜枳实汤主之。'"笔者由此总结桂枝生姜枳实汤的方证可以总结为：心中闷塞，心悬痛（心牵引作痛），偏怕冷。本案患者症见胸闷、气短、心中悬痛。这与本方方证相吻合，可与患者以逐饮通气，消痞止痛。

理郁升陷汤出自近代医家张锡纯《医学衷中参西录》："治胸中大气下陷，又兼气分郁结，经络湮淤者。生黄（六钱），知母（三钱），当归身（三钱），桂枝尖（钱半），柴胡（钱半），乳香（三钱，不去油），没药（三钱，不去油）。胁下撑胀，或兼疼者，加龙骨、牡蛎（皆不用）各五钱；少腹下坠者，加升麻一钱。"笔者由此体会到理郁升陷汤所对应的病机应为大气下陷兼见气分郁结，再结合此类病机相应的症状及征象可将理郁升陷汤的方证总结为：气短，喜长出气，胀痛或刺痛，情志抑郁时诱发或加重，脉沉细或脉沉弦。本案患者在桂枝生姜枳实汤的基础上合用理郁升陷汤，旨在理气升陷解郁。

此外，本案患者兼有男科阳痿之症，患者无双下肢水肿，无恶寒怕冷，此非阳虚水泛所致阳痿，患者本人也正值青壮年之时，虽面色无华灰滞，体形却中等并非赢弱，从此点考虑人参、鹿茸、蛤蚧等大补元气之药并不可奏治此类阳痿之功。蜈蚣、当归、丁香是笔者临床治疗阳痿的角药，用于治疗阳痿一症，多有效验。特别是阳痿角药中的蜈蚣辛温有毒，为治风湿要药，而无壮阳之功，但在临床上其对肝失条达，气血郁滞所致阳痿有较好的疗效，患者脾气急，更符合此类阳痿角药方证。

> 桂枝生姜枳实汤的方证是：心中闷塞，心悬痛（心牵引作痛），偏怕冷。
>
> 理郁升陷汤的方证可总结为：气短，喜长出气，胀痛或刺痛，情志抑郁时诱发或加重，脉沉细或脉沉弦。

关键词："心中痞，诸逆，心悬痛，桂枝生姜枳实汤主之"；3 剂而愈的疗效；阳痿角药；理郁升陷汤方证

# 《千金》之方

## ——治愈失眠 1 年余案

患者史某，男，43 岁。

**初诊日期：** 2015 年 12 月 29 日。

**主诉：** 失眠 1 年余，加重 1 周。

**现病史：** 患者近 1～2 年来间断出现失眠，未进行治疗。

近 1 周加重，每晚 10 点上床，12 点以后才能入睡，睡眠中容易醒，每晚只能间断睡眠 3～4 小时，遂前往我处诊治。

**刻下症：** 失眠，入睡困难，每晚 10 点上床，12 点以后才能入睡，打呼噜，容易醒，每晚中间醒 2～3 次，每晚仅能睡眠 3～4 小时，心中烦，胸前刺痛，偶有胸闷，无心悸，偶有左手中指骨节疼痛，容易紧张，腰发沉发紧，汗多，纳少，眼干，有时怕冷，有时怕热，夜尿 3 次，大便成形，日 1 次。

**既往史：** 血脂异常病史 1 年。

**查体：** 体形中等，舌淡红，双侧有液线，苔黄腻，脉滑。

**方证辨证：**《备急千金要方》谓温胆汤"治大病后虚烦不得眠，此胆寒故也，宜服温胆汤方"。**笔者临床体会到《千金》温胆汤的方证是：心烦不眠，夜多异梦或触事易惊，体胖，易疲劳，苔黄腻或黄浊，脉滑。** 本案患者症见失眠，入睡困难，容易醒，心中烦，容易紧张，汗多，苔黄腻，脉滑，符合《千金》温胆汤方证，故方证辨证为《千金》温胆汤证。

《伤寒论·辨太阳病脉证并治中第六》说："伤寒五六日中风，往来寒热，胸胁苦满，嘿嘿不欲饮食，心烦喜呕，……小柴胡汤主之。"**笔者临床体会到小柴胡汤的主要方证是：口苦，咽干，目眩，往来寒热，胸胁苦满，嘿嘿不欲饮食，心烦喜呕。** 小柴胡汤的这七大方证，但见一症便是。本案患者症见有时怕冷，有时怕热（即"往来寒热"），舌双侧有液线，故符合小柴胡汤的方证。

**诊断：** 失眠。《千金》温胆汤证，小柴胡汤（去半夏、人参加瓜蒌实）证。

治疗：方用《千金》温胆汤合小柴胡汤（去半夏、人参加瓜蒌实）。

柴胡 18g，黄芩 9g，炙甘草 9g，生姜 9g，瓜蒌实 9g，清半夏 40g，枳实 9g，陈皮 12g，竹茹 12g。7 剂，水煎服，日 1 剂，分 2 次晚饭前及晚饭后半小时各服用 1 次。

**二诊：**患者诉睡眠好转 70%～80%，现晚上 9 点上床，10 点能入睡，无入睡困难，患者诉"大管用"，服药第 2 剂后即睡眠改善。左手中指骨节疼痛好转约 50%，大便成形，双眼明亮，心中烦好转，现胸前刺痛已愈，腰发沉发紧好转，夜尿 2～3 次，舌淡红，苔根部白腻，脉滑。

治疗：原方合水陆二仙丹。

柴胡 18g，黄芩 9g，炙甘草 9g，生姜 9g，瓜蒌实 9g，清半夏 40g，枳实 9g，陈皮 12g，竹茹 12g，芡实 20g，金樱子 20g。14 剂，水煎服，日 1 剂，分 2 次，晚饭前及晚饭后半小时各服用 1 次。

**三诊：**患者诉失眠已愈，心前区刺痛已愈，略有胸闷，现在晚上 10 点上床，马上进入睡眠。原来每晚只能间断睡眠 3～4 小时，现在睡眠中间醒 1 次（原因是上厕所，上完厕所回床上能立即入睡），每晚能睡 8～9 小时，夜尿 1 次。

**按语：**温胆汤最早出于南北朝时期名医姚僧垣《集验方》中，其后《外台秘要》及《备急千金要方》均有引载，《外台秘要·卷十七·虚劳下二十九门》中描述："病源大病之后，腑脏尚虚，荣卫未和，故生冷热。阴气虚，卫气独行于阳，不入于阴，故不得眠。若心烦而不得睡者，心热也，若但虚烦而不得卧者，胆冷也。"《备急千金要方》谓温胆汤："治大病后虚烦不得眠，此胆寒故也，宜服温胆汤方。半夏、竹茹、枳实各二两，橘皮三两，生姜四两，甘草一两。上六味，以水八升煮取二升，分三服。"结合临床实践，笔者认为《千金》温胆汤的方证总结为：心烦不眠，夜多异梦或触事易惊，体胖，易疲劳，苔黄腻或黄浊，脉滑。

《伤寒论·辨太阳病脉证并治中第六》说："伤寒五六日中风，往来寒热，胸胁苦满，嘿嘿不欲饮食，心烦喜呕，……小柴胡汤主之。……若胸中烦而不呕者，去半夏、人参，加瓜蒌实一枚。"笔者临床体会到小柴胡汤的主要方证是：口苦、咽干、目眩、往来寒热、胸胁苦满、嘿嘿不欲饮食、心烦喜呕。小柴胡汤的这七大方证，但见一症便是。

关于对小柴胡汤的加减法"若胸中烦而不呕者，去半夏、人参，加瓜蒌实一枚"的认识，古贤早有精辟论述。金·成无己《注解伤寒论》说："胸中烦而不呕，热聚而气不逆也。甘者令人中满，方热聚，无用人参之补；辛散逆气，既不呕，无用半夏之辛温。热宜寒疗，聚宜苦，瓜蒌实苦寒，以泻胸中蕴热。"清·唐容川《伤寒论浅注补正》也言："胸中烦者，邪气内侵君主，故去半夏之燥；不呕者，胃中和而不虚，故去人参之补，加瓜蒌实之苦寒，导火热以下降也。"本案患者症见心中烦，故遵循仲圣之意，运用小柴胡汤去半夏、人参加瓜蒌实。

> 千金《温胆汤》的方证是：心烦不眠，夜多异梦或触事易惊，体胖，易疲劳，苔黄腻或黄浊，脉滑。

关键词：古法加减法；"若胸中烦而不呕者，去半夏、人参，加瓜蒌实一枚"

# 不明剂量者，不足与谈经方矣

## ——治愈反复心悸 3 个月案

患者卢某，女，65 岁。

**初诊日期**：2015 年 1 月 2 日。

**主诉**：反复心悸 3 个月，加重 10 天。

**现病史**：患者 3 个月前出现心悸，平均每日持续心悸 10 ～ 20 分钟，未予重视及治疗。

10 天前生气后症状加重，心悸每日持续发作，严重时出现全身极度乏力，患者甚为苦恼，现为求治疗，就诊于我处。

**刻下症**：心悸，全身乏力，燥热，无汗，气短，喜长出气，脾气急，全身无关节疼痛，口干，无明显口苦，无胸痛，前胸、后背部发紧有压迫感，胸闷，后背喜捶，全身怕冷，轻度头晕，头重如裹，一走路或跑必排出小便，小便淋沥不尽、味大，夜尿 0 次，大便正常，1 ～ 2 次 / 日，无大便排不尽感。

**查体**：形体中等偏瘦，舌暗红，舌前 2/3 无苔，根部苔薄黄，脉弦细。

**方证辨证**：《伤寒论·辨太阳病脉证并治下第七》中载："伤寒脉结代，心动悸，炙甘草汤主之。"**笔者临床体会到炙甘草汤的方证为：心悸亢进，精神萎靡，体质虚弱（偏瘦），口干，皮肤枯燥，大便干燥。**本案中患者心悸，舌暗红，舌前 2/3 无苔，形体中等偏瘦，符合炙甘草汤方证，故方证辨证为炙甘草汤证。

《医学衷中参西录·第四卷》中说："升陷汤治胸中大气下陷，气短不足以息，或努力呼吸，有似乎喘；或气息将停，危在顷刻。"**笔者临床体会到升陷汤的方证为：气短不足以息，喜出长气，全身乏力。**本案中患者气短，喜长出气，脉弦细，符合升陷汤方证，故方证辨证为升陷汤证。

**诊断**：心悸。炙甘草汤证，升陷汤证。

**治疗**：方用炙甘草汤合升陷汤。

炙甘草 45g，阿胶珠 10g，火麻仁 6g，麦冬 18g，生地黄 39g，桂枝 12g，大枣 15g，党参 15g，生姜 12g，生黄芪 24g，知母 12g，柴胡 18g，桔梗 15g，

升麻 9g。7 剂，水煎服，日 1 剂，分早晚 2 次服用。

**二诊**：患者诉服药后诸症好转，心悸减轻，晨起心悸，全身乏力好转约 50% 以上，双小腿无力，前胸窜痛，有烘热，舌红少苔，根部苔薄黄，脉弦细。

**治疗**：守原方（炙甘草汤合升陷汤）。

炙甘草 45g，阿胶珠 10g，火麻仁 6g，麦冬 18g，生地黄 39g，桂枝 12g，大枣 15g，党参 15g，生姜 12g，知母 12g，生黄芪 24g，柴胡 18g，桔梗 15g，升麻 9g。7 剂，水煎服，日 1 剂，分早晚 2 次服用。

**三诊**：患者服药 14 剂后述"感觉又活过来了"，原来每日持续心悸，气短、全身乏力，现已痊愈。原来前后胸压迫感，现后背部已无压迫感，仅剩下前胸部压迫感，全身略怕冷，尿失禁，一走路或跑必排出小便，小便淋沥不尽、味大，夜尿 1 次，大便成形，1～2 日/次，舌红少苔，舌前 2/3 无苔，根部苔薄黄，脉弦细。

**方证辨证**：金·李东垣《兰室秘藏·卷下》中说："通关丸（一名滋肾丸）：治不渴而小便闭，热在下焦血分也。黄柏（去皮锉，酒洗焙）、知母（锉，酒洗焙干）各一两，肉桂（五分）。上为细末，熟水为丸，如梧桐子大，每服一百丸，空心白汤下，顿两足令药易下行故也，如小便利，前阴中如刀刺痛，当有恶物，下为验。"通关丸主治下焦血分有热所致诸证，**其方证可总结为：小便不利或尿频尿急或尿失禁，不渴，小便味大。**本案中患者尿失禁，一走路或跑必排出小便，小便淋沥不尽、味大（7～8 年），舌根部薄黄苔，符合通关丸方证，故方证辨证为通关丸证。

**治疗**：方用炙甘草汤合升陷汤合通关丸。

炙甘草 45g，阿胶珠 10g，火麻仁 6g，麦冬 18g，生地黄 39g，桂枝 12g，大枣 15g，党参 15g，生姜 12g，知母 30g，生黄芪 24g，柴胡 18g，桔梗 15g，升麻 9g，黄柏 30g，肉桂 5g。日 1 剂，水煎服，分 2 次，早、晚服用。

7 剂后患者诉小便次数减少，可自行控制小便达半小时，未再见心悸、全身乏力、气短、喜长出气等症状。

**按语**：《伤寒论·辨太阳病脉证并治下第七》中载："伤寒脉结代，心动悸，炙甘草汤主之。甘草四两（炙），生姜三两（切），人参二两，生地黄一斤，桂枝三两（去皮），阿胶二两，麦门冬半升（去心），麻仁半升，大枣三十枚（擘）。上九味，以清酒七升，水八升，先煮八味，取三升，去滓，内胶，烊消尽，温服一升，日三服。一名复脉汤。"又《千金翼》中载炙甘草汤"治虚劳不足，汗出而闷，脉结悸，行动如常，不出百日，危急者十一日死"。另《外台》中谓炙甘草汤"治肺痿涎唾多，心中温温液液者"。

清·徐灵胎《伤寒论类方·伤寒约编》中说："炙甘草汤治伤寒心动悸，脉结代者……寒伤心主，热不可得泄而神明失养，故动悸也；以其人心血素亏，不能主脉，故结代也，需此滋阴和阳之剂。"清·唐容川《伤寒论浅注补正》中说："第以病久，正气大亏，无阳以宣其气，更无阴以养其心，此脉结代、心动悸所由来也。方中人参、地黄、阿胶、麦冬、大枣、麻仁，皆柔润之品，以养阴，必得桂枝、生姜之辛，以行阳气，而结代之脉乃复。尤重在炙甘草一味，主持胃气，以资脉之本原。佐以清酒，使其捷行于脉道也。"

清·尤在泾《伤寒贯珠集》中说："脉结代者，邪气阻滞而营卫涩少也；心动悸者，神气不振而都城震惊也。是虽有邪气，而攻取之法，无所施矣。故宜人参、姜、桂，以益卫气，胶、麦、麻、地、甘、枣，以益营气……此又扩建中之制，为阴阳并调之法如此。"明·方有执《伤寒论条辨》曰："脉结代而心动悸者，虚多实少，譬如寇欲退散，主弱不能遣发而反自傍徨也……然则是汤也，必欲使虚者加进，而驯至于实，则实者自退散，而还复于元之意也。"综合以上论述可知，炙甘草汤主治气血阴阳俱虚所致心动悸，脉结代者，但虚损以阴虚或血虚为主，同时可夹杂少量实邪，扶正则邪自去。

根据笔者临床经验，炙甘草汤的方证可总结为：心悸亢进，精神萎靡，体质虚弱（偏瘦），口干，皮肤枯燥，大便干燥。本案患者运用炙甘草汤治疗，旨在益气养阴，通阳复脉。

关于炙甘草汤的临床使用秘诀，清末民初经方大家曹颖甫在《经方实验录》中指出："生地至少当用六钱（约22g），桂枝至少亦须钱半，方有效力。若疑生地为厚腻，桂枝为大热，因而不用，斯不足与谈经方矣。"笔者也认为炙甘草汤的运用要点是生地黄必须30g以上，否则疗效差。

《医学衷中参西录》中说："升陷汤治胸中大气下陷，气短不足以息，或努力呼吸，有似乎喘；或气息将停，危在顷刻。其兼证，或寒热往来，或咽干作渴，或满闷怔忡，或神昏健忘，种种病状，诚难悉数。其脉象沉迟微弱，关前尤甚。其剧其，或六脉不全，或参伍不调。生箭者六钱，知母三钱，柴胡一钱五分，桔梗一钱五分，升麻一钱。气分虚极下陷者，酌加人参数钱，或再加山茱萸（去净核）数钱，以收敛气分之耗散，使升者不至复陷更佳。

若大气下陷过甚，至少腹下坠，或更作疼者，宜将升麻改用钱半，或倍作二钱。"笔者临床体会到升陷汤的方证为：气短不足以息，喜出长气，全身乏力。本案患者运用升陷汤治疗，旨在益气升陷。

> 炙甘草汤的方证可总结为：心悸亢进，精神萎靡，体质虚弱（偏瘦），口干，皮肤枯燥，大便干燥。
>
> 升陷汤的方证可总结为：气短不足以息，喜出长气，全身乏力。
>
> 通关丸的方证可总结为：小便不利或尿频尿急或尿失禁，不渴，小便味大。

关键词：临床使用秘诀（生地黄必须 30g 以上，"若疑生地为厚腻，桂枝为大热，因而不用，斯不足与谈经方矣"）；升陷汤证；通关丸证

# 经方时间治疗学

## ——1 剂治愈胸痛反复发作 7 年、加重 3 个月案

患者石某，女，69 岁。

**初诊日期**：2015 年 2 月 6 日。

**主诉**：反复胸口热痛 7 年，加重 3 个月。

**现病史**：患者 7 年前出现胸口热痛，有时怕冷，有时怕热，后背冷痛，每日均发作，每次疼痛持续 1 ~ 2 个小时。2008 年因胸痛于北京大学人民医院诊为不稳定型心绞痛，冠脉造影提示冠脉三支病变，遂行冠脉支架术，安装 4 个支架（具体位置不详），其后仍经常发作胸痛。

近 3 个月患者出现胸口热痛症状加重，曾口服多种中西药，缓解不明显，后经我院研究生周某介绍到我处就诊。

**刻下症**：胸口热痛，有时伴胸部刺痛发紧、心悸，每于凌晨 1 ~ 2 点或凌晨 3 ~ 4 点发作，平素口干欲饮，夜里时常干醒，头胀满不适，时有腰腿痛，双下肢发凉无力，纳呆，食后腹胀，无恶心、呕吐，大便成形，不干不稀，日 1 次，夜尿 1 ~ 3 次。

**查体**：体形中等偏胖，舌淡，苔黄浊，双侧有液线，脉弦，按之无力。

**方证辨证**：《伤寒论·辨厥阴病脉证并治第十二》说："厥阴之为病，消渴，气上撞心，心中疼热，饥而不欲食，食则吐蛔，下之利不止。……蛔厥者，乌梅丸主之。又主久利。"总结前贤经验，结合笔者临床体会，**笔者认为乌梅丸的方证是：脉弦按之无力，脘腹胀满或痛，或胁痛，不欲饮食，肢冷，心中疼热，烦躁，口干，上热（上半身热或胃热）下凉（下半身寒或肠寒），大便稀溏或干结。**本案患者症见胸口热痛（"心中疼热"），每于凌晨 1 ~ 2 点或凌晨 3 ~ 4 点发作，口干欲饮，夜里时常干醒，双下肢发凉无力，脉弦，按之无力。故本案患者方证辨证为乌梅丸证。

此外，根据笔者既往提出的经方时间治疗学，结合条文"厥阴病，欲解时，从丑至卯上"，丑至卯上即为凌晨 1 ~ 7 点，乃厥阴病发作时间，本案患者的发病时间是：每于凌晨 1 ~ 2 点或凌晨 3 ~ 4 点发作。这一点也证实了

本案患者方证辨证为乌梅丸证。

**病机辨证：** 本案患者有时伴胸部刺痛发紧，刺痛多属于瘀血阻络，故病机辨证当属瘀血阻络，正合《时方歌括》丹参饮的病机，故用之以活血化瘀通络。

**诊断：** 胸痹。乌梅丸证，《时方歌括》丹参饮证。

**治疗：** 方用乌梅丸合《时方歌括》丹参饮。

乌梅90g、细辛10g（先煎），干姜18g，黄连22g，当归6g，蜀椒8g，桂枝12g，黑顺片12g（先煎），党参12g，黄柏18g，丹参37g，砂仁5g（后下），檀香5g，天麻60g，钩藤18g，菊花18g。7剂，加醋、水同煎服，日1剂，分2次，早、晚服用。

**二诊：** 患者诉服半剂汤药后头胀满不适感无，自觉头脑清亮。1剂汤药后胸口热痛、后背冷痛愈，心悸亦明显好转，双下肢不凉，口干已愈，凌晨胸部刺痛、发紧明显减轻，发作频率及时间均有减少，自觉诸症好转约70%，舌质胖大，有齿痕，苔黄浊，有液线，脉弦。

**治疗：** 守原方，14剂，加醋、水同煎服，早、晚分服。

患者诉服用汤药14剂后胸痛持续半月未发作，偶有心悸（程度很轻），口不干，双下肢力气渐增，无明显怕冷、怕热感。

**按语：**《伤寒论·辨厥阴病脉证并治第十二》说："厥阴之为病，消渴，气上撞心，心中疼热，饥而不欲食，食则吐蛔，下之利不止。……伤寒脉微而厥，至七八日肤冷，其人躁无暂安时者，此为脏厥，非蛔厥也。蛔厥者，其人当吐蛔。今病者静，而复时烦者，此为脏寒。蛔上入其膈，故烦，须臾复止，得食而呕，又烦者，蛔闻食臭出，其人当自吐蛔。蛔厥者，乌梅丸主之。又主久利。乌梅三百枚，细辛六两，干姜十两，黄连十六两，当归四两，附子六两（去皮，炮），蜀椒四两（出汗），桂枝六两，人参六两，黄柏六两。上十味，异捣筛，合治之。以苦酒渍乌梅一宿，去核，蒸之五升米下。饭熟捣成泥，和药令相得，纳白中，与蜜，杵二千下，丸如梧桐子大，先食饮服十丸，日三服，稍加至二十丸。禁生冷、滑物、臭食等。"清·柯琴在《伤寒附翼》中指出"厥阴以乌梅丸为主"。秦伯未前辈在《谦斋医学讲稿》中提出乌梅丸治疗肝脏正气虚弱、寒热错杂之证，结合笔者临床体会，总结《伤寒论》乌梅丸的方证是：脉弦按之无力，脘腹胀满或痛，或胁痛，不欲饮食，肢冷，心中疼热，烦躁，口干，上热（上半身热或胃热）下凉（下半身寒或肠寒），大便稀溏或干结。

特别是本案患者胸口热痛，每于凌晨 1～2 点或凌晨 3～4 点发作。结合《伤寒论》条文"厥阴病，欲解时，从丑至卯上"，丑至卯上即为凌晨 1 点至 7 点，乃厥阴病发作时间。故从经方时间治疗学的角度来考虑，本案患者亦符合乌梅丸的方证，故予《伤寒论》乌梅丸调和寒热，以治厥阴之病。

笔者临床体会到使用乌梅丸的临床秘诀是：①辨方证，凡是符合厥阴病主证及乌梅丸主证条文者，即可使用本方；②蛔厥或久利的患者，无论属于何证，可结合患者实际情况，考虑使用乌梅丸；③患者发病在凌晨 1～7 点，或于此时间段加重者，使用多种方药均无明显效果时，使用乌梅丸多有奇效；④临床使用乌梅丸，应遵守《伤寒论》中关于乌梅丸的组成比例（即经方相对剂量），方收良效；⑤煎煮汤药时必须加醋，或遵仲圣本意，用醋（苦酒）浸乌梅一宿（此种方法更佳），然后将乌梅入煎剂或丸剂，醋与乌梅同气相求，可促进方药敛正祛邪之效。

> 乌梅丸的方证是：脉弦按之无力，脘腹胀满或痛，或胁痛，不欲饮食，肢冷，心中疼热，烦躁，口干，上热（上半身热或胃热）下凉（下半身寒或肠寒），大便稀溏或干结。

关键词：厥阴病主方；秘诀；经方时间治疗学："厥阴病发作或加重时间 1 点至 7 点"；胸痛 7 年 1 剂而愈

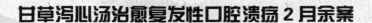

## 甘草泻心汤治愈复发性口腔溃疡2月余案

患者冯某，男，26岁。

**初诊日期**：2015年2月27日。

**主诉**：口腔溃疡反复发作2月余。

**现病史**：患者反复发作口腔溃疡2月余未愈，影响饮食和谈话，声音嘶哑，多方治疗无效，甚为苦恼，经人介绍，就诊于我处。

**刻下症**：口腔内2处溃疡面，影响饮食和谈话，特别是近几天甚至不能饮食；后背大片红疹，疼痛伴瘙痒；无明显怕冷怕热；纳少，眠可，大便干，成条状，日1行，夜尿2次。

**查体**：形体瘦，面部有青春痘，面色略显污垢，舌红，舌尖有红星点，舌前半部分少苔，根部苔黄腻；脉沉细。

**方证辨证**：《金匮要略·百合狐惑阴阳毒脉证并治第三》说："狐惑之为病，状如伤寒，默默欲眠，目不得闭，卧起不安，蚀于喉为惑，蚀于阴为狐，不欲饮食，恶闻食臭，其面目乍赤、乍黑、乍白。蚀于上部则声喝，甘草泻心汤主之。"**笔者临床体会到甘草泻心汤的方证为：复发性口腔溃疡，前后二阴糜烂等黏膜充血、糜烂、溃疡性疾病（或狐惑病），常伴声音嘶哑，心烦不安。或腹泻，日数十余次，泻下多为不消化食物，干呕。**本案中患者反复口腔溃疡2月未愈，且后背皮肤大片红斑，舌红，舌尖有红星点，舌前半部分少苔，根部苔黄腻，形体瘦。符合甘草泻心汤方证，故方证辨证为甘草泻心汤证。

**诊断**：口腔溃疡。甘草泻心汤证。

**治疗**：方用甘草泻心汤合口腔溃疡漱口方。

生甘草45g，黄芩18g，党参18g，干姜18g，大枣18g，黄连6g，清半夏9g。7剂，水煎服，日1剂，分2次，早、晚服用。

漱口方：蒲黄20g，五倍子16g，生甘草16g。

7剂，水煎，漱口用，不拘时候。

患者诉服第 2 剂汤药后口腔内 2 个溃疡即痊愈，即可以说话、吃饭；后背红疹基本痊愈。大便日 1 次，不干不稀。

随访 1 周，患者口腔溃疡未见复发。

**按语**：《金匮要略·百合狐惑阴阳毒病脉证并治第三》中载："狐惑之为病，状如伤寒，默默欲眠，目不得闭，卧起不安，蚀于喉为惑，蚀于阴为狐，不欲饮食，恶闻食臭，其面目乍赤、乍黑、乍白。蚀于上部则声喝，甘草泻心汤主之。甘草四两，黄芩、人参、干姜各三两，黄连一两，大枣十二枚，半夏半升。上七味，水一斗，煮取六升，去滓，再煎，温服一升，日三服。"清·周扬俊《金匮玉函经二注》中说："狐惑病，谓虫蚀上下也……盖因湿热久停，蒸腐气血而成瘀浊。其虫者，从湿热之极，所发之处而蚀之，蚀上部者，内损心肺，外伤咽喉。肺者气之主，咽喉声音之户，由是其声嘎矣。故用甘草泻心汤主之，治其湿热，分利其阴阳。"清·高学山《高注金匮要略》中说："此虚邪阴火，逼伤胃中真阳，而为上浮下陷之症也……盖虚邪阴火之气，由中焦而上冲，则历胃脘及肺，而喉嗓为结聚之处。下陷则历小肠至膀胱，或由大肠，而前后二阴为结聚之处，故皆为蚀也。"清·尤在泾《金匮要略心典》中说："狐惑、虫病，即巢氏所匿病也。默默欲眠，目不得闭，卧起不安，其躁扰之象，有似伤寒少阴热证，而实为匿之乱其心也；不欲饮食，恶闻食臭，有似伤寒阳明实证，而实为虫之扰其胃也；其面目乍赤、乍黑、乍白者，虫之上下聚散无时，故其色更改不一，甚者脉亦大小无定也。盖虽虫病，而能使人惑乱而狐疑，故名曰狐惑。……甘草泻心，不特使中气运而湿热自化，抑亦苦辛杂用，足胜杀虫之任。"综合以上论述可知，甘草泻心汤主治湿热上浮下陷之口舌生疮，咽喉糜烂，声音嘶哑，前后二阴腐蚀糜烂等。根据笔者临床经验，甘草泻心汤的方证可总结为：复发性口腔溃疡，前后二阴糜烂等黏膜充血、糜烂、溃疡性疾病（或狐惑病），常伴声音嘶哑，心烦不安。或腹泻，日数十余次，泻下多为不消化食物，干呕。本案患者运用甘草泻心汤治疗，旨在清热利湿解毒。

**关于甘草泻心汤的临床使用秘诀**，经方名家黄仕沛先生认为甘草为本方之主药，使用时应大量，黄师每用此方，甘草用量都在 30g 以上。另外干姜也是关键，应在 10g 以上（何莉娜，潘林平，杨森荣.黄仕沛经方亦步亦趋录.北京：中国中医药出版社，2011：190–193）。笔者临床认为甘草泻心汤临床使用的秘诀有二：一是必须用生甘草，且生甘草的剂量应大于其他药物的剂量，一般用 30～50g；二是方中黄芩、人参、干姜应等剂量，并且这三味药的剂量最好是黄连的 3 倍。

口腔溃疡漱口方（蒲黄、五倍子、生甘草）为笔者治疗反复发作性口腔溃疡之经验方，煎汤漱口，配合甘草泻心汤治疗口腔溃疡屡见神效。

> 甘草泻心汤的方证可总结为：复发性口腔溃疡，前后二阴糜烂等黏膜充血、糜烂、溃疡性疾病（或狐惑病），常伴声音嘶哑，心烦不安。或腹泻，日数十余次，泻下多为不消化食物，干呕。

关键词：治疗口腔溃疡的特效方；甘草泻心汤的临床使用秘诀；口腔溃疡漱口方

# 妙义天开，真令人不可思议

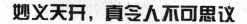

## ——经方治愈声音嘶哑 1 个月案

患者刘某，男，75 岁。

**初诊日期**：2015 年 12 月 26 日。

**主诉**：声音嘶哑 1 个月，加重 1 周。

**现病史**：近 1 个月患者出现声音嘶哑，伴咳嗽频发，一天咳嗽可达十几次。

近 1 周出现声音嘶哑加重，遂到我处就诊。

**刻下症**：声音嘶哑，咳嗽频作，全身乏力，纳少，无胸闷，无气短，大便 1 日 1 次，成形，无夜尿。

**查体**：舌淡红，苔黄浊，有裂纹，脉浮滑。

**方证辨证**：《伤寒论·辨少阴病脉证并治第十一》中说："少阴病，咽中伤，生疮，不能语言，声不出者，苦酒汤主之。"**笔者临床体会到苦酒汤的方证为：声音嘶哑，咽部充血、水肿、溃烂，偏实证者。**本案中患者声音嘶哑，全身乏力，脉浮滑，符合苦酒汤的方证，故方证辨证为苦酒汤方证。

《金匮要略·肺痿肺痈咳嗽上气病脉证治第七》中说："咳而脉浮者，厚朴麻黄汤主之。"**笔者临床体会到厚朴麻黄汤的方证为：咳喘，咳黏痰，喉中水鸡声（哮鸣音），口干咽痒，烦躁，发热，恶寒，汗出，苔薄白，脉浮滑或浮弦。**本案中患者咳嗽，脉浮滑，符合厚朴麻黄汤方证，故方证辨证为厚朴麻黄汤证。

**诊断**：咽伤，咳嗽。苦酒汤证，厚朴麻黄汤证。

**治疗**：方用苦酒汤合厚朴麻黄汤。

厚朴 15g，生麻黄 10g（先煎），清半夏 15g，石膏 15g，杏仁 12g，五味子 15g，浮小麦 30g，细辛 10g（先煎），干姜 12g，米醋，鸡蛋清。

1 剂汤药加米醋 2 杯，煮沸后放置一段时间，待半冷时加鸡蛋清搅拌服用。

7 剂，水煎服，日 1 剂，多次少量含服。

**二诊**：患者咳嗽已愈，自觉声音嘶哑好转 70%～90%，舌淡，苔黄浊，大便 1 日 1 次，成形，无夜尿。

**治疗**：方用苦酒汤。

清半夏 20g，米醋，鸡蛋清。

1 剂汤药加米醋 2 杯，煮沸后放置一段时间，待半冷时加鸡蛋清搅拌服用。

7 剂，水煎服，日 1 剂，多次少量含服。

7 剂汤药服用后，患者咳嗽及声音嘶哑均痊愈。

**按语**：《伤寒论·辨少阴病脉证并治第十一》中说："少阴病，咽中伤，生疮，不能语言，声不出者，苦酒汤主之。半夏（洗，破如枣核）十四枚，鸡子一枚（去黄，内上苦酒，着鸡子壳中）。上二味，内半夏，著苦酒中，以鸡子壳置刀环中，安火上，令三沸，去滓，少少含咽之，不差，更作三剂。"又清·吕震名《伤寒寻源》谈道："少阴病，咽中伤，生疮，不能语言，声不出者，苦酒汤主之。谛实咽痛之属少阴病，始而痛者，继且咽中伤生疮矣，不能语言声不出，则阴火沸腾，并舌本亦强矣。半夏鸡子，消痰利咽，二味并用，俾半夏无燥液劫津之虑，鸡子得通声利窍之功，而消肿敛疮，更有藉于苦酒之敛降。其煎法服法，总使其逗留病所，妙义天开，真令人不可思议。"

另清·钱潢《伤寒溯源集》说："此条则咽已生疮，语言不能，声音不出，邪已深入，阴火已炽，咽已损伤，不必治表，和之无益，故用苦酒汤。以半夏豁其咽之利，鸡子白以润咽滑窍，且能清气除伏热，皆用开豁润利，收敛下降而已。因终是阴经伏热，虽阴火上逆，决不敢以寒凉用事也。"根据笔者临床经验，苦酒汤的方证可总结为：声音嘶哑，咽部充血、水肿、溃烂，偏实证者。本案患者运用苦酒汤治疗，旨在化痰散结，散瘀消肿，敛疮。

《金匮要略·肺痿肺痈咳嗽上气病脉证治第七》中说："咳而脉浮者，厚朴麻黄汤主之。厚朴麻黄汤方：厚朴五两，麻黄四两，石膏如鸡子大，杏仁半升，半夏半升，干姜二两，细辛二两，小麦一升，五味子半升。上九味，以水一斗二升，先煮小麦熟，去滓，内诸药，煮取三升，温服一升，日三服。"清·王子接《绛雪园古方选注》说："厚朴麻黄汤，大、小青龙之变方也。咳而上气作声，脉浮者，是属外邪鼓动下焦之水气上逆，与桂枝、芍药、甘草和营卫无涉，故加厚朴以降胃气上逆，小麦以降心气来乘，麻杏石膏仍从肺经泄热存阴，细辛、半夏深入阴分，祛散水寒，干姜、五味摄太阳而监制其逆，一举而泄热下气、散邪固本之功皆备，则肺经清肃之令自行，何患咳逆上气作声有不宁谧者耶？"笔者临床体会到厚朴麻黄汤的方证为：咳喘，咳黏痰，喉中水鸡声（哮鸣音），口干咽痒，烦躁，发热，恶寒，汗出，苔薄白，脉浮滑或浮弦。

> 苦酒汤的方证可总结为：声音嘶哑，咽部充血、水肿、溃烂，偏实证者。
>
> 厚朴麻黄汤的方证可总结为：咳喘，咳黏痰，喉中水鸡声（哮鸣音），口干咽痒，烦躁，发热，恶寒，汗出，苔薄白，脉浮滑或浮弦。

关键词：多次少量含服；厚朴麻黄汤方证

# 柴胡桂枝干姜汤治愈气短、口苦、便溏案

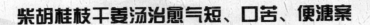

患者李某，女，62 岁。

**初诊日期**：2015 年 1 月 23 日。

**主诉**：气短、喜长出气 3 个月。

**现病史**：患者 3 个月前出现气短，喜长出气。近 2 个月上述症状加重，并出现后脑勺发蒙、发晕，伴口干、晨起口苦、大便不成形，排便不畅快（多年病史），就诊于当地医院，服多种西药、中药皆罔效，现为求进一步诊治，就诊于我处。

**刻下症**：晨起气短，喜长出气，每于下午出现后脑勺及双眼发蒙、发晕，颈椎发冷，视物模糊，双小腿发沉，口干，晨起口苦，有时怕热，心中烦热，汗多，纳少，全身乏力，身体发僵不适，眠差，夜间易醒，无盗汗，夜尿 1 次，大便不成形，日 1 次。

**查体**：体形正常，面色灰滞，口唇青紫，舌暗红，苔白腻略黄，脉左沉滑，右弦滑。

**方证辨证**：《伤寒论·辨太阳病脉证并治下第七》说："伤寒五六日，已发汗而复下之，胸胁满微结，小便不利，渴而不呕，但头汗出，往来寒热，心烦者，此为未解也，柴胡桂枝干姜汤主之。"**笔者临床体会到柴胡桂枝干姜汤的方证是：口苦，口干，心烦，胁痛，便溏，腹胀。主要方证是口苦，便溏。**本案患者症见晨起口苦，大便不成形（便溏），符合柴胡桂枝干姜汤的方证，故方证辨证为柴胡桂枝干姜汤证。

**诊断**：虚劳。柴胡桂枝干姜汤方证。

**治疗**：方用柴胡桂枝干姜汤。

柴胡 18g，黄芩 9g，桂枝 9g，干姜 12g，煅牡蛎 12g，炙甘草 9g，天花粉 12g。7 剂，水煎服，日 1 剂，分早晚 2 次服用。

**二诊**（2015 年 1 月 30 日）：患者诉服用上方 3～4 剂后即气短、喜长出气、口苦好转约 50%，下午后脑勺发蒙、发晕基本痊愈。睡眠明显改善，既

往每晚睡至 2～3 点必醒，现在夜间能安稳睡眠，无夜间醒。既往大便排便不畅快，现排便畅快，大便成形。双下肢乏力，夜尿 1 次。舌暗红，苔根部黄浊，脉弦滑。

**治疗**：方用柴胡桂枝干姜汤合黄芪赤风汤。

柴胡 48g，黄芩 18g，桂枝 18g，干姜 3g，煅牡蛎 12g，炙甘草 24g，天花粉 12g，生黄芪 36g，赤芍 12g，防风 12g。7 剂，水煎服，日 1 剂，分 2 次，早、晚服用。

**三诊**（2015 年 2 月 6 日）：气短、喜长出气、口苦痊愈，大便舒畅且成形。既往双眼发花、发蒙，现在双眼明亮。面色好转，双下肢乏力痊愈，心中烦热好转大半，睡眠佳。

**按语**：柴胡桂枝干姜汤始见于《伤寒论·辨太阳病脉证并治下第七》中载："伤寒五六日，已发汗而复下之，胸胁满微结，小便不利，渴而不呕，但头汗出，往来寒热，心烦者，此为未解也，柴胡桂枝干姜汤主之。柴胡桂枝干姜汤方：柴胡半斤，桂枝三两（去皮），干姜二两，瓜蒌根四两，黄芩三两，牡蛎二两（熬），甘草二两（炙）。上七味，以水一斗二升，煮取六升，去滓，再煎取三升，温服一升，日三服。初服微烦，复服汗出便愈。"

金·成无己《注解伤寒论》说："伤寒五六日，已经汗下之后，则邪当解。今胸胁满，微结，小便不利，渴而不呕，但头汗出，往来寒热心烦者，即邪气犹在半表半里之间，为未解也。胸胁满微结，寒热心烦者，邪在半表半里之间也。小便不利而渴者，汗下后，亡津液内燥也。若热消津液，令小便不利而渴者，其人必呕，今渴而不呕，知非里热也。伤寒汗出则和，今但头汗出而余处无汗者，津液不足而阳虚于上也。与柴胡桂枝干姜汤，以解表里之邪，复津液而助阳也。"明·方有执在《伤寒论条辨》中说："胸，太阳阳明也。胁，少阳也。小便不利，太阳之膀胱不清也。渴而不呕，阳明之胃热而气不逆也。头汗出者，三阳之邪热甚于上而气不下行也。往来寒热心烦者，少阳半表半里之邪出入不常也。柴胡黄芩，主除往来之寒热。桂枝甘草，和解未罢之表邪。牡蛎干姜，咸以软其结，辛以散其满。瓜蒌根者，苦以滋其渴，凉以散其热。是汤也。亦三阳平解之一法也。"清·尤在泾在《伤寒贯珠集》中说："汗下之后，胸胁满微结者，邪聚于上也。小便不利，渴而不呕者，热盛于内也。伤寒汗出，周身絷絷，人静不烦者，为已解，但头汗出而身无汗，往来寒热，心烦者，为未欲解。夫邪聚于上，热胜于内，而表复不解，是必合表里以为治，柴胡、桂枝，以解在外之邪，干姜、牡蛎，以散胸中之结。瓜蒌根、黄芩，除心烦而解热渴，炙甘草佐柴胡、桂枝以发散，合芩、瓜蒌、姜、蛎以和里，为三表七里之法也。"笔者临床体会到柴胡桂枝干姜汤的方证：口苦，口干，心烦，胁痛，便溏，腹胀。主要方证是口苦，便溏。

这里值得一提的是：一般情况下，患者的主诉（注：主诉是患者最不舒服的地方）是主证，但有时主诉不一定是主证，本案患者即是明例。本案患者的主诉是气短，喜长出气，但其主证应是口苦，便溏。在本案的治疗中，通过抓主证，辨方证，运用柴胡桂枝干姜汤治疗，很快就主证平，兼证速愈。

黄芪赤风汤出自清·王清任《医林改错》："黄芪二两（生），赤芍一钱，防风一钱。水煎服，小儿减半。治瘫腿，多用一分，服后以腿自动为准，不可再多。如治诸疮、诸病，或因病虚弱，服之皆效。无病服之，不生疾病。总书数篇，不能言尽其妙。此方治诸病皆效者，能使周身之气通而不滞，血活而不瘀，气通血活，何患疾病不除。"国医大师薛伯寿老师十分推崇黄芪赤风汤，认为此方可调气活血，方中黄芪补气，防风助黄芪补气之功力运于全身，赤芍活血化瘀通络。本案患者症见气短、双下肢乏力，舌暗红。故合用黄芪赤风汤以益气为主，兼以活血。

> 笔者临床体会到柴胡桂枝干姜汤的方证是：口苦，口干，心烦，胁痛，便溏（或大便软），腹胀。主要方证是口苦，便溏。

关键词：主诉不等于主证；多次西医、中医治疗罔效；柴胡桂枝干姜汤方证；黄芪赤风汤

# 虚劳腰痛第一方

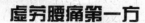

——治愈腰冷，腰部怕风2月余

患者李某，女，63岁。

**初诊日期**：2015年2月27日。

**主诉**：腰冷，腰部怕风2月余，加重伴双膝盖凉半月。

**现病史**：患者2个月前出现腰冷，腰部怕风，经常性自觉后背腰部冷痛，有冷风灌入，不适，未予重视及治疗。

半个月前腰冷怕风症状加重，伴双膝盖凉，患者甚为苦恼，现为求治疗，就诊于我处。

**刻下症**：腰冷，腰部怕风，例如每于坐公交车时自觉后背冷痛，局部有冷风灌入，不适，双腿酸痛（膝盖以下），走路时酸痛严重，双膝盖发凉，右耳耳鸣，声小，睡眠易醒（每2小时左右醒1次），左胸痛，咽部有痰，不易咳出，夜尿频，大便调。体形偏瘦，舌暗，苔薄黄略腻。

**既往史**：右耳持续耳鸣2年，曾于首都医科大学宣武医院耳鼻喉科、德胜门中医院就诊，罔效。

**方证辨证**：《金匮要略·血痹虚劳病脉证并治第六》说："虚劳腰痛，少腹拘急，小便不利者，八味肾气丸主之。"**笔者临床体会到金匮肾气丸的方证是：腰膝酸软，畏寒肢冷，口渴，夜尿频，或小便少，水肿，左尺脉无力。** 本案患者症见腰冷，腰部怕风，每于坐公交车时自觉后背冷痛，局部有冷风灌入，双腿酸痛（膝盖以下），走路时，酸痛严重，双膝盖发凉，耳鸣，夜尿频。符合金匮肾气丸的方证，故方证辨证为金匮肾气丸证。

本案患者腰冷，双腿酸痛，耳鸣，符合耳聋左慈丸方证。

**诊断**：腰痛，耳鸣。金匮肾气丸证，耳聋左慈丸证。

**治疗**：方用金匮肾气丸合耳聋左慈丸。

桂枝15g，熟地黄18g，山药18g，黑顺片25g（先煎1小时），山茱萸18g，茯苓18g，泽泻18g，牡丹皮18g，柴胡18g，磁石20g，桔梗25g，生甘草50g。7剂，水煎服，日1剂，分2次，早、晚服用。

　　**二诊**（2015年3月6日）：患者诉服药后腰冷、腰部怕风已愈，双下肢酸痛好转40%以上，双膝盖仍发凉，睡眠改善，仍易醒，耳鸣，咽部有黏痰，舌暗红，苔黄腻，有齿痕，脉沉弦细。

　　**治疗：**方用金匮肾气丸合耳聋左慈丸合通气散。

　　桂枝15g，熟地黄18g，山药18g，黑顺片25g（先煎1小时），山茱萸18g，茯苓18g，泽泻18g，牡丹皮18g，柴胡20g，磁石30g，桔梗25g，生甘草50g，川芎18g，香附18g。7剂，水煎服，日1剂，分2次，早、晚服用。

　　患者服药14剂后，腰冷、腰部怕风、双腿酸痛、双膝盖发凉均已愈，耳鸣声音减小约40%，病入坦途。

　　**按语：**金匮肾气丸在《金匮要略》中又称崔氏八味丸、肾气丸。《金匮要略·中风历节病脉证并治第五·附方》说："崔氏八味丸治脚气上入，少腹不仁。干地黄八两，山茱萸、薯蓣各四两，泽泻、茯苓、牡丹皮各三两，桂枝、附子（炮）各一两。上八味，末之，炼蜜和丸梧子大。酒下十五丸，日再服。"《金匮要略·血痹虚劳病脉证并治第六》说："虚劳腰痛，少腹拘急，小便不利者，八味肾气丸主之。"《金匮要略·妇人杂病脉证并治第二十二》说："问曰：妇人病，饮食如故，烦热不得卧而反倚息者，何也？师曰：此名转胞，不得溺也，以胞系了戾，故致此病，但利小便则愈，宜肾气丸主之。"《金匮要略·消渴小便不利淋病脉证并治第十三》说："男子消渴，小便反多，以饮一斗，小便一斗，肾气丸主之。"《金匮要略心典》云："下焦之分，少阴主之，少阴虽为阴脏，而中有元阳，所以温经脏，行阴阳，司开阖者也。虚劳之人，损伤少阴肾气，是以腰痛，少腹拘急，小便不利，程氏所谓肾间动气已损者是矣。八味肾气丸补阴之虚，可以生气，助阳之弱可以化水，乃补下治下之良剂也。"

　　清·唐容川《金匮要略浅注补正》说："（本方）又主虚劳腰痛，少腹拘急，小便不利者，以腰为肾之外腑，肾司开阖，主骨髓，为作强之官，与膀胱相表里。若少阴精气虚，不能主骨则腰痛；少阴阳气虚，不能通腑则少腹拘急，小便不利，本方补益真阴，蒸动水气，使阴平阳秘，开阖之枢自如，故能治虚劳之病，然小便自利者，不宜服之，以其渗泄而更劫阴也。"《太平圣惠和剂局方》谓："八味丸治肾气虚乏，下元冷惫，脐腹疼痛，夜多旋溺，脚膝缓弱，肢体倦怠，面色黧黑，不思饮食，又治脚气上冲，少腹不仁，及虚劳不足，渴欲饮水，腰重疼痛，少腹拘急，小便不利；或男子消渴，小便反多；妇人转胞，小便不通，并宜服之。……久服壮元阳，益精髓，活血驻颜，强志轻身。"笔者临床体会到金匮肾气丸的方证是：腰膝酸软，畏寒肢冷，口渴，夜尿频，或小便少，水肿，左尺脉无力。本案患者运用金匮肾气丸治疗，旨在补益真阴，补肾助阳。

耳聋左慈丸由《小儿药证直诀》六味地黄丸加味（柴胡、磁石）而来，是治疗肾精亏虚耳聋的古方。耳聋左慈丸出自俞根初的《重订通俗伤寒论》及何廉臣的《重订广温热论》，耳聋左慈丸方中六味地黄丸滋养肝肾之阴，佐以柴胡升阳，磁石潜阳，标本同治，而收耳窍得聪之功，主治肾水不足，虚火上升，头眩目晕，耳聋耳鸣。本患者运用耳聋左慈丸治疗，旨在滋肾平肝聪耳。

此外，关于通气散，王清任《医林改错》云："通气散治耳聋不闻雷声。"通气散由柴胡、香附、川芎三味药组成，柴胡理气解郁，直通少阳耳窍，香附活血理气开郁，疏调气机，川芎血中气药，上通下达，三药配伍升清降浊、调畅气血，对多种官窍病皆可应用。本案患者耳鸣，脉沉弦细，故合用通气散以疏肝理气通耳窍。

> 金匮肾气丸证总结为：腰膝酸软，畏寒肢冷，口渴，夜尿频，或小便少，水肿，左尺脉无力。

关键词：金匮肾气丸证；"乃补下治下之良剂也"；耳聋左慈丸证，通气散证

# 3味药，3剂而愈

## ——经方治愈喜悲伤欲哭8个月案

患者苏某，女，40岁。

**初诊日期**：2015年6月5日。

**主诉**：喜悲伤欲哭8个月，加重4个月。

**现病史**：患者约8个月前因工作不顺出现喜悲伤欲哭，常欲寻无人处大哭，或欲与人争吵打架，曾于中国中医科学院广安门医院心身医学科、心理科等科就诊，被诊断为焦虑抑郁状态，曾服劳拉西泮、黛力新等多种中西药，无明显改善，或反觉病情加重，遂自行停止。特别是近4个月患者喜悲伤欲哭、易怒等症状明显加重。

**刻下症**：喜悲伤欲哭，情绪低落，对周围人事不感兴趣，或易怒、易惊，欲寻无人处大哭，或欲与人争吵打架，入睡难，易醒、多梦，服安眠药亦无效，疲乏无力，心慌气短，纳差，无恶心、呕吐，大便干多年，1～2日1次，夜尿0次。

**查体**：体形中等，舌淡红，苔薄黄，脉弦细。

**方证辨证**：《金匮要略·妇人杂病脉证并治第二十二》说："妇人脏躁，喜悲伤欲哭，象如神灵所作，数欠伸，甘麦大枣汤主之。"**笔者认为甘麦大枣汤的方证是：脏躁（更年期，不限男、女、儿童），喜悲伤欲哭，容易紧张。**本案患者症见喜悲伤欲哭，情绪低落，对周围人事不感兴趣，或易怒、易惊，欲寻无人处大哭，或欲与人争吵打架，入睡难，易醒、多梦，服安眠药亦无效，疲乏无力。符合《金匮要略》甘麦大枣汤的方证，故方证辨证为《金匮要略》甘麦大枣汤证。

**诊断**：脏躁。《金匮要略》甘麦大枣汤证。

**治疗**：方用甘麦大枣汤。

生甘草20g，浮小麦60g，大枣20g。3剂，水煎服，日1剂，分2次，早、晚饭后服用。

患者诉服第2剂汤药后大便干明显好转，3剂汤药后心情平静或愉快，

"喜悲伤欲哭，情绪低落，对周围人事不感兴趣"症状均痊愈，家人诉其脾气明显好转。

按语：《金匮要略·妇人杂病脉证并治第二十二》说："妇人脏躁，喜悲伤欲哭，象如神灵所作，数欠伸，甘麦大枣汤主之。甘草三两，小麦一升，大枣十枚。上三味，以水六升，煮取三升，温分三服。亦补脾气。"《素问·脏气法时论》指出："肝苦急，急食甘以缓之。"《灵枢·五味》曰："心病者，宜食麦。"厥阴风木之气，动则耗津，木火刑金，损耗肺津，故悲伤欲哭。欠，呵欠；伸，伸懒腰。《金匮要略心典》中指出"脏躁……受风化热者是也，血虚脏躁，则内火扰而神不宁"，并进一步解释，悲伤欲哭、有如神灵，实为虚病，又肾病者，善伸、数欠。甘麦大枣汤，小麦甘凉润燥，为肝之谷，而善养心气，甘草、大枣甘润生阴，养血柔肝而息风，滋脏气而止其燥也。在临床上甘麦大枣汤主要治疗忧思过度、正气不足、肝失疏泄之证。结合临床体会，笔者认为《金匮要略》甘麦大枣汤的方证是：脏躁（更年期，不限男、女、儿童），喜悲伤欲哭，容易紧张。本案患者运用《金匮要略》甘麦大枣汤治疗，旨在补中缓急，柔肝宁心，滋阴润燥。

另外，笔者临床体会到使用《金匮要略》甘麦大枣汤的秘诀是：一是患者无论何种原因出现喜悲伤欲哭或容易紧张，即可使用本方；二是临床使用甘麦大枣汤，关键是重剂浮小麦，原方用小麦一升，临床上浮小麦至少应用60g，否则无效或疗效锐减。

> **甘麦大枣汤的方证是：脏躁（更年期，不限男、女、儿童），喜悲伤欲哭，容易紧张。**

**关键词：焦虑抑郁状态；重剂浮小麦**

# 重剂葛根

## ——经方治愈颈背部僵硬、头晕半个月，耳鸣 2 年案

患者陈某，女，52 岁。

**初诊日期**：2015 年 6 月 8 日。

**主诉**：颈背部僵硬伴阵发性头晕半个月。

**现病史**：患者半个月前出现颈背部僵硬，伴有阵发性头晕。近 1 周头晕发作次数增加，每次头晕发作约 2 分钟。现为求治疗，遂来门诊就诊。

**刻下症**：颈背部僵硬，头晕，耳鸣，全身恶寒，时有汗出，食后无腹胀，无恶心、呕吐，眠可，大便 1 日 1 次，夜尿 1 次，无尿频、尿急。

**既往史**：耳鸣反复发作 2 年，平均 2 ～ 3 天发作 1 次，每次耳鸣 2 ～ 3 分钟。

**查体**：形体微胖，舌质淡暗，两边红，苔黄厚腻，脉紧滑。

**方证辨证**：《伤寒论·辨太阳病脉证并治上第五》说："太阳病，项背强几几，反汗出恶风者，桂枝加葛根汤主之。"**笔者临床体会到桂枝加葛根汤的方证是：项背发紧，恶风，恶寒，局部汗出，触诊局部发凉。**本案中患者颈背部僵硬，恶寒，时有汗出，符合桂枝加葛根汤的方证，故方证辨证为桂枝加葛根汤证。

**诊断**：痹证。桂枝加葛根汤证。

**治疗**：方用桂枝加葛根汤。

桂枝 15g，白芍 15g，炙甘草 10g，生姜 15g，大枣 15g，葛根 60g。7 剂，水煎服，日 1 剂，分 3 次，早、中、晚服用。

**二诊**：患者服用 3 剂后，颈背部僵硬已愈，耳鸣未再发作，服用 4 剂后，未再发作头晕，余无明显不适。

随访 1 周，颈背部僵硬、耳鸣、头晕均未再发作。

**按语**：《伤寒论·辨太阳病脉证并治上第五》说："太阳病，项背强几几，反汗出恶风者，桂枝加葛根汤主之。葛根四两，麻黄三两（去节），芍药二两，生姜三两（切），甘草二两（炙），大枣十二枚（擘），桂枝二两（去皮）。

上七味，以水一斗，先煮麻黄、葛根，减二升，去上沫，内诸药，煮取三升，去滓。温服一升，覆取微似汗，不须啜粥，余如桂枝法将息及禁忌。臣亿等谨按，仲景本论，太阳中风自汗用桂枝，伤寒无汗用麻黄，今证云汗出恶风，而方中有麻黄，恐非本意也。第三卷有葛根汤证，云无汗，恶风，正与此方同，是合用麻黄也。此云桂枝加葛根汤，恐是桂枝中但加葛根耳。"臣亿等认为桂枝加葛根汤应是桂枝汤加葛根而成，笔者赞同此观点。清·张令韶《伤寒论直解·辨太阳病脉证篇》说："此病太阳之经输也，太阳之经输在背，经云：邪入输腰脊乃强，项背强者，邪入于输而经气不舒也。几几者，短羽之鸟欲飞不能之状，乃形容强急之形，欲伸不能伸，有如然也。夫邪之中人始于皮肤，次及于肌络，次及于经输。邪在于经输，则经输实而皮毛虚，故反汗出而恶风也。宜桂枝汤以解肌，加葛根以宣经络之气。"张令韶认为外来邪气侵袭太阳经络，可导致经气运行不畅而出现项背筋络拘急，项背伸展扭转困难，以桂枝汤解肌祛风，葛根宣通经气。清·张隐庵《伤寒论集注·太阳篇》说："太阳经脉循行于脊背之间，今风邪涉于分部，而经气不舒，故项背强而然也。循经下入，是当无汗，反汗出者，分部受邪而肌腠不密也。肌腠虚，故恶风，用桂枝汤以解太阳肌中之邪，加葛根宣通经脉之气，而治太阳经脉之邪。"张隐庵认为太阳经循于脊背，邪袭太阳经脉，加上肌腠疏松，表虚不固，损伤津液，筋脉失于濡养，故颈背僵硬，以桂枝汤调和营卫，葛根升津舒筋。综上所述，结合笔者临床体会，认为桂枝加葛根汤的方证是：项背发紧，恶风，恶寒，局部汗出，触诊局部发凉。本案患者运用桂枝加葛根汤治疗，旨在解肌祛风，调和营卫，升津舒筋。

> 笔者临床体会到桂枝加葛根汤使用的要点是必须用重剂葛根，仲圣桂枝加葛根汤原方是用葛根四两，即 55 ~ 60g，故运用桂枝加葛根汤治疗颈背部僵硬时，葛根最好用 60g，若少于 60g，则无效或疗效锐减。
>
> 桂枝加葛根汤的方证是：项背发紧，恶风，恶寒，局部汗出，触诊局部发凉。

关键词：颈背部僵硬；重剂葛根（60g）；反复耳鸣 2 年，3 剂而愈

# 九痛丸合甘麦大枣汤
# 治愈心中憋气不适，伴间断恐惧、害怕 1 个月案

患者许某，男，66 岁。

**初诊日期：**2015 年 9 月 14 日。

**主诉：**心中憋气不适，伴间断恐惧、害怕 1 个月。

**现病史：**患者约 7 岁时发现患先天性心脏病，近年来被诊断为重度心力衰竭，一直采用内科保守治疗，病情相对较平稳。1 个月前患者因生气诱发心中憋气、不适，并伴随间断恐惧、害怕，此后每日俱作。患者甚苦于此，遂就诊于我处。

**刻下症：**心中不舒服，胸闷憋气，无胸痛，经常性恐惧、害怕，易着急，全身怕冷，着装厚于常人，汗少，纳少，喜凉饮，无口苦，大便 1 日 2 次，一般不成形，夜尿 1～2 次。

**查体：**双下肢无水肿，舌紫暗，舌苔根部黄厚浊，脉弦滑。

**方证辨证：**《金匮要略·胸痹心痛短气病脉证治第九》说："九痛丸治九种心痛……治连年积冷，流注心胸痛，并冷肿上气……"**笔者认为九痛丸的方证是：胸痛或后背心痛甚，全身畏寒，遇寒诱发或加重。**本案患者心中不适，胸闷胸痛，全身怕冷，着装厚于常人，少汗便稀，符合《金匮要略》九痛丸的方证，故方证辨证为《金匮要略》九痛丸证。

《金匮要略·妇人杂病脉证并治第二十二》说："妇人脏躁，喜悲伤欲哭，象如神灵所作，数欠伸，甘麦大枣汤主之。"**笔者认为甘麦大枣汤的方证是：脏躁（更年期，不限男、女、儿童），喜悲伤欲哭，容易紧张。**本案患者症见恐惧、害怕，易着急，脉弦滑，符合《金匮要略》甘麦大枣汤的方证，故方证辨证为《金匮要略》甘麦大枣汤证。

**诊断：**胸痹，九痛丸证；郁证，甘麦大枣汤证。

**治疗：**方用九痛丸合甘麦大枣汤。

吴茱萸 9g，党参 9g，干姜 9g，黑顺片 18g（先煎 1 小时），炙甘草 25g，

浮小麦90g，大枣20g。10剂，水煎服，日1剂，分2次，早、晚温服。

患者自诉服药7剂即觉全身温暖，心中舒畅，心中已无不适，胸闷憋气亦好转，服药10剂后恐惧、害怕亦愈。

**按语：**《金匮要略·胸痹心痛短气病脉证治第九》说："九痛丸治九种心痛。附子三两（炮），生狼牙一两（炙香），巴豆一两（去皮心，熬，研如脂），人参、干姜、吴茱萸各一两。上六味，末之，炼蜜丸，如梧子大，酒下，强人初服三丸，日三服，弱者二丸。兼治卒中恶，腹胀痛，口不能言；又治连年积冷，流注心胸痛，并冷肿上气，落马坠车血疾等，皆主之。忌口如常法。"观夫历代医家，鲜有论及此方者，用之于临床者便是少之又少。清·尤在泾《金匮要略心典·胸痹心痛短气病脉证治第九》说："九痛者……而并以一药治之者，岂痛虽有九，其因于积冷结气所致者多耶。"可知九痛丸所治心痛当为积冷结气流注心胸所致。

宋代《圣济总录》言："虚极之人，为寒邪所客，气上奔迫，痹而不通，故为胸痹。"寒邪上迫，胸阳不振，寒性凝滞，久积于胸，流注心胸，遂成胸痹而症可见心痛或胸闷，多因遇寒诱发或加重，常可伴随全身怕冷。结合临床体会，笔者认为《金匮要略》九痛丸的方证是：胸痛或后背心痛甚，全身畏寒，遇寒诱发或加重。本案患者运用《金匮要略》九痛丸治疗，旨在以温阳祛寒。

关于《金匮要略》九痛丸的临床运用，笔者有以下体会：第一，九痛丸原方为丸剂，临床见急症多改丸为汤，取"汤者，荡也"之意。第二，遵原方剂量比例，即相对剂量。即人参、干姜、吴茱萸等量，附子剂量应该是方中其他药的3倍（一般应在15g以上，为安全起见可逐渐加量）。第三，九痛丸原方是"酒下"，所以在服用前，为加强疗效可以酌情往温药液中兑入10～20mL白酒，用糯米酒送服疗效更佳。

《金匮要略·妇人杂病脉证并治第二十二》说："妇人脏躁，喜悲伤欲哭，象如神灵所作，数欠伸，甘麦大枣汤主之。甘草三两，小麦一升，大枣十枚。上三味，以水六升，煮取三升，温分三服。亦补脾气。"此脏躁为何脏之躁，后世医家各有论述，莫衷一是，笔者试析之。医圣《金匮要略·五脏风寒积聚病脉证并治第十一》言："邪哭使魂魄不安者，血气少也；血气少者属于心，心气虚者，其人则畏，合目欲眠，梦远行而精神离散，魂魄妄行。阴气衰者为癫，阳气衰者为狂。"医圣多将患者心中莫名之悲伤欲哭、恐惧等病症归入心之血气不足之候，亦与《黄帝内经》之心主神明契合。

清·王子接在《绛雪园古方选注》中曰："小麦，苦谷也。经言心病宜食麦者，以苦补之也。心系急则悲，甘草、大枣甘以缓其急也。缓急则云泻心，然立方之义，苦生甘是生法而非制法，故仍属补心。"王氏上宗《黄帝内经》亦以为，此脏躁当责之心，甘麦大枣汤为补心之用。心为君主之官，主血脉而司神明，心脏之躁，血气不足，即为心虚，喜悲欲哭，魂魄难安，人则恐畏，遇事之时，紧张不安。故结合经典原文、临床观察、个人体会，笔者认为**《金匮要略》甘麦大枣汤的方证是：脏躁（更年期，不限男、女、儿童），喜悲伤欲哭，容易紧张。**甘麦大枣汤中，浮小麦可补养心阴、收敛心神，甘草、大枣可益气养阴、养血安神，契合甘麦大枣汤方证及脏躁病机。本案患者投之甘麦大枣汤旨在润燥宁神。

关于《金匮要略》甘麦大枣汤的临床运用，笔者有以下体会：第一，患者无论何种原因出现喜悲伤欲哭或容易紧张，均可使用本方；第二，临床使用甘麦大枣汤，关键是重剂浮小麦，原方用小麦一升，临床上浮小麦至少应用 60g，否则无效或疗效锐减。

> 九痛丸的方证是：胸痛或后背心痛甚，全身畏寒，遇寒诱发或加重。
>
> 甘麦大枣汤的方证是：脏躁（更年期，不限男、女、儿童），喜悲伤欲哭，容易紧张。

关键词："心痛或胸闷，遇寒诱发或加重"；"脏躁（更年期），喜悲伤欲哭或容易紧张"；相对剂量；重剂浮小麦

## 半剂而愈的疗效：经方治愈饱食后必发作心慌2个月案

患者朱某，女，35 岁。

**初诊日期**：2015 年 11 月 9 日。

**主诉**：饱食后必发作心慌 2 个月。

**现病史**：患者 2 个月前出现饱食后必发作心慌，心慌时伴有恶心，服用酒石酸美托洛尔后症状缓解，此后每于饱食或劳累后心慌发作，服药后缓解，患者甚为苦恼，遂就诊于我处。

**刻下症**：饱食后心慌，劳累后亦心慌，心慌时伴有恶心，容易紧张，心前区隐隐作痛，晨起口干，口苦，大便成形，1 次 / 日，无夜尿，纳可。

**查体**：形体中等，舌淡红，苔薄黄根部腻，脉弦滑。

**方证辨证**：《伤寒论·辨太阳病脉证并治中第六》中说："伤寒若吐、若下后，心下逆满，气上冲胸，起则头眩，脉沉紧，发汗则动经，身为振振摇者，茯苓桂枝白术甘草汤主之。"《金匮要略·痰饮咳嗽病脉证并治第十二》中说："心下有痰饮，胸胁支满，目眩，苓桂术甘汤主之……夫短气有微饮，当从小便去之，苓桂术甘汤主之。"**笔者临床体会到苓桂术甘汤的方证是：动则头晕（头晕与体位变换有关），动则心悸；心悸，常晨起、夜卧、饱食后发作；有气向心胸或咽喉部上冲，胸满，短气，面色黧黑或有水斑，苔水滑（欲滴）。** 本案中患者饱食后必发作心慌，心慌时伴有恶心，心前区隐隐作痛，舌淡红，脉弦滑，符合苓桂术甘汤的方证，故方证辨证为苓桂术甘汤证。

**诊断**：心悸。苓桂术甘汤证。

**治疗**：方用苓桂术甘汤。

茯苓 36g，桂枝 27g，炒白术 18g，炙甘草 18g。4 剂，水煎服，日 1 剂，分 2 次，早、晚温服。

患者诉服药半剂后即"特别想吃饭"，较前饱食时食量增加 1 倍后亦未再发作心慌，服药 1 剂后自觉舌根处不自主流出大量清水，舌根处有水汪汪的感觉；服药 4 剂后体重较前增加 1 公斤；仅劳累后出现轻度两胁下、胸前区刺痛、闷痛，无心慌。

**按语：**《伤寒论·辨太阳病脉证并治中第六》说："伤寒若吐、若下后，心下逆满，气上冲胸，起则头眩，脉沉紧，发汗则动经，身为振振摇者，茯苓桂枝白术甘草汤主之。茯苓四两，桂枝（去皮）三两，白术、甘草（炙）各二两。上四味，以水六升，煮取三升，去滓，分温三服。"又《金匮要略·痰饮咳嗽病脉证并治第十二》说："心下有痰饮，胸胁支满，目眩，苓桂术甘汤主之。茯苓桂枝白术甘草汤方：茯苓四两，桂枝、白术各三两，甘草二两。上四味，以水六升，煮取三升，分温三服，小便则利。夫短气有微饮，当从小便去之，苓桂术甘汤主之。"

清·王子接在《绛雪园古方选注》中说苓桂术甘汤："此太阳、太阴方也，膀胱气钝则水蓄，脾不行津液则饮聚。白术、甘草和脾以运津液，茯苓、桂枝利膀胱以布气化。崇土之法，非但治水寒上逆，并治饮邪留结，头身振摇。"清·尤在泾的《金匮要略心典》说："痰饮，阴邪也，为有形，以形碍虚则满，以阴冒阳则眩。苓桂术甘，温中去湿，治痰饮之良剂，是即所谓温药也。盖痰饮为结邪，温则易散，内属脾胃，温则能运耳。"

综合以上论述可知，苓桂术甘汤为温化痰饮之剂，脾不行津液，水饮停聚于中焦，水气上冲而为病。饮停于中则见满，水气上冲则见胸闷痛、头眩，水气上冲凝于面则可见水斑，轻者可见水色，即面部弥散性黧黑。我国著名伤寒大家刘渡舟先生认为：凡因水气病致使面部出现黑斑者，皆称其为"水斑"；多见于两颧、鼻梁、眼圈、额头、下颏等部位，其斑成片，在皮膜之间，色黑而有垢锈之状，然洗、擦皆不能出，此乃水邪为患，日久而成。结合临床经验，笔者认为苓桂术甘汤的方证可总结为：动则头晕（头晕与体位变换有关），动则心悸；心悸，常晨起、夜卧、饱食后发作；有气向心胸或咽喉部上冲，胸满，短气，面色黧黑或有水斑，苔水滑（欲滴）。本案中患者运用苓桂术甘汤治疗，旨在温阳化饮，健脾利湿。

本案中患者服药半剂后即胃口大开欲饮食，且饱食后无心悸发作，可见苓桂术甘汤温化中焦痰饮之力不容小觑！然心悸虽解，出现舌根处不自主流出大量清水，劳累后两胁下、胸前区刺痛、闷痛等症状，细思之，恐仍有饮邪未去！清·尤在泾在《金匮要略心典·痰饮咳嗽病脉证治第十二》中说："痰饮者，痰积于中，而饮附于外也……饮水流溢者，水多气逆，徐氏所谓水为气吸不下者是也。其流于胁下者，则为悬饮……其偏结而上附心肺者，则为支饮。"苓桂术甘汤温化中焦脾胃之痰饮，当如条文中所说"小便则利""当从小便去之"，然仍有悬饮、支饮停留，因其劳累后出现两胁下、胸前区刺痛、闷痛，三焦未得通畅，水饮难以下注膀胱，而中焦痰饮已化，邪解需有出路，故出现舌根处不自主流出大量清水症状，正如《金匮要略·痰饮咳嗽病脉证治第十二》中所说："阴阳自和者，不偏于阴，不偏于阳，汗液自出，便溺自调之谓。汗吐下亡津液后，邪气既微，正气得守，故必自愈。"

> 苓桂术甘汤的方证是：动则头晕（头晕与体位变换有关），动则心悸；心悸，常晨起、夜卧、饱食后发作；有气向心胸或咽喉部上冲，胸满，短气，面色黧黑或有水斑，苔水滑（欲滴）。

关键词："盖痰饮为结邪，温则易散，内属脾胃，温则能运耳"；"此太阳、太阴方也，膀胱气钝则水蓄，脾不行津液则饮聚"

# 经方者，犹百钧之弩也，如其中的，一举贯革

患者付某，女，52岁。

**初诊日期：** 2015年10月17日。

**主诉：** 反复心前区疼痛1周，大小便不能控制2年。

**现病史：** 患者1周前突然出现心前区疼痛，后背心不适，每天发作2～3次。昨日患者突发心悸，当晚心前区疼痛发作3次，为求诊治，遂前往我处就诊。

**刻下症：** 心前区疼痛，后背心不适，每次持续1～2秒钟，每天发作2～3次；全身怕冷，手足发凉，汗少；口稍干，脾气急；食欲差，不欲饮食；大小便不能控制2年，经常性因此弄湿或弄脏裤子，大便不成形，夜尿2次，小便味大。

**查体：** 舌淡红，苔黄厚腻，有液线。脉沉。

**方证辨证：**《金匮要略·胸痹心痛气短病脉证治第九》说："胸痹不得卧，心痛彻背者，瓜蒌薤白半夏汤主之。"**笔者临床体会到瓜蒌薤白半夏汤的方证是：胸痹之胸闷。**本案患者心前区疼痛，后背心不适，符合瓜蒌薤白半夏汤的方证，故方证辨证为瓜蒌薤白半夏汤证。

《兰室秘藏·卷下·小便淋闭论》说："通关丸，一名滋肾丸，治不渴而小便闭，热在下焦血分也。"**笔者临床体会到通关丸的方证是：小便不利或尿频尿急或尿失禁，不渴，小便味大。**本案患者大小便不能控制2年，小便味大，符合通关丸的方证，故方证辨证为通关丸证。

**诊断：** 胸痹。瓜蒌薤白半夏汤证，通关丸证。

**治疗：** 方用瓜蒌薤白半夏汤合通关丸。

瓜蒌9g，薤白35g，清半夏12g，黄柏30g，知母30g，肉桂10g。7剂，日1剂，水煎服，加白酒20～30mL同煎，分2次，早、晚饭后半小时服用。

**二诊：** 患者诉服药1剂后心前区疼痛基本已愈，后背不适程度较原来减轻很多，服药一剂比一剂好。7剂药后大便已能控制，小便仍不能控制，本周

尿湿裤子 2 次。全身怕冷明显好转，全身症状好转 80% ～ 90%。舌淡红，苔中根部黄腻，脉沉。

**治疗：**原方薤白改 30g，余药不变，7 剂，煎服法同前。

**三诊：**患者诉"效果非常好"！心前区疼痛已愈，本周后背仅有 1 次轻微不适。特别是原来经常性未到厕所时，就已经排出小便或大便，因此弄脏裤子，这种情况先后就诊于社区医院、首都医科大学附属北京友谊医院，均罔效。现大小便不能控制已愈，全身怕冷亦愈。

**随访：**2 周后随访，患者诉大小便都能控制，偶尔出现 1 次后背不适，程度很轻。因工作原因（患者为公交车司机，司机座位处经常有冷风外袭）造成的全身怕冷已经消失，整体效果很好。

**按语：**《金匮要略·胸痹心痛短气病脉证治第九》说："胸痹不得卧，心痛彻背者，瓜蒌薤白半夏汤主之。瓜蒌实一枚（捣），薤白三两，半夏半升，白酒一斗。上四味，同煮，取四升，温服一升，日三服。"清·尤在泾在《金匮要略心典》中说："胸痹不得卧，是肺气上而不下也；心痛彻背，是心气塞而不和也，其痹为尤甚矣。所以然者，有痰饮以为之援也，故于胸痹药中，加半夏以逐痰饮。"清·王子接《绛雪园古方选注》说："君以薤白，滑利通阳；臣以瓜蒌实，润下通阳；佐以白酒熟谷之气，上行药性，助其通经活络而痹自开，而结中焦而为心痛彻背者，但当加半夏一味，和胃而通阴阳。"笔者临床体会到瓜蒌薤白半夏汤的方证是：胸痹之胸闷。本案患者心前区疼痛，后背心不适，符合瓜蒌薤白半夏汤的方证，故用之以通阳宣痹止痛。

金·李东垣《兰室秘藏·卷下·小便淋闭论》说："通关丸，一名滋肾丸，治不渴而小便闭，热在下焦血分也。黄柏（去皮，锉，酒洗，焙），知母（锉，酒洗，焙干），以上各一两，肉桂五分。上为细末，熟水为丸，如梧桐子大，每服一百丸，空心白汤下，顿两足，令药易下行故也。如小便利，前阴中如刀刺痛，当有恶物下，为验。"李东垣在前文中还说："（小便淋闭）分在气在血而治之，以渴与不渴而辨之。如不渴而小便不通者，热在下焦血分，故不渴而小便不通也。热闭于下焦者，肾也，膀胱也，乃阴中之阴。阴受热邪，闭塞其流……热在下焦，填塞不便，须用感北方寒水之化，气味俱阴之药，以除其热，泄其闭塞。"关于方中用药配伍，明·吴崑的《医方考》说："知、柏苦寒，水之类也，故能滋益肾水；肉桂辛热，火之属也，故能假之以反佐。此《易》所谓水流湿、火就燥也。"清·王子接《绛雪园古方选注》也说："膀胱享大寒之气，肾感寒水之运，气运窒塞，故受热而闭。治法仍须用气味俱阴之药，除其热，泄其闭……以黄柏泻膀胱之热，知母清金水之源，一燥一润，相须为用；佐以肉桂，寒因热用，伏其所主而先其所因，则郁热从小便而出，而关开矣。"此方治疗小便不通，病因主要是郁热闭于下焦肾与膀胱，肾主二便司开阖，二便不利，包括小便淋沥不尽、小便失约、大便失禁等都可责之于此。因此，结合论述，笔者临床体会到通关丸的方证是：小便不利或尿频尿急或尿失禁，不渴，小便味大。综观患者四诊信息，符合通关丸的方证，故用之以清热润燥，使郁热从小便而出。

> 瓜蒌薤白半夏汤的方证是：胸痹之胸闷。
>
> 通关丸的方证是：小便不利或尿频尿急或尿失禁，不渴，小便味大。

关键词：1 剂治愈心前区疼痛；治愈大小便失禁 2 年

# 廉价高效的经方可破解"看病贵"的难题

## ——经方治愈头晕、耳鸣案

患者李某，女，53岁。

**初诊日期**：2015年12月4日。

**主诉**：持续头晕、双耳耳鸣3天。

**现病史**：3天前，患者因外地旅游归来，劳累后诱发持续头晕，头发蒙、发胀，双耳耳鸣。遂前来就诊。

**刻下症**：持续头晕，与位置无关，头部发蒙、发胀，自觉头痛不清醒，双耳耳鸣，痛苦不堪，嘴唇发干，喝水后自觉胃里有水汪汪的感觉，双下肢乏力，纳眠可，大便成形，偏干，1日1次，夜尿1次。

**查体**：体形偏胖，舌淡，胖大，有齿痕，苔薄黄，脉沉细，血压138/88mmHg。

**方证辨证**：《金匮要略·痰饮咳嗽病脉证并治第十二》说："心下有支饮，其人苦冒眩，泽泻汤主之。"**笔者临床体会到泽泻汤的方证为：舌体肥大异常，头晕，呈持续性，头晕与体位无关，大便素溏，苔水滑或白腻，脉弦沉。**此患者持续头晕，与位置无关，头部发蒙、发胀，自觉头痛不清醒，双耳耳鸣，喝水后自觉胃里有水汪汪的感觉，舌淡，胖大，有齿痕，脉沉细，符合泽泻汤的方证，故方证辨证为泽泻汤证。

**诊断**：头晕。泽泻汤证。

**治疗**：方用泽泻汤。

泽泻45g，炒白术18g。4剂，水煎服，日1剂，分2次，早、晚饭后半小时温服。

**二诊**：患者诉服药1剂后双耳耳鸣缓解，服用3剂药后，头晕即愈，头痛明显缓解，自觉头很清醒，面色微红，头发蒙、发胀症状消失，诸症皆除。患者对疗效非常满意，并说："仅花费6元钱即头晕、耳鸣痊愈，很便宜。"

随诊1周，患者自诉无不适。

**按语**：《金匮要略·痰饮咳嗽病脉证并治第十二》说："心下有支饮，其人苦冒眩，泽泻汤主之。泽泻五两，白术二两。上两味，以水二升，煮取一升，分温再服。"对于泽泻汤的使用，清·程林《金匮直解》说："《黄帝内经》曰：清阳出上窍，支饮留于心膈，则上焦之气，浊而不清，清阳不能走于头目，故其人苦眩冒也。白术之甘苦以补脾，则痰不生，泽泻之甘咸以入肾，则水不蓄，小剂以治支饮之轻者。"日·尾台榕堂在《聚类方广义》中也说道："支饮眩冒证，其剧者，昏昏摇摇，如居暗室，如坐舟中，如步雾里，如升空中，居屋床褥，如回转而走，虽瞑目敛神，亦复然，非此方不能治。"清·吴谦《医宗金鉴》中说："心下，膈下也。水在膈上则喘满，水在膈间则痞悸，水在膈下则惟苦眩晕。以泽泻汤之平和小剂主之，治支饮之轻者可也。"由此皆可见泽泻汤主治支饮眩冒证，凡是饮邪中阻，气机升降失常，清阳不升，浊阴不降而出现的持续性眩晕证都可以用此方治疗。

后世医家对泽泻汤的组方评述颇多。清·陈修园在《金匮方歌括》中说："泽泻气味甘寒，生于水中，得水阴之气而能利水，一茎直上，能从下而上，同气相求，领水阴之气以下走，然犹恐水气下而复上，故用白术之甘温，崇土制水者以堵之，犹治水者之必筑堤防也。"清·尤在泾的《金匮要略心典》也认为治水应与治土相合："水饮之邪，上乘清阳之位，则为冒眩。冒者，昏冒而神不清，如有物冒蔽之也；眩者，目眩转而乍见玄黑也。泽泻泻水气，白术补土气以胜水也。"清·高学山在《高注金匮要略》中同样说："泽泻利水，而决之于沟渠；白术培土，而防之于堤岸，则水饮下注，而浮鼓之气自平矣，故主之。"清·徐彬《金匮要略论注》中同用此理说："肾为水之源，泽泻味咸入肾，故以之泻其本而标自行；白术者，壮其中气，使水不复能聚也。然以泽泻泻水为主，故曰泽泻汤。"由此可见，此方中重用泽泻渗湿祛饮，以导浊阴下行，白术健脾燥湿，意在培土以绝饮停之源。二药合用，使水饮下行，清阳上达，眩冒自愈。

已故名医刘渡舟善用泽泻汤治疗支饮证，在泽泻汤的使用上，他除了提出泽泻汤舌诊要注意舌体肥大外，在辨认泽泻汤证时，他也提到了应抓住两方面的证候：一要先抓住支饮本身的证候，二又应抓住泽泻汤的"苦冒眩"的证候，然后才能确定用泽泻汤的治疗。在本病例中，患者既有持续头晕的眩冒证的表现，又有舌胖大有齿痕，喝水后自觉胃里有水汪汪的感觉的支饮表现，故可用泽泻汤。

综合以上论述，结合笔者的临床实践，笔者认为泽泻汤的方证是：舌体肥大异常，头晕，呈持续性，头晕与体位无关，大便素溏，苔水滑或白腻，脉弦沉。此患者持续头晕，与位置无关，头部发蒙、发胀，自觉头痛不清醒，双耳耳鸣，喝水后自觉胃里有水汪汪的感觉，舌淡，胖大，有齿痕，脉沉细，正合泽泻汤方证，故用之以利水除饮，健脾燥湿。

> 泽泻汤方证可总结为：舌体肥大异常，头晕，呈持续性，头晕与体位无关，大便素溏，苔水滑或白腻，脉弦沉。

关键词：处方仅两味药；"心下有支饮，其人苦冒眩，泽泻汤主之"；水饮下行，清阳上达，眩冒自愈

# 经方治愈奔豚，心悸 2 剂而愈！

患者彭某，女，57 岁。

**初诊日期**：2015 年 12 月 4 日。

**主诉**：反复心悸半个月。

**现病史**：患者 1 个月前感觉有气从胸骨中间向上冲至咽喉、脑部、鼻腔等处，半个月前又出现心悸，自觉心里怦怦跳，多持续几秒钟后自行缓解，每日平均发作 3～4 次，心悸严重时能持续一整天，不能忍受，曾服用稳心颗粒、养心生脉颗粒无效。患者甚为苦恼，遂求诊于我处。

**刻下症**：心悸，每日发作 3～4 次，每次持续几秒钟，特别容易紧张，无心中烦，无口苦，无畏寒，无畏风，汗多，全身有力气，平素入睡困难，每晚能睡 4～5 小时，大便 1 日 1 次，成形，夜尿 0 次。

**查体**：舌暗红，苔薄黄，脉沉弦。

**方证辨证**：《伤寒论·辨太阳病脉证并治中第六》说："发汗后，其人脐下悸者，欲作奔豚，茯苓桂枝甘草大枣汤主之。"**笔者临床体会到茯苓桂枝甘草大枣汤的方证是：心悸（脐下动悸），奔豚状（已作或欲作均可）**。此案患者感觉有气从胸骨中间向上冲至咽喉、脑部、鼻腔等处，每日心悸发作 3～4 次，符合茯苓桂枝甘草大枣汤的方证，故方证辨证为茯苓桂枝甘草大枣汤证。

**诊断**：心悸。茯苓桂枝甘草大枣汤证。

**治疗**：方用茯苓桂枝甘草大枣汤。

茯苓 80g，桂枝 25g，肉桂 15g，炙甘草 20g，大枣 30g。7 剂，水煎服，日 1 剂，分 2 次，早、晚温服。

**二诊**：患者自诉服药 2 剂后即感觉心悸已愈，诉"特别好"，心里特别舒服，睡眠亦明显改善。

**治疗**：守原方。

7 剂，水煎服，日 1 剂，分 2 次，早、晚温服。

之后随访 1 周，患者诉心悸未再发作，诸症悉平。

**按语：**《伤寒论·辨太阳病脉证并治中第六》说："发汗后，其人脐下悸者，欲作奔豚，茯苓桂枝甘草大枣汤主之。茯苓半斤，桂枝四两（去皮），甘草二两（炙），大枣十五枚（擘）。上四味，以甘澜水一斗，先煮茯苓，减二升，内诸药，煮取三升，去滓，温服一升，日三服。作甘澜水法：取水二斗，置大盆内，以杓扬之，水上有珠子五六千颗相逐，取用之。"医圣原文言茯苓桂枝甘草大枣汤主治脐下悸欲作奔豚者。

清·柯琴的《伤寒附翼·卷上·太阳方总论》说："若脐下悸欲作奔豚者，是肾水乘心而上克，故制此方以泻肾。豚为水畜，奔则昂首疾驰，酷肖水势上攻之象，此证因以为名。脐下悸时，水气尚在下焦，欲作奔豚之兆而未发也，当先其时而急治之。君茯苓之淡渗，以伐肾邪；佐桂枝之甘温，以保心气；甘草、大枣，培土以制水。亢则害者，承乃制矣。澜水状似奔豚，而性则柔弱，故又名劳水，用以先煮茯苓，水郁折之之法。继以诸甘药投之，是制以所畏，令一惟下趋耳。"柯氏认为此方治脐下悸，水气尚在下焦，欲作之奔豚，君茯苓伐肾邪，佐桂枝保心气，甘草大枣以培土。经方研究者观点多与此相似。如清·尤在泾《伤寒贯珠集·卷一·太阳篇上》说："发汗后，脐下悸者，心气不足而肾气乘之也。奔豚，肾之积，发则从少腹上冲心胸，如豕之突，故名奔豚。又肾为水脏，豚为水畜，肾气上冲，故名奔豚。茯苓能泄水气，故以为君，桂枝能伐肾邪，故以为臣。然欲治其水，必防其土，故取甘草、大枣，补益土气为使。甘澜水者，扬之令轻，使水气去，不益肾邪也。"清·黄元御的《伤寒悬解·卷四》却言："汗亡血中温气，风木郁动，是以振悸。枝叶不宁，则悸在心下，根本不安，则悸在脐间，脐下振悸，根本撼摇，则奔豚欲作矣。奔豚者，风木奔腾，状如惊豚，上冲胸膈，及乎咽喉腹胁心首，诸病皆作，喘呼闭塞，七窍火生，病势凶恶，莫此为剧。仲景、扁鹊，以为肾邪（仲景霍乱：脐上筑者，肾气动也。扁鹊《难经》：肾之积，曰奔豚），其实纯是肝气。盖木气奔冲，原于阳亡而水寒也，苓桂甘枣汤，茯苓、桂枝，泻癸水而疏乙木，甘草、大枣，补脾精以滋肝血也。"黄氏认为此奔豚纯是肝气奔冲所致。笔者认为可不必太纠结于此，根据原文及临床可归纳出临床运用指征，更好地为临床服务。笔者临床体会到茯苓桂枝甘草大枣汤的方证是：心悸（脐下悸），奔豚状（已作或欲作均可）。此案患者感觉有气从胸骨中间向上冲至咽喉、脑部、鼻腔等处，每日心悸发作3～4次，符合茯苓桂枝甘草大枣汤的方证，故用之以泻水补心平冲逆。

此案中茯苓桂枝甘草大枣汤的成功运用提示我们：医圣之方虽因证而设，

原文亦多有例举，然医圣终归惜墨如金，未能一一记录，故后世读者应读到无字之处，细细品味话外之音，做到不离经典，亦不囿于经典，一切以临床为依据，医圣是临床的忠实记录者，后来者亦当如此，此乃继承发扬经方之正道。

> 茯苓桂枝甘草大枣汤的方证是：心悸（脐下悸），奔豚状（已作或欲作均可）。

关键词：心悸；剂量（重剂茯苓、桂枝／肉桂、大枣）；"奔豚" 2 剂而愈

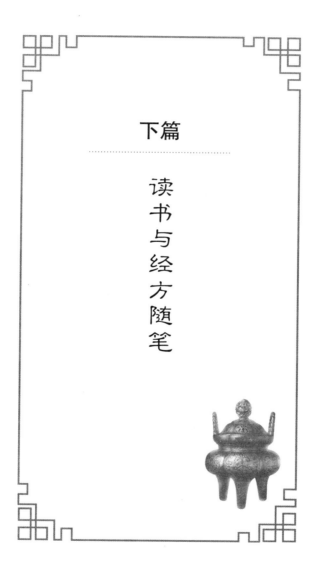

下篇

读书与经方随笔

# "经方"与"医经"的临床思维

关键词：经方；医经；临床思维；《伤寒论》;《黄帝内经》

## 一、经方与医经

经方首见于东汉·班固的《汉书·艺文志》:"《五脏六腑痹十二病方》三十卷……《汤液经法》三十二卷;《神农皇帝食禁》七卷，以上经方共十一部，计二百七十四卷。"[1]经方与医经、房中、神仙并列方技传中，指出经方的著作有十一种。《汉书·艺文志》对经方的定义是:"经方者，本草石之寒温，量疾病之浅深，假药味之滋，因气感之宜，辨五苦六辛，致水火之齐，以通闭结，反之于平。[1]"《汉书·艺文志》对经方的定义我们称之为广义的经方，指汉以前临床医方著作及方剂的泛称（主要是经方十一家的著作），由于经方十一家的著作到现在已经全部失传，只有张仲景的《伤寒杂病论》（后世分为《伤寒论》及《金匮要略》二书）流传到今，所以，到现代《伤寒杂病论》所记载之方剂（《伤寒论》的 113 方和《金匮要略》的 262 方）就成了经方的代名词，这就是狭义的经方，即张仲景方。

医经亦见于《汉书·艺文志》:"《黄帝内经》十八卷，《外经》三十七卷，……《旁篇》二十五卷。上医经七家，二百一十六卷。"《汉书·艺文志》对医经的定义是:"医经者，原人血脉经络骨髓阴阳表里，以起百病之本，死生之分，而用度针石汤火所施，调百药齐和之所宜。至齐之得，犹磁石取铁，以物相使。拙者失理，以愈为剧，以生为死[1]。"其指出医经是记述中医学基础理论的一类书籍，包括生理、病理、预后、治则治法等[2]。医经，现存于世者只有《黄帝内经》和《难经》[3]。经方，现存仅有《伤寒论》和《金匮要略》，我们探讨经方与医经的关系，实际上主要是探讨《黄帝内经》和《伤寒论》的关系了。

## 二、"经方"与"医经"的临床思维

### （一）"经方"临床思维的特点是以方证对应为核心的方证辨证

"经方"临床思维的代表是《伤寒杂病论》。"经方"临床思维的特点是以方证对应为核心的方证辨证。正如近代伤寒大家胡希恕所言，"方证是辨证的尖端""中医治病有无疗效，其主要关键就在于方证辨得是否准确"。方证辨证如"呕而发热，小柴胡汤主之""正在心下，按之则痛，小陷胸汤主之""呕而肠鸣，心下痞者，半夏泻心汤主之"等。正如近代大医岳美中评价《伤寒论》："言症状而不谈病理，出治方而不谈药性。"从经方入手，重视方证辨证，记住《伤寒论》每个方剂的适应证，临证时有是证，用是方，走"经方"临床思维之路，往往能效如桴鼓。正如清·柯琴[4]所言："夫仲景之道，至平至易，仲景之门，人人可入。"

### （二）"医经"临床思维的特点是以理、法、方、药一致性为核心的辨证论治

"医经"临床思维的代表是《黄帝内经》。"医经"临床思维的特点是以理、法、方、药一致性为核心的辨证论治。从医经入手，重视理、法、方、药，多读《黄帝内经》《药性赋》等，走"医经"临床思维之路，往往需要多年甚者十几年或几十年的临床经验才能效如桴鼓。正如唐代孙真人说："读书三年，便谓天下无病可治，及治病三年，便谓天下无方可用。"

表 5　经方之路与医经之路之比较

| 类型 | 代表作 | 核心观点 | 临床思维 | 掌握的难易程度 |
| --- | --- | --- | --- | --- |
| 经方之路 | 《伤寒论》 | 方证对应 有是证用是方 | 方证辨证 | "夫仲景之道，至平至易，仲景之门，人人可入" |
| 医经之路 | 《黄帝内经》 | 理、法、方、药的一致性 | 辨证论治 | "读书三年，便谓天下无病可治，及治病三年，便谓天下无方可用" |

## 参考文献

［1］汉·班固.汉书.北京：中华书局，1962：1701-1708

［2］陈婷.探析《汉书·艺文志》序及《方技略》.中医文献杂志，2008：(4)：4-6

［3］姜宗瑞.经方杂谈.北京：学苑出版社，2009：18

［4］清·柯琴.伤寒来苏集.北京：中国医药科技出版社，2011：6

（2012 年 2 月 18 日）

# 经方治疗失眠

**关键词：黄连阿胶汤合百合地黄汤；猪苓汤合交泰丸**

笔者最近在心内科病房（注：我们科收治心脑血管疾病的患者）一线管理患者，发现临床许多心脑血管病患者伴随失眠，而西医遇到失眠，则一律使用地西泮、马来酸咪达唑仑片等药物，患者长期使用，产生依赖性，副作用很多。故利用周末专门学习失眠的经方的治疗。

## 一、黄连阿胶汤合百合地黄汤

《伤寒论·辨少阴病脉证并治第十一》说："少阴病，得之二三日以上，心中烦、不得卧，黄连阿胶汤主之。"笔者认为黄连阿胶汤是治疗失眠的第一方！百合地黄汤出自《金匮要略·百合狐惑阴阳毒病》篇，由百合、生地黄组成。原文说："百合病者，百脉一宗，悉致其病也。意欲食复不能食，常默然。欲卧不能卧，欲行不能行，饮食或有美时，或有不用闻食臭时，如寒无寒，如热无热，口苦小便赤，诸药不能治，得药则剧吐利，如有神灵者，身形如和，其脉微数。""百合病不经吐、下、发汗，病形如初者，百合地黄汤主之。"关于百合病，清·王旭高指出"百合病惟口苦、小便赤、脉微数为定证"。凡是符合失眠，精神萎靡，心烦（白天），口苦，口干，小便黄，舌红少苔或无苔，脉细数方证的患者，临床上应用黄连阿胶汤合百合地黄汤多有效验！

## 二、猪苓汤合交泰丸

猪苓汤出自《伤寒论》，原文说："少阴病，下利六七日，咳而呕渴，心烦不得眠者，猪苓汤主之。""若脉浮，发热，渴欲饮水，小便不利者，猪苓汤主之。"故猪苓汤所治失眠常常伴随渴欲饮水，小便不利，心烦，舌红、少苔或少津等。交泰丸，出自明·韩懋《韩氏医通》："黄连……为君，佐官桂少许，煎百沸，入蜜，空心服，能使心肾交于顷刻。"明·韩懋观《易》曰：天一，地二；天三，地四；天五，地六；天七，地八；天九，地十。悟到：黄连苦寒，入少阴心经。肉桂辛热，入少阴肾经。取肉桂一钱以应"天一"之数，取黄连六钱以应"地六"之数。意在天一生水，地六承之。一改否卦为泰，名曰：交泰丸。笔者在临床中，黄连常用12g或18g，肉桂常用2g或3g。笔者体会到猪苓汤合交泰丸治疗心肾不交，阴虚水热互结证，特别是顽固性心衰患者之心肾不交，阴虚水热证失眠疗效甚好。

（2012年12月1日）

# 读许叔微《伤寒九十论》

**关键词**：《伤寒论》中的芍药；赤芍 / 赤白芍同用

《伤寒九十论》是宋代许叔微晚年之作，该书详细而真实地记载了 90 个伤寒医案，案案皆法仲景，读后使人受益匪浅。

**《伤寒论》中的芍药为赤芍或赤白芍同用**

《伤寒九十论》中第一个医案：马亨道，庚戌春，病发热、头疼、鼻鸣、恶心、自汗、恶风，宛然桂枝证也。时贼马破仪真三日矣，市无芍药，自指圃园。采芍药以利剂。一医曰："此赤芍药耳，安可用也？"予曰："此正当用。"再啜而微汗解。

许氏认为桂枝类方的芍药为赤芍主要有 3 点依据：第一，"然赤者利白者补"，《神农本草经》记载："芍药主邪气腹痛，利小便，通顺血脉，利膀胱大小肠，时行寒热。"显而易见，《神农本草经》所论述的芍药为赤芍。第二，《伤寒论》中唯芍药甘草汤条文中用"白芍药、甘草各四两（炙）"，其他条文均为"芍药"。许氏说："（芍药甘草汤证）谓其两胫拘急，血寒也，故用白芍药以补，非此时也。"第三，《伤寒论》中有"若微寒者，桂枝去芍药加附子汤主之"。许氏说："微寒者去赤芍，盖惧芍药之寒也。"由此可见《伤寒论》中芍药为赤芍，更准确的说法是：《伤寒论》中芍药为赤芍或赤白芍同用。

（2013 年 6 月 23 日）

# 读曹颖甫《经方实验录》、万友生《伤寒知要》

**关键词：曹颖甫；经方大家；炙甘草的禁忌证**

## 一、读曹颖甫《经方实验录》

近段时间读《经方实验录》一书，连续几晚读至凌晨一两点，尤感时间不够，读后受益匪浅。

### （一）关于作者

作者曹颖甫是近代经方大家，曹氏善用经方，毕生悉用仲景方治病，是一位纯粹的经方家。"用经方取效者十常八九"。据记载，曹氏赴南京应秋试时，曾病寒热濒于危。幸遇姻丈陈葆厚先生，用白虎加桂枝汤获庆更生，自是曹氏对经方深信不疑。

### （二）经方使用指征举例

桂枝加龙骨牡蛎汤以盗汗、失精为主；炙甘草汤以心动悸为主；小建中汤以腹中痛为主；当归建中汤以妇人经产为主；黄芪建中汤以虚劳诸不足为主。

## 二、读万友生《伤寒知药》，谈炙甘草的三大禁忌证

近代江西著名伤寒学家万友生在《伤寒知要》一书指出炙甘草汤有三大禁忌证：①浮肿者禁用。凡因水湿停留而致浮肿的心脏疾病，如果误用炙甘草汤，常使浮肿更甚而恶化病情。因为方中有甘草、生地黄、阿胶、麦冬等补药能够助长水湿。②中满、便溏（泻）者禁用。凡心脏病而见中焦腹胀满的，多因脾胃中气失运，不能升清降浊所致。方中不仅炙甘草壅中助满为必禁之药，即阿胶、生地黄、麦冬、大枣等滋补药也在所禁。又因脾虚生内湿而致大便溏泄，也当禁用阿胶、生地黄、麦冬、麻仁等滋润药。对于这一点，笔者同意万老的观点，同时笔者也是深有临床体会的。笔者曾治一位46岁中年妇女，病"心动悸，脉结代"，并症见纳少，饮食不香，中满。笔者当时未

细查患者四诊信息，给予患者炙甘草汤，其中生地黄用 30g，结果患者服用 3 剂汤药后告知笔者：腹胀满欲死，十分痛苦，可见生地黄等滋腻碍胃作用很显著。笔者从此以后给予患者炙甘草汤必询问患者饮食情况，如果患者纳佳（吃啥啥香），笔者才敢放心用炙甘草汤并生地黄用重剂（后注：笔者后来体会到只要炙甘草汤加酒同煎煮，患者一般就不会出现腹胀满之症。加酒同煎煮，即使是中满的患者也可以使用）。③咳血者禁用。凡心脏病而见咳血的，多因心火上克肺金所致，而方中桂枝、生姜和酒等辛热，能够助火克金，自不宜用。

（2013 年 4 月 6 日）

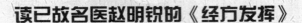

# 读已故名医赵明锐的《经方发挥》

**关键词：桂枝茯苓丸合当归芍药散；痛经的专方**

近日读已故名医赵明锐的《经方发挥》，感觉此书为不可多得之著作，堪称经典。该书在《伤寒论》和《金匮要略》方剂的基础上，做了创造性的发挥，拓宽了经方的应用范围，而且在临床中得到反复验证。

桂枝茯苓丸与当归芍药散，均是《金匮要略》治妇人妊娠杂病的方剂。桂枝茯苓丸由桂枝、茯苓、桃仁、牡丹皮、芍药组成，是活血化瘀祛癥之剂，医圣仲景用来治疗妊娠腹中癥块所致之血漏下不止。当归芍药散由当归、芍药、川芎、茯苓、白术、泽泻组成，仲景用来治疗妊娠后脾胃虚弱、肝气不调、肝脾不和而造成的腹中绞痛。赵老的临床经验是将桂枝茯苓丸与当归芍药散合用（用汤剂），认为二者合方可以治疗有寒凝血滞或瘀血内阻或湿滞血瘀所引起的妇科多种病证，诸如痛经、闭经、月经不调、崩漏、癥瘕结聚等病证。方中以桂枝温阳通血脉，桃仁、牡丹皮活血化瘀，当归活血养血，川芎理气行血，白芍调营养阴，上药合用可活血化瘀，疏通血脉；茯苓、泽泻能利水渗湿，白术补脾助中气。本方泻中寓补，活血化瘀而不伤正。笔者临床上运用赵老的临床经验，多有效验。

笔者曾治一位 20 来岁的未婚女子，托人咨询我：说自己痛经数年，每次月经前 1 ～ 3 天均腹中疼痛难忍，现正值月经前痛经犯病时。并诉前医多用温补之剂，未取得明显疗效。给予桂枝茯苓丸合当归芍药散（当归 15g，赤芍 18g，川芎 15g，炒白术 15g，茯苓 15g，桂枝 15g，桃仁 12g，牡丹皮 12g）（后注：笔者后来体会到此方中芍药若用至 48g 以上，则疗效更佳），水煎服，日 1 剂。1 剂后患者即痛经症状减半，前后服用 7 剂后，患者诉痛经基本痊愈：每次月经前仅有小腹轻度不适，不影响正常生活和学习。可见桂枝茯苓丸合当归芍药散的确是治疗痛经的专方！

（2013 年 2 月 28 日）

# 从瘀、热、虚论治不稳定型心绞痛

**关键词：瘀、热、虚；不稳定型心绞痛；临床经验；药对**

不稳定型心绞痛（unstable angina，UA）是常见的急性冠脉综合征之一，其临床表现错综复杂，具有进行恶化的趋势，易发展为急性心肌梗死或猝死[1]。中医药治疗不稳定型心绞痛有一定的优势和特色[2]。

## 一、瘀、热、虚是不稳定型心绞痛的主要病机

在我国古代文献中虽然没有不稳定型心绞痛的病名，但根据其症状特点，本病属于中医学"心痛""胸痹""心痹""卒心痛""厥心痛"等范畴。不稳定型心绞痛与血瘀密切相关。正如《素问·痹论》所说"心痹者，脉不通""痹，……在于脉则血凝而不流"，明·虞抟在《医学正传》中指出胸痹与"污血冲心"（即瘀血）有关。瘀血阻于心脉，不通则痛，故发为胸痹心痛。不稳定型心绞痛与热邪密切相关。如《素问·至真要大论》说："热淫所胜，佛热至，火行其政。民病胸中烦热……肩背臂及缺盆中痛，心痛……"《素问·刺热》说："心热病者，先不乐，数日乃热，热争则卒心痛。"《古今医鉴》说："凡痛在心，连两胁至两乳下，牵引背板匙骨下而痛者，实热也。"《诸病源候论·心痛病诸候》说："气不得宣畅，壅瘀生热，故心如悬而急，烦懊痛也。"同时，热蕴与血瘀密切相关。《医林改错·积块》记载"血受热则煎熬成块"，明确指出热邪可以煎熬致血瘀。不稳定型心绞痛还与正虚密切相关，正如《诸病源候论·胸痹候》所说："胸痹之症，因虚而发。"《医门法律·中寒门》说："胸痹心痛总因阳虚，故阴得乘之。"清·叶天士云："若夫胸痹，则但因胸中阳虚不运，久而成痹。"正虚特别是心阳虚、心气虚在不稳定型心绞痛患者中尤为常见。由上述中医经典文献的分析可知，瘀、热、虚是不稳定型心绞痛的主要病机。

不稳定型心绞痛临床常见胸痛，胸闷，憋气，倦怠乏力，动则心慌、汗

出，便秘，舌淡红或胖大，舌有瘀斑瘀点或舌下脉络青紫，苔黄，脉细数或细涩。这些临床常见的症状体征也提示不稳定型心绞痛与瘀、热、虚密切相关。笔者[3]曾收集815例经冠脉造影证实的不稳定心绞痛患者，采用因子分析提取常见的证候，结果发现合并血瘀的占57.67%，合并正虚（气虚、阳虚、肾虚、心脾两虚）的占75.46%。该项研究表明不稳定型心绞痛与"血瘀""虚"密切相关。殷氏[4]曾收集335例冠心病患者，采用频数统计分析的方法，结果发现排在第一位的证候为热证（123例，占36.7%），这一研究提示热蕴是冠心病最常见的证候之一。因为久食肥甘厚腻，生痰成瘀，久而化热；或因生活节奏快，生活工作压力大，情志抑郁，郁久化火生热。笔者在临床发现热蕴型证候的不稳定型心绞痛患者越来越多。许多学者[5-6]采用针对"热蕴"证的清热法治疗不稳定型心绞痛，取得了较好疗效，也佐证了不稳定型心绞痛与热蕴密切相关。总之，不稳定型心绞痛的中医病因病机具有本虚标实、虚实夹杂的特点，本虚主要是指心阳虚、心气虚，标实主要是指血瘀、热蕴。

## 二、从瘀、热、虚论治不稳定型心绞痛

笔者在临床上从瘀热虚论治不稳定型心绞痛取得了较好的临床疗效。笔者针对"瘀"常用的方剂有血府逐瘀汤、冠心病Ⅱ号（丹参、川芎、红花、赤芍、降香）、丹参饮（出自《时方歌括》卷下，由丹参、檀香、砂仁组成）等；针对"热"常用的方剂有栀子大黄汤加味（栀子、大黄、枳实、淡豆豉、桔梗、茜草、丹参）、黄连温胆汤、泻心汤、小陷胸汤等；针对"虚"的病机常用的方剂有三参饮（出自《证治宝鉴》，由人参、沙参、玄参、知母、黄芪、当归等组成）、黄芪赤风汤（出自《医林改错》，由黄芪、赤芍、防风组成）、桂枝甘草汤、炙甘草汤。常用药物有丹参、当归、赤芍、丹参、三七、鬼箭羽、枳壳、檀香、川芎、栀子、黄连、陈皮、桂枝、瓜蒌、薤白、黄芪、淫羊藿、炙甘草。针对不稳定型心绞痛"瘀""热""虚"的本虚标实的主要病机，笔者结合多年临床经验，将不稳定型心绞痛的治疗措施概括为3法（"通""清""补"）和6字方针：活血、清热、补虚。

另外，在活血、清热、补虚的基本治则下，笔者在临床喜用药对，常用的治疗不稳定型心绞痛的药对有以下几组。①黄芪与淫羊藿。黄芪不仅可以补气强心，更可以助气行血，是笔者临床治疗不稳定型心绞痛患者，特别是老年不稳定型心绞痛患者的必用之药。金·张元素曰："黄芪甘温纯阳，……

补诸虚不足，一也；益元气，二也……"说明黄芪为补药之长。《本草备要》谓淫羊藿能"补肾门，益肾气，利小便"，功效补肾温阳。二药相须为用，一则补心气，二则助肾阳以温心阳。笔者在临床上黄芪常用 15～60g，淫羊藿常用 8～12g。②瓜蒌与薤白。《名医别录》谓瓜蒌"主胸痹"。《灵枢·五味》记载："心痛宜食薤（白）。"二药为治疗不稳定型心绞痛的常用经典药对，旨在通阳散结化痰。瓜蒌常用 20～30g，薤白常用 15～30g。③栀子与黄连。《本草衍义》谓栀子："……腑脏无润养，内生虚热，非此物不可去。又治心经留热……"栀子擅清心经之热。《本草新编》言："黄连入心与包络，最泻火，亦能入肝，大约同引经之药俱能入之，而入心成专任也。"黄连功擅清热泻火。二药合用，可以清心热，泻心火。二药为治疗不稳定型心绞痛热蕴证型的要药。栀子常用 9～15g，黄连常用 3～20g。④丹参与三七。丹参为活血化瘀之要药，《重庆堂随笔》说："丹参降而行血，血热而滞者宜之。"三七，《本草纲目》谓其"止血，散血，定痛……"《医学衷中参西录》言："三七善化瘀血，又善止血妄行……"根据笔者经验，若患者体质偏热，则丹参的用量应超过三七；若患者体质偏寒，则三七的用量应多于丹参。二药合用，有相辅相成之妙，使活血化瘀止痛之力倍增。丹参常用 9～30g，三七常用6～30g。

## 参考文献

［1］Jneid H. The 2012 ACCF/AHA Focused Update of the Unstable Angina/NonSTElevation Myocardial Infarction（UA/NSTEMI）Guideline：A Critical Appraisal. Methodist Debakey Cardiovasc J. 2012；8（3）：26-30

［2］王阶，何庆勇. 病证结合中医证候学. 北京：中国医药科技出版社，2011：6-7

［3］王阶，何庆勇，李海霞，等. 815 例不稳定型心绞痛中医证候的因子分析. 中西医结合学报，2008，6（8）：788-792

［4］殷丽萍，司晓晨. 冠心病痰热瘀阻证的证型研究. 南京：南京中医药大学硕士学位论文：2005：23

［5］黄科军，吴伟. 清热活血方治疗不稳定型心绞痛短期临床研究. 广州：广州中医药大学硕士学位论文：2009：3-10

［6］朱红俊，陆佳. 陆曙清热泄浊补肾法治疗冠心病经验. 辽宁中医杂志，2008，35（7）：979-980

（2013 年 1 月 12 日）

# 读《孙鲁川医案》《朱良春用药经验》

关键词：中风病的古方治疗；地黄饮子；细辛；鸡血藤；桑枝；朱良春；石菖蒲配远志；人参配五灵脂

## 一、读《孙鲁川医案》

近日读《孙鲁川医案》一书，全书仅 13 万字，140 个医案，从医案中可以看出孙氏对中医理论造诣颇深，善用古方，每每获得临床佳效。笔者读后受益匪浅。

### （一）中风病的古方治疗

《孙鲁川医案》一书收录孙氏中风病医案 8 则，从医案来看，孙氏治疗中风病喜用镇肝熄风汤（出自清末张锡纯的《医学衷中参西录》）、羚角钩藤汤（出自清代俞根初的《重订通俗伤寒论》）、地黄饮子（出自金代刘完素的《宣明论方》）、救脱汤（出自清代林珮琴《类证治裁》）等。

### （二）论"地黄饮子"及重视疏经活络

#### 1. 地黄饮子

笔者以往用地黄饮子治疗中风病，唯患者言语謇涩一症难以治愈，今日读孙氏言，才恍然大悟。孙氏说："地黄饮子方，为治疗中风不语之良方。云其巧者，即薄荷一药清利咽喉。然肺为声音之门，肾为声音之根，治者又宗此说，于方中加细辛一药，入下焦以激发肾气，达上焦而宣发肺窍，肺肾一气贯通，故言语自出。此巧中之巧，若非读书明透、阅历精深者，则不能为。"

#### 2. 中风病的治疗应重视疏经活络

中风一病，多经络为病，疏经活络为第一要着，不然，经络瘀滞，经脉拘挛，虽有神丹，无能为也。观孙氏医案，孙氏重用鸡血藤、桑枝以疏经活络。笔者分析孙氏医案，鸡血藤常用 30g，桑枝常用 60g，并且多用鲜桑枝。

## 二、读《朱良春用药经验》

这个周末，出差贵州遵义，利用空余时间，笔者读了《朱良春用药经验》一书，读后受益颇多，现就朱老用对药经验叙述如下。

### （一）石菖蒲配远志

石菖蒲辛温芳香，为开窍之要药。朱老认为石菖蒲能"入心涤痰"。石菖蒲与远志这一药对出自《备急千金要方》的孔圣枕中丹（由龟甲、龙骨、远志、菖蒲组成）、定志小丸（由人参、茯苓、菖蒲、远志组成）、开心散（药物组成同定志小丸）。石菖蒲与远志合用可以宁心化痰开窍，调畅心气。对于健忘者或心肌炎、冠心病患者症见心悸、怔忡、苔白腻者，朱老多合用石菖蒲、远志。

### （二）人参配五灵脂

人参配五灵脂属于中药"十九畏"，为配伍禁忌。朱老传承章次公先生的经验，认为人参和五灵脂完全可以一起用。朱老认为人参与五灵脂相配，旨在益气活血，对于症见乏力，面色苍白，空腹时则痛，得食可暂安，疼痛较剧，痛如针扎，痛点固定，舌见瘀斑，大便潜血试验（＋）的胃脘久痛患者，如萎缩性胃炎有肠上皮化生或不典型增生者有显著效果。关于人参与五灵脂相配，古来有之，如明代的李中梓则认为"两者（人参与五灵脂）同用，功乃益显"。据清代《脉诀汇辨》载中梓治张某之妻一案：食下辄噎，胸中隐痛，先与二陈加归尾、桃仁、郁金、五灵脂，症不衰。"因思人参与五灵脂同剂善于浚血，即以前剂加入人参二钱，倍用五灵脂，再剂而血从大便中出，十剂而噎止"。笔者临床也体会到，应用人参配五灵脂对气虚血瘀型冠心病心绞痛有较好的临床疗效。

（2013 年 3 月 16 日）

# 读《火郁发之》《重剂起沉疴》

关键词：火郁发之；升降散；乌梅丸；大剂量黄芪；大剂量酸枣仁；大剂量肉苁蓉

## 一、读李士懋《火郁发之》

近日读李士懋、田淑霄的《火郁发之》，受益匪浅。

### （一）火郁证

火郁证，火热郁闭，不得外达而上灼，其舌当红。火郁轻者，舌质可无改变，但必不淡；郁热初起者，可舌边尖红，或舌尖起粟粒，重者红；再重者则绛而少津，甚至绛紫干敛，或舌謇。面色当红而滞。内呈一派热象，如渴喜冷饮、口哕喷人、气粗喘促、胸膈灼热、溲赤便结或下利臭秽等。外呈一派寒象，如恶寒肢厥，甚至通体皆厥，或脘腹冷、背冷等。

### （二）火郁证常用方剂

#### 1. 升降散

明万历年间的龚廷贤《万病回春》有"内府仙方"一首："僵蚕二两，姜黄、蝉蜕各二钱半，大黄四两，姜汁打糊为丸，重一钱一枚。治肿项大头病、哈蟆病。大人服一丸，小儿减半，蜜水调服，立愈。"李士懋老中医的新加升降散为：僵蚕 9 ～ 12g，蝉蜕 4 ～ 7g，姜黄 6 ～ 9g，大黄 4g，豆豉 10g，栀子 7g，连翘 15g，薄荷 4g。

#### 2. 乌梅丸

乌梅丸是治疗阳虚而火郁的方子。乌梅丸也是治疗厥阴病的主方。《伤寒论》说："厥阴之为病。消渴，气上撞心，心中疼热，饥而不欲食，食则吐蛔，下之利不止。"《伤寒论》又说："凡厥者，阴阳气不相顺接，便为厥。厥者，手足逆冷者是也。"李士懋老中医认为，乌梅丸的使用指征是：脉弦按之减，即脉弦而按之无力。并应见肝阳虚所引发的症状，具备两条，即可用乌梅丸加减治之。笔者认为乌梅丸的方证是：脉弦按之无力，脘腹胀满或痛，或胁痛，不欲饮食，肢冷，心中疼热，烦躁，口干，上热（上半身热或胃热）下凉（下半身寒或肠寒），大便稀溏或干结。

## 二、读仝小林《重剂起沉疴》

近日读我院仝小林老师的《重剂起沉疴》一书，受益匪浅。

### （一）大剂量黄芪

仝氏认为黄芪治疗痿证时，常用量 100 ～ 120g，最大量用至 500g，可以大补脾胃之元气，祛瘀通络而不伤正，可以佐以陈皮以防壅滞。笔者十分同意仝老师的观点，笔者用生黄芪治疗中风偏瘫一证，生黄芪用 100 ～ 144g，常获佳效。

### （二）大剂量酸枣仁

《金匮要略》说："虚劳虚烦不得眠，酸枣仁汤主之。酸枣仁汤方：酸枣仁二升，甘草一两，知母二两，茯苓二两，川芎二两。上五味，以水八升，煮酸枣仁，得六升，内诸药，煮取三升，分温三服。"原方中酸枣仁是用二升，约 180g（笔者后来亲自称过酸枣仁二升，约 224g），酸枣仁是药食同源的药物，所以对大剂量应用于临床的安全性是大可放心的。仝老师认为酸枣仁用于治疗失眠时用量必须在 30g 以上，甚至 120 ～ 180g，临床效果显著且未见任何毒副反应。笔者通过临床实践，认可仝老师的观点，一般笔者用酸枣仁治疗失眠常用 55 ～ 90g，疗效较好并且未见明显不良反应。

### （三）大剂量肉苁蓉

笔者通过分析仝老师医案，发现其多将肉苁蓉用于治疗老年人长期顽固性便秘，常用量为 45g。《玉楸药解》说："肉苁蓉，暖腰膝，健骨肉，滋肾肝精血，润肠胃结燥。凡粪粒坚小，形如羊屎，此土湿木郁，下窍闭塞之故。谷淬在胃，不得顺下，零星传送，断落不联，历阳明大肠之燥，炼成颗粒，秘涩难通，总缘风木枯槁，疏泄不行也。一服地黄、龟胶，反益土湿，中气愈败矣。肉苁蓉滋木清风，养血润燥，善滑大肠，而下结粪，其性从容不迫，未至滋湿败脾，非诸润药可比。"治疗老年特别是老老年（80 岁以上）患者的便秘，笔者的临床经验是一般用济川煎的原方，同时学习仝老师的经验，应用大剂量的肉苁蓉（一般 50 ～ 60g），若肠燥津亏，可合用麻子仁丸（改汤剂）。

（2013 年 2 月 20 日）

# 读《杏林薪传》

**关键词：当归四逆汤；桂枝甘草汤**

近日出差泰国期间，利用空余时间读王幸福的《杏林薪传——一位中医师的不传之秘》一书，读后受益匪浅，感觉此书实为当今市面上少见的好书，对临床帮助很大。

## 一、当归四逆汤治疗手足冰凉

王氏认为手足冰凉就用当归四逆汤。《伤寒论》说："手足厥寒，脉细欲绝者，当归四逆汤主之。当归四逆汤：当归三两（45g），桂枝三两（45g），芍药三两（45g），细辛三两（45g），甘草二两（30g），炙，通草二两（30g），大枣二十五枚。"手足厥寒，即四肢冰凉，如嫌力量不够，根据仲景意，可加入吴茱萸、生姜。笔者观王氏医案，当归一般用30g，桂枝一般用30g，赤芍一般用30g，细辛一般用15g，常配伍丝瓜络20g。笔者的临床经验是：用当归四逆汤治疗手足冰凉，常加鸡血藤30g，桑枝30g，或配伍黄芪桂枝五物汤或王清任的黄芪赤风汤，临床多有效验。

## 二、桂枝甘草汤

《伤寒论》说："发汗过多，其人叉手自冒心，心下悸，欲得按者，桂枝甘草汤主之。桂枝四两（60g），去皮，甘草二两（30g），炙。"桂枝甘草汤主治心阳受损之心悸，王氏言桂枝既能强心，又能通脉，考虑到汉唐时期，桂枝、肉桂是异名同物，王氏喜欢桂枝、肉桂各用半，如各用25g。这种临床使用方法，笔者也查找了资料，是有文献依据的。唐代《新修本草》说："古方亦用木桂，或云牡桂，即今木桂，及单名桂者是也。此桂，花、子与菌桂同，唯叶倍长，大、小枝皮俱名牡桂。然大枝皮肌理粗虚如木兰，肉少味薄，不及小枝皮也。小枝皮肉多，半卷。中必皱起，味辛美。一名肉桂，一名桂枝，一名桂心。"五代《蜀本草》说："嫩枝皮……谓之桂枝，又名肉桂，削去皮，名曰桂心，药中以此为善。"均明确指出了桂枝、肉桂、桂心为异名同物。

（2013 年 4 月 6 日）

# 中医不传之秘在于量

关键词：药物剂量运用；各个朝代剂量的换算；五言绝句

清代王清任在《医林改错》中指出："药味要紧，分量更要紧。"近代大医岳美中先生说："中医治病的巧处在分量上。"日本学者渡边熙也指出："汉药之秘，不可告人者，即在药量。"笔者认为中医临床失效，半数原因是药物剂量不对。

## 1. 甘草

炙甘草治脾胃气虚；生甘草清热解毒，祛痰止咳。炙甘草 1 ～ 5g，功效调和诸药。炙甘草 6 ～ 10g，功效温脾胃养心。炙甘草 30g 以上，有类似激素样作用。

## 2. 黄芪

笔者运用黄芪治疗偏瘫，肢体活动不利，应用生黄芪，少则 60g，多则 144g，其效甚佳。王清任的补阳还五汤，其中黄芪四两，约为 149g。

## 3. 半夏

清代吴鞠通说："半夏一两降逆止呕，二两安神助眠。"即降逆止呕，半夏应为 37g 以内；安助眠，半夏则应用 37g 以上。

## 4. 各个朝代剂量的换算

东汉　　　　1 两 =13.8g

宋元时期　　1 两 =39 ～ 40g，1 钱 =3.9 ～ 4g，1 升 = 约 600mL

明清时期　　1 两 =37.3g，1 钱 =3.73g，1 升 = 约 1000mL

## 5. 经方不传之秘在于量

笔者作了一首五言绝句如下：

**经方不传之秘在于量**

经方效如神，巧在剂量深。

世医不悟量，反诬经方沦。

（2013 年 4 月 7 日）

何庆勇经方治疗疑难危重症实录

# 自创临床效验方三首

关键词：天丹汤；瓜蒌桂枝茯苓汤；柴胡越鞠汤

总结笔者临床常用的效验方三首如下。

## 一、天丹汤

［来　源］本方来源于《金匮要略》中的瓜蒌薤白半夏汤与清代陈修园《时方歌括》中的丹参饮。

［组　成］瓜蒌 20～30g，薤白 20～55g，清半夏 9～15g，桂枝 9～15g，丹参 20～36g，檀香 5～6g 或降香 6～18g，砂仁 5～6g。水煎服，日 1 剂，分早晚 2 次服用。

［功　效］通阳化痰，活血宣痹。

［适应证］临床用于治疗冠心病心绞痛之辨证属于胸阳不振、痰浊血瘀痹阻证，症见胸闷如窒而痛或胸部刺痛，痰多气短，形体肥胖，伴有倦怠乏力，纳呆或食后腹胀，咯吐痰涎，舌暗，舌体胖大，舌有瘀斑瘀点，苔腻，脉滑或沉滑或沉涩。

## 二、瓜蒌桂枝茯苓汤

［来　源］本方来源于《金匮要略》中的瓜蒌薤白半夏汤、桂枝茯苓丸。

［组　成］瓜蒌 20～30g，薤白 20～55g，清半夏 9～15g，桂枝 9～15g，茯苓 12～30g，桃仁 10～35g，牡丹皮 10～15g，赤芍 10～18g 或加白芍 10～18g。水煎服，日 1 剂，分早晚 2 次服用。

［功　效］通阳化痰，活血宣痹。

［适应证］临床用于治疗冠心病心绞痛之辨证属于胸阳不振、痰浊血瘀痹阻证，多为女性。症见面色晦暗或暗红，胸闷如窒而痛或疼痛固定，痰多气短，伴有倦怠乏力，咯吐痰涎，皮肤干燥或起鳞屑，舌质紫暗，舌体胖大，

舌有瘀斑瘀点，苔腻，脉滑或沉滑或沉涩。

## 三、柴胡越鞠汤

[来　源]　本方来源于《伤寒论》中的小柴胡汤与《丹溪心法》中的越鞠丸。

[组　成]　柴胡 10 ～ 18g，黄芩 10 ～ 18g，党参或太子参 20 ～ 30g，清半夏 9 ～ 15g，炙甘草 10 ～ 30g，生姜 8 ～ 15g，大枣 20 ～ 30g，香附 9 ～ 18g，苍术 10 ～ 30g，川芎 12 ～ 18g，栀子 12 ～ 18g，神曲 20 ～ 35g。水煎服，日 1 剂，分早晚 2 次服用。

[功　效]　疏肝理气解郁。

[适应证]　情志不畅时发病或加重，胸胁苦满，喜叹息，默默不欲饮食，心烦喜呕，腹中胀满，口苦，咽干，目眩，舌苔薄白或薄黄，脉弦。

（2013 年 6 月 29 日）

# 何庆勇古诗六首

关键词：七言绝句·张仲景/陶弘景/董奉/葛洪/喻昌；五言绝句·王叔和

## 咏仲景

乱世[1]悬壶著经方[2]，预断生死[3]比长桑[4]。

伤寒[5]六经钤[6]百病，仁术圣道渡慈航[7]。

——2011年6月20日写于山东烟台

（已发表于《中国中医药报》2011年12月16日第8版）

**注释：**

[1]乱世：张仲景生于东汉末年，当时正值战乱，故称"乱世"。

[2]经方：指张仲景所著《伤寒杂病论》所记载之方剂。

[3]预断生死：晋·皇甫谧《甲乙经序》记载："仲景见侍中王仲宣时，年二十余。谓曰：君有病，四十当眉落，眉落半年而死。令含服五石汤可免。仲宣嫌其言忤，受汤勿服。居三日，仲景见仲宣谓曰：服汤否？仲宣曰：已服。仲景曰：色候固非服汤之诊，君何轻命也！仲宣犹不信。后二十年果眉落，后一百八十七日而死。

[4]长桑：出自西汉·司马迁《史记·扁鹊仓公列传》。长桑君，战国时的神医。传说扁鹊与之交往甚密，事之唯谨，乃以禁方传扁鹊，又出药使扁鹊饮服，忽然不见。于是扁鹊视病尽见五脏症结，遂以精通医术闻名当世。

[5]伤寒：指张仲景所著《伤寒杂病论》。

[6]钤：音 qián，通"权"。清·俞根初《通俗伤寒论》说："以六经钤百病，为确定之总诀；以三焦赅疫证，为变通之捷诀。"

[7]慈航：佛家语，佛心慈悲，救渡众生，出生死海，有如舟航。金·孙不二《绣薄眉》词："法海慈航，寰中普渡。"

## 《伤寒论》与王叔和[1]

乱世多散佚，圣美恐坠地。

伤寒显于世，叔和功德至。

——2011年8月6日晚写于北京勤学斋

**注释：**

[1]《伤寒论》与王叔和：王叔和编次《伤寒论》有功千古，尤其当该书处于存亡危急之际，王叔和使之保存并得以传世，其贡献之大不可泯灭。正像金代成无己称："仲景《伤寒论》得显用于世，而不堕于地者，叔和之力也。"宋·林亿曾曰："仲景之书及今八百余年，不坠于地者，皆其力也。"清·徐大椿亦称："苟无叔和，焉有此书？"的确，王叔和在整理中医古文献时所做的贡献是巨大的，为后世留下了宝贵的文献资料，是值得我们称赞的。

### 咏陶弘景

通明异禀药仙灵[1]，羽翼神农注本经[2]。

帝王国事每相咨，山中宰相驾皇廷[3]。

——2011年9月11日晨写于北京勤学斋

**注释：**

[1]通明：据《梁书》记载："陶弘景，字通明，丹阳秣陵人也。"

[2]注本经：陶弘景著有《本草经集注》，为其代表作之一。

[3]山中宰相：梁武帝萧衍即位后，屡请（陶弘景）不出，国家每有吉凶征讨大事，无不前往以咨询，人称"山中宰相"。

### 咏董奉

真人[1]已乘云鹤去，此山空留杏万株。

青山红雨无仙[2]迹，只闻虎[3]啸盼仙复。

——写于2011年6月16日晚

**注释：**

[1]真人：董奉仙逝不久，晋永嘉元年（公元307年），晋孝怀帝司马炽托上帝名诰封董奉为"太一真人"。[见《太一观董真人殿碑铭（并序）》]

[2]仙：指董奉。

[3]虎：晋·葛洪的《神仙传》：传说三国时期吴国名医董奉治好了一只老虎的病，老虎为了报恩，从此就在董奉的杏林里当起了守护。

### 咏葛洪

博闻深洽丹阳翁[1]，精辨玄赜著述丰[2]。

守真百年求不朽[3]，可叹一生神仙梦[4]。

——2011年8月20日深夜写于北京勤学斋

**注释：**

[1]丹阳翁：据《晋书》记载："葛洪，字稚川，丹阳句容人也。"

〔2〕著述丰：据《晋书》记载，葛洪"著述篇章富于班马（班固、司马相如）"。

〔3〕守真：葛洪主张"守一存真，乃能通神"（见《抱朴子·地真》）。百年求不朽：葛洪一生勤于炼丹，追求长生不老、神仙不朽之事。

〔4〕神仙梦：据《晋书》记载，葛洪"尤好神仙导养之法"。

## 咏喻昌

博学贡生精群籍[1]，笃尊经方通禅理[2]。

寓意医案世取法[3]，尚论伤寒补圣遗[4]。

——2011 年 10 月 7 日深夜写于香港九龙旺角

**注释：**

〔1〕贡生：据《清史稿》记载："喻昌，……明崇祯中，以副榜贡生入都上书言事。"

〔2〕通禅理：据《清史稿》记载："喻昌，……通禅理，其医往往出于妙悟。"

〔3〕寓意医案：《寓意草》是著名的中医医案著作，是喻昌的代表作之一。

〔4〕尚论伤寒：指《尚论张仲景伤寒论三百九十七法》又名《尚论张仲景伤寒论》，是喻昌的代表作之一。

# 望而知之谓之神

**关键词：扁鹊；张仲景；刘渡舟；黄煌；泽泻汤；桂枝茯苓丸**

战国时《难经·六十一难》说："经曰，望而知之谓之神；闻而知之谓之圣；问而知之谓之工；切脉而知之谓之巧。"清代《医宗金鉴·卷三十四·四诊心法要诀》说："医家造精微，通幽显，未有不先'望'而得之者。"清代《望诊遵经》说："治病必先知诊，诊病必先知望。"由此可见望诊在中医诊病用方中非常重要。

## 一、扁鹊与望诊

扁鹊是中医四诊的鼻祖，笔者年少时就读过《扁鹊见蔡桓公》（出自《韩非子·喻老》)，其中扁鹊在望诊方面的精湛技术可见一斑。

## 二、张仲景与望诊

西晋皇甫谧《针灸甲乙经》序中说："仲景见侍中王仲宣，时年二十余，谓曰：君有病，四十当眉落，眉落半年而死。令服五石汤可免。仲宣嫌其言忤，受汤勿服。居三日，见仲宣，谓曰：服汤否？曰：已服。仲景曰：色候固非服汤之诊，君何轻命也！仲宣犹不言。后二十年果眉落，后一百八十七日而死，终如其言。"其中也可见医圣张仲景的望诊技术之高超。

## 三、泽泻汤的望诊

泽泻汤是仲景为"心下有支饮，其人苦冒眩"证而设，近代伤寒大家刘渡舟谓泽泻汤的望诊：泽泻汤证的舌体，是特别肥大而异于寻常。它质厚而宽，占满口腔而使人望之骇然。以证推理，刘老认为可能由于心脾气虚，又加水饮为患，浸膈渍胃之所致。因心开窍于舌，脾脉散于舌本，今心脾气虚，水饮上渍，所以形成舌体肥大。

## 四、桂枝茯苓丸的望诊

近代经方名家黄煌谓桂枝茯苓丸的望诊：望面——面部发红或暗红，鼻翼上毛细血管扩张；望舌——舌暗或紫暗，舌下络脉怒张；望下肢——下肢皮肤干燥，起屑。见于上述望诊的人均可用桂枝茯苓丸，而不是仅仅限于妇科癥病。笔者的临床经验是：若见于舌暗之冠心病或心力衰竭患者，用桂枝茯苓丸（改为汤剂），多有效验。

（2013 年 4 月 21 日）

# 重读《伤寒论》，谈谈甘麦大枣汤的剂量

**关键词：** 甘麦大枣汤方证；甘草三两（约 41g），小麦一升（约 100g），大枣十枚（约 30g）

今日周末，重读《伤寒论》，感慨颇多，现谈谈甘麦大枣汤的剂量问题。

## 一、甘麦大枣汤方证

《金匮要略·妇人杂病脉证并治第二十二》说："妇人脏躁，喜悲伤欲哭，象如神灵所作，数欠伸，甘麦大枣汤主之。"笔者临床体会到甘麦大枣汤的方证是：脏躁（更年期，不限男、女、儿童），喜悲伤欲哭，容易紧张。只要临床遇到更年期的妇女，出现"喜悲伤欲哭"，临床用甘麦大枣汤多有奇效。

## 二、甘麦大枣汤的剂量

笔者认为甘麦大枣汤临床取效的关键在于剂量，必须按照医圣仲景的本意，采用原方原量，特别是其中的小麦一药。《金匮要略·妇人杂病脉证并治第二十二》说："甘草小麦大枣汤方：甘草三两，小麦一升，大枣十枚。上三味，以水六升，煮取三升，温分三服。亦补脾气。"笔者参考"汉代度量衡与张仲景方药剂量简表"（出自李克光、张家礼主编的《金匮要略译释》）换算后，甘草小麦大枣汤的原本剂量应该是：甘草约 41g，小麦约 100g（后注：笔者曾亲自称过浮小麦一升为 133.5g），大枣约 30g。笔者体会到临床用甘麦大枣汤，小麦（笔者用浮小麦代替）至少应是 60g，最好 90g，若量少则无效。甘草至少用 30g，大枣至少用 20 ～ 30g。

（2013 年 7 月 13 日）

# 笔者自创高效治疗头晕、头痛角药

关键词：天麻－钩藤－菊花；川芎－全蝎－九香虫

角药是由 3 种中药有机组合的一种药物配伍。角药强调 3 种药物的合力，并不区分主药与辅药。笔者在临床上治疗头晕、头痛病症，常用角药天麻－钩藤－菊花、川芎－全蝎－九香虫，疗效较佳，现介绍如下。

## 一、天麻－钩藤－菊花

天麻，元代罗天益说："眼黑头旋，风虚内作，非天麻不能治。"天麻被誉为"治风之神药"。钩藤，善清肝火，为治疗肝阳上亢、肝风内动的要药，清代陈士铎的《本草新编》说："钩藤，去风甚速，有风症者必宜用之。"菊花，《神农本草经》谓菊花"味苦，平。主治头眩肿痛"。清代叶天士谓菊花"发花于秋，其秉秋金之气独全，故为制风木之上药也"。天麻、钩藤、菊花是笔者临床治疗头晕的常用角药，特别适合肝阳上亢化风的头晕、头痛，用之于临床多有效验。笔者在临床上天麻常用 18 ～ 90g，钩藤常用 12 ～ 20g，菊花常用 12 ～ 30g。

## 二、川芎－全蝎－九香虫

川芎，清代张隐庵谓其"主治中风入脑头痛者，川芎秉金气而治风，性上行而治头痛也"。全蝎，善息风镇痉，攻毒散结，通络止痛。清代吴仪洛的《本草从新》谓全蝎"治诸风掉眩，惊痫抽掣，口眼斜……厥阴风木之病"。九香虫，功效为理气通络，止痛温阳，笔者认为九香虫擅治久瘀入络之滞。川芎、全蝎、九香虫亦是笔者临床治疗头痛的常用角药，特别适合血瘀阻络兼风邪上扰型的头痛、头晕，用之于临床多有效验。笔者在临床上川芎常用 12 ～ 18g，全蝎常用 9 ～ 12g，九香虫常用 6 ～ 15g。

（2013 年 8 月 6 日）

# 和法是中医治病的最高境界之一

**关键词：和法——不战而屈人之兵；中医治病最高境界；小柴胡汤**

"和"是儒家所倡导的伦理、政治、社会原则。儒家学派创始人孔子将"和"作为人文精神的核心。《论语》说："礼之用，和为贵，先王之道，斯为美。"孔子认为"和"对于社会、自然中的一切差异、分歧、矛盾都具有化解的能力。"不战而屈人之兵，善之善者也。故上兵伐谋，其次伐交，其次伐兵，其下攻城"（出自《孙子兵法·谋攻篇》）。西医治疗疾病主要是一个"对抗"，如对抗疾病、抗病毒、抗抑郁、抗心肌缺血、抗癌。"对抗"是典型的"战而屈人之兵"，是《孙子兵法》中论述的下策，也违背了孔子的"和"的思想。而中医植根于中国传统文化，中医治疗疾病讲究的是"和解"二字。和法是中医治疗疾病的主要方法，和法即和解法，它是通过和解、调和或缓和作用以达到消除病邪的治法。笔者认为和法是中医治病的最高境界之一！

## 一、和法

"和"的思想早在春秋战国时期的《黄帝内经》中就有论述，如《素问·生气通天论》中指出"凡阴阳之要，阳密乃固，两者不和，若春无秋，若冬无夏，因而和之，是谓圣度"。这里"和"主要是指调和阴阳之法，目的是使身体恢复"阴平阳秘，精神乃治"的健康状态。宋金时期的成无己为确定和法的第一人。成无己的《伤寒明理论》说："伤寒邪在表者，必渍形以为汗，邪在里者，必荡涤以为利；其于不外不内半表半里者，既非发汗之所宜，又非吐下之所对，是当和解则可矣，小柴胡为和解表里之剂也。"

## 二、和法的代表方剂之一——小柴胡汤

小柴胡汤是《伤寒论》和法最具有代表性的方剂之一。小柴胡汤的相关条文在《伤寒论》所占的篇幅比其他的方剂为多，《伤寒论》中涉及运用小柴

胡汤的条文共有 17 条，范围几乎涵盖整个《伤寒论》。日本著名汉方医家丹波元简说："伤寒诸方，惟小柴胡为用最多，而诸病屡称述之。"历代医家对小柴胡汤推崇备至，更有意思的是，有的名老中医一辈子都在用小柴胡汤一方加减治病，并且疗效卓越！从临床上小柴胡汤所治病证之广泛、疗效之显著，可以管窥出和法是中医治病的最高境界之一！和法好像是中医治病的一扇门，一个切入点，从这个门进入可以治愈很多病，使身体恢复到阴平阳秘的健康状态。

（2013 年 8 月 10 日）

# 读《岳美中医学文集》

**关键词：岳美中；学习时间；药亲尝**

岳美中是笔者所敬重的大医之一，近段时间读《岳美中医学文集》，现录读后感悟点滴如下。

## 一、岳美中学医

岳美中1900年出生，17岁开始任小学教师，25岁由于肺结核被学校辞退后开始学中医。他边读书，边试服中药养病，一年余的乡间生活，肺结核病竟逐渐痊愈。岳美中学医先从《医学衷中参西录》入手，为体察药物，常购药自服。岳美中在1938年春至新中国成立，在此10年间，白天外出应诊，为群众解除疾病痛苦，晚上黄卷青灯，以经方为主兼研各家。生活虽然艰难，学业却大有精进。岳美中十分推崇《伤寒论》和《金匮要略》，其有"法崇仲景思常沛，医学长沙自有真"之警句。岳美中还说："重读张仲景的《伤寒论》《金匮要略》，见其察证候而罕言病理，出方剂而不言药性，准当前之象征，投药石以祛疾，直逼实验科学的堂奥。"

## 二、岳美中学医的经历对我们的几点启发

### （一）从20多岁学医并不晚

现在我们中医行业有一种流行观点是学中医应从小开始，应从几岁或10来岁就开始学，等到20多岁再学习中医已经晚了，难以成大医、名医了。我们绝大多数人是上了中医药大学后才开始学中医，这时正好20岁左右。由于有上述观点，导致很多中医学子对学好中医没有信心，其实大可不必，试看岳美中，他在25岁以后才开始学习中医，不也成了一代大医了吗？所以我们这一批从中医药大学毕业的、20岁以后才开始学习中医的人，应该有信心，经过努力我们照样可以成为一代名医的。

**（二）欲成大医，"药亲尝"可能是必须经历的阶段**

岳美中最初学习中医是边读书，边试服中药养病。他后来学医也是"为体察药物，常购药自服"。欲成大医，"药亲尝"可能是必须经历的阶段。近代大医张锡纯更是明确指出："（学医）的第一层功夫在识药性……仆学医时，凡药皆自尝试。"即张锡纯认为学医必须经历"药亲尝"这一阶段。

（2013 年 8 月 31 日）

# 读《辅行诀五脏用药法要》

**关键词：桂枝药证；附子药证**

《辅行诀五脏用药法要》为梁华阳隐居陶弘景所撰。《辅行诀五脏用药法要》一卷原藏敦煌藏经洞，1918 年由张大昌先祖父从一道士手中购得，珍藏于家，递传至其孙张大昌，原卷毁于"文革"。现见于世的是张大昌及其弟子的手抄本《辅行诀五脏用药法要》。《辅行诀五脏用药法要》不仅对临床有重要的意义，对中医文献学亦有重大意义。《辅行诀五脏用药法要》以确切的资料证明《伤寒论》是张仲景在《汤液经法》一书的基础上勤求博采而撰写成的。通过读《辅行诀五脏用药法要》（1975 年中国中医研究院打印本），有所受益，现仅就桂枝、附子的药证总结如下。

## 一、桂枝药证

### 加：桂枝治心中悸、脐上筑动

《辅行诀五脏用药法要》条文：小补肝汤　治心中恐疑，时多恶梦，气上冲心，越汗出，头目眩晕者方。桂枝、干姜、五味子各三两，大枣十二枚，去核（一方作薯蓣，当从）。上四味，以水八升，煮取三升，温服一升，日三服。**心中悸者，加桂枝一两半。**

《辅行诀五脏用药法要》条文：小补脾汤　治饮食不消，时自吐利，吐利已，心中苦饥。无力，身重，足痿，善转筋者方。人参、甘草（炙）、干姜各三两，术一两。上四味，以水八升，煮取三升，温服一升，日三。**若脐上筑动者，去术，加桂四两。**

## 二、附子药证

### 加：附子治四肢冷、小便难，腹中满

《辅行诀五脏用药法要》条文：小补肝汤　治心中恐疑，时多恶梦，气

上冲心，越汗出，头目眩晕者方。桂枝、干姜、五味子各三两，大枣十二枚，去核（一方作薯蓣，当从）。上四味，以水八升，煮取三升，温服一升，日三服。心中悸者，加桂枝一两半。……**四肢冷、小便难者，加附子一枚，炮。**

《辅行诀五脏用药法要》条文：小补脾汤　治饮食不化，时自吐利，吐利已，心中苦饥。无力，身重，足痿，善转筋者方。人参、甘草（炙）、干姜各三两，术一两。上四味，以水八升，煮取三升，温服一升，日三。若脐上筑动者，去术，加桂四两。……**腹中满，去术，加附子一枚，炮。**

（2013 年 9 月 8 日）

# 读《刘渡舟伤寒论专题讲座》

**关键词：刘渡舟；柴胡解毒汤**

刘渡舟是近代著名的伤寒大家，亦是笔者所敬仰的中医学家之一，读《刘渡舟伤寒论专题讲座》，使笔者受益匪浅，现就刘老的柴胡解毒汤学习点滴记录如下。

## 一、柴胡解毒汤的组成

柴胡解毒汤由柴胡、黄芩、茵陈、土茯苓、凤尾草、草河车、叶下珠、茜草、海螵蛸、土鳖虫、苍术共 11 味药组成。

## 二、 柴胡解毒汤适应证、治则

柴胡解毒汤适合于肝病的气分阶段，多属于肝炎病的活动期（转氨酶高、黄疸指数高）。柴胡解毒汤的治则是：疏肝、清热、利湿、解毒。

## 三、柴胡解毒汤的方义

柴胡解毒汤方中柴胡配黄芩，此配伍来源于《伤寒论》，这两个药均是性苦寒，一个是清脏腑之热，一个是清经络之热。因为肝炎多数有热，所以必须清热。第二，治疗肝病要开郁，就是要疏肝。医圣张仲景小柴胡汤中的柴胡配伍黄芩，既能够清热，又能疏肝，还能够重建气机出入升降。还有茵陈，它能清利湿热、利胆退黄；凤尾草能凉血解毒；土茯苓、草河车、叶下珠能祛邪护肝，这些药物都加强了清热解毒的力度。茜草和海螵蛸，来源于《黄帝内经》的四乌鲗骨一蘆茹丸，肝藏血，离开血不行，治肝要治血，就得补血，茜草和海螵蛸是一个好的选择。土鳖虫，它的生命力很顽强，即使它的头和肚子裂开了，也仍不死，还会在地上来回爬动，然后它的头和肚子一接，裂开的口子上的白尖就重新黏在一起，就又长好了。土鳖虫不仅能活血化瘀，更富含高蛋白，对于肝病非常好。最后是苍术，加入这味药是遵循张仲景的"见肝之病，知肝传脾，当先实脾"。苍术能祛湿健脾辟秽。

## 四、小结

柴胡解毒汤的临床效果很好，一般服用二三十剂后就能见效。柴胡解毒汤是刘老三十多年临床经验的总结，切磋琢磨，煞费苦心，来之不易，弥足珍贵！

（2013 年 9 月 19 日）

# 清代一两相当于现代多少克？

**关键词：清代一两肯定相当于现代 37.3 克**

清代一两相当于现代多少克？这是一个历史文献学或考古学的度量衡问题，更是关乎临床医生疗效的必须解决的问题！清代度量衡制度始订于顺治而完成于康熙、乾隆。康熙帝对封建典章制度十分推崇，又提倡科学，能虚心向西方先进科学技术学习。现今藏于北京故宫博物院的一支铜尺和一件砝码，二器同装入一匣内，匣为朱色，盖上有烫金楷书"高宗纯皇帝（乾隆死后的谥号）钦定权度尺"和"户部库平、工部营造尺均遂旧制，与万国权度原器精校铸造"字样。尺长 32 厘米，砝码重 37.3 克（正合库平一两）。清政府还向万国权度局（即国际计量局）定制了铂铱合金营造尺一支，库平砝码两个，作为营造尺库平两的最高基准。由此段文字可知清代一两非常肯定地相当于现代 37.3 克。也有学者认为清代一两相当于 36.3 克，如仝小林老师在《方药量效学》（仝小林.方药量效学.北京：科学出版社，2013：310）一书中认为清代一两等于 36.3 克。笔者以往临床运用清代的方剂如补阳还五汤，就是按照一两 36 克用的，例如原方中生黄芪四两，笔者临床用 144 克，临床效果甚好。其实无论是 37.3 克还是 36.3 克，因为二者十分接近，所以对临床疗效影响不大。

（2013 年 10 月 4 日）

# 读《备急千金要方》，谈治疗心力衰竭的药对

关键词：治水通身肿方；葶苈子配桃仁；治水肿利小便方；葶苈子配桂枝

唐代药王孙思邈的《备急千金要方》中所载的方剂，笔者用之于临床多有效验，有时甚至是奇效！不像当代很多所谓验方，验之于临床，多无效。本文笔者仅对《备急千金要方》中用来治疗心力衰竭的药对（葶苈子配桃仁、葶苈子配桂枝）探讨如下。

## 一、葶苈子配桃仁

［出处］《备急千金要方·卷第二十一·消渴淋闭尿血水肿》。

［原文］治水通身肿方：葶苈、桃仁各等分，上二味，皆熬，合捣为丸服之，利小便。

［笔者体会］笔者认为本方是孙思邈按照《金匮要略·水气病脉证并治第十四》"血不利则为水"这一著名理论所创立的方剂（药对）。方中葶苈子，《神农本草经》谓其"味辛，苦，寒……破坚逐邪，通利水道"，故葶苈子功擅利水消肿；桃仁，《神农本草经》谓其"味苦，平，主治瘀血"，功能活血化瘀。临床上此药对用于治疗心力衰竭证属血瘀水停的患者，疗效甚佳。方中葶苈子笔者常用 15～55g，桃仁常用 9～35g。

## 二、葶苈子配桂枝

［出处］《备急千金要方·卷第二十一·消渴淋闭尿血水肿》。

［原文］治水肿利小便方：葶苈四两（生用），桂心一两，上二味，末之，蜜丸。饮下梧子大七丸，日二，以治为度。

［笔者体会］方中葶苈子，功擅利水消肿；桂心，笔者临床上常用桂枝，清代张隐庵谓其"久服（桂枝）则阳气盛而光明"（出自《神农本草经三家

合注》），桂枝功能温通心阳。临床上运用此药对合用真武汤或附子汤治疗心力衰竭证属心阳不足、水饮内停的患者，疗效甚佳。方中葶苈子笔者常用15 ～ 55g，桂枝常用9 ～ 30g。

（2013 年 10 月 6 日）

# 读《备急千金要方》，谈五味子汤治愈频繁咳嗽、咳痰验案

**关键词：**《备急千金要方》；孙思邈；五味子汤方证

《备急千金要方》是隋唐著名医学家孙思邈的代表著作之一，也是笔者夜间经常翻阅的书籍之一。《备急千金要方》中的很多方剂，笔者用之于临床十分效验，现就《备急千金要方》中的五味子汤探讨如下。

## 一、五味子汤

《备急千金要方》原文说："治唾中有脓血，牵胸胁痛，五味子汤方。五味子汤：五味子、桔梗、紫菀、甘草、续断各二两，地黄、桑根白皮各五两，竹茹三两，赤小豆一升。上九味，以水九升，煮取二升七合，分为三服。"笔者临床体会到五味子汤的方证是：久咳不愈，咳吐脓稠黏痰，或痰中带血，牵胸胁痛。

## 二、临床治验

患者魏某，女，76 岁。

**初诊日期：**2013 年 9 月 16 日。

**主诉：**间断咳嗽、咳痰 6 年，加重（频繁咳嗽、咳痰）4 天。

**现病史：**患者平素有慢性支气管炎、肺间质性病变病史。近 6 年来患者每于换季及冬春季即发作咳嗽、咳痰，反复在多家医院住院治疗。患者 4 天前受凉后发热（37.9℃），头身痛，咳嗽痰多，痰色白且黏稠，不易咳出。

**刻下症：**咳嗽、咳痰频繁，每次持续 2～3 分钟，痰多色白且极度黏稠，不易咯出，咳嗽，牵及胸胁痛。动则气短、口干、口略苦，夜尿 2 次，纳眠可，二便调。

**查体：**体形胖，下肢轻度水肿，舌暗红，苔薄黄，脉弦滑。

**中医诊断：**咳嗽。痰热阻肺，肺失宣降。

**西医诊断：**①慢性支气管炎急性发作；②肺间质性病变。

**治疗：**治以清热化痰，宣肺降气。方用五味子汤：五味子 10g，桔梗 10g，紫菀 10g，生甘草 10g，续断 10g，生地黄 18g，桑白皮 18g，竹茹 15g，赤小豆 19g。水煎服，日 1 剂，分早晚 2 次服用。5 剂后患者咳嗽次数较前减少，痰量亦较前明显减少。继续服用原方 3 剂后，患者咳嗽、咳痰愈。患者女儿诉以往患者每次发病咳嗽、咳痰，服药需要 1～2 个月才好，这次竟 8 天即愈，喜悦露于言表。

（2013 年 11 月 13 日）

# 2005 年整理版《金匮要略》中小错误一则

**关键词:**《金匮要略》；桂枝芍药知母汤条文；尪羸

笔者平素酷爱《伤寒论》《金匮要略》，故二书几乎未曾离身，无论是笔者在门诊，还是在病房查房，口袋里必须装着这两本书，以备随时查阅，自觉受益匪浅。目前市面上出版的《金匮要略》质量较高的当属人民卫生出版社组织编写的中医临床必修丛书之《金匮要略》，由何任、何若萍整理，2005年（出版号：7-117-06723-3/R·6724）出版，当中亦有些小错误，现举一则如下，望再版时更改。

何任、何若萍整理版《金匮要略》书中的第 19 页，中风历节病脉证并治第五篇中的："诸肢节疼痛，身体魁羸，脚肿如脱，头眩短气，温温欲吐，桂枝芍药知母汤主之。"此条文中的"魁"应更正为"尪"。一般"尪"和"羸"一起联用，而"魁"和"羸"一般不联用，因为二者意思相佐。正是这一字之差，条文意思完全改变，魁，指高大，身魁力壮。如魁梧，魁伟。尪，是指脊背骨骼弯曲，《仓颉篇》说："尪，短小偻（脊背弯曲）也。"尪羸，是指瘦弱，如"魏生自睹尪羸之状，亦觉骇然"（明·冯梦龙《警世通言》）。无独有偶，何任主编的 1982 年国家中医古籍整理出版的《金匮要略语译》中的桂枝芍药知母汤条文出现了同样的小错误："诸肢节疼痛，身体魁羸，脚肿如脱，头眩短气，温温欲吐，桂枝芍药知母汤主之。"而《伤寒杂病论研究大成》（吕志杰主编）、《金匮述义》（赵桐著）本条文均是"诸肢节疼痛，身体尪羸，……"

笔者临床体会到桂枝芍药知母汤的方证是：关节疼痛，遇寒或阴雨天加重，关节变形肿胀，头眩，恶心欲呕，体形偏瘦，脉沉紧，或沉弦。经方名家黄煌亦在《黄煌经方使用手册》中说："桂枝芍药知母汤是古代历节病的专方，适用于以身体消瘦、关节肿大为特征的关节病。"故桂枝芍药知母汤的体形应该是瘦，即"尪羸"，不可能是"魁"。

（2013 年 11 月 17 日）

# 读宋·朱肱《活人书》，谈金沸草散治验

**关键词：宋代《活人书》；金沸草散**

宋代朱肱的《活人书》，又名《伤寒百问》《南阳活人书》《类证活人书》《无求子活人书》等。清代徐灵胎说："宋人之书，能发明《伤寒论》，使人有所执持而易晓，大有功于仲景者，《活人书》为第一。"笔者常在临证之余翻阅《活人书》，有所受益。现就笔者运用《活人书》中的金沸草散治验探讨如下。

## 一、《活人书》中的金沸草散

《活人书》说："金沸草散治伤寒中脘有痰，令人壮热，头痛，项筋紧急，时发寒热，皆类伤风，但头不痛为异耳。金沸草散：前胡三两，甘草一两（炙），细辛一两，旋覆花（即金沸草）三两，荆芥穗四两，赤茯苓（一本作'赤芍药'）二两，半夏（净洗，姜汁浸）一两。上捣罗为粗末，每服三钱，水一盏，生姜五片，枣子一枚，同煎至七分，去滓，热服，未知再服。"笔者临床体会到金沸草散治疗咳嗽，无论是新久，多有效验，特别是风寒咳嗽，常能取佳效。

## 二、临床治验

患者刘某，女，77 岁。

**初诊日期：** 2013 年 10 月 29 日。

**主诉：** 间断咳嗽、咳痰 10 年，加重伴喘憋 12 天。

**现病史：** 患者有慢性阻塞性肺疾病、肺源性心脏病病史，近 10 年来每于受寒后发作咳嗽、咳痰，为白色痰，量较多，伴有喘憋，曾反复在北京朝阳医院、我院门诊及病房治疗。12 天前因外感出现咳嗽、咳痰加重，频繁咳嗽、咳痰，伴喘憋，前医用止咳化痰汤药治疗近 2 周，罔效。

**刻下症：** 咳嗽，咽痒，咳白痰，痰极黏，频繁咳嗽，咳嗽每日长达 2～3 小时，其中夜间咳嗽达 1 小时左右，凌晨 5 点尤重，咳嗽时连及两胁肋疼痛、

右侧为重，严重时不能平卧，咳后汗出及双眼发胀，食后呃逆频发，双膝以下发凉，口中一直干苦，纳差，小便调，大便 1 次 / 日，稍干。

**查体：** 双眼周发黑，双下肢轻度水肿，舌淡红，苔薄白略黄，脉沉紧。

**中医诊断：** 咳嗽。风寒袭肺，肺失宣肃。

**西医诊断：** 慢性阻塞性肺疾病急性发作，慢性肺源性心脏病。

**治疗：** 治以祛风散寒，宣肃肺气。方用金沸草合葶苈大枣泻肺汤：旋覆花 18g（包煎），白芍 15g，桔梗 18g，甘草 15g，荆芥 12g，清半夏 15g，茯苓 15g，陈皮 12g，白芥子 12g，杏仁 15g，前胡 15g，葶苈子 25g，大枣 20g。水煎服，日 1 剂，分早晚 2 次服用。3 剂后患者诉诸症明显减轻，咳嗽、咳痰好转 50%～60%，继续服用原方 7 剂，患者咳嗽、咳痰愈。

（2013 年 11 月 26 日）

# 古代文献对胸痹心痛病因病机的认识

**关键词：胸痹心痛；心痛病名的最早记载**

胸痹心痛是中老年人群的高发病，严重威胁着人民健康，主要包括西医所指的冠心病心绞痛、心肌梗死、心包炎、胸膜炎、肋间神经痛等疾病。笔者通过分析研究古代文献，试对胸痹心痛的病因病机进行初步探讨。

## 一、胸痹心痛的概念

胸痹心痛是指多种原因引起心脉痹阻不畅，临床表现以前胸或左胸部发作性憋闷、疼痛为主症的一种病证。1973 年长沙马王堆三号汉墓出土的《足臂十一脉灸经》记载"足少阴温（脉）……其病：病足热，……心痛，烦心""臂泰（太）阴温（脉）……其病：心痛，心烦而意（噫）"，描述了经络发生病变时的症状，是医学文献中关于心痛病名的最早记载。"胸痹"病名，最早见于《黄帝内经》，如《灵枢·本脏》云："肺小则少饮，善病喘喝；肺大则多饮，善病胸痹、喉痹、逆气。"

## 二、胸痹心痛的病因病机

早在《金匮要略·胸痹心痛短气病脉证治》中载："夫脉当取太过不及，阳微阴弦，即胸痹而痛，所以然者，责其极虚也。"篇中已对胸痹心痛的病因病机进行了深刻的论述，仲景认为"阳微阴弦"是胸痹心痛的病机，指出了上焦阳虚，寒邪痰饮等阴邪上乘，致胸阳闭塞、不通则痛的实质，同时也指出了胸痹心痛本虚标实的病性特点。

### （一）寒凝心脉

《素问·举痛论》曰："帝曰：五脏卒痛，何气使然，岐伯对曰：经脉流行不止，环周不休，寒气入经而稽迟，泣而不行，客于脉外则血少，客于脉中则气不通。故卒然而痛。"此虽非专指心痛而论，但结合同篇"心痹者，脉不通"之说，可以认为寒邪与胸痹心痛密切相关。寒邪是导致胸痹心痛的重要病因,《黄帝内经》中有多处提及。如《素问·至真要大论》的"寒淫所胜,血变脉中,……民病厥心痛",同篇"寒厥入胃,则内生心痛……"《素问·六元正纪大论》的"故民病寒客心痛,腰椎痛,……"《素问·调经论》的"寒气积于胸中而不泻,不泻则温气去,寒独留则血凝泣,凝则脉不通"。又如《诸病源候论》中"寒气客于五脏六腑,因虚而发,上冲胸间,则胸痹",均说明了由于寒邪入侵,凝于脉中,心脉痹阻而发为胸痹心痛。

### (二)热邪侵袭

胸痹心痛与热邪侵袭相关的提法首见于《黄帝内经》。《素问·刺热》曰:"心热病者,先不乐,数日乃热,热争则卒心痛,烦闷善呕,头痛面赤无汗,壬癸甚,丙丁大汗,气逆则壬癸死,刺手少阴太阳。"其明确提出热可致心痛,并阐述了临床表现、预后。而后《灵枢·厥论》"手心主少阴厥逆,心痛引喉,身热,死不可治"的记载也说明热邪与胸痹心痛相关。常因过食肥甘,喜食煎炸之品或饮酒、吸烟,伤及肺胃,痰热内蕴;或因工作烦劳,肝气郁结,久郁化热;或外感热邪,内舍于心而发为胸痹心痛。

### (三)年老体衰

《素问·上古天真论》说:"……五八,肾气衰……六八,阳气衰竭于上……七八,……天癸竭,精少,肾脏衰,形体皆极……"又如张景岳云:"命门为元气之根,为水火之宅,五脏之阴气非此不能滋,五脏之阳气非此不能发。"由此可知,肾为先天之本,包括肾阴、肾阳两个方面,人体脏腑肤骸,皆赖以滋养,而生长发育也以此为物质基础。年老体衰,或久病伤肾致肾阳不足,命门火衰,则无以温养他脏,而致心阳虚衰。心阳不足,寒从中生,不能温煦脾胃,则致脾胃运化不能,气血生化乏源,营血虚少,脉道不充,血流不畅,而心脉失养;若致肾阴不足,不能上滋心阴,则可致心阴不足;肝肾同源,水火既济,若肾阴不足造成肝阴不足,水亏火旺,则致阴虚阳亢;肾藏精,精化生气血,如肾虚封藏不足,无以化生气血,可致心脉不充,气血两虚而发胸痹心痛。

### (四)内伤七情

长期持续的不良情志刺激,可使精神压力增大,或由于过度的忧思恼怒,人体脏腑阴阳失调、功能紊乱、气血运行失常,从而导致疾病的发展,即"情志所伤"。而"心主神志",又"主血脉",故情志所伤与胸痹心痛发病关系尤为密切。如《灵枢·口问》所云:"忧思则心系急,心系急则气道约,约则不利。"又如《素问·血气形志》篇曰:"形乐志苦,病生于脉。"王冰注:"志谓心志。……志苦,谓结虑深思。"思虑过重则气滞血凝,病生于心脉。晋代王叔和《脉经·心手少阳经病证》说："愁忧思虑则伤心，……心伤者，其人劳倦即头面赤而下垂，心中痛彻背。"清代沈金鳌《杂病源流犀烛》亦指出："……心痛之不同于此，总之七情之由作心痛。"《太平圣惠方》亦有云："夫思虑烦多则损心，心虚故邪乘之。"可见内伤七情也是胸痹心痛的重要病因病机。

### （五）饮食不节

《素问·生气通天论》曰："味过于甘，心气喘满。"《素问·五脏生成论》曰："多食咸，则脉凝涩而变色。"偏嗜咸食则脉涩，气血不通而发生心痛。又如《症因脉治》说："胸痹之因，饮食不节，饥饿损伤，痰凝血滞，中焦混浊，则闭食闷病之症作矣。"饮食不节，过食膏粱厚味，易伤脾胃，化为痰浊。痰浊郁久生热则消烁阴液，不能濡润脉道，导致脉道坚硬，影响血液供应心脏。另一方面，滋长阴浊弥漫，极易化为脂液，因其性质黏腻，浸淫脉道，附着于脉壁，造成心脉壅塞，不能运血于心脏。这些都会加重心脉的痹阻及心络的挛急而突发冠心病。正如《儒门事亲》说："夫膏粱之入，……酒食所伤。胸闷痞隔，酢心。"可见饮食不节也是胸痹心痛的病因病机。

### （六）血瘀

《素问·痹论》云：痹"在于脉则血凝而不流"。"凝而不流"即血瘀，同篇"心痹者，脉不通"，又"涩则心痛"（《素问·脉要精微论》），指出血脉瘀涩也可发生心痛。血瘀常是由心气血阴阳不足，阴寒、痰浊、气滞等邪气留踞胸中，致使血脉瘀滞，因此心血脉瘀滞"不通则痛""不荣则痛"而发为胸痹心痛。

### （七）痰饮

《黄帝内经》中把痰饮列为心痛的病因之一，如《素问·至真要大论》曰："岁太阴在泉……民病饮积心痛。"《灵枢·本脏》曰："肺大则多饮，善病胸痹。"主要是过食膏粱厚味，易伤脾胃，化为痰浊。或素体脾虚，运化失常，则痰浊内生，或阴虚火旺，热灼津液而为痰，痰热上犯于心，心脉痹阻而发胸痹心痛。

### （八）其他

如其他脏腑病变亦可累及心而发为胸痹心痛，如脾、肝、肾、胃等脏腑病变，在一定条件下，均可累及心而引发"胸痹心痛"。因此，古籍有"脾心痛""肝心痛"等记载。又如血虚亦可发为胸痹心痛，血虚则脉中血少而致脉收敛，脉络相引而痛。如《素问·举痛论》曰："脉泣则血虚，血虚则痛，其俞注于心，故相引而痛。"其指出心痛的发作，与背俞之脉血液凝泣，供血不足有关，等等。

（2008 年 5 月 29 日）

# 读金·李杲《兰室秘藏》，谈通关丸治愈老年小便失禁的经验

**关键词**：《兰室秘藏》；通关丸；小便失禁；特效

金·李杲撰写的《兰室秘藏》是笔者案头常备的书籍之一，临床之余常翻阅，多有受益。其中有很多方剂，验之于临床，有奇效。本文仅就通关丸探讨如下。

## 一、《兰室秘藏》其书

《兰室秘藏》共三卷，是金元四大家之一李杲（李东垣）所撰写，是其代表作之一，约刊于 1276 年。书名"兰室"取《素问·灵兰秘典论》"藏灵兰之室"一语，即藏于芳香高雅的室内，表示所载方论有珍藏的价值。《兰室秘藏》是李东垣长期临床实践的经验总结，充分反映了他的学术思想。

## 二、《兰室秘藏》中的通关丸

《兰室秘藏·小便淋闭门》说："通关丸，一名滋肾丸，治不渴而小便闭，热在下焦血分也。黄柏（去皮锉，酒洗，焙），知母（锉，酒洗，焙干），以上各一两，肉桂五分。上为细末，熟水为丸，如梧桐子大，每服一百丸，空心白汤下，顿两足，令药易下行故也。如小便利，前阴中如刀刺痛，当有恶物下，为验。"根据金代一两为现在的约 37g，一分约为 0.37g，故原方黄柏为 37g，知母为 37g，肉桂为 2g。笔者的临床经验是：通关丸治疗老年男性尿失禁（经常性尿裤子）有特效，黄柏常用 37g，知母常用 37g，肉桂常用 10 ～ 15g。

## 三、通关丸治愈老年尿失禁案

**案 1　关键词：3 剂治愈尿失禁 2 年；通关丸剂量；导痰汤**
患者赵某，男，76 岁。
**初诊日期**：2013 年 12 月 24 日。

**主诉**：尿急迫、常尿裤子2年余，闻水声即小便近2个月。

**现病史**：患者近2年来出现尿急，经常性尿裤子。近2个月上述情况加重，并出现闻水声即排小便，因此痛苦不堪。

**刻下症**：尿急迫，经常性尿湿裤子，闻水声即小便，急迫不可待。双眼视物模糊，双手手指有时轻度颤动，偶有头晕，偶有晨起口干，纳可，眠安，小便急，夜尿3～5次，大便偏干，1～2日一次。舌淡红，苔黄厚腻，脉弦细。既往有双侧多发腔隙性脑梗死病史3年。

**诊断**：①尿失禁；②双侧多发腔隙性脑梗死。

**治疗**：方用通关丸合导痰汤。黄柏37g，知母37g，肉桂12g，清半夏15g，胆南星12g，橘红12g，枳实12g，茯苓18g，生甘草10g，生姜12g。水煎服，日1剂，分早晚2次服用。

服用1剂后，患者诉尿急迫感明显减轻，无尿湿裤子情况。继续服用2剂后，患者自诉尿失禁完全治愈，现已无尿急迫感、闻水声亦无尿感，能自行控制小便。患者及家属对治疗效果十分满意。笔者带教的七年制研究生程某、侯某均目睹整个治疗过程，颇以为奇！

**案2　关键词：3剂治愈尿频、尿急、经常性尿湿裤子1年案；通关丸；大柴胡汤**

患者苏某，男，80岁。

**初诊日期**：2014年1月3日。

**主诉**：尿频、尿急，经常性尿湿裤子1年。

**现病史**：患者约1年前出现尿频、尿急，夜尿7～8次，严重时每10～20分钟小便1次，经常性尿湿裤子，痛苦不堪。

**刻下症**：尿频，尿急迫，夜尿7～8次/夜，经常性尿湿裤子，有时排尿困难。脾气急躁，经常与别人产生矛盾，不爱与人交流，口干，短气，全身怕热，大便干、少，2～3日一行。

**查体**：面色偏红，舌红，苔中部黄腻，边缘无苔。

**辅助检查**：盆腔超声：残余尿30mL，前列腺增大伴钙化。阴囊超声：双侧鞘膜积液。

**诊断**：①前列腺增生伴钙化；②阴囊双侧鞘膜积液。

**治疗**：方用通关丸合大柴胡汤。柴胡15g，枳实15g，黄芩15g，清半夏

12g，赤芍 18g，生姜 15g，大黄 5g，大枣 20g，知母 37g，黄柏 37g，肉桂 15g。水煎服，日 1 剂，分早晚 2 次服用。

3 剂后患者诉无尿急迫，无尿湿裤子情况，夜尿 2 ～ 3 次，而且脾气较前明显改善，心情好转，能跟人交流，有时甚至滔滔不绝，黄腻舌苔亦变浅。笔者带教的规培学生周某、董某目睹整个治疗过程，甚为惊讶！

（2014 年 1 月 15 日）

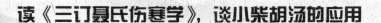

# 读《三订聂氏伤寒学》，谈小柴胡汤的应用

**关键词**：《三订聂氏伤寒学》；小柴胡汤临床应用三要点

《三订聂氏伤寒学》是当代经方名家聂惠民的代表作之一，也是笔者临证之余经常翻阅的一本书。该书凝聚了作者数十年来研究、应用"伤寒学"的体会和临床经验，资料丰富，内容翔实，临床实用性很强。现就聂氏运用小柴胡汤的经验探讨如下。

## 一、小柴胡汤方证

《伤寒论·辨少阳病脉证并治第九》说："少阳之为病，口苦、咽干、目眩也。"《伤寒论·辨太阳病脉证并治中第六》说："伤寒五六日中风，往来寒热，胸胁苦满，默默不欲饮食，心烦喜呕，或胸中烦而不呕，或渴，或腹中痛，或胁下痞硬，或心下悸、小便不利，或不渴、身有微热，或咳者，小柴胡汤主之。柴胡半斤，黄芩三两，人参三两，半夏半升，洗，甘草（炙）、生姜（切）各三两，大枣十二枚（擘）。上七味，以水一斗二升，煮取六升，去滓，再煎取三升，温服一升，日三服。小柴胡汤的方证是：往来寒热，胸胁苦满，默默不欲饮食，心烦喜呕，口苦，咽干，目眩。

## 二、小柴胡汤临床应用要点

小柴胡汤的临床运用要点有三：①方中柴胡是主药，必须重用，原方柴胡是用半斤，即八两，可见剂量之大，且不可因恐"柴胡劫肝阴"而不敢用足量。柴胡的剂量一般可大于人参一倍以上，而人参的剂量万万不可超过柴胡，若柴胡少于人参则变为补中益气汤之意。②姜、参、夏、草的剂量应当相等，且不可过量，过则甘温生热，达不到和解之功；尤其对热证、肝胆湿热之证，更不可过量，以防甘温蕴热恋湿。③必须遵循小柴胡汤原方的煎服法，少阳之证当以和解，因此仲景以去滓重煎，取其药性均和为目的。

（2014 年 1 月 31 日）

# 回顾 2013 年，谈我获得的年度"患者满意奖"

## ——主要受益于我在临床上坚持用经方或经方叠用治病

**关键词：患者满意奖；经方治病；我最高兴的事**

回顾 2013 年，我的收获应该是很多的，包括我获得了 2013 年国家科技进步二等奖（排名第五），中华中医药学会科技进步二等奖（排名第四），破格晋升为副主任医师，并招收了一个七年制研究生，等等。但让我最高兴的奖项是我们医院党办主任通知我，由于在 2013 年我获得的患者感谢信、锦旗排全院前几名，所以我获得了中国中医科学院广安门医院 2013 年度"患者满意奖"。

金杯、银杯不如患者的口碑。一名医生的追求是什么、价值又是什么，笔者认为得到患者的认可和赞扬是最重要的。在心里我认为我获得"患者满意奖"比我获得国家科技进步二等奖还要高兴。我获得这个"患者满意奖"后，高兴得连续 2 天都睡不着觉。当我得知我获得了"患者满意奖"后，我第一时间打电话告诉了我的妻子及父亲，我想让我的亲人也分享这份喜悦！

我仔细分析了一下自己获得这个奖项的原因：除了我坚持责任心第一，生命相托，责任重于泰山，对患者负责，待患者如亲人等以外，主要是我在临床上坚持用经方或经方叠用治病，常常效如桴鼓。我想这主要是归功于医圣张仲景的功劳：经方真的很神奇！例如我运用当归四逆加吴茱萸生姜汤治愈了双足冰凉数年的患者，用甘草附子汤治愈了多年腰痛、下肢放射痛的患者，用黄连阿胶汤治愈了失眠多年的患者，等等，有时连患者自己也说中医的疗效很神奇！

（2014 年 2 月 4 日）

下篇

读书与经方随笔

# 试论《伤寒论》的"术"很可能是苍术

**关键词：**《伤寒论》；"术"很可能为苍术；白术与苍术

笔者近日反复研读相关经典著作，认为医圣张仲景的《伤寒论》中的"术"很可能是苍术，主要有以下几点原因。

## 一、据《伤寒论》原序、《神农本草经》记载考证

根据《伤寒论原序》说："故晋皇甫谧序《甲乙针经》云：伊尹以元圣之才，撰用神农本草，以为《汤液》。汉张仲景论广《汤液》，为十数卷……是仲景本伊尹之法，伊尹本神农之经……"这段话明确指出了《伤寒论》来自《汤液经法》，而《汤液经法》主要参考了《神农本草经》。而《神农本草经》说："术味苦温，主风寒温痹、死肌痉疸、止汗除热消食作煎饵，久服轻身，延年不饥。一名山蓟、生山谷。"可见《神农本草经》指出了"术"又名"山蓟"。而明·李时珍说："白术，枰蓟也，吴越有之……苍术，山蓟也，处处中有之。"即术→山蓟→苍术。由上述分析可知，《神农本草经》中的"术"很可能是苍术，而《伤寒论》的用药主要是参考了《神农本草经》，故《伤寒论》中的"术"很可能是苍术。

## 二、据陶弘景《本草经集注》、苏颂《本草图经》记载考证

梁·陶弘景《本草经集注》说："术……以蒋山、白山、茅山者为佳。"又说："术乃有两种：白术叶大有毛而作桠，根甜而少膏，可作丸散用；赤术叶细无桠，根小苦而多膏，可作煎用。"宋·苏颂《本草图经》说："术，今处处有之，以嵩山、茅山者为佳。"可见这两本书都说"术"以茅山者为佳，而茅山，江苏茅山一直被认为是苍术的道地药材所在地，即茅苍术。

## 三、根据张仲景的出生地考证

医圣仲景是河南南阳人。白术主要产于浙江、安徽、湖北、湖南、江西

等省，主要是浙江一带，并无河南。苍术主要产于江苏句容、镇江，湖北襄阳，**河南桐柏**等地；北苍术主要产于河北、山西、陕西等地。可见河南地区出现可能性大的"术"是苍术。

## 四、宋代林亿等校书统一改"术"为"白术"

林亿在《新校〈备急千金要方〉例》中记载："又如白术一物，古书惟只言术，近代医家咸以术为苍术，今则加'白'字，庶乎临用无惑矣。"可见经过宋改的书，包括《伤寒论》，原书只言"术"，后经宋代校书统一改为"白术"了。

综上所述，在《伤寒论》中，白术、苍术均用，当以用苍术可能性大。

（2014 年 2 月 11 日）

# 《伤寒杂病论》中"石膏如鸡子大"相当于现在多少克？

**关键词：经方不传之秘在于量；体积法；称重法；"石膏如鸡子大"相当于现在 47g（约 50g）可能更符合汉代实际情况**

《伤寒杂病论》方剂中常常遇到"石膏如鸡子大"此种说法，例如：大青龙汤，方中用的是"石膏，如鸡子大，碎"；木防己汤，方中用的是"石膏十二枚，如鸡子大"。由于"经方不传之秘在于量"，剂量与临床疗效密切相关，故《伤寒杂病论》中"石膏如鸡子大"相当于现在多少克，这个问题对临床医生至关重要，也是临床迫切需要解决的问题。

关于"《伤寒杂病论》中'石膏如鸡子大'相当于现在多少克"这个疑问，近代医家众说纷纭。例如李培生、刘渡舟编写的高等医药院校教材《伤寒论讲义》认为：云如鸡子大，折合 45g[1]。李克光、张家礼的《金匮要略译释》认为"石膏如鸡子大"相当于现在 100g[2]。笔者现就"'石膏如鸡子大'相当于现在多少克"这一问题探讨如下。

## 一、《伤寒杂病论》中关于"石膏如鸡子大"条文与方剂

表 6 《伤寒杂病论》中的"石膏如鸡子大"汇总表

| 出处 | 方剂 | 《伤寒杂病论》条文 | 对石膏用量的描述 |
|---|---|---|---|
| 《伤寒论·辨太阳病脉证并治中》 | 大青龙汤 | 太阳中风，脉浮紧，发热恶寒，身疼痛，不汗出而烦躁者，大青龙汤主之 | "石膏如鸡子大，碎" |
| 《金匮要略·肺痿肺痈咳嗽上气病脉证治第七》 | 厚朴麻黄汤 | 咳而脉浮者，厚朴麻黄汤主之 | "石膏如鸡子大" |
| 《金匮要略·痰饮咳嗽病脉证并治第十二》 | 木防己汤 | 膈间支饮，其人喘满，心下痞坚，面色黧黑，其脉沉紧，得之数十日，医吐下之不愈，木防己汤主之 | "石膏十二枚，鸡子大" |

## 二、《伤寒杂病论》中"石膏如鸡子大"相当于现在多少克

### （一）体积法——"石膏如鸡子大"为113g

具体方法是笔者在中国中医科学院广安门医院对面超市购买10枚农家土鸡蛋，随机取出3枚，利用烧杯及量杯测出鸡蛋的体积，即将一个约100mL的烧杯放满水，然后将烧杯中的水倒入量杯中，用量杯测出这一满烧杯水的体积，然后将鸡蛋放入烧杯中，将量杯中的水倒回烧杯中直至水满为止，这时量杯中剩下水的体积就是鸡蛋的体积。3个鸡蛋的平均体积为49.0mL（即49m³），查阅2010年《药典》第一部，药用石膏为$CaSO_4 \cdot 2H_2O$[2]，此种化合物的密度是2.3g/cm³，故如鸡子大小的石膏为112.7g，约113g。

### （二）称重法——"石膏如鸡子大"为47g

具体方法是笔者在中国中医科学院广安门医院对面超市购买10枚农家土鸡蛋，随机取出1枚，分别到北京鹤年堂药店（菜市口）、北京同仁堂药店（宣武门）、中国中医科学院广安门医院药房让药师按照这一个鸡蛋大小抓取石膏。石膏数据如下表。

表7　石膏如鸡子大的称重重量

| 地点 | 称重对照物 | 称取石膏的重量 |
| --- | --- | --- |
| 北京鹤年堂药店 | 如鸡蛋大小 | 50g |
| 北京同仁堂药店 | 如鸡蛋大小 | 55g |
| 中国中医科学院广安门医院 | 如鸡蛋大小 | 35g |

三家单位药房称取的"如鸡子大小"的石膏平均为46.67g，约为47g。

综上所述，《伤寒杂病论》中"石膏如鸡子大"相当于现在47g或113g，临床上可取平均值80g，或考虑到临床实际药房抓中药的过程与方法二（称重法）相似，故临床上"石膏如鸡子大"相当于现在47g（约50g）可能更符合汉代实际情况。

### 参考文献

[1] 李培生.伤寒论讲义.上海：上海科学技术出版社，2010：228

[2] 李克光，张家礼.金匮要略译释.上海：上海科学技术出版社，2010：661

[3] 国家药典委员会.中华人民共和国药典（2010年版一部）.北京：中国医药科技出版社，2010：87

（2014年12月21日）

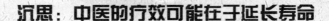

# 沉思：中医的疗效可能在于延长寿命

**关键词：中医的疗效；延长寿命**

下面是笔者上周末在病房值班时，与一位患者聊天获取的资料：郭某，女，71岁，1984年于北京某大医院通过病理检查确诊为系统性红斑狼疮（当时在郭某身上找到了狼疮细胞，故确诊），后患者又继发干燥综合征。据郭某说，与她同时确诊为系统性红斑狼疮的病友有近10人（约为9人），有的病友（患者）当时比她的病情还轻。31年过去了（现在是2015年），仅有2位在服用西药的同时，还服用中药汤药的患者还活着（郭某是其中一位），其他只服用西药的患者均已经去世了。

**启示：**通过这个资料，我陷入了深深的沉思。经历31年后，没有服用中药汤药的系统性红斑狼疮患者均去世了，而坚持服用中药的患者还带病活着。这提示中医的疗效可能在于延长寿命。

（2015年4月29日）

# 附录

# 带教学生语录

跟何老师随诊，目睹老师用经方起沉疴！从此对经方的疗效深信不疑！

—— 2008 级中医学七年制学生袁圆

欣赏何老师临床治病的医案，有一种读经典著作的感觉：何师治病或用经方原方或经方叠用，力求原方原量，从不随意加减，常效如桴鼓！

—— 首都医科大学 2011 级硕士毕业生王亚松

目睹何老师临床运用桂枝加葛根汤、葛根汤治愈严重颈椎病，真是大饱眼福！

—— 中国中医科学院 2013 级硕士研究生王亚杰

已往在地方医院，对中医的疗效几乎失去了信心，目睹何老师运用经方愈重症大病，又燃起了我学习中医的强大热情！

—— 2013 年进修医师龚记叶

经方乃先圣之遗赠，何师深谙其道，引领我们开启了医门宝库！

—— 2009 级中医学七年制学生赵桂芳（笔者的研究生）

跟何老师实习，受益匪浅，让我见识了经方的神奇疗效！从方入手，依法加减，药少而精，何师治病，简、效、廉！

—— 2009 级中医学七年制学生尹湘君（笔者的研究生）

我是学心理睡眠专业的，亲眼目睹何老师采用经方原方原量治愈十多年的抑郁症、失眠症，感觉太神奇了！

—— 中国中医科学院 2011 级硕士研究生习倩

一所没有围墙的大学

中医师承精品课
一门深入的中医人生

中医师承读书会
日日不断的读书分享

寻找志同道合的三五好友

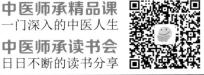

上架建议｜中医临床

ISBN 978-7-5132-7869-0

9 787513 278690 >

定价：148.00元